普通高等医学院校规划教材

健康教育学

主　　编　文育锋　袁　慧

副 主 编　仲亚琴　黄月娥　金岳龙

编　　委（按姓氏笔画排序）

文育锋(皖南医学院)	代佳佳(皖南医学院)
仲亚琴(南通大学)	刘海荣(皖南医学院)
李百胜(南通大学)	吴　欢(皖南医学院)
吴国翠(安徽医科大学)	汪安云(皖南医学院)
陈贵梅(安徽医科大学)	陈　燕(皖南医学院)
金来润(皖南医学院)	金岳龙(皖南医学院)
袁　慧(皖南医学院)	徐　艳(皖南医学院)
陶梦君(皖南医学院)	黄月娥(皖南医学院)
彭　辉(皖南医学院)	

U0258964

中国科学技术大学出版社

内 容 简 介

健康教育学是一门以研究群体为基础，以健康为中心，促进人们维护和改善自身健康、预防疾病、全面提高生活质量的科学。本书全面、系统地介绍了健康教育与健康促进的理论与实践，反映了当前健康教育发展的新趋势。全书分为三个部分：第一章至第八章为第一部分，详述健康教育与健康促进的理论、方法及其应用技巧；第九章至第十二章为第二部分，阐述不同场所（社区、医院、学校和工作场所）的健康教育与健康促进；第十三章至第十六章为第三部分，为专题健康教育，包括针对慢性非传染性疾病、传染性疾病、突发公共卫生事件及成瘾行为的健康教育。

本书的编写以突出"三基"（基本理论、基本知识、基本技能）和"五性"（思想性、科学性、先进性、启发性、适用性）为指导思想，注重理论与实际应用的结合，兼顾科学性和实用性，不仅可作为高等院校相关专业的教学用书，也可作为广大卫生工作者、社会工作者的参考书。

图书在版编目(CIP)数据

健康教育学/文育锋，袁慧主编. —合肥：中国科学技术大学出版社，2022.7
ISBN 978-7-312-04592-9

Ⅰ. 健… Ⅱ. ①文… ②袁… Ⅲ. 健康教育学—高等学校—教材 Ⅳ. R193

中国版本图书馆 CIP 数据核字(2022)第 041924 号

健康教育学
JIANKANG JIAOYU XUE

出版	中国科学技术大学出版社
	安徽省合肥市金寨路 96 号，230026
	http://press.ustc.edu.cn
	https://zgkxjsdxcbs.tmall.com
印刷	安徽省瑞隆印务有限公司
发行	中国科学技术大学出版社
开本	787 mm×1092 mm 1/16
印张	21.25
字数	537 千
版次	2022 年 7 月第 1 版
印次	2022 年 7 月第 1 次印刷
定价	68.00 元

前　言

　　健康教育学是一门以研究群体为基础,以健康相关行为为研究对象,促进人们维护和改善自身健康、预防疾病、全面提高生活质量的科学。近年来,随着社会的发展,工业化、城镇化、人口老龄化进程加快,新老疾病对健康的挑战和人们对健康需求的不断增加,使得健康教育也越来越显示出其重要性。《"健康中国2030"规划纲要》提出,坚持健康优先、改革创新、科学发展、公平公正的原则,把健康融入所有政策,全方位、全周期保障人民健康。通过普及健康知识、参与健康行动、提供健康服务,实现促进全民健康的目标。自新型冠状病毒肺炎流行以来,公众对健康的认知和生活行为方式发生了深刻的变化。因此,如何在新形势下开展健康教育对保障人民健康至关重要。

　　为适应新时期高等医学教育的需求以及当前健康教育学发展的新形势,在中国科学技术大学出版社的支持和组织下,我们邀请了有经验的教学一线教师和专家编写了本书。全书分为三个部分:第一章至第八章为第一部分,详述健康教育与健康促进的理论、方法及其应用技巧;第九章至第十二章为第二部分,阐述不同场所(社区、医院、学校和工作场所)的健康教育与健康促进;第十三章至第十六章为第三部分,为专题健康教育,包括针对慢性非传染性疾病、传染性疾病、突发公共卫生事件及成瘾行为的健康教育。本书汲取了近年来国内外健康教育和健康促进的新进展,结合教学对象的特点,对基本理论、基本方法和基本技能在内容上进行了修改、补充和更新,并在结构上进行了调整,使之更具科学性和实用性。同时,本书根据章节内容设计了案例分析,使读者能将理论与实践进行有机结合,取得举一反三、事半功倍的学习效果,并在章末给出复习思考题,供读者复习使用。

　　本书在出版过程中得到了皖南医学院、安徽医科大学和南通大学各院校领导和老师的大力支持与帮助,谨在此表示衷心感谢。在编写过程中,参考了大量文献,在此向原作者致谢!

　　由于编者水平有限,不足之处在所难免,敬请各位专家和广大读者提出宝贵意见,使之日臻完善。

文育锋

2022 年 3 月

目　　录

第一章　绪　论

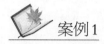

案例1

健康城市建设是世界卫生组织（WHO）大力倡导、推广的一项健康促进项目，是健康促进理念与城市发展理念有机结合的体现。

张家港市在创建国家卫生城市的基础上，于2003年启动了"健康城市建设"项目，成为全国首批试点城市。在营造健康环境方面，在各镇（区）开展健康教育主题公园和公共体育设施建设，为促进广大城乡居民采纳健康行为提供了支持性环境。在优化健康服务方面，加强医疗卫生信息化服务，动态居民电子档案建档率达96.7%，构建了"15分钟健康服务圈"。在构建健康社会方面，深化"健康镇、健康社区、健康家庭"建设，到2014年底，建成健康镇8个、健康村106个。在培育健康人群方面，开展"健康自主体检屋""健康礼包进万家""病友俱乐部"等活动，进行广泛的健康教育和行为干预。

自该项目启动以来，张家港市人均基本公共卫生服务项目经费由2005年的9.1元提高至2014年的45元，人均期望寿命由2005年的76.2岁提高到2014年的82.6岁，居民健康素养提升至29.1%。张家港市先后获评世界卫生组织"健康城市最佳实践奖"等7个国际奖项。

问题

1. 健康城市的内涵是什么？
2. 在健康城市建设中，如何理解健康教育与健康促进的地位和作用？

"健康教育学"是一门以健康相关行为为研究对象，研究健康教育和健康促进理论与方法的科学和艺术。健康教育学是医学与行为科学相结合所产生的边缘学科，在医学领域应用行为科学的方法，研究人类行为和健康之间的相互联系及其规律，探索有效、可行、经济的干预策略及措施，以及对干预效果和效益进行评价的方式方法，促进疾病预防和治疗康复，增进人类身心健康，提高生活质量。在实践中，健康教育学不仅要遵循科学原则，更强调感知和尊重干预对象的人文背景和心理特性，使他们心悦诚服地采纳健康的建议，愉快地践行健康行为，提升自身的幸福感。所以，健康教育学也是一门艺术。

人类在与疾病做斗争的长期过程中积累了大量的健康知识，其中一些与健康相关的重要的、基本的行为要求逐渐成为全社会的共识或规范，然而这些大量的健康知识和技能需要通过信息传播和教育等方式来扩散和传承。20世纪中叶，随着行为科学体系的形成以及传播学、管理科学等的发展成熟，为健康教育从自然的、缺乏理论和方法学指导的状态转变为自觉的、建立在科学理论和方法学基础上的系统的社会活动奠定了基础。同时,人类生活方式的改变、疾病谱的变化以及人们对健康的追求,也使得有计划、有组织、有系统的健康教育活动越来越受到关注与重视。

近年来,健康教育的理论和实践有了长足的进步,健康教育学已成为现代医学的重要组成部分,贯穿在现代医学各个学科的实践中。

第一节　健康及健康决定因素

一、健康的概念

什么是健康(health)？由于人们所处的时代、环境和条件不同,对健康的认识也不尽相同。长期以来健康是相对于疾病而言的,人们认为"无病就是健康"。随着人类文明的进展、医学模式的改变,人们对健康与疾病的认识逐步深化,形成了现代的健康观。WHO对健康的定义是:健康不仅指没有疾病和不虚弱,而且指使身体、心理和社会功能在三方面处于完好状态。现代健康观认为健康是指由躯体、心理和社会三个维度组成的适应和自我管理的能力,认为健康和疾病之间是一个连续变化的过程。下面分别从不同维度描述健康的概念。

1. 身体健康

身体健康是指身体所构成的生理和结构的特征,包括体重、视力、力量、协调力、耐力、对疾病的易感水平和复原力等,可帮助我们发挥一系列的生理功能去处理每天的事情。世界卫生组织把躯体自测健康通俗地描述为"五快",即"吃得快(胃口好,不挑食)""便得快(大小便通畅)""睡得快(不失眠,醒后精神饱满)""说得快(说话流利,思维敏捷)""走得快(行动迅速,活动灵敏)"。

2. 心理健康

心理健康是指个体内心世界丰富充实与和谐安宁的状态,个体能正确地认识自己,及时调整心态,使心理处于完好状态,以适应外界的变化。其内涵包括健康的情绪和情感、健康而坚定的意志、良好统一协调的行为和正常的智力。

3. 社会健康

社会健康也称社会适应能力,是指个体在一定社会环境中承担一定的社会责任应具备的参与必要社会活动的能力。一个人的社会健康主要表现在三个方面:

(1) 独立。一个社会成熟的个体应具有更大的独立性和自主性。

(2) 人际关系。一个社会成熟的个体应具有与他人建立联系并与之合作的能力。

(3) 责任。一个社会成熟的个体应敢于承担责任和履行义务。

4. 道德健康

道德健康是指能够按照社会道德行为规范约束自己,并支配自己的思想与行为,有辨别真与伪、善与恶、美与丑、荣与辱的是非观和能力。

道德健康的内涵是完好健康的人应该对自己的健康和对周围人的健康负责。它属于心理健康与社会健康的范畴,强调健康既是人的一项基本权利,又是每个人应尽的社会责任,每个人都应对自己的健康负责,健康真正的主人是自己。

二、健康决定因素

健康决定因素(determinants of health)是指决定个体和群体健康状态的因素。

1. 分类

20 世纪 70 年代,加拿大学者 Lalonde 和美国学者 Dever 提出了综合健康医学模式,并将影响人类健康众多的因素归纳为四大类十二项:

(1)环境因素。包括自然环境因素、社会环境因素和心理环境因素。

(2)生活方式。包括消费类型、生活危害和职业危害。

(3)卫生服务。包括疾病的预防、治疗和康复。

(4)人类生物学因素。包括遗传、成熟老化和复合内因。

2. 类别细化

在上述四大类基础上,又将社会经济环境、物质环境、个人因素和卫生服务进一步细化和强调。

(1)社会经济环境。包括个人经济收入和社会地位、文化背景和社会支持网络、教育、就业和工作条件。

(2)物质环境。包括生活环境和职业环境中的物理因素、化学因素和生物因素以及人造建筑环境(住房、工作场所、社区、公园等)。物质环境中各种因素均对健康具有有利和有害的两面性。

(3)个人因素。包括健康的婴幼儿发育状态、个人的生活方式和卫生习惯、个人的能力和技能、人类生物学特征和遗传因素。

(4)卫生服务。主要是指维持和促进健康、预防疾病和损伤、健全的卫生机构、完备和质量保证的服务网络,一定的经济投入,公平合理的卫生资源配置以及保证服务的可及性,这些对每个人乃至整个人群的健康都有着重要的促进作用。

第二节 健康教育与健康促进

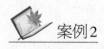

案例2

2012 年中国健康教育中心与世界糖尿病基金会、诺和诺德(中国)制药有限公司联合开展了"共同关注——让我们一起改变糖尿病"健康教育系列项目。该项目主要内容:一是糖尿病预防健康教育项目,共拍摄 5 集专题片、5 集纪录片并在主流视频网站上播放,点击率超过 800 万次;编写 4 本报告、5 本手册,设计印刷 2 张海报,覆盖 1300 万人。二是糖尿病健康教育标准化教材开发项目,制作了 19 套 PPT、14 套小册子,编写了 1 本科普书,供全国三甲医院对糖尿病患者开展健康教育活动时使用。三是医院个体化糖尿病健康项目,选择了辽宁、吉林、河北、山西、江苏、广东 6 个省份作为试点省份,每个省份再选择 6 家医疗条件较好的三甲医院作为试点医院,邀请糖尿病防治和健康教育领域的知名专家以及临床一线的医护人员组成专家组,对糖尿病患者进行个体化管理,帮助其提高自我管理能力和改变不健康的行为生活方式。约有 4000 名患者接受直接教育和随访,间接受益人群约 2 万人。

 问题

以高血压健康教育为例,谈谈如何在人群中开展健康教育项目。

一、健康教育

1. 健康教育的概念

健康教育(health education)是指通过有计划、有组织、有评价的社会和教育活动,促使人们自觉采纳有益健康的决定,并有效且成功执行有益健康的行为和生活方式的过程。健康教育的职能是改善健康知识、技能和行为,维护健康。健康行为的养成是其核心目标。

健康教育活动既可以是社会活动,也可以是教育活动。健康教育的社会活动主要是争取社会的支持,逐步形成健康促进的氛围,发动群众积极参与,自愿改变不良行为而不是被迫接受。健康教育的教育活动是按一定的目的和要求,对受教育者实施有计划的教育活动。

2. 健康教育与健康素养

由于人们对自身的健康越来越关注,主动寻求健康知识的能动性也越来越强。我们正处于信息化时代,如何在海量的信息中寻求和辨识科学的健康信息,成为人们关心的问题。因此,如何正确地获取、理解和应用健康信息,即健康素养,成为政府和社会高度关注的议题。

健康素养(health literacy)是指个人通过各种渠道获取健康信息,并正确理解、评价和应用健康相关信息以维护和促进自身健康的能力和基本素质。健康素养是通过后天培训和实践获得的技巧或能力,它包含阅读书面材料以及听、说、写和计算等一系列对维护健康产生影响的能力。健康素养不能等同于文化程度,一个人受教育程度并不一定与维护健康的能力相一致,正如知识并不一定能转化为信念,信念也不一定会转化为行动一样。健康教育是提高健康素养的重要手段,不仅能增加人们的健康知识,而且能让人们掌握相应的技能和树立促进健康的信心,做出合理的健康决策。健康素养之所以重要,是因为它可以作为个人或群体是否有能力维持健康的指标,同时也是健康教育干预效果的评价指标。在人的一生中,随着时间和情境的变化,健康素养也在不断地发展,并贯穿于人的整个生命全程。

二、健康促进

(一) 健康促进的概念

WHO 对健康促进(health promotion)的定义是"促使人们维护和提高他们自身健康的过程,是协调人类与环境的战略,规定个人与社会对健康各自所负的责任"。其基本内涵包括个人行为改变、政府行为(社会环境)改变两个方面,重视发挥个人、家庭、社会的健康潜能。这个定义把健康促进提升到人类健康和医学卫生工作的战略高度,对于疾病的预防和控制工作具有深远的影响。在这个定义之前,著名的健康教育学家 Green 和 Kreuter(1991)等人曾给健康促进下了这样的定义,认为"健康促进是指一切能促使行为和生活条件向有益于健康改变的教育和环境支持的综合体"。在这个定义里,健康促进被总结成一个指向行为和生活条件的综合体,即"健康促进＝健康教育＋环境支持"。此外,WHO 西太平洋区域区办事处发表《健康新视野》(*New Horizons in Health*,1995),提出:"健康促进指个人与其家庭、社区和国家一起采取措施,鼓励健康的行为,增强人们改进和处理自身健康问题的能力。"在这个定义中,健康促进旨在改进健康相关行为的活动。此外,对健康促进存在着广义和狭义的理解。将健康促进视为当前防治疾病、增进健康的总体战略,这是广义的理解;将健康促进视为一种具体的工作策略或领域,这是狭义的理解。在实践中,广义和狭义的理解都是有意义的。

我国学者结合我国的实践经验和文化背景,把健康促进定义为:充分利用行政手段,广泛动员和协调个人、家庭、社区及社会各相关部门履行各自对健康的责任,共同维护和促进健康的一种社会行为。该定义更侧重于社会性,着重于发挥社会功能。

(二) 健康促进的行动策略

首届国际健康促进大会上通过的《渥太华宣言》(*Ottawa Charter for Health Promotion*,1986)指出:健康促进是一个综合的社会政治过程,它不仅包含了加强个人素质和能力的行动,还包括改变社会、自然环境以及经济条件,从而削弱它们对大众及个人健康的不良影响。《渥太华宣言》指出了健康促进的五大行动领域。

1. 制定健康的公共政策

促进健康的公共政策由多样而互补的各方面综合而成,包括政策、法规、财政、税收和组织改变等。以"大健康和大卫生"为指导,要求不同层面不同部门的决策者将健康问题列入各级各部门的议事日程上,将健康融入所有政策,使之了解其决策对健康的影响和需承担的健康责任。

2. 营造健康支持环境

健康促进通过营造安全、舒适、满意、愉悦的工作和生活条件,促使人们培养良好的生活行为方式。营造健康的支持环境必须使物质环境、社会经济和政治环境都有利于健康,并保证环境与人类的协调和可持续发展。

3. 强化社区行动

如果说制定健康的公共政策是强调自上而下的政府决策以保证大多数的受益者,那么社区行动则体现了自下而上的群众参与。发动社区力量,利用社区资源,形成灵活体制,增进自我帮助和社会支持,提高解决健康问题的能力。确定健康问题和需求是社区行动的出发点,社区群众的参与是社区活动的核心。这要求社区群众能够连续、充分地获得卫生信息、学习机会以及资金支持。

4. 发展个人技能

个体的行为和生活方式会直接影响健康和生活质量。健康促进通过提供健康信息和健康教育来帮助人们提升健康素养、提高生活技能和创建支持性环境来支持个人和社会的发展。由此可使人们更有效地维护自身健康和生存环境。学校、家庭和工作场所均有责任在发展个人技能方面提供帮助。

5. 调整卫生服务方向

卫生部门是健康促进的倡导者,调整卫生服务方向的目的是合理地解决资源配置问题,改进服务质量和服务内容,提高人们的健康水平,满足健康促进和疾病预防的需求。如将目前医疗卫生部门以提供临床治疗服务和以疾病为中心的服务模式转变为以人群和社区为中心的卫生服务,同时调整政府内部的工作关系,建立全民健康覆盖体系。

(三)健康促进的三项基本策略

在上述五大行动领域中,健康促进主要采取以下三项基本策略。

1. 倡导(advocacy)

倡导指健康促进通过倡导健康的公共政策支持、动员社会各界对健康措施的认同以及卫生部门调整服务方向,激发社会关注和群众参与,从而创造有利于健康的社会经济、文化与环境条件,使之朝着有利于健康的方向发展。

2. 赋权(empowerment)

赋权指健康促进帮助群众具备正确的观念、科学的知识、可行的技能,使群众获得控制那些影响自身健康的决策和行动的能力。把健康权牢牢掌握在群众手中,从而有助于保障人人享有卫生保健及资源的平等机会,使社区的集体行动能在更大限度上影响和控制与社区健康和生活质量相关的因素。

3. 协调(coordination)

协调指协调个人、社区、卫生机构、社会各行各业、政府和非政府组织(non-governmental organizations,NGO)等在健康促进中的利益和行动,组成强大的联盟与社会支持体系,共同努力实现健康目标。为促进健康,专业人员、社会机构和卫生服务人员应承担社会协调责任。在进行社会协调的同时,应保证健康促进的策略和项目符合本地区的实际需要,并应考虑到不同的社会文化和经济系统对这些策略和项目的接受程度。

(四)历届国际(全球)健康促进大会

1986 年 11 月,40 多个发达国家在加拿大渥太华召开第一届国际健康促进大会,发表《渥太华宣言》,试图率先在发达国家实现"人人享有卫生保健"的战略目标。此后,该会议每隔四年召开一次。

1988 年 4 月,在澳大利亚的阿德莱德召开了第二届国际健康促进大会。

1991 年 6 月,在瑞典的宋斯瓦尔召开第三届国际健康促进大会,通过了以"创造有利于健康的环境"为主要内容的《宋斯瓦尔宣言》,将"健康"与"环境"两大主题相连接。

1997 年 7 月,在印度尼西亚的首都雅加达召开第四届国际健康促进大会并发表《雅加达宣言》。

2000 年 6 月,在墨西哥城召开第五届国际健康促进大会,主题为"架起公平的桥梁",重申了为了实现人人健康和平等,各国应将健康促进作为卫生政策和规划的基本组成部分。大会名称改为"全球健康促进大会"。

2005 年 8 月,在泰国的曼谷召开第六届全球健康促进大会,主题为"采取行动的政策与伙伴关系:强调健康的决定因素",发表了《健康促进曼谷宪章》。

2009 年 10 月,在肯尼亚首都内罗毕召开第七届全球健康促进大会,主题为"促健康与发展:弥合实践的裂痕"。

2013 年 6 月,在芬兰的赫尔辛基召开第八届全球健康促进大会,主题为"健康融入所有政策"。

2016 年 11 月,在中国上海召开了第九届全球健康促进大会,主题为"可持续发展中的健康促进:人人享有健康,一切为了健康"。大会的总目标是:推动将健康促进融入联合国 2030 全球可持续发展议程,重振健康促进在 21 世纪的发展。大会上发表了《上海宣言》和《健康城市上海共识》。

回顾全世界健康教育和健康促进的发展历程,人类在医疗卫生保健方面的视野从关注疾病的预防治疗扩展到通过改善行为与生活方式来提高健康水平,再扩展到人与环境的协调,经历了一个不断进步的过程:疾病防治→身心健康→生态健康。

三、卫生宣教、健康教育与健康促进的关系

人们常常把健康教育、健康促进和卫生宣教等同看待。其实,三者之间既紧密联系又有各自的工作目标。卫生宣教、健康教育和健康促进是健康教育发展的三个阶段。它们之间的关系是:后者包容前者,后者是前者的发展。用类似公式可把这三者描述为:卫生宣教＝卫生知识普及＋宣传;健康教育＝知(知识)＋信(信念)＋行(行为);健康促进＝健康教育＋社会支持。

卫生宣教的主要特点是宣传对象广泛,重在信息的传播,传播方式多为大众化的单向传播,相对忽视信息反馈和效果评价,对是否产生行为改变并不清楚。但在知识匮乏的时代,其效果是非常明显的。我国现在的健康教育是在过去卫生宣教的基础上发展起来的,教育对象更注重针对性,强调信与行,关注教育效果。"知、信、行"是表达健康教育最基本内涵的"三字经",使教育对象实现"知、信、行"三者统一是健康教育与卫生宣教的根本区别。

健康教育与健康促进密不可分。如上所述,健康促进是健康教育发展到一定阶段后的产物,它包含了健康教育。健康促进需健康教育来推动和落实,健康教育是健康促进的重要策略和主要方法,是重要的基础和先导,融合在健康促进的各个环节。无论是制定健康政策还是开展社会动员,首先要对人群进行健康教育,提高人们的健康素养。离开了健康教育,谈论健康促进只能是一纸空文,健康教育必须以健康促进战略思想为指导。健康教育的工作目标是改善人们的健康相关行为。由于人类行为极其复杂,受到多方面因素的影响,仅靠健康信息传播不足以实现这一目标,行为的改善还需要得到环境和政策的支持。总之,健康教育不能脱离健康促进,健康促进也不能没有健康教育。

综上所述,卫生宣教是健康教育的重要手段。健康教育需要健康促进策略、资源和环境等方面提供支持,而健康促进需要健康教育和卫生宣教来推动和落实。从这个意义上来讲,健康教育是健康促进的基础,健康促进是健康教育的保证。因此,二者经常被合并在一起称为"健康教育与健康促进"。

三者之间的区别见表 1.1。

表 1.1　卫生宣教、健康教育与健康促进的区别

	卫生宣教	健康教育	健康促进
内涵本质	宣传→传播	教育→参与→行为改变	行为改变→可持续性环境支持
主要方法	信息传播	传播结合教育,以教育为主	多因素全方位整合性,强调组织行为和支持性环境的营造
特点	单向传播	以行为改变为核心	全社会参与、多部门合作,立体干预
效果	健康知识积累	可致"知、信、行"的变化,可提高个体健康水平,但难以持久	个体和群体健康水平的提高,效果持久

四、健康教育和健康促进的意义

20 世纪 70 年代以来,随着人们对健康的认识和需求的提高以及相关学科的发展,健康教育和健康促进也得到了迅猛的发展。在促进健康和预防疾病中,健康教育和健康促进越来越体现出其独特的价值。

1. 健康教育和健康促进是实现初级卫生保健任务的关键

《阿拉木图宣言》指出,健康教育是所有卫生保健问题、预防方法及控制措施中最为重要的,是能否实现初级卫生保健任务的关键,表明了健康教育在实现所有健康目标、社会目标和经济目标中的地位和价值。第 36 届世界卫生大会和世界卫生组织委员会第 68 次会议,根据初级卫生保健原则来重新确定健康教育的作用,提出了"初级卫生保健中的健康教育新策略",强调了健康教育是策略而不是工具。为了充分发挥健康教育的作用,应该把健康教育作为联系各部门的桥梁,以协调各部门共同参与初级卫生保健和健康教育活动。第 42 届世界卫生大会通过了"关于健康促进、公共信息和健康教育"的决议,在决议中强调了《阿拉木图宣言》的重要性,并关注其进一步发展——健康促进,呼吁各国把健康教育和健康促进作为初级卫生保健的基本内容,并列入卫生发展战略。

2. 健康教育和健康促进是解决卫生问题的主要战略措施

当今全球疾病的死亡谱发生了根本性的变化。据 WHO 发布的《世界卫生统计 2019》的数据显示,2016 年,全球估计 4100 万人死于慢性非传染性疾病,约占总死亡人口的 71%;位列前四位的死因是心脑血管病、癌症、糖尿病及慢性呼吸系统疾病,这些疾病多与不良的生活方式、行为(约占 50%)、职业和环境因素有关。只有通过健康教育促使人们自愿地采纳健康的生活方式与行为,才能降低致病的危险因素,预防疾病,促进健康。实践证明,健康教育能有效地防治心脑血管疾病和恶性肿瘤等。近 20 年来美国居民食用动物脂肪量减少38%,植物油和鱼类消费量增加 57.6%,而冠心病下降了 1/3,脑血管病下降了 1/2,吸烟率下降 11%。芬兰曾经是全球冠心病死亡率最高的国家,自 1972 年起实施综合性健康教育和健康促进规划,20 年后总吸烟率从 52% 下降到 35%,吸烟量净下降 28%,人群血清胆固醇水平下降 11%,男性冠心病死亡率下降 52%,女性下降 68%。世界各地的研究提供了大量令人信服的证据,证明健康教育和健康促进在增进个体和群体健康水平方面起到了重要的

作用。

3. 健康教育和健康促进是一项投入少、产出高、效益大的保健措施

健康教育可引导人们自愿改变不良的生活方式和行为,减少患病的危险性,从成本-效益的角度看是一项一本万利的保健措施。正如美国疾病控制中心指出,目前成年人的疾病和死亡原因主要是癌症和冠心病。然而,如果人们能够获得有关吸烟、饮食和锻炼方面的科学知识,并把它们付诸实践的话,成年人的死亡总数可以减少 50% 以上。同样在大多数国家,饮酒引起的事故和疾病也是过早死亡的一个原因。解决这个问题的办法是开展健康教育,让广大人民群众掌握卫生保健知识。在威胁人类健康的疾病清单上,现在还必须加上艾滋病。目前,世界上对付这种新威胁最有效的武器仍然是在群众中开展健康教育,使他们获得科学知识,从而保护他们的家庭。许多国家的事实表明,健康教育的效果是显著的。据报道,在美国,尽管烟草业每年花费近 20 亿元大做广告,但美国现在已有 3300 万人开始戒烟。

健康教育和健康促进是缓和群众日益增长的健康需求和社会有限卫生资源矛盾的首选策略。现在已经很清楚,有效的健康教育和健康促进可减少疾病的发生,节省高额的治疗费用。例如,如果用医疗手段把西欧和北美地区的人均寿命增加 1 岁,估计每年要花好几十亿美元才能奏效。然而,如果人们下决心合理饮食、经常锻炼、不吸烟、饮酒适量,那么花费不了多少钱,甚至分文不花,就能使人们的期望寿命增加 10 岁。美国每年用于提高临床医疗技术的投资数以千亿计,却难以使全国人口预期寿命增加 1 岁。

4. 健康教育与健康促进是提高广大群众自我保健意识的重要渠道

自我保健是指人们为维护和增进健康,为预防、发现和治疗疾病,自己采取的卫生行为以及做出的与健康有关的决定。自我保健包括了个人、家庭、邻里、同事、团体和单位开展的以自助/互助为特征的保健活动。它是保健模式从"依赖型"向"自助型"发展的体现,它能发挥自身的健康潜能和个人的主观能动性,提高人们对健康的责任感。纵观世界潮流,如美国的"健康的国民",英国的"预防与健康:人人的责任",加拿大的"健康影响模式",澳大利亚的"健康的澳洲人",日本的"国民健康生活方式""健康的钥匙在您手中",等等,这些运动不仅体现了民众健康服务的目标和策略,更着眼于民众的自我保健意识、参与态度和实践。自我保健不能自发产生,只有通过健康教育和健康促进才能提高居民自我保健的意识和能力,增强其自觉性和主动性,促使人们实行躯体上的自我保护、心理上的自我调节、行为方式上的自我控制和人际关系上的自我调整,提高整体卫生保健水平和人们的健康水平。

5. 健康教育和健康促进是建设精神文明和公民素质教育的重要内容

建设社会主义精神文明,构建和谐社会的重要任务之一就是,提高全民的科学文化水平。目前,我国广大农村还存在着封建迷信思想,克服封建习俗是精神文明建设的重要内容。封建迷信是人们缺乏科学知识的一种表现,也是麻痹人们思想的精神鸦片。尤其是在偏僻的农村地区,封建迷信活动仍是损害人们健康的一个重要原因。1997 年《中共中央、国务院关于卫生改革与发展的决定》指出:健康教育是公民素质教育的重要内容,要十分重视健康教育,提高广大人民群众的健康意识和自我保健能力。要普及医药科学知识,教育和引导群众破除迷信,摒弃陋习,养成良好的卫生习惯和文明的生活方式,培养健康的心理素质。由此可见,健康教育和健康促进是促进社会文明、提高国民素质、加快社会经济发展的重要保证之一。

第三节　健康教育工作步骤及健康教育工作者

一、健康教育工作的一般步骤

健康教育是预防医学的实践活动,所有健康教育工作都为改善对象人群的相关健康行为和提高防治疾病、健康水平的实际效果服务。人的行为及其赖以发生、发展的环境是一个复杂的系统,要促使这个系统向有利健康的方向转化,健康教育需要多方面的、深入细致的工作。在健康教育工作以项目形式开展时,其过程一般可以分为以下几个步骤:调查研究(健康教育诊断)、设计制订健康教育干预计划、准备和实施健康教育干预、对干预进程和结果进行监测与评价。即三大步:行为危险因素评价、行为危险因素干预和干预效果评价,如图1.1所示。

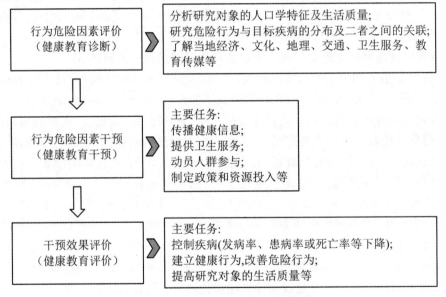

图1.1　健康教育工作的基本步骤

健康教育欲取得实效,对目标疾病或健康问题的现状和历史、对象人群的相关行为特点和认知状况、当地的经济文化地理情况、传播媒介条件等进行调查研究应是必不可少的步骤。因健康教育的主要对象为人群,健康教育调查的指标往往也多于临床医学指标,故健康教育调查所获数据量一般较大,必须采用计算机和统计分析软件来处理。在调查研究中,健康教育需要综合运用医学、行为科学(社会医学、心理学、文化人类学等)、统计学和流行病学的知识与方法。健康教育得出的诊断结论是对与疾病或健康问题发生发展有关的关键行为及其影响因素的推断。

健康教育干预方案的设计、制定也应充分考虑各方面的实践经验,特别是在世界范围内获得的"最佳实践"(best practices)的经验。设计、制定健康教育干预方案需要综合应用行为科学、传播学、教育学、管理科学的理论和方法。

健康教育干预方案的实施则需健康教育专业人员、其他卫生专业人员、政府部门、非政府组织、企事业单位、志愿者和对象群众等的共同参与。对健康教育干预实施中亦应不断对实际情况的变化进行监测。对健康教育干预效果的评价也是将干预后反映目标健康相关行为及其影响因素、目标疾病或健康问题的指标值等,与干预前的情况和(或)对照人群的相应情况加以比较得出结论。

当然,并非所有的健康教育工作都需要完整经历以上几个步骤。例如,当既往的工作或其他工作已经将某个健康问题的相关行为及其影响因素基本查清时,就不必再组织全面深入的调查研究。当健康教育作为其他卫生领域工作的一部分时,也不一定能清晰地划分这些步骤。

二、健康教育工作者

健康教育可分为专业性健康教育工作和普及性健康教育工作,专业性健康教育工作主要由医疗卫生机构中的公共卫生医师承担,普及性健康教育工作主要由担负基本公共卫生服务任务的基层卫生工作者和社区社会工作者承担。健康教育工作者既需要具备现代医学的基本知识,又要对从事的健康教育工作具有高度的责任感。

(一)健康教育工作者具备的知识

健康教育和健康促进工作的涉及面广,健康教育实践基本覆盖健康相关的所有领域。所以,健康教育工作者既要掌握医学基础知识,如基础医学、预防医学、临床医学以及护理康复的基本理论、方法和技能;还要学习医学人文科学的相关知识,包括医学哲学、社会医学、医学心理学、卫生法学、卫生管理学等;同时,也要学习相关的社会科学知识,如公共关系学、教育学、行为科学、传播学、人类学和社会学等。

(二)健康教育工作者具备的素质

1. 良好的工作素质

健康教育工作者应热爱本职工作,具备高度的社会责任感,自觉培养职业素质和修养水平。

2. 良好的业务素质

健康教育工作者应不断提升自己的业务水平,不断更新知识储备。除了掌握一定的专业知识外,还要具备从事健康教育的工作能力,如分析健康问题、设计合理的健康教育项目、制定可行的实施方案和具体措施以及具有良好的人际沟通能力。

3. 良好的心理素质

健康教育工作者在进行具体的健康教育活动时,面对困难或危机,应善于控制自己的情绪,保持沉着冷静、机智果敢。同时,应具有良好的个人思想品德、组织管理能力和团队合作精神。

(三)健康教育工作者具备的能力

1. 收集健康相关信息的能力

健康教育工作者可以通过多种渠道收集健康相关的原始信息,为健康教育和健康促进工作的后续各环节提供基础资料。健康相关信息主要来源于三个方面：一是统计报表，如法定传染病报表、职业病登记表、肿瘤登记表、出生死亡登记报表、环境监测数据等医疗卫生及其他相关机构根据国家规定报告制度的自下而上的有关报表。通过报表可以全面、及时地掌握居民健康状况和健康相关机构的重要信息。二是医疗卫生工作记录，如医院各科室的门诊或住院病历、卫生监测记录、健康检查记录、化验报告等，这些资料不仅是医疗卫生部门经常性的工作记录，也是科学研究宝贵的原始资料。三是专题调查或实验研究。收集资料具有明确的目的性与针对性。

2. 发现健康问题的能力

健康教育工作者应用统计学和流行病学的原理和方法对收集的资料进行分析，发现研究人群中存在的健康问题，如生活方式和行为习惯中的危险因素，做好健康教育和健康促进项目的前期工作。

3. 健康教育和健康促进项目的设计、实施和评价的能力

根据发现的健康问题，明确健康教育和健康促进项目的目标，并对该项工作做出周密的计划和安排。设计是健康教育工作的第一步，也是最关键的一步。在项目实施过程中对项目的每一个环节都进行精心安排，包括工作人员的培训、分配具体的任务、制定实施时间进度表及各类资源的消耗等，并采用合适的评价方法对项目的实施效果进行评估。这都要求健康工作者具备一定的组织协调能力。

4. 组织协调的能力

健康教育和健康促进活动是一个复杂的、综合的社会系统工程，需要健康相关部门之间的通力合作。健康教育工作者不仅要做好本职工作，还要争取当地政府决策部门和社会各界的合作，获得政策上、经济上和舆论上的支持。

5. 健康信息传播的能力

准确、及时、有效地传播健康信息是健康教育工作者的基本技能。根据不同的受传者收集相应的信息和拟定合适的传播方式，健康教育工作者能制作各种健康教育和健康促进活动必要的材料，如图片、影像、书面材料及各种道具等。

6. 促进健康教育专业发展的能力

对于专业的健康教育工作者而言，还应具备一定的科研能力，并促使研究成果影响健康决策或可指导健康教育实践。例如，能够利用各级健康教育学会或协会开展学术交流，从而不断推动健康教育专业的发展。

第四节　我国健康教育发展概况及展望

一、我国健康教育发展概况

（一）我国古代的健康教育

健康教育的历史大约与人类本身的历史一样久远。中国是人类文明的发源地之一，我国古代健康教育活动可以追溯到我国最早的医学典籍《黄帝内经》，其论述到健康教育的重要性:"知之则强。知,谓知七益八损、全形宝命之道也。不知则老。"甚至还谈及健康教育的方法:"人之情莫不恶死而乐生,告之以其败,语之以其所善,导之以其所便,开之以其所苦,虽有无道之人,恶有不听者乎?"春秋时期著名的政治家、军事家管仲认为"善为国者"必须注重"除厉(瘟疫)","以寿民",而"明于化(教化)"是重要措施。历代仁人志士,多有健康教育的实践,留下了许多传播医药、防病、养生健体知识的著述,对后世产生了重要的影响。

(二)近代以来至新中国成立前的健康教育

20世纪初,随着西方现代医学在我国逐步发展,健康教育活动也在此基础上得到快速发展。1915年,中华医学会成立,其宗旨之一即是向民众普及现代医学科学知识。1916年,卫生教育联合会成立,并有了专职从事健康教育的医师。1920年,我国第一部健康教育影片《驱灭蚊蝇》面世。1924年,我国最早的健康教育期刊《卫生》创刊。1931年,中央大学教育学院设立了卫生教育科,提供学士学位,陈志潜、朱章庚、徐苏恩先后担任科主任。1934年,陈志潜翻译出版《健康教育原理》、徐苏恩主编出版《学校健康教育》等教材。1936年,中华健康教育学会在南京成立。此后,因国内战火不断,健康教育活动进展困难。

中国共产党从建立红色根据地开始,就十分重视人民和军队的健康,在极端艰难的条件下积极开展疾病防治工作和相应的健康教育工作。1932年,中华苏维埃人民委员会号召"要努力向群众做卫生宣传工作";1933年,红军总卫生部出版大众健康教育刊物《卫生讲话》;中华苏维埃人民共和国中央政府机关报《红色中华》发表社论要求"必须在广大群众中进行防疫卫生运动的宣传","应该利用壁报与一切小报、活报、戏剧来进行这一宣传"。1934年,在中华苏维埃共和国中央政府中建立常设卫生宣传管理机构,同年编辑出版《卫生常识》。1937年,在延安,《新中华报》(原《红色中华》)开设"卫生突击"专栏,这是中央政府机关报最早的卫生专栏。在艰苦卓绝的抗日战争和如火如荼的解放战争中,革命根据地的健康教育活动继续开展,为民族独立和人民解放做出了积极的贡献。

(三)新中国成立以后的健康教育

1. 健康教育和健康促进在疾病防治中卓有成效

新中国成立之初,百废待兴。在1950年召开的第一届全国卫生会议上即号召开展卫生宣教,动员人民并使人民懂得向疾病和不卫生习惯做斗争。1951年,中央卫生部设立卫生宣传处,领导全国的健康教育和宣传工作。1952年,党和政府组织全国人民展开具有伟大意义的"爱国卫生运动"。毛主席发出"动员起来,讲究卫生,减少疾病,提高健康水平"和"除四害、讲卫生,增强体质,移风易俗,改造国家"的号召。在很短的时间内,天花、鼠疫、霍乱等严重威胁人民健康的烈性传染病和新生儿破伤风、血吸虫病等得到控制,性病也得到了控制。1964年,在全国范围内基本消灭了性病,从而成为当时全世界唯一基本消灭性病的国家。各种传染病、寄生虫病和地方病的发病率、患病率和病死率大幅下降,人口预期寿命大幅度提高。当时的卫生宣教在我国的实践中是一项规模宏大、成就辉煌的活动,成为世界健康促进典型范例。

2. 健康教育学科体系逐渐完善

新中国成立以来,健康教育专业机构、人才培养机构、研究机构和学术团体不断发展。1951年,中央卫生部卫生宣传处相继成立了卫生部电化教育所、卫生宣教器材制造所。1956年,卫生部发出《关于加强卫生宣传工作的指示》,明确了健康教育工作体制,要求在省一级和大中城市建立卫生教育所,并要求卫生防疫站、妇幼保健站把卫生宣传作为主要业务之一,其他医疗卫生单位和医务工作者也都要进行卫生宣传工作。至 1986 年,全国 70 多个大中城市建立健康教育专业机构,1997 年全国已有健康教育机构 2654 个。1984 年,"中国健康教育协会"成立,1985 年专业学术期刊《中国健康教育》创刊,1986 年,"中国健康教育研究所"建立。20 世纪 80 年代后期,一批重点大学和专科学校开始培养健康教育领域的硕士、学士和专科人才。一批批健康教育工作者促进了我国健康教育学科建设,也提高了学术水平。2002 年,预防医学和公共卫生机构改革,使健康教育与疾病预防和健康促进其他方面的工作机构整合为一体,促使健康教育事业更迅速地前进。

3. 有关健康教育的法规和政策相继颁布

20 世纪 80 年代以来,我国颁布了一系列有关健康教育的法规和政策。如 1989 年 4 月颁布的《卫生部关于加强健康教育工作的几点意见》,1990 年 4 月,在全国健康教育工作会议上,将"卫生宣教"修改为"健康教育"。1990 年起,全国爱国卫生运动委员会将健康教育列为全国城市卫生检查评比活动的重要内容。1995 年,原卫生部等 7 部委联合下发的《中国城市实现"2000 年人人享有卫生保健"评价指标体系》要求提高城市中小学生和居民健康教育的普及率。1997 年,《中共中央、国务院关于卫生改革与发展的决定》(以下简称《决定》)中明确提出:健康教育是全民素质教育的重要内容,要十分重视健康教育,从中央文件的高度提出了开展健康教育的重要性。全国爱国卫生运动委员会和原卫生部根据此《决定》精神,制定了《中国健康教育 2000 年工作目标和 2010 年远景规划》。从此,健康教育在卫生工作中的先导和基础作用得到有效发挥。

4. 健康教育的工作模式发生深刻变化

当前新的健康教育理论和工作模式的引进,健康教育工作的横向联系及与其他社会部门的合作不断加强,健康教育途径、方式、方法越来越丰富多彩,国际合作也日益广泛。我国健康教育机构和专业人员积极发展和依靠与其他社会部门的合作,建立正式和非正式的健康教育网络,使健康教育和健康促进活动顺利开展,保证我国绝大多数地区、场所和人群都能得到健康教育的覆盖。一方面,电视、电影、广播、报刊、网络等大众传播媒介在我国健康教育工作中被广泛应用。另一方面,我国健康教育工作者积极通过培训班、讲座、"卫生科普一条街"等灵活生动的方式开展人际传播。如以"亿万农民健康促进活动"等为代表的健康教育和健康促进活动在农村地区蓬勃发展,以"健康促进学校"等为代表的城镇健康教育活动以及与 WHO、UNICEF 等国际卫生组织的健康教育合作项目的开展。在防治 AIDS、SARS、甲流等严重威胁人类健康的疾病斗争中,健康教育所取得的显著成效已经再次向世人证明了其重要意义和地位。

(四)健康教育与健康促进在"健康中国"的作用

党的十八大以来,我国卫生健康事业取得显著成绩,人民健康水平持续提高。随着工业化、城镇化、人口老龄化进程的加快,我国居民生产生活方式和疾病谱不断发生变化。目前,心脑血管疾病、癌症、慢性呼吸系统疾病、糖尿病等慢性病已成为威胁居民健康的主要原因,导致的负担占总疾病负担的 70% 以上;肝炎、结核病、艾滋病等重大传染病防控形势仍然严峻,职业健康、地方病等问题也不容忽视。此外,一些重点人群都有各自亟待解决的健康问题。我国居民健康知识知晓率偏低,吸烟、过量饮酒、缺乏锻炼、不合理膳食等不健康生活方式比较普遍。

为积极有效应对当前突出的健康问题，2016 年，党中央、国务院召开全国卫生与健康大会，并发布《"健康中国 2030"规划纲要》。《"健康中国 2030"规划纲要》是今后 15 年推进健康中国建设的行动纲领，它提出：坚持以人民为中心的发展思想，牢固树立和贯彻落实创新、协调、绿色、开放、共享的发展理念，坚持正确的卫生与健康工作方针，坚持健康优先、改革创新、科学发展、公平公正的原则，以提高人民健康水平为核心，以体制机制改革创新为动力，从广泛的健康影响因素入手，以普及健康生活、优化健康服务、完善健康保障、建设健康环境、发展健康产业为重点，把健康融入所有政策，全方位、全周期保障人民健康，大幅提高健康水平，显著改善健康公平。

依据该行动纲领，2019 年 6 月，国务院发布了《健康中国行动（2019～2030 年）》（以下简称《健康中国行动》）。《健康中国行动》聚焦当前人民群众面临的主要健康问题和影响因素，从政府、社会、个人（家庭）三个层面协同推进，通过普及健康知识、参与健康行动、提供健康服务，实现促进全民健康的目标。《健康中国行动》具有以下四个特点。

1. 在定位上

从以"疾病"为中心向以"健康"为中心转变。聚焦每个人关心、关注的生活行为方式、生产生活环境和医疗卫生服务问题，针对每个人在不同生命周期所面临的突出健康问题，做出系统、细致的安排和建议。

2. 在策略上

从注重"治已病"向注重"治未病"转变。注重根据不同人群的特点有针对性地做好健康促进和教育，努力使个人通过文件能够了解必备的核心健康知识与信息、能够掌握获取有关知识与信息的渠道与方式，让健康知识、行为和技能成为全民普遍具备的素质和能力，形成自主自律的健康生活方式，推动把"每个人是自己健康第一责任人"的理念落到实处，努力使群众不得病、少得病，提高生活质量。

3. 在主体上

从依靠卫生健康系统向社会整体联动转变。坚持"大卫生、大健康"理念，从供给侧和需求侧两端发力。每一项任务举措务求具体明确、责任清晰，强化部门协作，调动全社会的积极性和创造性，实现政府牵头负责、社会积极参与、个人体现健康责任，把健康中国"共建共享"的基本路径落到实处，是"把健康融入所有政策"的具体实践。

4. 在文风上

努力从文件向社会倡议转变。把专业术语转化成通俗易懂的语言，将科学性与普及性有机结合，努力做好健康科普，让老百姓看得懂、记得住、做得到。

通过健康中国、健康城市、健康乡村和健康场所的建设，广泛提升人们的健康素养，加强自上而下和自下而上的良性互动，从而构建全民健康型社会。由此可见，健康教育和健康促进将会为建设"健康中国"发挥越来越大的作用。

二、展望

尽管过去一个多世纪的健康教育对防治疾病、促进健康做出了重大贡献，健康教育学研究方法本身也有了长足的发展。但 21 世纪随着信息化、老龄化、贫富两极化以及全球疾病谱不断发生深刻变化，健康教育学面临着许多新的挑战，自然也充满了发展的机遇。

随着科学技术的发展，诸如人类基因组计划的完成和后基因组时代的到来，健康教育学如何适应新形势与时俱进,如何充分利用分子生物学、人类基因组学的研究成果,解决当前大众面临的困惑,如转基因食品的安全、基因治疗等问题,成为亟须思考的问题。同时,必须重视学科的社会学特性,认识到无论疾病和健康都与复杂的社会、经济、文化和生态环境有关。

虽然传染病的发病和死亡已经大幅度下降,但新发传染病在不断出现,同时某些古老传染病又有死灰复燃的趋势,对健康教育提出了全新的挑战。健康教育机构和工作者如何与其他机构建立疫情信息的及时交流和资料共享,是控制传染病发生的基本保证,如在当前新冠肺炎病毒传播的控制中,疫情信息的及时交流和资料共享,并采取协同一致的健康教育和健康促进策略,对疫情控制至关重要。

近年来,突发事件越来越受到关注,其对社会稳定、经济发展和人群健康的严重危害已越来越引起人们的重视。健康教育对自然灾害、重大事故和疾病爆发等突发事件不能就事论事,应该针对突发事件的发生原因、发展规律和危害特点以及突发事件的预防和应对策略、援救措施和应对预案等进行广泛而深入的研究。

近十年来,网络信息技术得到了突飞猛进的发展,其发展速度之快、影响之广,在人类发展历程中也是少见的。这些发展为健康教育学的发展提供了强大的技术支撑,根据网络信息技术的特点,如及时通信工具、交互式通信平台、"云计算"等现代技术,研究与之适应的健康教育和健康促进内容、形式、方法等,是今后健康教育学的一项重要课题。

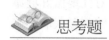 思考题

1. 何谓健康? 健康有哪些影响因素?
2. 何谓健康教育? 简述健康教育的目标和任务。
3. 何谓健康促进? 简述健康促进的基本策略。
4. 如何理解健康教育与健康促进的关系?
5. 健康教育工作者可能需要哪些知识和技能?

(文育锋)

第二章　健康相关行为

案例

她是一位名校博士、优秀青年教师，在其人生的前三十来年活得潇洒而有活力。然而在32岁那一年，她被诊断出患有乳腺癌，且处于晚期，一年后辞世。她在患病后坚持写日记，反省自己得癌的前因后果。她写道：性格上争强好胜，给了自己太多压力，凡事喜欢拼命做到最好。10年来基本上没有在晚上12点之前睡过觉，通常熬夜学习、科研、网聊、K歌等，甚至有时候还会通宵，最多时一天看了21个小时的书。平时多暴饮暴食，嗜好荤食。

问题

1. 通过上述案例，请思考其行为与健康的关系。
2. 作为医务工作者，面对此类健康问题，你将提出哪些建议？

人类的行为是一系列的生物、心理和社会现象综合于一身的行动表现。尽管人类行为表现千差万别，但为了维持生存和种族延续、适应复杂变化的环境，人类行为仍具有一定的规律性和可塑性。据WHO的调查，全球60%的死亡主要归因于不良的行为和生活方式。健康教育的主要目的就是教育人们树立健康意识，改变不良行为，培养有益于健康的行为和生活方式。为了实现这一根本任务，健康教育工作者就必须了解人类行为的基本特点及其主要影响因素。

第一节　行为概述

一、行为的基本概念

行为是有机体在内外界环境刺激下所产生的生理、心理变化的反应。美国心理学家Woodworth提出了著名的"S-O-R"模式来体现行为的基本含义：S(stimulation)表示内外环境的刺激；O(organization)表示有机体，即行为主体；R(reaction)表示行为反应。行为既是内外环境刺激的结果，反过来又对内外环境产生影响。

人的行为是指具有认知、思维能力并有情感、意志等心理活动的人对内外环境因素刺激所做出的能动反应。这种反应可分为外显行为与内隐行为。外显行为是可以被他人直接观察到的行为,如言谈举止、表情。而内隐行为是不能被他人直接观察到的行为,如意识、思想等通常所说的心理活动。但可通过观察人的外显行为来进一步推测其内隐行为。

人类行为由五个基本要素构成,即行为主体、行为客体、行为环境、行为手段和行为结果。

(1) 行为主体:人。

(2) 行为客体:人的行为所指向的目标。

(3) 行为环境:行为主体与行为客体发生联系的客观环境。

(4) 行为手段:行为主体作用于行为客体时所应用的方式、方法和工具。

(5) 行为结果:行为主体的行为对行为客体所产生的影响。

人类的行为表现错综复杂,同一个体在不同环境中行为表现不同,不同个体在相同环境下行为表现也各异。健康教育工作者应了解人类行为自身的规律,对这五个基本要素都要进行考察和研究。

二、人类行为及其特点

(一) 人类行为的生物性和社会性

人类行为区别于其他动物行为的主要特点是既具有生物性,又具有社会性。著名心理学家 Kurt Lewin 指出,人类行为是人与环境相互作用的函数,可用公式 $B = f(P \cdot E)$ 表示。其中 B(behavior)代表行为,P(person)代表人,E(environment)代表环境。实际工作中,P 多指人的心理活动以及规律,而 E 主要是指社会环境。

1. 人类行为的生物性

人活着必然产生各种生理需求,这些生理需求是人启动行为的最初和最基本的动力。人的本能行为是最基本的生物性行为,而非后天习得,其行为特征主要是对环境的适应。人类的本能行为也易受文化、社会、心理等因素的影响和制约。目前公认的人类本能行为有以下几种:

(1) 摄食行为。摄食行为是生命个体为维持生存和繁衍后代所进行的寻食、进食、消化吸收等有关活动。如婴儿出生后无需学习即能吸奶。摄食虽然是本能行为,但逐步形成的进食习惯和偏好等却是受后天环境影响和适应、学习的结果。

(2) 睡眠行为。睡眠是一种规律性的、可逆的大脑和身体处于休息状态的生理现象,这也是与基本生存有关的本能行为。合理、充足的睡眠有利于身心健康。人类约有 1/3 的时间在睡眠中度过。

(3) 性行为。性行为是维持种族生命的延续所必需的本能活动行为,是机体性发育成熟后产生的,主要是由性意识所引起的。尽管性行为具有本能性,但在人类社会,性行为会受社会道德、行为规范和法律的约束,也会受不同文化背景的影响,故人类社会性行为表现得较为复杂。

(4) 防御行为。人类面对可能造成损伤的外来威胁会本能地躲避、妥协或反抗,在遭遇威胁、情况不明时又会产生恐惧和焦虑等心理。防御行为是人类预防和保护性行为的基础。

(5) 好奇和追求刺激的行为。人类天生具有好奇心和追求刺激的本能,从未停止过对未知世界的探索。但若不对其进行适当约束,过度冒险和追求刺激,如野外生存、攀岩等高危运动,也会危害健康。

2. 人类行为的社会性

人类行为的社会性是人与动物的本质区别。人类社会在进化发展的过程中逐渐形成了风俗、道德、宗教、艺术、科学、法律等文化形态,还产生了各种经济、政治、家庭和人际关系。人类社会的多样性决定了人类行为的多样性。不同的生存环境、不同的成长经历等塑造出不同特征的个体行为,即个体的社会化行为是后天获得的。个体可通过与他人交往、模仿、学习、工作,尤其是通过社会的教育活动形成得到社会承认、符合社会道德准则、行为规范和价值观念的社会性行为。社会性行为是个体与社会环境相适应的结果,是在"自然人"成长为"社会人"的过程中形成的,这个过程称为社会化。人的社会化是一个长期的过程,伴随人的一生,其行为也可通过再社会化重新塑造,社会化行为也会随着个体所处环境的变化而发生变化。健康教育注重社会化,目的是希望每一位社会成员通过社会化养成有益于自身、他人和社会健康的行为和生活方式。

社会环境提供了社会成员活动的空间和条件,同样,每一位社会成员的行为也或多或少地对社会环境产生积极或消极的影响。因此,为了社会生活的协调和整体利益,需要通过多种措施对每一位成员的行为进行鼓励、约束和调节,从而满足社会需要或符合社会的要求。

(二)人类行为的目的性与适应性

1. 人类行为的目的性

人类行为区别于动物行为的重要标志是人类行为具有明显的目的性。动物行为,如觅食、玩耍、斗殴、交配等,都受本能的驱使,被动地适应自然环境。而人的绝大多数行为都带有明显的目的性、计划性,故人不但能适应环境,而且能通过劳动按照自己的意愿去改造环境。健康教育的目的是帮助人们改善行为,提高健康水平。因此,人类行为的目的性也是健康教育的前提。

2. 人类行为的适应性

行为的适应性是指机体为满足自身需要,与环境之间保持动态平衡的过程。人类为了适应环境就需要认识环境,改变自己的行为方式,顺应环境的变化;也需要与环境中的其他个体交流,从而发展语言与智慧、感知觉和认知能力,这种发展又提高了人类适应环境的能力。人在与环境相互作用过程中,形成了多种适应形式。人类行为的适应形式主要有六种,即反射、自我控制、调适、顺应、应对和应激。

(1)反射。人体通过"反射弧"对外界刺激做出反应。最基本的反射与本能行为相联系,如尘土刮进眼睛,泪腺立即分泌大量泪液加以清洗;看到突然飞来的物体,人会立即产生躲避行为。反射为人类适应社会奠定了基础,一些适应性较强的行为方式(如觅食、抚幼等)作为种族生存与繁衍的基础被传承下来。

(2)自我控制。人的一切活动都受到生存环境的约束和限制,为了适应生存环境,个体常常对自己的部分行为进行控制,以达到与所生存的环境和谐共处的目的。可以理解为当一种行为反应会导致正反两种不同结果时,机体通过直接改变行为的方式来增加奖励性后果的发生概率,降低惩罚性后果的发生概率,以达到社会适应。这种行为方式称为自我控制,所谓的"入乡随俗"就是这个道理。

(3)调适。指在个体与他人之间、群体与群体之间相互配合、相互适应、协调矛盾、解决冲突,以达到社会适应的过程。例如,遇到挫折时可采用的调适方法有回避、变通、转视、换脑、求实、补偿和升华。

（4）顺应。指个体与群体不断接受新的经验,改变自己的行为方式以适应客观环境的变化。一般来说,个体通过衡量顺应是否对自己有利而形成最佳的适应方式。例如,在网络化经济发展的时代,商家顺应消费者行为的改变而努力转型。

（5）应对。指为使行为适合目前或长远的需要,个体或群体决定是否采取某种行为。个体在第一次应对失败后总结经验,在第二次应对中获得成功的可能性较大,并通过不断地修正已习得的行为以适应环境。例如,为应对 2020 年突发的"新冠"疫情,上海市委市政府于 2020 年 7 月探索建立长三角一体化公共卫生应急物资储备体系,该体系的建立和完善将大大提升长三角区域重大突发危机事件的应对能力。

（6）应激。是机体应对各种内外环境因素刺激时所出现的非特异性反应。应激最直接的表现即精神紧张。适度的应激状态是有益的,将引起生理和心理上的兴奋与警觉,动员机体的内部潜能以应付各种变化的情况;但过度或长期的应激状态,一旦超过机体的承受能力,可导致生理、心理功能的失调,反而对身心健康有害。若应激强度过大,可能出现胃肠不适、消化性溃疡、原发性高血压、冠心病等疾病。

（三）人类行为的可塑性和差异性

1. 人类行为的可塑性

人类的行为不是千篇一律、一成不变的。不同的个体及个体的不同时期,通过不断地学习和受环境的影响,人类的行为在不断发生变化,这就是人类行为的可塑性。同样是天真无邪的孩子,由于所受的教育培养和所处的生活环境不同,个体发展的结局也不相同。从一无所知到成为行为端正、道德高尚的社会成员有赖于社会的培养。行为的可塑性特点是实施培养的前提,年纪越小,其可塑性越大。健康教育工作者应充分利用这一点,抓紧人们社会化关键期的教育,帮助人们改变不良行为,培养健康文明的行为。

2. 人类行为的差异性

人类的行为因个体遗传素质、环境、学习经历的不同而千差万别,丰富多彩,表现出较大的差异性。因此,健康教育的措施必须因人而异、因势利导。

（四）人类行为的发展性

人的行为是一个连续发展、不断完善的过程。在行为主体和客体相互作用的过程中,社会和实践向行为主体提出的要求所引起的新的需要与其已有的心理水平之间的矛盾是行为发展的内因与动力。当个体生理、心理发展到某一阶段时,某些主导性的行为就由量变发展为质变,使其处于不断发展变化过程中。

三、人类行为的发展

（一）行为发展的概念

行为发展是指个体在其生命周期中行为形成与发展的过程,即个体出生以后,随着生理的发育、心理的成熟、社会交往活动范围的扩大及学习的深入,个体行为不断变化和发展完善的过程。在这个过程中,个体行为由于受遗传因素与后天学习的作用,从偶然的、非系统的行为逐渐发展为连续而系统的行为,行为发展日趋完善和复杂,主要表现在以下几方面:

1. 个体认识活动的深刻化和复杂化

个体通过实践活动,借助语言媒介的作用,认知由具体的、表面的、零碎的感性认识到理性认识并向概括高度发展。

2. 个体与周围环境的关系变化

作为社会成员,其行为发展的重要条件和结果是与周围环境的关系变化,特别是人与人之间的关系变化有关,这种变化又促进了个体行为进一步发展及表现出多样性。

3. 个体行为日趋完善

主要表现在:① 行为逐渐建立于对事物本质的认识基础上。② 对事物的兴趣、情感和需要趋向成熟。③ 个体参与对环境改造的活动。④ 个体与周围环境的积极交往。

在健康教育的作用下,健康行为的建立与完善正是这种变化的一部分。

(二)行为发展的基本特点

1. 连续性

个体行为发展是一个连续渐进的过程,是量的积累过程。现在的行为是过去行为发展的继续,是以渐变为基础的,而将来的行为又必然是现在行为发展的延续,不可能跳过某个阶段直接进入下一个阶段。

2. 阶段性

行为连续性发展是量变,而阶段性发展则为质变。个体行为在某一阶段内由量变积累到一定程度后发展到质变,进入行为发展的下一阶段,如不同年龄阶段有不同的行为特征。

3. 不平衡性

不平衡性指同一个体在不同阶段行为发展速度不同,不同个体即使处在同一发展阶段,其行为发展的程度也因人而异。某些阶段行为发展速度较快,某个阶段对某些行为的发展特别重要等,表现为行为发展具有不平衡性,提示在指导健康教育实践中必须关注与该行为有关的行为发展关键期。

(三)行为发展的阶段

人在整个生命周期中的行为发展可分为四个阶段。

1. 被动发展阶段(0~3 岁)

此阶段的行为主要靠遗传和本能的力量通过无意识的模仿来发展行为。如人一生下来就会的吸吮、抓握、啼哭等行为。这一阶段虽然是被动发展,但很容易被训练,简单语言、基本情绪及部分社会行为在此阶段初步形成。此期是行为社会化的最基本的准备期。

2. 主动发展阶段(3~12 岁)

此阶段的行为有明显的主动性和意识性,此时的儿童主要表现为主动模仿、爱探究和喜欢自我表现。这一时期对本能冲动的克制能力迅速提高,易受环境因素的影响以及进一步发展在婴幼儿期形成的行为。

3. 自主发展阶段(12 岁至成年)

此阶段开始对自己、他人、环境、社会进行综合认识,调整自己的行为,使其向着适应社会规范的方向发展。

4. 巩固发展阶段(成年之后)

此时行为定式已经形成,但人们会根据环境、社会及个人状况的不断变化,对自己的行为加以不断地调整、完善、巩固和提高。通过对行为的不断调整,实现与周围环境的最佳适应。

(四)行为发展的关键期

奥地利动物习性学家 Lorenz 在 1937 年提出了关键期现象。他观察到小鸭或小鹅在孵出后 8～9 个小时内会将第一眼看到的对象当作自己的母亲,并对其产生一种偏爱和追随反应,他将这种现象叫"印刻"(imprinting)。Lorenz 认为,小鸭获得印刻现象的时间是其生命中很短暂的关键期,一旦这个天生的生理上的关键期已过,则不会忘记。这个关键期也可称最佳期、敏感期、临界期、转折期。

此后,许多学者认为人的行为发展也存在着关键期。当行为发展到某阶段时,只有在适当的环境刺激下该行为才会出现,若此时期缺少适当的环境刺激,则这种行为就永不再出现,此时期称为该种行为发展的关键期。如根据对狼孩的研究,人口头语言发展的关键期在 1～3 岁,若无人教导婴幼儿单词发音、句子组成和语言表达,则过此时期后,其语言能力受阻,且很难补救。3～5 岁是性身份心理识别的关键期,此时期如心理上对自己的性别识别与生理识别不同,则会产生各种性变态,甚至要求进行性别转变的手术以满足其心理的性别要求。总之,4 岁之前是各种行为发展的关键期,7 岁之前是智力发展的关键期。这意味着早期行为发展的质量和水平将会影响到成年,甚至终生,故早期行为发展极为重要。

对于关键期问题的研究需要注意的是:① 要科学地确定各种行为发展的关键期,而不是出于简单的推断。② 要充分利用关键期的良好时机,采取积极的教育措施促进发展,而不是等待自然发展。③ 要重视关键期对发展的作用,但不局限于此。错过关键期的儿童或成人仍可通过适宜的教育获得良好的发展。

在医学实践中,行为发展的动力和发展的连续性为改善服务对象健康相关行为提供了可能,行为发展的不平衡性则提示要帮助服务对象形成有益健康的行为,这就必须注意利用与该行为有关的关键发展阶段。例如,过去人们通常认为吸烟是成年人的问题,但是调查显示,半数以上的吸烟者首次吸烟行为发生在小学高年级或初中。此外,从小学到大学,人群吸烟率也随之明显提高。这意味着多数吸烟者的吸烟行为起始于少年,形成于青年阶段。因此,控制吸烟的健康教育活动,应从对象人群的成年期前推至青少年时期。

(五)"人生三阶段"

健康是人们的共同追求也是终身追求的目标,WHO 西太平洋区域于 1995 年提出卫生战略设想——健康新视野,把人的生命进程分为三个阶段,即人生准备阶段(preparation for life)、人生保护阶段(protection of life)和晚年生活质量阶段(quality of life in later years),并根据各阶段的健康需要来确定健康目标、任务和策略,最大限度地发挥个人的健康潜能。

1. 人生准备阶段

从胎儿到青年期(0～18 岁),此期可细分为围生期、婴幼儿期、儿童期和青少年期。这一阶段的特点是机体发育、心理发展和社会化过程都很迅速且变化多端,生理和心理都较稚嫩、脆弱,易受各种有害因素的伤害,健康需要旺盛。人生准备阶段的健康教育内容广、年龄跨度大、对象广泛(除青少儿外,还包括家长、教师和社会工作者),是健康教育的关键时期。

围生期健康教育的主要对象是育龄夫妇。工作任务是通过对父母的健康教育实现优生优育目标，减少妊娠和分娩风险，降低婴儿死亡率，进行正确母乳喂养等。

婴幼儿期健康教育的主要对象是婴幼儿的父母以及托幼机构的工作人员。工作任务是指导父母学会对孩子的生长监测、按计划免疫接种和预防此期的常见病、营养知识的教育、传授最基本的生理卫生知识、培养孩子良好的生活习惯等。

儿童期健康教育的对象包括儿童、其父母、学校领导和教师等。此阶段儿童刚进入学校开始学习生活，应为儿童创造一个良好的生长环境，包括家庭、学校和社会。工作任务是促进孩子认知能力的提高、预防和矫正常见疾病（近视、龋齿、肥胖等）、预防各种意外伤害、及时预防儿童期的心理和行为问题、培养和巩固良好的卫生习惯等。

青少年期健康教育永远是整个健康教育工作的重点，主要对象包括孩子、其父母、学校领导和教师、社区成员等。此时期健康教育的核心任务有两个：一是开展性教育，包括性生理和性心理知识；二是防止各种不良行为或倾向，如远离烟草、酒精和毒品。同时，帮助青少年掌握预防疾病和意外伤害的相关基本技能，促进理解社会道德原则的实质，培养远大的理想、坚定的信念、坚强的意志和团队精神，促进完整人格的形成等。

2. 人生保护阶段

自成年开始到老年之前（18～60岁），其中以35～60岁的中年人为重点对象。中年在身心两方面都相当成熟和稳定，但从45岁之后开始衰老。中年人大多为社会栋梁，既是社会财富的创造者，又需赡老抚幼，承受着繁重的工作和家庭负担，较多地暴露于各种危险因素之中，老年期的许多慢性病往往在中年时期就已经开始发展。因此，中年保健是保护生命的重要环节，有着巨大的健康需求。

在这个阶段，健康教育的主要任务是针对中年人的常见病、多发病和将在老年期发生的慢性疾病的危险因素、与职业有关的行为危险因素、中年人常见的心理问题等，多层次、多方面、多种途径地开展工作，达到保护劳动力、提高健康水平和生活质量的目的。健康教育的对象不仅仅是中年人自己，还包括有关的社会领导、社会服务机构人员、家庭等，健康教育的各种策略和措施应在社区层面上得到整合。

此阶段还应注重妇女健康教育。妇女除了担负社会工作角色外，在生育和哺育下一代方面承担了更多的职责。而更年期是妇女从生殖功能旺盛状态向老年衰老过渡的时期，应及时普及更年期生理知识和心理调适技能，使妇女做好充分的思想准备。此期的妇女也容易出现生殖系统的健康问题，应加强生殖健康教育。

3. 晚年生活质量阶段

这一阶段指老年阶段（60岁以上），重点在65岁以上的老年人。衰老无法抗拒，各种慢性病相继出现，社会角色和地位的改变也带来诸多心理问题。我国已跨入老龄化社会，老龄人口数量庞大，社会背景各异的老龄人口在日常生活、医学保健和社会服务方面有着巨大的健康需求。

健康教育应针对老年人的日常生活保健、心理调适、体育锻炼与休闲、临终关怀等开展工作。此阶段健康教育的对象不仅仅是老年人，还应包括社会各界有关人员。提高老年人的健康水平和生活质量不仅是老年人的福祉，也是社会的义务，健康教育工作者更是肩负重任。

第二节　人类行为的影响因素

人类行为受自身因素和外界环境因素的双重影响,了解人类行为的影响因素也是研究健康相关行为形成与改变过程的基础。

一、自身因素

(一)遗传因素

人类行为存在遗传基础已经在大量的动物实验和人类学研究中得到证实。研究发现,基因具有相当大的稳定性,这使得人类在长期进化过程中获得的行为优势得以承袭。基因的突变、选择和整合,又使得人类的行为能够不断丰富和发展。遗传因素除了影响行为的形成和发展,还能决定人的行为特征和行为倾向,同卵双胞胎行为特征和行为倾向的相似正是遗传物质影响的结果,而基因的多态性也导致了人类行为的多样性和复杂性。

(二)心理因素

人的行为是心理活动的外在表现,自身心理因素是影响行为形成和发展的一个重要因素。人的心理现象表现为心理过程和个性(人格)两方面(图 2.1)。

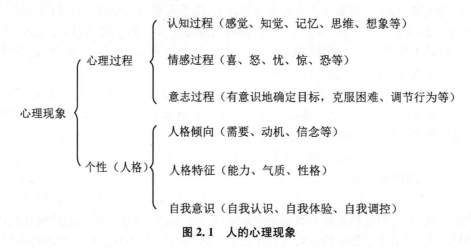

图 2.1　人的心理现象

以上心理现象从不同方面,以不同机制、在不同程度上影响人的行为,下面讨论几种重要的心理因素。

1. 需求和需要

需求(need)和需要(demand)是人的能动性源泉。需求是客观的,不以人的意志为转移。需求包括生理需求和社会需求,被意识到的需求即为需要。需要是人脑对生理需求和社会需求的主观反映,是人的需求未满足的而力求满足的内心状态,它是产生行为的原始动力,是个体积极性的力量源泉。健康是人的客观需求,但由于种种原因,多数人并未意识到健康需求。健康教育活动就是要激发人们的健康需要,这是健康教育的重要内容。

按需要的起源划分,需要包括生理需要和社会需要。按需要的对象划分,包括物质需要和精神需要。心理学家 Maslow 进一步提出了需要层次理论,把人的需要分为生理需要、安全需要、交往需要、尊重需要和自我实现需要。

当人们产生某种需要时,心理上就会产生不安与紧张的情绪,成为一种内在的驱动力,即动机(motivation)。在实施行为的客观条件具备时,动机推动人进行实现目标的活动,进而满足需求和需要。动机也可为满足需要和需求推动人去创造行为条件,最终实现行为。旧的需求得到满足后,新的需求和需要又会产生,从而推动人去从事新的行为,这样周而复始,循环往复(图 2.2)。在具体的活动中,动机的表现很复杂。一种行为可以由不同的动机引起,如青少年吸烟可能有好奇、模仿、交朋友、烦闷等多种动机。一种动机可以产生不同的行为,如女性保持苗条身材的动机可引发节食、健身、吃减肥药等多种行为。因此,在考察人的行为活动时,必须揭示其动机,才能对其行为做出准确的判断。

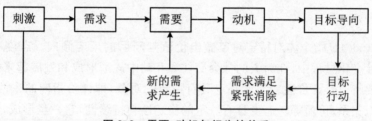

图 2.2 需要、动机与行为的关系

人在同一时间常常会有多种需要并存,由此产生的不同动机可能相互矛盾或相互竞争,从而形成动机冲突(motivation conflict)。冲突的结果是产生的优势动机决定着发生相应的行为。动机冲突中何种动机成为优势动机,受各种主客观因素的影响。其中,认知因素起着决定性作用。

2. 认知

认识(cognition)是指人们获得和利用信息的复杂过程,或者说是对作用于人的感觉器官的外界事物进行信息加工的过程,是人由表及里、由现象到本质反映客观事物特征与内在联系的心理活动。认知是行为转变的前提,它包括感觉、知觉、记忆、思维等心理现象。认知过程可简单地概括为三步:第一步是注意到传来的刺激、信号;第二步是把传来的刺激和信号转化为某种信息,并进行解释;第三步是采取适当的行为,对信息做出反应。机体内外刺激信号很多,大脑往往把无关的刺激过滤掉,从无数信号中选择自己感兴趣或有特殊意义的信号。例如,一个人在候车室一边看书一边等车,车站的播音声他并不是很关注,但是当突然听到他要乘坐的车次时就会立刻警觉起来。所以,认知过程对具体信号的刺激是选择性注意,然后将信号转化为信息并做出适当反应。人们在获取有关健康信息时,也是一个选择性"拾取信息"(pack of information)的过程。因此,健康教育所提供的健康信息应该是清晰、鲜明、适合对象与环境的,能尽快引起对象注意。商业活动中许多成功广告的经验值得健康教育传播活动学习和借鉴。

在认知过程中,大脑将经处理的信息编码储存起来,并逐渐形成个体的知识、信念和价值观等,并在此基础上形成态度。这些心理因素又反过来强烈地影响认知过程进而影响行为。因此,人的认知过程并非消极被动,而是积极主动。往往直接决定一个人的某项具体行为并不一定是客观的"环境",而是其感知到的"行为环境"。前者是现实的环境,后者则是臆想中的环境,两者并不一定总是相符的。健康教育不能只是简单地传播来自客观实际的正确信息,而是要有意识地帮助人们建立和发展有关健康的正确态度、信念和价值观。

人们即使掌握了健康知识,并不一定有与之一致的行为,这种情况称为"认知不协调"(cognition dissonance)。例如,绝大多数人都认为吸烟有害健康,但是人群的吸烟率仍居高不下。认知不协调的原因可能是:① 同一时间存在不同需要及相应的动机冲突,冲突的结果是人们选择自认为较重要的或需急迫应付者,如因过度疲劳或紧张而选择吸烟提神或减压。② 行为条件不具备,如在严重缺水的地区,我们无法做到饭前便后洗手。③ 从众行为,如单位领导都吸烟,下面的职员为了获得他人的认同也吸烟。④ 在获得正确的知识之前已经形成了某种不利健康的行为,后来虽然有了正确知识,但是改变行为的代价是行为者不愿付出的,如有些吸烟者认为戒烟很困难。⑤ 虽然人们都力求认知的一致性,但认知元素之间常常发生矛盾,即知识、信念、态度、价值观、能力等发生矛盾,则不协调便发生了。认知不协调是一种不愉快的心理感觉,会驱使个体设法减轻或消除不协调状态,使得认知与行为达到协调。

3. 态度

态度(attitude)是指个体对特定对象做出价值判断后的反应倾向。态度不是与生俱有的,而是人在社会化过程中,在后天的社会交往和互动中逐渐形成和发展起来的一种心理反应倾向,其主要特征是评价性。态度必定具有特定的对象,即评价指向的东西,如具有社会性的人、事、物、关系、价值等。态度具有一定的稳定性与持续性,它一旦形成,就不会轻易改变,但并不意味着态度就是一成不变的,它会随着人们社会互动的对象以及互动范围和生活环境的变化而变化。

一般认为态度的结构包括三部分:认知成分、情感成分和意向成分。认知成分指个人对外界对象的心理印象,它包含有关的事实、知识和信念等。认知成分是个人知觉和判断的参考,是态度其余部分的基础,反映出个人对对象的赞同不赞同、相信不相信。情感成分表明人对某一事物肯定或否定的评价以及由此引发的情绪或情感。情感成分是态度的核心,反映出个人对对象的喜欢不喜欢。意向成分指个人对外界的人或物的行动意图、行动准备状态。以上三因素不一定相互协调一致,但三种成分一致性越强,态度就越稳定,越不易改变。

态度概念从一开始就是用来说明社会行为的,态度与行为可以相互影响,两者之间的关系表现为:

(1) 态度对人的行为具有指导性和动力性的影响,可支配和决定人们的行为。人们往往根据态度预测其行为,比如投票选举。同时,行为也能影响态度,态度要接受行为的检验,人们的行动可以改变先前的认识、感受和意向。例如,两个本来互有偏见的社会群体,一旦有了相互间的更多接触和沟通,原有的偏见就可能会有所改变。承担新的社会角色,从事该角色所规定的行为,也将使人们产生新的态度。

(2) 态度与行为并非一一对应的关系。例如,调查对象愿意参加关怀艾滋病患者的活动,但实际上在活动开展时并未参加。当人们的行动与其态度相悖时,就产生了内在的认知不协调。可能有多种原因造成态度与行为不一致,所以了解一个人的态度,不能只靠直接观察,还要借助他的外显行为去推测,才能了解其复杂的心理活动倾向。

态度与价值观既有联系又有区别。态度是建立在价值观基础上的,二者都涉及评价。但态度比较具体,与行为有直接联系;价值观则超越具体事物,具有一般性。态度和价值观都可以维持或改变,一般认为态度比价值观更易改变。

4. 情感

情绪(emotion)和情感(feeling)都是人对客观事物所持的态度体验,是态度这一整体中的一部分。情绪与情感是综合性的心理过程,具有特殊的主观体验、显著的生理变化和外部表情。通常所说的感情包括情绪和情感。情绪更倾向于个体基本需求欲望上的态度体验,常指短暂而强烈的具有情景性的感情反应,如愤怒、恐惧、喜悦等。情感则更倾向于社会需求欲望上的态度体验,常指稳定持久的具有深沉体验的感情反应,如自尊、责任感、友谊等。

情感和情绪可以激发人去认识、去行动。行为在身体动作上表现得越强,就说明其情绪越强,如喜则手舞足蹈、怒则咬牙切齿、忧则茶饭不思、悲则痛心疾首;也可以强烈地影响认知过程发展和行为表现,如愤怒、痛苦或紧张的情绪会使认知活动变得刻板和狭窄,限制知觉与思维,干扰信息解释利用和做出反应。情感和情绪在一定的环境中也交互影响。例如,一个人在追求爱情这一社会性的情感过程中,随着行为过程的变化同样也会有各种各样的情绪感受。因此,将情绪与情感截然区分和混为一谈显然都是不合适的。

5. 意志

意志(volition)是人有意识、有目的、有计划地调节和支配自身行为的心理过程。意志是人类特有的心理现象,它是在人类认识世界和改造世界的需要中产生的,也是随着人类不断深入地认识世界和更有效地改造世界的过程中发展的。所以,意志是人的主观能动性最突出的表现。

人的行为由动机决定,动机在需要的基础上产生。一个行为只有同时具备以下三种特征时,才称得上是意志行为。① 意志行为是有意识、有目的、有计划的自觉行为。能自觉确定目的是采取行动的首要特征。② 意志行为与克服困难相联系。目的的实现过程常会遇到各种阻力和困难,而克服困难和战胜困难的过程就是最终达到目的的过程。克服困难是意志行为的核心。③ 意志行为是以随意动作为基础的,受到意识调节和支配,不同于生来具有的本能活动和不随意行为,如生活、学习和劳动都体现出了人类特有的意志行为。

意志过程包括决定阶段和执行阶段。① 决定阶段是意志行为的准备阶段。此阶段首先需解决动机冲突,然后是确定行动目标和选择行动方式。任何意志行为都与一定的动机相联系,对动机冲突做何种选择以及采取何种行为方式,往往反映出其认知(知识、价值观等)。例如,在抗击日本帝国主义侵略的斗争中,杨靖宇将军和抗联战士在冰天雪地、弹尽粮绝时也决不投降,体现了尽管最基本的生理需要也得不到满足,却依然为实现崇高理想的需要而奋斗的行为,这需要坚定的意志。② 执行阶段是意志行为的关键。行为动机再高尚、目标再美好远大,如果不付诸行动,就失去了存在的价值,如在执行计划时遇到障碍就退缩,是意志薄弱的表现。

意志品质是人格的重要组成部分,最主要的意志品质包括:① 自觉性,即人的行动有明确的目的,尤其能够充分意识到行动结果的社会意义,并积极主动地执行计划。其对立面是行为的盲目性。② 果断性,表现为遇到问题能经过周密考虑且当机立断、毫不犹豫,甚至在危难时刻也临危不惧。其对立面是优柔寡断、摇摆不定。③ 坚持性,表现为意志行动中能坚持决定,百折不挠地克服困难和障碍,完成既定目的。其对立面是顽固执拗和见异思迁。④ 自制力,指在实现预定目标过程中,能克制个人情感、控制自己的行为,使行为服从于目标实现的能力。其对立面是任性和怯懦。

人的心理是认知、情感和意志的统一体,三者相互促进、相互影响。意志是以认识为基础并随认识的发展而发展的,所以意志需要以正确认识客观现实为前提。另外,意志过程与人的情感关系密切,积极或消极的情感可以成为意志的动力或阻力。改善健康相关行为也涉及意志活动。例如,戒烟行为,在确定目标、制订行动计划和实施戒烟的过程中会遇到动机冲突和实际困难,能否成功戒烟需要一定的意志力。

二、环境因素

环境对于人类行为具有双重意义,一是人类适应环境并不断进化;二是与环境积极互动,环境影响人的行为,人的行为反过来也影响环境。人类的行为环境包括自然环境和社会环境。其中,自然环境包括地形、地貌、气候、季节、山川、湖泊、道路、空气、植物、动物等;社会环境包括人以及人们之间相互联系和作用的方式、载体等,如家庭、群体、学校、社区、政府、阶级、文化等。社会环境对人类行为影响极大,本节讨论其中的一些主要影响因素。但是需要注意的是,自然环境和社会环境是相互影响和相互渗透的,共同作用于人类行为。

(一) 家庭

家庭是以婚姻关系为基础,以血缘关系或收养关系为纽带的一种社会组织形式。家庭是社会中最基本的单位,是社会的细胞。家庭是个体最早接受社会化的场所,是影响人类行为一个极为重要的社会环境因素。

1. 父母的教养方式

父母是对儿童进行社会化的最早执行者,他们的言行为孩子提供了最直观的行为典范。大多数父母都会自发地根据社会化目标对孩子提出各种要求,不同的父母在教养方式上存在着诸多差异,一般可归纳为四类:权威型、专断型、宽容-放纵型和忽视型。① 权威型的家长具有较高的民主意识,尊重和理解孩子的个性和独立性,与孩子有较好的情感沟通,有积极的亲子关系。在民主环境下长大的儿童具有很强的认知能力和社会能力,善于自我控制和解决问题,自尊心和自信心较强,并具有更多的社会责任感和成就倾向。② 专制型属于高控制性教养方式,这类家长要求孩子无条件地服从自己,但缺乏对规则的解释,很少考虑儿童自身的愿望和要求。研究发现专制型的教养方式降低了儿童的自信心和果断性,增加了他们的羞辱感和无助感,并且增加了孩子成年后患抑郁症的概率,使儿童缺少社会责任感。③ 放纵型的家长对儿童充满了积极和热情的态度,但缺乏控制力。他们很少对儿童的要求提出质疑,对儿童的错误行为也很少惩罚,对儿童违反规则的行为采用漠视或接受的态度。这类教养模式下的儿童与父母的沟通和交流比较好,但这种教养下的儿童往往具有较高的冲动性和攻击性,缺乏责任感,不太顺从,行为缺乏自制,自信心偏低。④ 忽视型的家长对孩子既缺乏控制力,又缺乏爱的情感和积极的反应。在这种教养方式下的幼儿也容易具有较强的攻击性和冲动性,不顺从,很少为别人考虑,缺乏热情和关心,这类儿童在成长中很可能出现不良的行为问题。

2. 家庭结构

目前我国的家庭结构是以三口之家的核心家庭占多数,部分是与祖父母或外祖父母生活在一起的三代同堂的联合家庭,以及少数单亲家庭或重组家庭。有研究显示,联合家庭中儿童行为问题检出率最低,核心家庭次之,单亲家庭孩子的心理行为问题和心理行为障碍的发生率在各类家庭中最高。不论是父母病逝还是离婚的单亲家庭,都会给儿童带来巨大的心灵创伤,由于无法得到完整的家庭的爱,儿童容易产生孤独、恐惧或忧郁的心理,进而出现行为问题。

3. 家庭经济地位和对家庭教育重要性的认识

低社会经济地位的父母多倾向于控制儿童,对儿童使用权威、武断专横或体罚,生活中多强调儿童的顺从、少惹麻烦。高社会经济地位的父母对儿童则比较民主,重视培养儿童的理想、独立性、好奇心、自我控制能力、创造性等,注意与孩子之间进行交流,对孩子的情感投入较多。有调查显示,父母的文化素质是决定家庭教育环境的重要方面,一般父母文化素质越高,越可能为子女提供良好的家庭教育环境。父母应该认清家庭教育在素质教育中的重要作用,积极努力搞好家庭教育,要有正确的教养子女的信念和行为,为孩子一生的发展和素质教育的发展做出应有的努力。

4. 家庭氛围

家庭氛围对孩子的影响实际上是一个潜移默化的教育过程。良好的家庭氛围对孩子个性发展、智力开发和思想道德形成都具有重要的影响。

家庭成员有大量时间共同生活和相互影响,与健康密切相关的饮食、吸烟和体育锻炼等行为可出现"家庭聚集现象"。因此,家庭是行为影响因素的汇聚之所,也是实施健康教育的重要场所。了解家庭因素对人们形成和建立健康行为的作用,有助于更好地设计以家庭为基础的健康教育规划。以家庭为基础的健康教育规划最重要的价值在于其对个体的长期影响,故处于早期发展阶段的家庭应给予优先考虑。

(二) 教育与学习

1. 教育

广义的教育是指一切增进人们知识技能、身体健康以及形成和改变人们思想意识的活动,即人们社会化的过程和手段。教育的基本职能,一是传授知识和技能,二是传播思想意识和社会行为规范,即社会化。受教育水平的影响,不同的人可能会采取不同的行为与生活方式,对健康产生的影响也是不一样的。受教育程度高者,由于其获取信息的渠道更多,相比较而言获取健康知识的能力越强,更容易采取促进健康的行为。多项研究显示,受教育程度越高的人,其寿命越长。有研究以我国1990年人口普查1%的抽样数据为资料,分析了不同教育程度人口的标化死亡率和15岁、30岁及60岁人口的期望寿命,结果显现出随着文化水平的提高,死亡率明显下降,平均期望寿命有延长的趋势(表2.1)。

表2.1 全国不同受教育程度人口的标化死亡率和不同年龄平均期望寿命

教育程度	标化死亡率			平均期望寿命(岁)		
	男	女	合计	15	30	60
文盲	12.50‰	7.60‰	9.07‰	54.84	42.16	16.69
小学	8.80‰	5.58‰	7.94‰	56.94	43.09	16.73
初中	7.26‰	4.69‰	6.76‰	58.66	44.37	17.39
高中	6.36‰	4.65‰	5.99‰	59.93	45.43	18.00

续表

教育程度	标化死亡率			平均期望寿命（岁）		
	男	女	合计	15	30	60
中专	6.25‰	3.95‰	5.52‰	61.15	46.56	18.34
大专	4.43‰	3.64‰	4.26‰	62.40	47.68	19.71
大学	3.79‰	2.94‰	3.66‰	63.23	48.51	20.19
总水平	9.01‰	6.43‰	7.65‰	57.31	43.20	16.79

狭义的教育指学校教育。学校教育是由社会提供的正式社会化活动。由于儿童青少年期是个体社会化的关键阶段,所以学校历来是健康教育的重点场所。学校主要通过两个方面影响学生的行为:一是教师示范作用,教师的言谈举止、人格品德等无一不感染和影响学生的行为,是理想行为模式的"活样板"。二是学校的特殊地位,学生在学校接受系统知识教育及各种行为规范,学校按社会要求培养品学兼优的人才。

2. 学习

学习是人类行为形成和发展过程中必不可少的要素,人类的很多行为,尤其是社会行为,都需要通过学习来形成和发展。

行为学习方式分为三个层次。第一层次的学习以模仿为主,包括无意模仿、有意模仿和强迫模仿。无意模仿多见于儿童,他们在模仿他人行为时是无意的,并无明确的目的。有意模仿具有主动性,人们多模仿他们认可、崇拜和羡慕的行为。父母通常是孩子们最早、最可信的榜样。强迫模仿则是按照规定的行为模式进行学习的过程,如要求学生读书写字保持"一尺、一拳、一寸"的正确姿势。

在行为发展的早期阶段,模仿是学习的重要方式。但进入自主发展阶段后,仅模仿就远远不够了。系统教育和强化教育是第二、第三层次的学习,这种较高层次的学习过程比较复杂,主要是在教育者的启发下,使学习者全面理解和认识目标行为,使之对行为习得的需要上升到理性层面,再实现主动的行为学习,并使这些行为在不断地强化中得以巩固。

学习因素对于个体工作和生活技能的形成、发展、改变不利于健康的行为起着非常重要的作用。健康教育主要通过系统教育和强化教育的学习模式,改变不良行为和生活方式,培养有益于健康的新行为。

（三）大众传媒和新媒体

1. 大众传媒

大众传媒主要有广播、电视、报纸、杂志、书籍等,它通过符号、语言和图像向为数众多、范围广泛的不特定人群传播信息。现代的大众传媒高度发达,信息量大、时效性强、传播速度快、覆盖面广,在社会成员周围形成了强有力的信息环境,对人类行为产生巨大影响。对健康相关行为的影响主要表现在:① 直接提供大量健康信息;② 传播与健康相关行为有关的社会行为规范和行为榜样;③ 对人群的健康相关行为造成舆论压力,对行为后果提供舆论监督。因此,大众传媒成为健康教育工作最有力的工具。

由于大众传媒的传播特点和商业性,一些危害健康的行为(如吸烟、酗酒、暴力等)也可利用大众传媒迅速扩散,健康教育工作者有义务抵制或消除大众传媒可能发生的副作用。

2. 新媒体

新媒体(new media)是指相对于上述传统媒体的新兴数字化网络媒体,特别是智能手机媒体。网络媒体在信息内容、表现形式和传播方式上具有鲜明的特征。

(1) 信息海量、形式多样。网络的链接和多媒体功能集文字、图像、音频、视频、动画等多种信息表现形式于一体,为受众提供全面逼真的信息服务。

(2) 及时便捷、便于检索。网络媒体的信息可以实时发布,是公众及时获得信息的首选渠道。用户也可通过输入关键词方式进行资料检索,为信息的再利用带来极大的便利。

(3) 去中心化、互动性好。网络传播突破了大众传播"一对多"和"点对面"的形式,使传播主体多元化。另外,实时反馈、交流和互动是网络传播最突出的特点。

青少年是利用网络最活跃的群体,也是健康行为形成的关键群体。健康教育工作者应利用网络为青少年提供正确的健康信息,指导他们合理使用网络资源,避免网络成瘾。

(四) 其他因素

除了上述的因素外,社会经济发展、社会制度、社会道德、思想意识及宗教、风俗等对人们行为的形成和发展同样具有影响力。

第三节　健康行为与健康相关行为

一、健康行为

健康行为(health behavior)广义上是指人体在生理、心理和社会适应各方面都处于良好健康状态的行为模式。现实生活中这种理想的十全十美的健康行为是不存在的,主要是被当作行为目标或"灯塔",促使人们努力实现有利健康的行为。

从狭义上理解,卡索(Kaso)和科博(Cobb)认为健康行为是个体为了预防疾病或早期发现疾病而采取的行为,并将健康行为分为三类。

1. 预防行为(preventive health behavior)

自信健康者在无疾病症状情况下所采取的任何旨在预防疾病的行为,如合理膳食、适度运动等。

2. 生病行为(illness behavior)

自我感觉生病者所采取的任何旨在确定健康状况或寻求恰当治疗的行为,如主动健康检查。

3. 患者角色行为(sick-role behavior)

自信生病者所采取的任何旨在恢复健康的行为,包括从医疗服务提供中获得治疗、从他人那里获得照料、主动休息等。

二、健康相关行为

个体和(或)群体与健康或疾病有关联的行为称为健康相关行为(health related behavior)。由于行为主体的性质不同,健康相关行为可以表现为个体健康相关行为和团体健康相关行为。

(一) 个体健康相关行为

个体健康相关行为是指个体发生的与健康和疾病有关联的行为,主要包括与日常生活关联的健康行为和维护健康、预防疾病的相关行为。按行为对行为者自身和他人健康状况的影响,可分为促进健康的行为和危害健康的行为两大类。

1. 促进健康的行为

促进健康的行为(health-promoted behavior)是指个人或群体表现出的客观上有利于自身和他人健康的行为。其主要特点是:① 有利性。行为表现有益于自身、他人和整个社会的健康,如不吸烟。② 规律性。行为表现规律有恒,不是偶然行为,如定时定量进餐。③ 和谐性。行为表现既有自己的个性,又能根据环境调整自身行为使之与所处的环境相和谐,如根据自己的个性和环境条件选择运动项目。④ 一致性。个体外显行为与其内在的心理情绪一致,不强迫自己做自认为无价值或不重要的事情。⑤ 适宜性。行为的强度能理性控制,强度大小适宜。

促进健康的行为多种多样,一般可分为五大类:

(1) 基本健康行为。指日常生活中有益健康的基本行为,如合理膳食、充足睡眠、适度锻炼等。

(2) 预警行为。指预防事故发生和事故发生以后正确处置的行为,如驾车系好安全带,发生溺水、火灾、车祸等意外事故后的自救与他救行为。

(3) 保健行为。指有效、正确、合理地利用现有的卫生保健服务维护自身健康的行为,如定期体检、预防接种、患病后及时就诊、遵从医嘱、积极康复等。

(4) 避开环境危害行为。指避免暴露于自然环境和社会环境中的各种有害健康的危险因素,如远离噪音环境、不接触疫水、采取措施治理环境污染、积极应对引起个人心理应激的各种紧张生活事件等。

(5) 戒除不良嗜好。指积极改变危害健康的行为,不良嗜好是指日常生活中对健康有害的个人偏好,如吸烟、酗酒、滥用药品等。

2. 危害健康的行为

危害健康的行为(health-risky behavior)是指不利于自身和他人健康的行为。其主要特点是:① 危害性。行为对人、对己、对社会健康有直接或间接、明显或潜在的危害作用,如吸烟行为不仅对吸烟者本人的健康产生危害作用,且对他人的健康带来不利影响(被动吸烟)。② 明显性和稳定性。行为非偶然发生,有一定的作用强度和持续时间。③ 习得性。危害健康的行为都是个体在后天的生活经历中学会的,可称为"自我制造的危险因素"。

危害健康的行为可分为四大类:

(1) 不良生活方式和习惯。习惯通常指持续的定势化的行为。不良生活方式是一组习以为常的、对健康有害的行为习惯,包括能导致各种成年期慢性退行性疾病的生活方式,如吸烟、酗酒、不良饮食习惯、缺乏体育锻炼等。由于不良生活方式就发生在人们的日常生活中，往往不能引起人们的重视，所以比其他危险行为对人群整体的健康危害更大。不良生活方式对健康的影响具有以下特点：

① 潜伏期长。不良生活方式形成后，一般要经过相当长的时间才显现出对健康的影响。这一特点使得人们不易发现和理解不良生活方式与疾病的关系，加之行为的习惯性，改变起来难度较大。不过，这也给健康工作者充分的时间采取干预措施阻断其对健康的危害。

② 特异性差。不良生活方式与疾病之间没有明确的对应关系，可能一种不良生活方式与多种疾病有关，而一种疾病可能又与多种不良生活方式有关。例如，吸烟与肺癌、冠心病、高血压等多种疾病有关，而高血压又与吸烟、高盐饮食、缺乏锻炼等多种不良生活方式有关。

③ 协同作用强。当多种不良生活方式同时存在时，各因素之间产生协同作用，互相促进，最终产生的危害将大于每一个因素单独作用之和。

④ 变异性大。不良生活方式对健康的危害大小、发生时间早晚存在明显的个体差异。

⑤ 广泛存在。不良生活方式广泛存在于人们的日常生活中，其对健康的危害也是广泛的。

（2）致病性行为模式。它是指可导致特异性疾病发生的行为模式，国内外研究较多的是 A 型行为模式和 C 型行为模式。

① A 型行为模式。它是一种与冠心病的发生密切相关的行为模式。有 A 型行为者的冠心病发病率、复发率和病死率均比正常人高出 2～4 倍。A 型行为又称"冠心病易发性行为"，其行为表现为做事动作快，在尽可能短的时间内完成尽可能多的工作（具有时间紧迫感），大声和爆发性的讲话，喜欢竞争，对人怀有潜在的敌意和戒心。其核心行为表现为不耐烦和敌意。适当减少工作量，劳逸结合可以缓解 A 型行为者心理和生理上的过度紧张和压力，从而预防疾病的发生。

② C 型行为模式。它是一种与肿瘤发生有关的行为模式。研究表明，C 型行为者宫颈癌、胃癌、食管癌、结肠癌和恶性黑色素瘤的发生率比正常人高 3 倍左右，并可促进癌的转移，促进癌前病变恶化。C 型行为又称"肿瘤易发性行为"，其核心行为表现是情绪好压抑，性格好自我克制，表面上处处依顺、谦和善忍，回避矛盾，内心却是强压怒火，爱生闷气。表达愤怒的情绪、寻找情绪发泄的方法、积极参与社会活动、接受他人帮助等有助于改变 C 型行为。

（3）不良疾病行为。它是指病人从感知自身有病到疾病康复过程中所表现出来的一系列不利于健康的行为，可以发生在该过程的任何阶段。常见的行为表现有：疑病、瞒病、恐病、讳疾忌医、不及时就诊、不遵从医嘱、迷信、自暴自弃等。

（4）违规行为。它是指违反法律法规、道德规范并危害健康的行为，如吸毒、性乱等。这些行为不仅直接危害行为者的自身健康，还严重影响社会健康和正常的社会秩序。

（二）团体健康相关行为

团体健康相关行为指以社会团体作为行为主体（与"法人"概念一致）的健康相关行为。政府制定各项可能影响人群健康和环境的政策、群众团体所开展的文体活动、资源的开发利用和生态环境保护等都可视为团体健康相关行为。妇幼保健、食品安全、医疗服务等也都属于团体健康相关行为的范畴。因此，开展健康教育和健康促进，必须注意以团体为主体的健康相关行为。

团体健康相关行为的特点为：① 团体掌握着大量的资源，包括人力、物力、财力、技术和信息，伴随其健康相关行为的发生，往往有大量资源投入与利用。② 团体健康相关行为有明确的目的和目标，是有组织、有计划、有评价和调节的行为。③ 团体健康相关行为具有一定的"惯性"，其启动和停止都较个体健康相关行为缓慢。④ 团体有自己的文化特点，对社会压力较个体有更大的承受能力。因此，改变团体的健康相关行为一般比个体更复杂。然而，团体健康相关行为的影响和后果要比个体行为大得多，一旦成功，效果也更显著。

三、健康行为生态学模式

生态学（ecology）是研究生物体及其周围环境相互关系的科学。生态学认为人的行为既与个人的特征有关，也与所处的环境有关。为了说明个体内部、个体之间和个体之外的多层次因素对人类行为的影响，美国学者 Bronfen-brenner 于 1977 年提出行为生态学的理论框架。他将影响人类行为的环境因素分成四个层次：微小系统（microsystem）、中间系统（mesosystem）、外部系统（exosystem）和宏观系统（macrosystem）。

1. 微小系统

微小系统是个体成长过程中，个体活动和人际交往直接接触面对的系统。由特定环境下的人与人的相互作用组成，个体身在其中受其生活方式、行为角色和人际关系直接影响，如家庭、社区、父母、老师、朋友等。微小系统对个体行为的影响强度在某种情况下可能最大。

2. 中间系统

中间系统是指各个微小系统间的交互作用，如家庭间、学校间、工作场所间。若各个微系统之间有较为一致的积极联系，则对个体的行为发展会产生正面作用。若各微系统之间处于非积极联系或者相互冲突的状态，则会造成个体诸多行为与发展的环境适应问题。

3. 外部系统

外部系统是指个体成长过程中未直接接触或与其生长环境无直接相关的多个环境之间的联系。外部系统会对微小系统、中间系统产生影响，间接影响个体的环境适应性。如父母的职业、社区服务等。

4. 宏观系统

宏观系统是指个体所处的整个社会环境及其意识形态背景，能通过经济、文化等来影响个人和内部环境。

在 20 世纪后期，有多个学者相继提出健康相关行为的生态学模式。认为个体行为受到多个水平因素的影响，包括个体自身（生理的、心理的）、个体间（社会的、文化的）、组织、社区环境以及社会环境等。图 2.3 显示个体在不同系统环境包裹之下，其行为模式直接受到各层次系统环境的影响，在不同系统环境相互影响中，影响力越强的系统对个体行为决策的影响也越大。

健康相关行为生态学模式的核心内容包括：

（1）健康相关行为的发生发展受到多个水平因素的影响，即个体内部因素、社会文化因素、公共政策因素、自然环境因素。

（2）在这些因素和水平间存在相互联系，而人的行为与环境是相互作用的。

（3）健康教育干预活动在多个水平实施干预，取得的效果最佳。

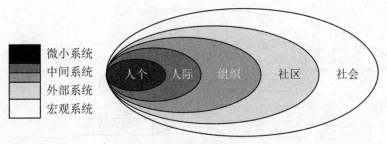

图 2.3　健康行为生态学模式图

（4）多个水平的行为干预活动需在多方面的人群中才容易实施。

生态学模型把环境对人类行为的影响分成多个层次，可依其模型制定多维的干预策略。近年来，随着人们对行为问题复杂性的进一步理解，生态学模式因其模式结构层次分明、规划设计便利等优点，在世界范围内得到了广泛的应用，如营养、控烟、体力运动、糖尿病、肥胖、健康公平性、行为自我管理等领域的很多项目，均取得了良好的效果。

 案例分析

2017 年国家体育总局发布了《中国学生体质监测发展历程》。体质监测的数据结果显示，大学生身体素质仍呈现缓慢下降趋势，尤其是 19～22 岁年龄组的男生，他们的速度、爆发力、耐力等身体素质指标均有所下降。同时，大学生的肥胖率在持续上升，每 5 年提高 2%～3%，视力的情况更是严重。2014 年，大学生的视力不良检出率已经高达 86.36%。颈椎病、腰椎病、肠胃炎、关节炎，不少工作后才会患上的"职业病"，到了大学生这儿仿佛成了"家常便饭"。本研究从健康生态学模式角度探讨高校大学生的健康问题。

高校大学生身体健康状况的下降，其最直接原因与体力活动或体育锻炼不足有关。大学生具有一定的教育背景和自我管理能力，对体育与健康促进的认知能力较强，并且高校可利用的体育运动场所、器械资源相对丰富，闲余时间相对充裕，理应参加更多的体育活动来提高健康水平，但现实却与这种推理恰恰相反。多项研究显示，影响高校学生锻炼不足的原因主要是锻炼意识不强、目的不明确、无时间场地及不良生活方式等，"知行冲突"尤为突出，这种现象促使体质健康进一步恶化。体育锻炼行为受到多种因素的影响，就大学生所生存的环境来讲，所处的校园环境相似，而不同的微观社会环境和自身环境造成大学生健康问题的群体差异。

从健康促进的生态学模型来看，其外部系统及中间系统的相似性是健康问题的根源，而外部环境的影响力又不断向微小系统渗透，进一步影响个体体育锻炼行为。因此，解决高校大学生健康问题必须从健康促进的角度入手，构建高校健康促进的生态环境。从锻炼行为的影响因素来看，包括校园硬件体育设施环境、健康教育情况、学校体育文化氛围和社会环境等这些影响体育锻炼的外部环境，其主要表现为学校体育文化氛围，可称之为校内社会环境。而人际关系、组织情况、社会网络、家庭、宿舍、院系等中间环境和微小环境又受到校内社会环境的影响而共同影响着大学生的体育锻炼行为。从健康促进的生态模型来讲，增强外部校园文化环境的影响力和渗透力，是解决当地高校大学生健康问题的关键所在，其模式如图 2.4 所示。

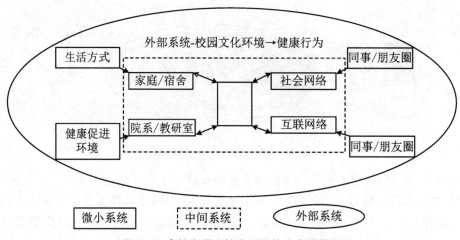

图2.4　高校大学生健康促进的生态学模式

 问题

　　根据高校大学生健康促进生态学模式,可以采取哪些健康教育和健康促进措施提高大学生体质?

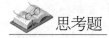 思考题

　　1. 人类行为有哪些基本特点?
　　2. 人类行为的发展规律在健康教育和健康促进中有何作用?
　　3. 人类行为的主要影响因素有哪些?
　　4. 促进健康的行为和危害健康的行为各有何特点?

（袁　慧）

第三章　健康相关行为理论

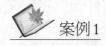 案例1

近年来,青少年体质健康状况连续下滑,肥胖率上升、身体素质下降等已成为危害青少年健康的重要原因。浙江省学生体质健康研究中心分析了浙江省近几年来学生体质健康发展的趋势及存在的问题,并着重分析了"健康行为改变理论"及其对学生体质健康工作的启发,提出了促进学生体育行为与改进学生体质健康的主要对策。

(1) 针对不同体质健康水平和不同体育锻炼情况的学生进行针对性的教学指导。首先,教师们要注重学生的情感唤起,使学生学习那些能够改善体质的事实、观念和技巧,加强对体质健康、控制体重、平衡膳食、合理锻炼等的宣传与动员。帮助学生感知体质健康的易感性、严重性,感知到科学体育锻炼和良好生活习惯的好处和障碍,并可尝试让学生体验伴随肥胖、体质下降、缺乏锻炼而带来的焦虑、苦恼和恐惧等负面情绪,引导学生对自我和环境进行再评价,认识到积极的行为改变的重要性。其次,在行为改变过程中,教会学生寻求并运用对促进体育锻炼和增强体质的社会支持,如体育活动场所的利用、体育活动团体的参与、相关的技术指导。学校制定有利于学生增强体育锻炼的长效奖励机制,如通过评奖、加分、给予一定的物质或精神奖励等,激发学生对科学锻炼的自我效能感。

(2) 对行为转变正处于不同阶段的学生,可针对性采取以下措施:

① 对在无改变打算和打算改变阶段的学生,可加强对改变不良行为结果的感知教育,宣传平衡膳食、合理锻炼的重要性,可通过发放有关运动与健康的资料,促进其行为态度的改变。

② 对处于准备阶段的学生,可向其进行保持平衡膳食、良好生活习惯的可行性分析,提供科学饮食与体育锻炼的方案,增加其对健康控制体重的信念。

③ 对处于行动阶段和维持阶段的学生,分析其进行保持运动的可行性,增强他们改变行为的信念,提供逐步提高的运动方案,同时可争取社会力量的支持,对已有的科学健身行为转变成果加以巩固。

④ 对处在打算改变阶段之后的大学生,要注意培养他们的自我效能感和对结果期望值的认识,这对提高大学生的坚持运动具有重要意义。有研究表明:当行为改变阶段与干预策略不匹配时,退出锻炼的人会增多。因此,要结合大学生不同体质状况及不同阶段的体质健康行为特点来制定运动方案。

 问题

在这一健康教育实践中,采用了哪些健康相关行为改变理论?

理论模型就是在特定场景或背景下基于多种理论而形成的问题处理或应对方式,在实际工作中,有时模型又被称作"理论框架"或"概念框架"。世界上任何事物都是互相关联的,影响行为的因素极其复杂,没有理论假设的变量堆积和相关分析很难解释其内在规律,只有在理论指导下制定的健康促进策略和措施才会表现出应有的实效。

随着近几十年行为科学理论的发展,涉及健康相关行为的发生、发展动力、转变过程及内外影响因素作用机制的理论很多,从不同层次和角度解释、预测并指导健康教育工作的实施。健康相关行为理论帮助专业人员开展行为生活方式管理,可以指导理解健康行为中的"为什么",帮助明确目标人群的特点、所处的场所、所拥有的资源、所受到的制约因素等,提示设计出针对目标人群的干预策略和措施,更好地评估干预策略和措施的有效性,准确识别需要测量的指标和变量,以便更为精准地评估行为干预的成效。

目前将国内外常用的健康相关行为理论一般分为三个层次:

1. 应用于个体水平的理论

主要针对对象个体在行为改变中的心理活动来解释、预测健康相关行为并指导健康教育活动,如"知-信-行"模式、健康信念模式、行为阶段改变模式、理性行为与计划理论以及自我效能理论等。

2. 应用于人际水平的理论

如社会认知理论、社会网络和社会支持、紧张和应对互动模型等。

3. 应用于群体和社区水平的理论

如创新扩散理论、社区组织与社区建设理论等。

影响人们行为改变的因素是多层次、多方面的,仅仅干预一两个影响因素很难真正改善人们的健康相关行为。因此,在实践中,要具体问题具体分析,针对不同对象、不同行为危险因素、不同背景条件,创造性地综合运用理论来指导实际工作。本章重点是介绍常见的几种理论。

第一节　"知-信-行"模式

"知-信-行"模式(knowledge-attitude-belief-practice,KABP 或 KAP)是个体水平的行为改变理论,是西方学者于 20 世纪 60 年代提出的行为理论模式。该模式以行为学为基础来解释知识、信念和行为之间关系,是使用最早、最广泛的主要理论模式之一。

一、基本内容

(一)"知-信-行"模式的概念

"知-信-行"是知识、态度、信念和行为的简称。"知"指知识与学习,是基础;"信"指信念和态度,是动力;"行"指行为转变,是目标。"知-信-行"理论认为:健康保健知识和信息是建立积极、正确的信念与态度,进而是改变健康相关行为的基础,而信念和态度则是行为改变的动力。只有当人们了解有关的健康知识,建立起积极、正确的信念和态度后,才有可能主动形成有益于健康的行为,转变危害健康的行为。"知-信-行"模式将人们行为的改变分为获取知识、产生信念及形成行为三个连续的过程。"知-信-行"理论模式如图 3.1 所示。

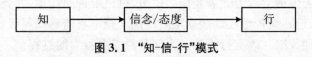

图 3.1　"知-信-行"模式

该理论模式认为行为的改变有两个关键步骤:确立信念和改变态度。以戒烟过程为例:要改变一个人的吸烟行为,使其戒烟,首先要使吸烟者了解吸烟的危害和戒烟的益处以及戒烟的知识,从而使吸烟者进一步形成吸烟危害健康的信念,产生自觉、自愿戒烟的积极态度,最终才可能产生戒烟的行为。但是,要使知识转化为行为改变是一个漫长而复杂的过程,有很多因素可能影响知识到行为的顺利转化,任何一个因素都有可能导致行为改变的失败。由图 3.2 可知,知识、信念与态度、行为之间只存在因果关系,但并不存在必然性。只有对知识进行思考,对自己的职责有强烈的责任感,才会逐步形成信念;只有当知识上升为信念,才有可能采取积极的态度去改变行为。

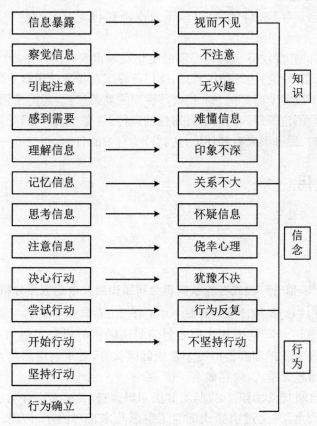

图 3.2　"知-信-行"转变心理过程

(二)"知-信-行"模式的局限性

纵观知识-信念/态度-行为改变之间的递进关系模式,在改变行为的过程中,信念的确立和态度的改变是至关重要的环节。人们对已经知道并且相信的东西未必会付诸实施,知识不等于信念,从知识的获得到观念的转变绝非易事,在促进人们健康行为形成实践中,常可见到"知而不行"的情况（即认知不协调），原因有多方面。

1. 知易行难

改变不良行为习惯或生活方式需要持之以恒，付出艰苦的行动，尤其是在改变一些成瘾性行为时。例如，人们在痛苦地戒烟或戒毒后往往又经不起诱惑而复吸，肥胖者在减肥时抵制不住美食的诱惑而失败。改变行为是一个痛苦且需要毅力的过程。

2. 受社会舆论、人们道德观和价值观的影响

作为社会人，必然会受到社会的影响。有的影响是积极的，有的却是消极的。例如，人们都认为随地乱扔垃圾不好，但是随地扔垃圾的行为却司空见惯，加之又没有法律法规的制约，所以还是有很多人照样乱扔垃圾。

3. 人们担心改变某些行为会影响他们的社会关系

例如，在一些社交场合，大多数人为了应酬要吸烟或饮酒。而一些群体，特别是青少年群体成员常为保持行为一致，即使明知吸烟或吸毒等行为有害，但是由于担心被排斥或不被认可而随波逐流。

4. 心存侥幸的心理

有些人认为自己还年轻，身体素质好，不改变不良行为对自己的健康没有妨碍，心存侥幸。

由此可见，行为的转变仅有知识和态度的变化是难以奏效的。由于"知-信-行"模式缺少对对象需求、行为条件和行为环境的考虑，所以该模式在指导健康教育实际工作中的作用有限。健康教育者不仅要全面掌握"知-信-行"转变的复杂过程，还需借助各方力量，如法律法规、群体规范、社会舆论等深入进行有针对性的宣传、教育、监督和指导，才能及时、有效地消除或减弱不利影响，促进形成有利环境，达到转变行为的目的。

二、实践应用

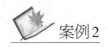 案例2

"知-信-行"模式在轮状病毒性胃肠炎患儿中的应用分析

研究对象为某市妇幼保健计划生育服务中心于 2017 年 6 月～2019 年 6 月收治的 60 例轮状病毒性胃肠炎患儿。60 例患儿按照密封信封法随机分成对照组与观察组，每组各 30 例。对对照组患儿及家长护理过程中给予常规健康教育，对观察组患儿及家长护理过程中给予"知-信-行"健康教育模式，内容如下：

（1）采用院内自制"轮状病毒性胃肠炎健康知识调查问卷"全面评估患儿家长对轮状病毒性胃肠炎的认知程度，并通过引导式询问了解患儿家长对治疗、护理、检查方面的态度。根据评估结果为家长制订个性化教育计划，组织患儿家长参与疾病专题讲座，介绍轮状病毒性胃肠炎的病因、临床表现、并发症、治疗护理方法、预防措施、饮食要求等内容，增加患儿家长对疾病的了解，使其了解到疾病的危害、实施疗护措施的意义，改变对疾病的错误认知。

（2）进行"一对一"健康指导。针对患儿家长的健康态度、现状原因进行分析，提升其对患儿疾病疗护的重视程度，并对患儿家长存在的焦虑、担忧、抑郁等负性情绪进行疏导，使其保持相对平稳、良好的心理状态，积极进行相关辅助护理的学习。

（3）对患儿家长在治疗过程中需要参与的辅助护理内容进行培训。例如，反复强调知识点，强化教育效果；指导患儿家长实施相关辅助护理，肯定家长的正确行为，指出并纠正家长的错误行为，使其能够正确、有效地进行辅助护理。

结果显示：观察组患儿家长的健康知识水平较对照组提高更明显，患儿依从率更高，患儿症状体征缓解时间及住院时间更短，患儿家长护理满意度更高，表明"知-信-行"健康教育模式在轮状病毒性胃肠炎患儿护理中，有利于提高患儿家长对疾病的认知程度，促进患儿配合疗护，从而促进患儿恢复。

第二节　健康信念模式

健康信念模式（the health belief model，HBM）属于个体水平的行为改变理论之一，是由20世纪50～60年代的美国一些社会心理学家提出并逐步修订完善的。该模式以社会心理学为基础来解释信念如何影响行为的改变，已被广泛接受，是目前最有名、使用最广泛的主要理论模式。

一、背景与发展

健康信念模式的产生可追溯到20世纪50年代，当时美国公共卫生部门面临资源紧张、无法合理满足多项公共卫生服务需求等问题，使得有些计划无法达到预期的目标。例如，提供免费X线巡回车用于筛查肺结核患者，尽管进行了宣传和动员，但仍有很多民众不愿意参加。为了探索其失败的原因，1952年社会心理学家侯慈本（Godfrey M. Hochbaum）对人们参加X线透视筛查的意愿进行了调查，主要评估了个人对肺结核易感性以及对早期接受肺结核筛查益处感知的信念。此研究得出结论：要想说服民众接受透视，首先要让其知道肺结核威胁的存在，要树立早期透视有益的信念。

另外，当时美国脊髓灰质炎疫情控制方面也遇到了挑战，很多父母由于担心疫苗的安全问题，拒绝给孩子接种疫苗，导致疫情死灰复燃。政府意识到不能完全依赖技术手段预防疾病，需要研究健康行为的规律，才能达到干预的目的。在此研究背景下，罗森斯托克在1966年详细描述了健康信念模式的雏形，以解释民众健康行为。他认为有两方面因素决定了民众是否参与预防接种：一是个人准备因素，包括感知易感、感知严重、安全和效果；二是社会和情境因素，包括社会压力、方便程度。这为HBM的发展奠定了理论框架和核心概念。

在罗森斯托克提出健康信念模式的雏形后，贝克（Beker）和梅曼（Maiman）于1975年对该模式加以修订，使HBM大体成形。1984年，Janz和Becker在HBM发展十年之后进行了系统回顾和分析，提出健康信念扩展模式（expanded health belief model，EHBM）、预防性健康服务行为模式（preventive health care behavior model，PHBM）及保护动机理论（protection motivation theory，PMT）等。2012年欧兹（Rita Orji）等在HBM（感知易感性、严重性、益处与障碍、自我效能与行为线索）基础上增设了健康饮食行为的四个决定因素（自我认同、感知重要性、未来结果的考量、关注表象），即扩展HBM，运用结构方程模型验证了其预测能力，获得了令人满意的结果。

随着 HBM 在医疗卫生保健的健康行为干预领域应用范围不断扩大,已经成为公认的健康行为理论工具。尽管有些研究者对 HBM 某些方面仍有不满意的地方,但是在应用过程中 HBM 不仅获得了更多的研究实证,也奠定了它在健康行为研究与实践中的稳固地位。

二、基本内容

(一)健康信念模式的核心内容

健康信念模式的核心是感知(perception),指对相关疾病的威胁和行为后果的感知,即健康信念。健康信念是人们接受劝导,改变不良行为,采纳健康行为的关键。在健康信念模式中,健康信念的形成主要涉及以下几个方面。

1. 感知到威胁

感知到威胁即对疾病威胁的感知,包括感知到易感性和严重性。

(1)感知到易感性。是指个体对自身患病可能性的判断。人们越是感到自己患某疾病的可能性大,越有可能采取行动避免该疾病的发生。

(2)感知到严重性。对疾病后果的感知,包括疾病对躯体健康的不良影响和疾病引起的心理、社会后果,如体力、形象、工作、生活和社交等方面的影响。个体如果认为某疾病后果严重,则更有可能采取行动防止疾病的发生、发展。人们对容易发生的、严重的疾病往往更加重视。

2. 感知到行为益处和障碍

感知到行为益处和障碍是个体对采纳或放弃某种行为能带来的益处和障碍的主观判断,即对健康行动的利弊比较。

(1)感知到益处。健康行为的益处是指它对健康状况的改善及由此带来的其他好处,例如能否有效降低患病危险性或缓解病情、减少疾病的不良社会影响,以及行为实施过程中的积极情绪体验。

(2)感知到障碍。行为的障碍因素则指采纳行为所付出的代价,包括有形代价和无形的付出或牺牲,如劳累、开支增加、随意支配时间减少等。

3. 行动线索

行动线索也称为行动动因或提示因素,指激发或唤起行为者采取行动的"导火索"或"扳机",是健康行为发生的决定因素,如医生建议采纳健康行为、家人或朋友患有此种疾病等都有可能成为提示因素诱发个体采纳健康行为。

4. 自我效能

自我效能指个体对自己有能力执行某一特定行为并达到预期结果的自信心,是个体对自己控制内、外因素而成功采纳健康行为的能力的评价和判断,以及取得期望结果的信念。

5. 其他相关因素

健康行为是否发生还受社会人口学因素的影响,包括个体的社会、生理学特征,如年龄、性别、民族、人格特点、社会阶层、同伴影响以及个体所具有的疾病与健康知识等。

以上五个方面构成健康信念模式的基本框架(图 3.3)。其中,对疾病威胁的感知、对行为益处障碍的感知,以及自我效能属于直接影响健康行为的信念,社会人口学因素和行为线索则通过影响个人健康信念而对健康行为发生影响。

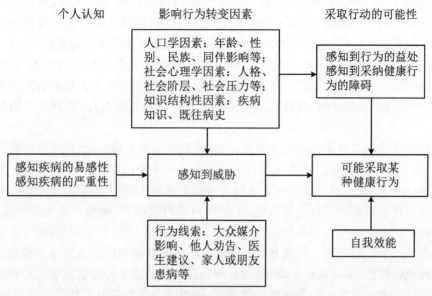

图 3.3　健康信念模式的基本框架

（二）健康信念模式的扩展-保护动机理论

社会心理学家 Rogers 等人发现,健康信念模式是对持续时间短暂、一次性的健康相关行为的研究。而目前与慢性非传染性疾病有关的多数行为危险因素的作用缓慢、持续时间长且常与个体自身的某种需要有关,多能为行为者带来某种内部或外部的"收益"。对于这样的情况,健康信念模式常常不能给予充分的解释和预测。因此,Rogers 等人认为,影响健康相关行为的因素,除了感知到易感性、感知到严重性、感知到障碍、感知到益处和自我效能外,还受个体对内部回报、外部回报的感知的影响,由此提出了该理论的两个重要的基本因素:

其一,内部回报(intrinsic reward):实施有害行为所带来的主观愉快感受,如吸烟所致快感。

其二,外部回报(extrinsic reward):实施有害行为所带来的客观好处,如吸烟者的社交便利。

保护动机理论(protection motivation theory,PMT)就是在健康信念模式的基础上考虑内外部"收益",由此可以更好地解释和预测健康相关行为。可见,保护动机理论即通过认知调节过程的威胁评估和应对评估解释行为改变的过程,从影响动机的因素角度探讨健康相关行为。保护动机理论充分考虑到环境和社会准则等因素对个人行为的影响,综合、深入地分析行为转变的内在机制和过程。其基本假设:保护个体远离疾病威胁而采纳有利健康的行为动机主要基于不健康行为的威胁很大、个体对此威胁的认知与感受、个体对采纳或放弃行为是否使自身远离威胁的认知、个体对所做反应是否有效果的认知。

按照行为形成的模式,保护动机理论的框架分为三个部分:信息源、认知中介过程及应对模式。信息源是指个体从自身以往经验和知识以及外界环境因素所获得的信息,只有当个体收获到信息源后,保护动机理论的第二部分即认知中介过程才会启动。认知中介过程是保护动机理论的核心部分,由两个评估过程构成。

其一,威胁评估(threat appraisal):对危害健康行为的评估,即个体对该行为的内部回报、外部回报、严重性、易感性的感知的综合结果。内部回报和外部回报会增强个体的不适应反应(maladaptive response),而严重性和易感性会弱化个体的不适应反应。

其二,应对评估(coping appraisal):评价个体应付和避免危害健康行为的能力,是反应效能(有利健康的行为有益的信念)、自我效能及行为代价(采取有利健康的行为需要克服的困难)的综合评估。反应效能、自我效能增加个体对行为的适应性反应,行为代价降低适应性反应。

根据威胁评估和应对评估的综合结果,判断是否产生保护动机,最终产生行为的变化。

此外,基于在艾滋病防治中的经验,Rogers 等学者从威胁评估中分离出一个单独的变量——恐惧(fear)。威胁评估是建立在掌握充分信息基础上的理性思考,而恐惧是指个体感知到威胁已很严重但是不了解具体情况,不知如何应对该威胁,继而产生逃避的情绪反应。恐惧为威胁评估中严重性认知和易感性认知对行为意向作用的中介变量,同时对个体的严重性认知也会产生影响。如人们没有掌握艾滋病的传播途径知识而只知道艾滋病是一种无法治愈的致死性疾病,不知如何正确预防时,便会产生恐惧。这种对艾滋病的恐惧可能导致艾滋病病毒感染者和艾滋病患者被排斥和歧视,使感染者和患者得不到适当的服务和关照,可能使其产生厌世或报复情绪,给社会带来十分不利的影响。所以,健康教育实践中,要帮助对象人群了解更多信息,做出正确的威胁评估并消除恐惧,从而有利于疾病防治,保护健康和权益。

保护动机所得到的最终结果为应对模式,包括适应性反应(如改变危害健康行为)和不适应反应(如继续维持危害健康行为)。同时,应对模式又可以作为信息源再次反馈、启动个体的认知中介过程,从而形成循环连续反应。保护动机理论示意图如图 3.4 所示。

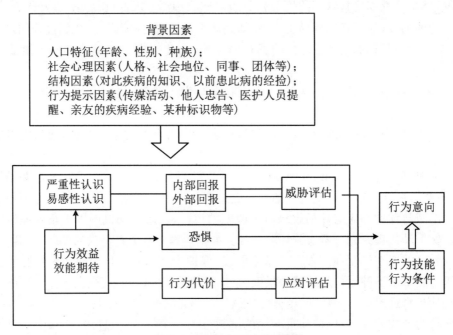

图 3.4　保护动机理论示意图

近年来,国外学者将该理论运用于吸烟、癌症预防、艾滋病预防等与生活方式有关疾病的行为健康教育研究,认为其能较好地解释和预测人们接受健康行为的可能性及根据该理论进行干预后能增强人们接受健康行为的可能性。在我国,动机保护理论也开始得到重视,已应用于流动人口的性病、艾滋病预防服务中。

三、实践应用

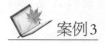 案例3

运用健康信念模式评价妇女乳腺癌健康教育的效果

运用健康信念模式,了解妇女的健康信念对其乳房自检行为的影响。某市对 1215 名妇女在问卷调查的基础上进行乳腺癌健康教育,对培训前后的效果进行评价并分析影响妇女乳房自检行为的因素。

此研究采用问卷调查的方法,问卷内容在健康信念模式的基础上由研究人员结合中国的实际及研究目标制定和编写,通过翻译和回译,并进行预实验,Cronbach's a 信度系数和效度系数均大于 0.7,问卷按“知-信-行”分为三部分,① 为乳腺癌和乳房自检的相关知识,共 43 题,答对得 2 分,答错得 0 分;② 为对乳房自检的态度和信念,包括健康信念模式的四个方面,共 28 题,按积极程度由低到高为 1~5 分(对障碍因素的认同性越低、回答越积极得分越高);③ 为乳房自检行为,共 10 题,每选一项为 1 分,未选为 0 分。以所有调查对象的知识部分和态度部分综合得分的中位数为界,将得分划为高分组(≥中位数)和低分组(≤中位数),高分组赋值为 1,低分组赋值为 0。调查对象在接受培训前填写问卷,然后由健康教育者给各自负责的 5 名妇女于 1 周内发放乳房自检彩色图片资料,同时根据教育对象的文化知识背景,讲解乳腺癌及其早期发现的有关知识,教会她们如何进行乳房自检,每人不少于 3 小时,并在其接受教育后的 1、2、3 个月每月一次进行跟踪评价并给予强化。调查对象 3 个月后再次填写问卷,反馈在“知-信-行”等方面的改变情况。

结果显示,广大妇女接受健康教育后,普遍对乳腺癌相关知识和乳房自检有了全面的认识,对乳房自检的态度和信念也有所提高,各个年龄段和有无职业的妇女都对乳房自检的重要性有所了解。其中职业女性、年龄较大者,对疾病的相关知识了解越多,对乳房自检的信念和态度也越积极,个体进行乳房自检的可能性也越大,越能够实施乳房自检。

对影响乳房自检行为的多因素分析显示,妇女对乳腺癌及乳房自检相关知识的熟悉和了解并不预示对健康行为的认同和依从,个体对乳房自检的信念和态度在很大程度上影响她们是否采纳这一健康行为。另外,培训前后进行乳房自检的妇女对乳房自检的信念、态度总分均高于非自检的妇女,亦说明了态度和信念对行为的主导作用。

对健康信念模式的四个参数的进一步分析显示,无论是培训前还是培训后,乳房自检者健康信念的各个参数得分都高于非自检者(除了培训前的“感知到的严重性”得分基本相同外),经统计学检验,差别均具有统计学意义。说明自检者对乳腺癌的严重性、自身的易感性、对乳房自检可能产生的益处及对排除乳房自检的障碍因素均有明确、积极的认识,因此更易于接纳这种有利于健康的行为。可见健康信念模式对人们是否采纳某种健康行为有一定的预测性。

该模式的四个参数中,培训前影响乳房自检行为的因素为“感知到的障碍”,即在实施乳房自检行为中感觉可能遇到的障碍因素,如认为乳房自检浪费时间、尴尬不好意思做、和朋友或医生讨论乳房问题时不自在、害怕发现乳房异常、对自己发现乳房肿块的能力缺乏自信等,对障碍的感知越大,越不可能采纳乳房自检这一健康行为。反之,对障碍因素的认同性越低,即回答越积极,越有可能实施乳房自检。培训后影响乳房自检行为的因素除"感知到的障碍"外,还与"感知到的益处"相关,培训后对乳房自检可能带来的益处感知越大,也越有可能实施乳房自检。因此,健康教育的重点应放在帮助人们认识到可能的障碍和困难,并提出建设性的建议和方法,以克服不利于健康行为养成的因素,使健康教育发挥其应有的作用。

第三节　行为转变阶段模式

行为转变阶段理论(stages of change model,SCM)属于个体层面的行为理论之一。它作为综合性和一体化的心理学研究方法,近年来在健康行为领域应用的极为成功。该理论已用于众多的健康行为改变研究。它把行为变化的认知、行为和时间有效地结合起来,并成功地应用到行为变化的干预中,为健康教育的实际工作提供了理论指导,为转变那些不健康的行为提供了很好的理论依据,被引证为过去10年里重要的健康促进发展模式之一。

一、背景与发展

行为转变阶段理论起源于精神病理学和行为改变的领先理论的比较分析,是在20世纪80年代由普罗查斯卡(Prochaska)及迪可乐曼特(Dicolemant)发展起来的。他们针对"吸烟行为"进行研究,先将戒烟者分为"自己变化"及"接受专业治疗"两组,然后观察他们在戒烟过程中的各种反应。结果发现,这些人在与烟奋战的过程中,随着时间点的变化有不同的行为反应,显示了"行为变化是一个连续或者系列的过程",因此提出了"阶段变化"的概念。行为转变阶段理论是从一个动态的过程来描述人们的行为变化,认为转变人们固有的生活方式和行为是一个非常复杂的过程,人的行为变化不是一次性的事件,而是一个渐进和连续的过程,并且每个改变行为的人都有不同的需要和动机。行为转变阶段理论最突出的特点是强调了根据个人和群体的需求来确定健康促进的策略的必要性。这个模式最初适用于戒烟行为的探讨,但它很快被广泛应用于酒精及物质滥用、饮食失调和肥胖、高脂饮食、AIDS预防等方面的行为干预,并被证明是有效的。此后,利用该模式对人群健康行为的研究迅速多了起来,特别是针对一些成瘾性行为的校正和良好健康习惯的形成,其运用是具有较强说服力的。

二、基本内容

行为改变理论的核心包括行为改变阶段、行为改变中的心理变化过程、决策平衡和自我效能。

(一)行为改变阶段

该模式认为人的行为变化通常需要经过以下五个阶段,不同阶段采取的干预策略也不尽相同。

1. 无改变打算阶段(precontemplation)

处于该阶段的人没有在未来 6 个月中改变自己行为的考虑或者有意坚持不改。对象可能是没意识到自己的行为存在问题,也可能是以前尝试过改变,但因失败而觉得没有能力改变。

干预策略:提供信息,帮助提高认识,唤起情感,消除负面情绪。只有在他们认为有需要时再提供具体帮助。

2. 打算改变阶段(contemplation)

处于该阶段的人打算在未来(6 个月内)采取行动,改变危险行为。对象已经意识到自己的行为问题,也已经意识到行为改变后的好处,但同时也意识到会有一些困难与阻碍,在好处与困难之间权衡而处于一种矛盾的心态。对象常常停留在这个阶段,不再继续前进。

干预策略:提高认知,帮助促进行为改变(自我再评价)。协助他们拟定行为转变计划,提供转变行为的技能、方法和步骤。

3. 改变准备阶段(preparation)

对象将于未来 1 个月内改变行为。这种人在过去一年中已经有所行动,并对所采取的行动已有打算(如向家人和朋友做出行为转变的承诺,购买自我帮助的书籍,制定行为转变的时间表等)。

干预策略:提供规范性行为转变指南,确定切实可行的目标。鼓励尝试,寻求社会支持,营造有利于行为改变的环境。

4. 改变行为阶段(action)

对象在过去的 6 个月中目标行为已经有所改变。不是所有的行动都可以看成是行为改变,这种行为的改变必须符合科学家或专家的判断,已达到足以降低疾病危险的程度。以吸烟为例,减少吸烟量并非处于行为改变阶段,完全不吸烟才算是处于此期。

干预策略:争取社会支持和环境的支持(如从家中和办公室里移走烟灰缸,张贴警示标语),替代方法(如饭后百步走代替饭后一支烟),自我奖励和他人激励政策等。

5. 行为维持阶段(maintenance)

处于此阶段的人已经维持新行为状态长达 6 个月以上,已达到预期目的。对象努力防止旧行为复发。许多人在行为改变成功后,由于放松警惕而造成复发。复发常见的原因是由于过分自信、经不起诱惑、精神或情绪困扰、自暴自弃等。

干预策略:继续支持,不断强化,预防复发。创造支持性环境和建立互助组等。

行为改变阶段模式将行为改变分为五个阶段,但行为者的行为变化并不总是在这五个阶段间单向移动(图 3.5)。很多人在达到目标之前,往往尝试多次,有的甚至倒退回无打算阶段。可见一种健康行为的形成并非易事,往往需要多次尝试才能成功。

(二) 行为改变中的心理变化过程

行为改变阶段模式认为,行为改变中发生的心理活动包括认知层面和行为层面。

1. 认知层面

(1) 提高认识。发现和学习新事实、新思想,向支持健康行为方向努力。

(2) 情感唤起。感受到如果采取适当的行动,可降低不良行为带来的负面影响。

(3) 自我再评价。在认知和情感上对自己不健康行为进行自我评价,认识到行为改变的重要性。

（4）环境再评价。在认知和情感上对自己的不健康行为对社会环境产生的影响进行评价，例如评估自己吸烟对他人健康的影响。

（5）自我解放。在建立行动信念的基础上做出要改变行为的承诺。

（6）社会解放。意识到有一个尊重个人及有利于健康的社会环境在支持健康行为。

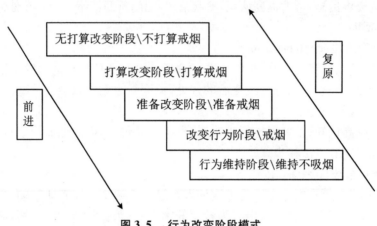

图 3.5 行为改变阶段模式

2. 行为层面

（1）反思习惯。认识到不健康行为或习惯的危害，学习一种健康行为取代它。

（2）增强管理。增加对健康行为的奖赏，反之实施惩罚，使改变后的健康行为不断出现。

（3）控制刺激。消除诱发不健康行为的因素，增加健康行为改变的提示。

（4）求助关系。在健康行为形成的过程中，向社会支持网络寻求支持。

在每一个阶段，以及从上一阶段过渡到下一阶段，都会有不同的心理变化历程。每个阶段发生的心理变化见表 3.1。为保证行为干预的有效性，健康教育者首先要了解目标人群的行为阶段分布，确定各阶段的需求，然后采取有针对性的措施帮助他们进入下一阶段。

表 3.1 行为转变各阶段的心理活动

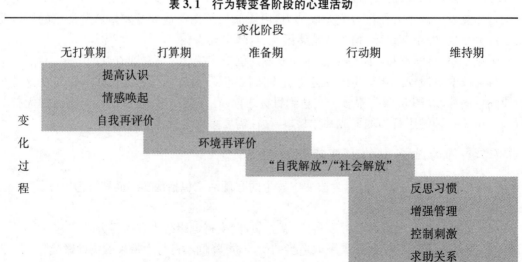

（三）决策平衡

决策平衡反映出一个人对于行为改变后的利弊考量。个人针对行为改变做抉择时，需要对行为改变的好处及坏处同时考虑并比较分析。简单地说，好处是指行为改变能够带来的利益（benefits），坏处是指行为改变需要付出的代价（costs）。

决策平衡是反映一个人对于行为改变的好处及坏处分别给予的权重（weight）。早期研究将此概念分成四类：① 对自己和他人可得到的工具性利益的衡量（如赚钱）；② 对自己和他人可得到的情感性利益的评价（如被称赞）；③ 对自己和他人需付出的工具性成本进行评估（如需购置装备）；④ 对自己和他人需付出的情感进行估计（如被批评或被刁难）。

（四）自我效能

自我效能是反映一个人对自己执行新行为的信心，或者不会恢复旧行为的自信。自我效能的测量可从信心（confidence）与诱惑（temptation）两个层面考虑，前者表示处在各种不同的挑战情境中，仍能坚持实践健康行为或新行为的信心；后者则表示处在各种不同的挑战情境中，仍能拒绝危害健康行为或旧行为的诱惑。自我效能可以借经验累积、观摩学习、他人劝说等途径而得以增强。

三、实践应用

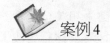

案例4

戒烟行为的干预研究

人类为吸烟付出的代价是惨重的，在当今世界上活着的人中，有5亿人将会因吸烟行为而失去生命，并且造成约50亿寿命年的损失。在全球实施有效的戒烟健康干预，将会减少数以百万计的早亡。

在美国的群体戒烟项目中，每个项目大约5000名吸烟者加入以家庭为基地的戒烟干预，主要通过电话、信件招募吸烟者，并通过医师和护士的当面劝导让每个吸烟者报名参加以行动为导向的戒烟门诊。借助计算机，每个参与者回答40个问题，用来了解他们处于戒烟改变的具体阶段，在五个阶段的每个阶段中，干预措施包括：① 自助手册。② 关于提高认识、戒烟过程、自我效能和诱惑的电脑反馈报告。③ 健康教育专业人员基于电脑评估参与者的需要和改进情况，提出改进的方案。总之，干预策略和措施与参与者的改变阶段相匹配，见表3.2。在健康教育专业人员的帮助下，大多数参加者的情绪和信心有显著的改善，项目获得较好的效果。

表 3.2　在戒烟的不同阶段使用的干预策略

行为变化阶段	干预策略
无改变打算	普及吸烟对健康危害的知识 提高参与者对吸烟危害严重性的认识 帮助参与者意识到在自己所处的环境中,吸烟是不受欢迎的行为
打算改变	鼓励参与者尽快行动,在打算阶段可以"慢慢来",逐步减少吸烟量,这样可以增加参与者的信心
准备改变	要求参与者做出开始行为改变的承诺 营造有利于戒烟的环境
行动阶段	了解参与者的困难和阻碍,建议其如何克服 给予肯定与鼓励
维持阶段	帮助参与者建立社会支持网络 给予鼓励,进行奖励 较长期随访,防止反复

第四节　社会认知理论

社会认知理论(social cognitive theory,SCT)属于应用于人际水平的健康相关行为理论。它不局限于个体的心理活动和行为改变,也不仅仅解释大众、团体、社区等群体行为改变及其环境因素,而是更关注人和环境的关系。它强调人类行为是个体行为和环境影响等相互作用的产物。

一、背景与发展

社会认知理论是在社会学习理论基础上发展而来的,而社会学习理论的起源与发展又有着深厚的基础实验研究背景,甚至可追溯到巴甫洛夫实验和桑代克、斯金纳等学习理论。20 世纪中期,经过米勒(Mlle)、杜拉德(Dollard)和罗特(Rote)等多人的努力,社会学习理论逐渐完善概念和理论体系。社会学习理论的主要特征是研究人类社会背景下的操作性学习原理为基础。随着研究的深入,以班杜拉(Bandura)为主要代表的社会学习理论更强调人类认知因素在学习中的作用,更重视人类通过经验、观察和模仿的学习过程。简单地说,班杜拉的社会学习理论在人类社会学习规律的基础上,加入了认知心理的概念,因而可以进一步解释人类的信息处理能力和所形成的成见以及它们如何影响人们之间的观察学习和交流。

班杜拉和麦克(Michel)以社会学习理论为基础,最终在 1986 年完成了社会认知理论的主体框架并发表了该理论的主要内容:个体的行为既不是单由内部因素驱动,也不是单由外部刺激控制,而是由个人的认知、其他内部因素及行为环境三者之间交互作用所决定。这就是社会认知理论的核心思想"三元交互决定论"。在班杜拉等人的努力下,社会认知理论的理论体系得到不断完善。后来,它从社会学和政治学那里吸收了很多有利于解释人类社会行为、集体行为的概念,以此解释人们群体的互相影响以及人们对环境的作用。社会认知理论也结合了人本主义心理学的概念,对人类的自我决策、利他主义、道德行为等概念进行了分析。可以看出,社会认知理论在演进与发展中不断与其他理论建立关联,逐渐发展为综合性的人类行为理论。

1986 年 Bandura 将他在 1960 年提出的"社会学习理论"(social learning theory,SLT)更名为"社会认知理论"(social cognitive theory,SCT)。社会认知理论的主要观点是:个体在特定的社会情境中,并不是简单的接受刺激,而是把外界刺激组织成简要的、有意义的形式,并把已有的经验运用于要加以解释的对象,在此基础上才决定行为方式。例如,行为者在遇到他人时,首先确定是在什么场合,对方的职业、地位、性格等,对方在做什么,其意图和动机及对自己的期望是什么,然后再决定自己做出何种反应。

二、基本内容

(一) 社会认知理论中的主要概念

由于社会认知理论综合了来自行为改变的认知模式、行为主义模式和情感模式的多种概念和过程,所以内容很复杂。表 3.3 是社会认知理论中的一些主要概念。

表 3.3 社会认知理论中的一些主要概念

概 念	定 义	应 用
环境(environment)	客观存在的外部因素	提供机会和社会支持
情境(situation)	个人对外部环境的理解	修正错误概念、促进健康规范
行为能力(behavioral capability)	执行特定行为的知识和技能	通过技能培训促进主动学习
结果预期(outcome expectation)	预期的行为结果	模拟健康行为的有利结果
结果期望(outcome expectancies)	对特定的行为结果价值的判断	展示行为改变的有意义的结果
自我控制(self-control)	对朝向目标的行为或行为实施的个人调节	提供目标设定、决策、问题解决、自我监督和自我奖励机制
观察学习(observational learning)	通过观察其他人的行为和结果而形成自己行为的过程	提供目标行为的角色模式
强化(reinforcements)	对行为的应答,可进一步增强或减弱该行为发生的可能性	促使自我奖励和激励
自我效能(self-efficacy)	个人对实施某特定行为并克服困难的信心	通过能确保成功的小步骤来开始行为改变,寻找该种改变的特点

续表

概　念	定　义	应　用
情感性应答反应 (emotional coping responses)	个人处理感情刺激的策略和战术	提供处理紧张和解决问题的培训,包括实践针对因情景而起的情绪的应对技能
交互决定论 (reciprocal determinism)	在个人、行为和环境的动态交互影响中形成行为	考虑促使行为改变的多种因素,包括环境改变、技能和个人变化

(二) 社会认知理论的主要内容

1. 交互作用

社会认知理论认为个体活动是由环境、个人认知和行为三者之间交互作用所决定的,因此,该理论又被称为"交互决定论"(图3.6)。每两者之间都存在双向互动的关系。例如,人决定自己的行为方式,而所采取的行为又反过来影响自己的情绪;个体通过行为改变环境,但同时又受到现实环境条件的制约。交互决定论认为人有能力影响自己的命运,但同时也承认人不是自己意愿的自由行动者。

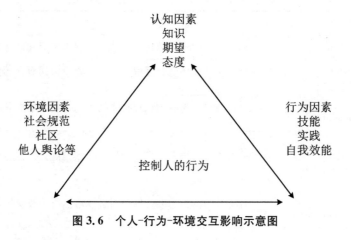

图 3.6　个人-行为-环境交互影响示意图

2. 观察学习

观察学习是观察者通过观察别人的行为及其强化结果的情况下发生的。人类大多数行为都是通过观察学会的,这可以用来解释为什么同一家庭成员往往具有相同的行为习惯。健康教育也可以通过榜样的示范作用,诱导人们建立有利于健康的行为。

观察学习的全过程要经历四个阶段:① 注意过程,示范者的行为必须引起学习者的注意,才能接受外界刺激加以学习;② 保持过程,学习者要将观察的行为保持在记忆中;③ 产出过程,学习者在特定的情境下表现出模仿的行为;④ 动机过程,能够再现示范行为之后,学习者是否能够经常表现出示范行为还受到行为结果因素的影响。外部强化和内部强化是学习者再现示范行为的动机力量。

3. 自我效能

自我效能是社会认知理论的核心内容,它对行为的形成和改变至关重要。相关自我效能的内容参见上一章节。

4. 自我调节或自我控制

社会认知理论认为自我调节是个人的内在强化过程,是个体通过将自己对行为的计划和预期与行为的现实成果加以对比和评价,来调节自己行为的过程。人的行为不仅受外在因素的影响,也可通过自我生成的内在因素的调节。自我调节由自我观察、自我判断和自我反应三个过程组成,经过上述三个过程,个体完成内在因素对行为的调节。

三、实践应用

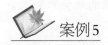 案例5

北卡雷利亚项目

自 1970 年以来,随着慢性病在西方发达国家的流行,西方发达国家实施了多个慢性病干预项目,其中最有影响的是芬兰于 1972 年实施的北卡雷利亚项目(North Karelia Project)(以下简称"北卡项目")。北卡项目是以社会认知理论为核心的健康促进实践的经典案例。其主要目标是降低当地人群主要慢性病(尤其是心脏病和中风)的死亡率,促进当地人群的健康。在社会认知理论的指导下,项目采取的主要策略和措施包括:

(1)通过电视媒介进行大众传媒活动。除了印刷大量的宣传资料外,新闻界还对项目活动做了数以千计的报道。项目组与电视台合作录制并播出了有关戒烟和健康秘诀的全国性大型电视系列节目。项目设计了同伴模型,以电视"真人秀"的方式播放。人们通过电视跟随新闻及公益节目学习戒烟、减肥或保持健康体重、控制高血压等的行为活动。特别模型可以起到提高个体及群体的自我效能、结果预期以及增加替代性学习的机会等作用。

(2)重视健康相关行为背后的社会环境因素。这是该项目成功使得该地区人群长期保持有利健康行为的关键。具体的策略和措施包括:① 重视建立社会支持环境。鼓励工作场所、学校、家庭等创立无烟区。早期的"禁止吸烟"(No Smoking)标语已经转变为更为正面的说法"无烟场所"(Smoke-free)。② 提供健康监测的便利设施,如为居民提供监测体重、血压的设施与场所等。③ 保证健康的饮食来源,包括为健康食品的生产商和餐饮商提供优惠政策,为生产乳制品、蔬菜、水果等健康食物的农民提供贷款保障等,保证健康食品的可获得性。

1997 年,北卡项目结束,经过 25 年的努力,该地区人群的心血管疾病发病率降低了70%,肺部疾病发病率降低了 65%,人群寿命延长 6～7 年。该案例成功的根本原因在于使用了合理的理论框架,尤其是干预实践中的社会认知理论,基于此设计行为改变的具体活动和干预目标。

第五节　社会网络与社会支持

社会网络与社会支持属于应用于人际水平的健康相关行为理论,认为个体和群体的健康行为都要受各种社会网络和社会支持的影响,该理论为进一步解释社会关系与健康的联系做出了贡献。

一、背景与发展

1952 年,人类社会学家巴尼斯(Barnes)在挪威的一个小镇经调查发现,这里的人们除了属于以小区为基础的小组和以职业为基础的小组外,还有一种以熟人和朋友组成的小组,并首次使用社会网络(social network)词来定义这种小组,并把小组中的每个人称为"点",点与点之间的连线表示彼此间的联系。巴尼斯发现社会网络可以提供各种功能,例如,成员关系密切的社会网络除了可以提供许多情感和物质支持外,还可以运用网络形成的社会影响力,使小组成员自动、自发地遵从网络内的规范。

1976 年,社会流行病学家卡索(Cassel)根据大量的动物和人类研究结果提出"社会支持",他认为社会支持是一个重要的社会心理保护因子,它可以降低个体对于紧张刺激的易感性,从而影响健康。卡索认为社会支持的这种保护性作用是非特异性的,因此社会支持可广泛影响各种健康结局。

1985 年,科恩(Cohen)和威尔士(Wales)提出社会网络主要通过主效应模型和压力缓冲两个模型影响健康。压力缓冲模型认为社会网络的健康保护性作用只对遭遇应激的个体才起作用,但主效应模型则认为无论个体是否遭遇应激社会网络均可影响其健康水平。然而这两个理论并不是互相排斥的,现在认为在应激状态下,主效应模型通过动用社会支持来发挥作用。

2000 年,贝克曼(Beckman)和格拉斯(Glass)提出社会网络主要通过社会影响、社会参与、社会支持和获取物质资源影响健康。

当前研究结果显示社会网络和社会支持不但与心理健康、吸烟、身体活动、饮食等健康行为有关,而且与全死因死亡率、心血管疾病和肿瘤的发病和生存等健康结局有关。

二、基本内容

(一)社会网络理论的主要内容

社会网络是指社会个体成员之间因为互动而形成的相对稳定的关系体系,即社会关系网。根据分析的着眼点不同,社会网络理论有两大分析要素:关系要素和结构要素。关系要素关注行动者之间的社会性黏着关系,通过社会联结的密度、强度、对称性、规模等来说明特定的行为和过程。结构要素则关注网络参与者在网络中所处的位置,讨论两个或两个以上的行动者和第三方之间的关系所折射出来的社会结构,以及这种结构的形成和演进模式。这两类要素都对知识和信息的流动有着重要的影响。具体来说,强弱联结、社会资本、结构空洞是社会网络理论的三大核心理论。

1. 联结的强度(强联结与弱联结)

社会网络的节点依赖联结产生联系,联结是网络分析的最基本单位。1973 年,美国学者 Granovetter 提出联结分为强弱联结两种,从互动的频率、感情力量、亲密程度和互惠交换四个维度来进行区分。强联结和弱联结在知识和信息的传递中发挥着不同的作用。强关系是在性别、年龄、教育程度、职业身份、收入水平等社会经济特征相似的个体之间发展起来的,强联结包含着某种信任、合作与稳定,而且较易获得和传递高质量的、复杂的或隐性的知识。而弱关系则是在社会经济特征不同的个体之间发展起来的,跨越了不同的信息源,能够充当信息桥的作用,将其他群体的信息、资源带给本不属于该群体的某个个体,故弱联结是获取新知识的重要通道。

2. 社会资本理论

社会资本是指个人所拥有的表现为社会结构资源的资本财产,主要存在于社会团体和社会关系网之中。个人参加的社会团体越多,其社会资本越雄厚;个人的社会网络规模越大、异质性越强,其社会资本越丰富;社会资本越多,其摄取资源的能力越强。因此,在一个网络中,一个组织或个体的社会资本数量决定了其在网络结构中的地位。

3. 结构洞理论

美国学者 Burr 在 1992 年提出了结构洞的概念。无论是个人还是组织,其社会网络均表现为两种形式:一是网络中的任何主体与其他主体都发生联系,不存在关系间断现象,从整个网络来看就是"无洞"结构,这种形式只有在小群体中才会存在;二是社会网络中的某个或某些个体与有些个体发生直接联系,但与其他个体不发生直接联系,无直接联系或关系中断的现象,从网络整体来看好像网络结构中出现了洞穴,因而称作"结构洞"。

可以看出,Burr 的结构洞观点是与 Granovetter 关于联结强弱重要性的假设有很深的渊源,结构洞之内填充的是弱联结,因而 Burr 的观点可以看作是 Granovetter 观点的进一步发展、深化与系统化。

社会网络分析是对社会网络的关系结构和属性加以分析的方法,又称"结构分析"。行为者的任何行为都不是孤立的,它们之间形成的关系纽带式信息和资源传递的渠道,其网络关系结构也决定了行动的机会和结构。目前,网络分析水平距实现全部理论的潜力还有一定的距离。

(二) 社会支持理论的主要内容

社会支持可以理解为个体通过与他人或群体接触,从其所拥有的社会关系中所获得的精神上和物质上的支持,也是个体所拥有的社会关系的量化表征。一般将社会支持分为四种类型:① 情感支持:包括爱、信任、关照等。② 物质支持:提供所需的直接帮助和服务。③ 信息支持:提供可解决问题的咨询、建议和信息等。④ 评价支持:提供有助于自我评价的反馈、肯定和比较的信息。

社会支持理论认为一个人所拥有的社会支持网络越强大,就能够越好地应对各种来自环境的挑战,强调通过干预个人的社会网络来改变其健康行为。例如,一些人不能坚持增强体质的健康行为,往往是因为这些行为打扰了家人的生活习惯而引起冲突。特别对那些社会网络资源不足或者利用社会网络的能力不足的个体,健康教育工作者应致力于给予他们必要的帮助,帮助他们扩大社会网络资源,提高其利用社会网络的能力。大多数学者的研究聚焦于疾病患者、城乡老年人、妇女儿童、失业者等弱势群体的社会支持状况。

三、实践应用

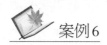　案例6

非洲裔老年妇女提高乳腺癌 X 光筛查率的项目

美国北卡罗来纳州在 5 个农业县实施一个帮助非洲裔老年妇女提高乳腺癌 X 光筛查率的项目(NC-BCSP)。前期调查了解到：① 非洲裔老年妇女在处理自己的妇女健康问题时倾向于向本社区的其他妇女寻求帮助。② 她们中的许多人属于某些活跃的社会组群。这种情况提示可以利用社会网络和社会支持，发动"非正式网络"(又称"普通网络"或"自然网络")成员担任"健康咨询者"，通过信息交流、情感支持和技术指导来提高妇女乳腺癌筛查率。非洲裔人群社区的健康咨询者人选是较为年轻、活跃的社区组织成员，其具有良好的判断力，乐于助人。研究者对她们进行 10～12 小时的培训，增加健康咨询者关于乳腺癌和乳腺癌 X 光筛查的知识，提高其人际交流和小组活动的技能，使其了解卫生保健系统的基本情况。健康咨询者向社区其他妇女(每周 1～3 人)提供信息咨询和情感支持，由当地长期生活于项目县的卫生机构工作人员(同样为非洲裔妇女)指导健康咨询者工作。这些专业人员除指导和培训健康咨询者外，还在健康咨询者和卫生保健机构间建立联系，并参与制作专门的健康教育材料等。

过程评价和效果评价：鼓励健康咨询者向专业人员递交活动报告，每三个月由专业人员通过健康咨询者小组的一位代表掌握工作情况，专业人员通过访谈方式向接受过健康咨询者帮助的妇女了解效果。结果显示，健康咨询者为社区妇女提供了很好的信息与情感支持，并在社区和卫生服务机构间起到了桥梁作用。与对照县相比，项目地区有更多妇女参加了乳腺癌 X 光筛查，差异有统计学意义。

但健康咨询者较多与早已是自己的社区组群成员的妇女和家庭收入较高的妇女接触，而较少与未参与那些社区组群的、较孤立的妇女接触。这种情况提示健康咨询者应来自各种现存网络。

第六节　创新扩散理论

创新扩散(diffusion of innovation，DI)指一项新事物(新思想、新工具、新发明或新产品)通过一定的传播渠道在整个社区或某个人群内扩散，逐渐为社区或人群成员所了解与采用的过程。这属于群体和社区水平的健康相关行为理论，将创新向目标人群进行传播，进行健康知识、技术和产品的转化与推广，是健康教育和健康促进的一项基本功能。

一、背景与发展

美国 20 世纪著名的传播学者和社会学家，埃弗雷特·罗杰斯(E. M. Rogers)于 1960

年提出创新扩散理论。罗杰斯在前人研究的基础上,对不同领域的创新扩散研究进行了回顾和总结,发现在这些研究中有许多相似点,例如创新的扩散都是趋向于"S"形曲线的,后来罗杰斯出版了《创新扩散》一书,该书全面论述了创新如何在社会系统中扩散和传播,推动了对创新扩散理论的理解和该理论在不同领域的应用。

《创新扩散》这本书自 1962 年出版后,分别在 1971 年、1983 年、1995 年和 2003 年进行了再版,罗杰斯通过不断地否定和修正,对创新扩散理论进行了改进,虽然都是以《创新扩散》为书名,研究的主体都是新的思想或实践是如何扩散的,但都有所补充改进,并越来越强调社会网络的作用,关注网络在扩散和传播以及社会变革项目中的作用。第五版时更加注重新的传播技术的扩散,尤其是互联网上的扩散。

现在创新扩散理论被广泛地应用于农业社会学、传播学以及营销学等学科,促进了大量新事物的普及,如新的农业技术、手机、宽带、网上购物等。该理论也被应用于医疗卫生领域,如研究人们对计划生育方法或保健创新的态度、医疗新技术或其他新的医疗观念的推广应用以及人们对新药物的接受程度等,大力推动了医疗保健革新的进程。

二、基本内容

(一)创新扩散的要素

1. 创新(innovation)

创新可被认为是一种新的思想、事物或新方法,其新颖性可由三个方面表达,即所含知识、本身的说服力以及人们采纳它的决定。创新是当今世界的一个潮流,各种新思想和新事物每时每刻都在涌现,这些创新不断推动着社会的发展和进步。在健康和行为研究领域的创新也十分活跃,健康的新思想、新方法和新技术在不断问世。经典的创新扩散理论主要研究新事物的传播与特性,涉及新事物在一个社会系统内的传播过程、传播渠道和社会系统成员对新事物的采纳状况等。

2. 传播渠道(communication channels)

传播是为了相互理解而制作、传递和分享创新信息的过程,包括确定对目标人群和创新而言最佳的传播系统和渠道。与其他传播过程有所不同,创新扩散所传播的事物对于采纳创新的个人和单位而言具有新奇性和不确定性。创新扩散的传播渠道主要包括大众传媒和人际关系。大众传媒主要包括电视、报纸、广播、书籍等,是比较高效快捷的传播手段。人际关系则是指两个或多个个体面对面地交换信息的方式。在创新扩散的过程中,大众传媒能够有效地传播创新相关的知识和信息,让受众了解创新的存在。同时,人际关系在说服他人接受和使用新事物方面也显示出更为直接的作用。因此,大众传媒渠道在知识传播、广而告之方面最为有力,而人际关系渠道在改变受众态度和行为决策方面效果更佳,两者结合是传播和说服大众利用创新的最有效途径。

3. 时间(time)

时间作为创新扩散中的另一要素,影响着个体创新的决策过程,它不仅被用来衡量社会系统成员的创新性,也直接影响着创新扩散的速度和模式,其中扩散速度指的是社会系统中一定比例成员采纳该项创新所需要的时间,受到创新本身和社会系统等多种因素的影响。而扩散模式指的是累计采纳创新的成员比例随时间变化的过程。创新扩散是一个过程,可以用时间来衡量。因此,采纳创新的时间早晚常被用来评价社会系统成员的创新性。

4. 社会系统(social system)

社会系统是一组相互联系的,有共同问题和同一目标的单位,社会系统可以是个体、非正式或正式的群体以及相互关联并致力于解决共同问题以实现相应目标的组织。社会系统界定了创新扩散的范围。社会系统的结构、规则及其中的舆论领袖在创新扩散中起重要作用。社会结构是社会系统中各个单位的规则排列,社会结构中个体的行为具有一定的规律性。等级制是一种较为正式的社会结构,而人际网络则是一种非正式的社会结构。创新传播总是在人际网络中进行,这种非正式的结构将网络内成员连接起来,决定在何种情况下人们如何相互影响。不同的结构意味着对新事物有不同的采纳行为。

(二)创新扩散的过程

身处某个社会系统中的人采纳新事物一般需要经历五个连续的阶段。

1. 了解阶段

个体刚刚接触新事物,开始意识到创新的存在,但对创新相关的知识、技能及原理知之甚少。一般而言,教育程度较高、社会经济地位较高、暴露于较多大众媒体者,更容易接触到或意识到创新的存在。创新决策的过程也始于该阶段。

2. 兴趣阶段

采纳创新要了解相关知识,而态度的转变也非常重要。目标人群对新事物产生兴趣,并寻求更多的信息,基于各种信息综合评估采纳创新的可能结果。此为使其形成坚定而积极态度的重要环节。

3. 评估阶段

在态度形成的基础上,目标人群根据自身需求,考虑是否采纳创新。此时如有舆论领袖的支持,个体通常采纳意愿较强,采纳所需的时间也较短。获取试验机会有助于个体尽快做出是否采纳该创新的决定。

4. 试验阶段

试验阶段也称初步采纳或尝试创新阶段。处于该阶段的目标人群观察新事物是否适合自身情况并进行尝试。在尝试创新时采纳者可适当调整和改进创新使其更加符合自身需要及实际情况。本阶段的关键在于提高人群的自我效能,积极推行创新试验。

5. 采纳阶段

在该阶段创新得以持续且大范围地应用或实施。此阶段的关键在于强化,那些在使用新产品或采纳新实践中能够获得积极强化的采纳者往往更能维持这一创新。强化可以是物质强化或精神强化,可为采纳者自身的内在强化,也可为外在强化。因此,此阶段的关键在于强化,健康教育者应为采纳者提供支持性的信息。

不同学科的研究表明,几乎大部分新思想、新事物在一个系统内扩散的过程通常呈"S"形曲线:在接触创新伊始,采纳的人数较少,扩散的进程也较为缓慢。当采纳创新的人数增加到人群的一定比例时,曲线呈迅速上升趋势,而在接近于最大饱和点时再次放缓(图3.7)。

图3.7的曲线轨迹表明,新事物的扩散过程要经过引导期、增长期、成熟期、衰退期。Rogers指出,新事物在一个社会系统中要能继续扩散下去,首先必须有一定数量的人采纳这种新事物,通常这个数量是该系统人口总数的10%~20%,创新扩散的比例一旦达到临界数量,就进入迅速上升期。饱和点(saturated point)指的是创新在社会系统中一般不能达到

百分之百的扩散,很多创新在社会系统中最终只能扩散到某个百分比。

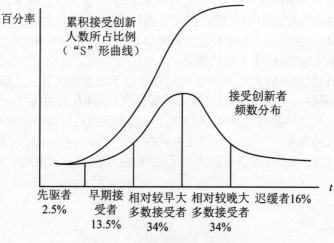

图 3.7　创新扩散理论示意图

（三）创新采纳者的类型

1. 先驱者（innovators）

社会系统中最早采纳新事物的人,约占人群总数的 2.5%,是愿意率先使用新技术、新产品等新事物并甘愿为之承担风险的那部分人群。此类人群一般见多识广,承担风险能力强,善于创新和冒险。他们不仅自己能够接受新事物,还经常通过口头传播和劝说,使他们所处群体的"领袖人物"相信并且采纳新事物。之后,"领袖人物"又向处在他们人际传播范围中的接受者扩散影响,于是更多的人采纳新事物。新事物开始的传播常局限于小圈子,是"领袖人物"突破这种限制使新事物向更大范围传播,因此他们是新事物融入社会系统的把关人。

2. 早期采纳者（early adopters）

在先驱者之后接受创新的人,约占人群总数的 13.5%。他们往往是公众舆论领袖,有更高的社会经济地位,与当地社会系统联系紧密。作为行动楷模,早期采纳者对他人起着角色示范的作用,他们对周围人传达自己对新事物的主观评价,以减少创新扩散过程中的不确定性,对后续采纳者的接受行为产生决定性的影响。

3. 早期多数者（early majority）

社会系统中在早期采纳者之后接受创新的 34% 的人。该群体在完全采纳一个新事物之前,往往需要深思熟虑,他们比先驱者和早期采纳者需要更长的时间来评估新事物并做出采纳决策,较易受到意见领袖和大众媒体的影响。早期多数者在播散过程中起着承前启后的作用。

4. 后来多数者（late majority）

相对较晚的大多数接受者,比系统内普通成员还稍晚采纳创新,约占人群总数的 34%。这些人相对慎思多疑,比较传统和保守,多为社会地位或经济状况较差者,容易受到同伴的影响。他们在感到新事物是安全的之后才会尝试采纳,群体规范的力量对他们的采纳决定起很大作用。

5. 滞后者(laggards)

社会系统内最后采纳创新的群体,约占人群总数的 16%。该群体是社会系统中的少数保守者,观念相对传统,对新事物和推动创新扩散的人持怀疑态度,较孤立,且由于教育程度、财力、物力受限,多数情况下甚至会对创新持反对意见。只有当确信创新计划不会失败,新的发展将成为主流时,他们才会被动接受。

相关研究表明,早期采纳者与滞后者之间有着以下显著的区别:① 经济地位因素。与滞后者相比,早期采纳者往往社会地位、教育程度更高,且具有更强的社会支持网络。② 个性及价值观因素。与滞后者相比,早期采纳者往往具有更高的智商和逻辑思维能力,对科学和创新也有着积极的态度。③ 传播行为及方式因素。与滞后者相比,早期采纳者的人际关系网络更加广泛,接触媒体的渠道也较为多元,因此易于获得更多的创新知识,且具有更强的舆论导向能力。

三、实践应用

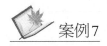 案例7

农村环境卫生项目——推进厕所改良

20 世纪 90 年代,在我国南方某地的农村环境卫生项目中需要做推进厕所改良的健康教育工作。当地人口密集、土地资源紧张、经济发展水平较高,农村居民普遍已建造了新楼房,有了自来水,而其习俗之一是使用"马桶"。当时在农村推广的无害化户厕一般分为地上建筑与地下的两格或三格化粪池。健康教育工作人员经调查研究对情况做了仔细分析后,认为在现有经济和社会条件下已经可以建议村民采用城市居民广泛使用的家庭坐式抽水马桶(节水型),而不再修建地面厕所建筑。这样既结合传统习惯,方便卫生,又节省土地,费用与修建一般形式的无害化厕所差不多。但这在农村居民的概念中是一项创新,需要帮助他们认识和接受。

健康教育工作人员首先在干部和村民中宣传"改厕"的卫生意义,进行必要的社会动员活动。在此基础上选择知识水平较高、认识较清楚、经济条件较好的人士(每村 10~20 位),如乡村教师、卫生人员、干部、乡镇企业负责人等作为"先驱者"。针对村民不愿改变原有习惯,对"厕所怎么能建在屋里"的顾虑和花钱建厕的犹豫,开展了讲解抽水马桶优点、说明其适合当地情况、展示城市居民的室内抽水马桶等活动,并使用项目预算原有改厕补贴经费的一部分对建抽水马桶者予以奖励性补贴(只相当于建抽水马桶所需费用的一小部分)。这样第一批崭新的室内抽水马桶式卫生厕所在"先驱者"的家里建起来了。然后,以这些家庭为样板进一步开展工作,部分村民耳闻目睹后随即表示要建这样的厕所,此时健康教育工作者宣布在某时以前建厕者还可以得到奖励性补贴,但只有"先驱者"奖励标准的一半。这些村民纷纷着手建厕,他们相当于"早期接受者"和部分"相对较早的大多数接受者"。最后,过了给予奖励性补贴的日子,尽管健康教育工作者宣布不再有补贴,依然有更多的村民动手建这样的厕所,他们即是另一部分"相对较早的大多数接受者"和"相对较晚的大多数接受者"了。而且,非项目村的居民了解情况后也有许多开始建同样的新厕。这样,室内抽水马桶式卫生厕所很快也很顺利地在该农村地区普及起来。不过,到项目结束时还有少数村民不愿放弃传统马桶,他们属于"迟缓者"。

第七节　社会营销

　　健康教育和促进的目的是推动社会健康观念和行为的形成,即实现社会利益。社会营销的目的是将新的思想和理念介绍、传播给对象人群,并提高对象人群中某种特定行为的发生率。二者的理念都是为了最终实现社会利益。因此社会营销思路可以很好地应用于健康教育工作,也可以说健康教育就是一种满足人们健康需求的系统的社会营销活动。健康教育工作者可以借用营销的概念和方法来开展各种项目,研究对象人群并设法达到公共卫生目标,以满足群众的健康需求和需要。

一、背景与发展

　　社会营销从 20 世纪 70 年代首次提出,它建立在已有成熟的营销学理论基础上,发展也更加迅速,已形成自己独立的理论框架,逐步成为世界各国政府部门及非营利组织倡导自愿行为变革的重要方式。其发展历程主要分为以下四个阶段。

　　20 世纪 40~60 年代初,在社会营销萌芽的早期阶段,营销理论界和营销实务界普遍认为营销是属于以营利为目的的商业运营活动,仅有少数有远见的学者和国家将营销原理和技巧应用于其他领域的探索研究。其中拉扎斯菲尔德(Lazarsfeld)、莫顿(Merton)和罗杰斯(Rogers)在大众传播方面和社会心理学的研究工作,以及印度等国家将营销知识和技巧运用于计划生育项目,是社会营销初步探索阶段的主要代表。

　　从 20 世纪 60 年代末开始,主要在 70 年代,社会营销的概念开始出现在学术论文中。勒维(Lery)、雷泽(Lazer)、凯利(Kelley)、罗斯柴尔德(Rothschild)等发表论文,提示社会营销是营销领域扩展趋势中的产物。相对于市场营销学来说,社会营销学的产生意味着营销认识的飞跃和营销理念的升华。

　　20 世纪 80 年代,社会营销进入快速发展阶段,这也是社会营销发展史上一个十分重要的阶段。这个阶段社会营销已经得到了人们的普遍认可,学者们对其进行了更加深入系统的分析。

　　从 20 世纪 90 年代开始,社会营销开始进入其发展的新阶段。关于社会营销的期刊和专业学术会议开始出现,人们的争论点从"是否该有社会营销"逐渐转移至"如何实施社会营销"的问题上。

二、基本内容

(一)社会营销的基本原则

　　Kotler 认为社会营销理念的本质在于运用市场营销的原理和技巧来改善目标受众的行为,从而实现预防疾病与伤害、保护环境、提高健康水平等目标。社会营销所"销售"的是一种行为,"销售"目的在于促使目标受众接受、拒绝、调整、放弃或者坚持某种行为。"销售"的方式在于通过一系列社会营销的措施,促使目标受众自愿改善行为。基于社会营销理论设计健康教育与健康促进项目时需要遵循相关原则,从而提高项目效果,具体原则如下:

1. 注重行为

首先,行为改变是社会营销的核心。社会营销"产品"的内涵丰富,包括观念(如计划生育、环境保护、心血管健康)、态度(如赞成环保的观念、对心脏病的恐惧感)、服务(如计划生育门诊、环保设施、健康俱乐部)和行为(如使用避孕药具、回收玻璃杯、每周锻炼3次)等。虽然其内涵丰富,但营销行为是过程,行为改变是中心思想。Andreasen同样指出社会营销的目标是影响行为,仅仅改变观念和态度是远远不够的,人们还需要获取并利用相关服务,从而达到行为改变的目的。

其次,社会营销注重受众使用产品的行为,在市场营销中,产品制造商的目标不仅仅是推销产品或使人们喜欢他们的产品,更重要的是促使人们购买产品,但市场营销并不关心目标受众的使用行为。例如,对于饮料制造商来说,一位顾客买了果汁后,是喝掉还是倒掉都不重要,只要再买它就行。然而,在社会营销中,目标受众使用产品的行为更加重要,因为使用了之后才能真正获益。例如,在一项预防艾滋病的社会营销活动,研究团队发放了许多安全套,但如果目标受众并不用其来预防艾滋病,即便发放率达到100%,营销活动也算不上成功。因此,社会营销更加注重目标受众的实际使用产品的行为,关注目标受众能否通过使用行为真正受益。

2. 受众利益优先

社会营销者始终坚持以受众为中心的策略。

首先,社会营销主要关注目标受众的利益和社会效益,而不是营销产品或服务组织的利益。如果目标受众能够改变他们危害健康的行为,不仅在一定程度上为项目产生一些较小的收益,更为重要的是降低目标受众的疾病患病率,改善其健康状况,进而影响社会公众的行为及健康水平。

其次,社会营销者不会试图通过某些方式说服目标受众接受营销者的观念和价值观或说服其改变行为,更不会使用法律、经济等方式达到营销目的。社会营销理论认为,只有目标受众对于"营销的行为符合自身利益"持有相信的态度,他们才会自愿地采取行动。因此,营销者需要不断完善营销方式,满足目标受众的需要和需求。此外,充分尊重目标受众的意愿,让目标受众自愿地选择某种行为,可能是社会营销最具挑战性的问题,但也是社会营销中至关重要的原则之一。

3. 保持营销角度

社会营销的另一重要原则为社会营销活动需要保持营销角度。首先,在社会营销活动中,不仅仅是营销者需要付出成本,如时间、金钱等,将产品"推销"给目标受众;反过来,目标受众也需要付出一些成本,如时间、心理负担等。保持营销角度,全面了解供需双方可能付出的成本,对营销目标的实现具有重要意义。其次,在社会营销过程中,目标受众只有在存在行为意向的情况下,才有可能改变行为,因此,从营销角度出发,营销活动需要关注目标受众的需求及关注点,并使其需求得到满足,从而增加其行为意向,进而改变行为。还需要指出的是,社会营销活动中的目标受众应具备行为改变的机会和能力,如果目标受众本身不具备这种能力,就需要对其进行教育或者培训,提升其自身能力,从而增加其行为改变的可能性。此外,市场运作取决于现有产品的信息流、成本、收益、使用方式以及从何处获得这些产品。因此从营销视角出发,营销产品活动者必须明确并掌握营销产品的所有信息。最后,在充满变化的市场中,营销产品总会面临竞争。因此,营销者需要依据市场变化进行决策,有针对性地制定营销策略,从而增加营销产品的竞争力,获得目标受众的关注和肯定。

4. 受众细分

受众细分也可称为市场细分,是指营销者通过市场调研,依据消费者需求、购买行为等方面的差异,把某一产品的市场整体划分为若干子市场的分类过程。在社会营销中,制定一套适合整个市场或所有营销对象的营销策略是不现实的。营销对象可能具有不同的特征和背景,而不同对象可能有不同的需要和需求,对某些受众有吸引的项目不一定对其他受众有吸引力。因此,为了实现营销目的,需要根据营销目的将受众细分为不同群体,项目的重点则可以放在细分后的几类群体。

例如,在一项旨在"减少青少年意外怀孕,改善青春期生殖健康"的活动中,常规的健康教育措施是推广"禁止性行为"的观念。但在14~18周岁的目标群体中,由于他们在社会经济、文化或心理特点等方面存在不同,如有的青少年较早接触性知识,有些人接触较晚,有的青少年在性行为方面表现活跃,有些人则不活跃等,因此,针对不同年龄段或不同特征的青少年群体,需要使用不同的产品和营销策略。例如,对于那些已经在性行为方面表现活跃的人群,避孕措施的健康教育十分有必要;而对那些在性行为方面表现不活跃的群体,继续推广"禁止性行为"观念是有效的。因此,在青少年的生殖健康教育中,需区分不同的群体,结合群体特点进行有针对性的社会营销,对目标受众来说可能效果更好。

还需要指出的是,社会营销与市场营销在受众细分的过程中具有较大差别。市场营销进行受众细分的目的在于,从消费者中挑选营销成本最低、最具营利性的一部分人作为自己的营销目标群体,并将获得一定的市场份额或品牌知名度等作为营销的具体目标。而社会营销进行受众细分的目标则在于增加目标群体的利益和社会效益,这就决定了社会营销在目标群体的选择上,不但不能回避那些最难接触到、最具有反抗意识、最难以实现"行为改变"的人群,反而必须将其作为营销的目标群体。

5. "4Ps"营销组合

社会营销实现行为改变,必须重视四种构成要素:产品(Product)、价格(Price)、地点(Place)和促销(Promotion)(即4Ps)。若社会营销活动满足了特定市场所需要的这四种要素的营销组合,其成功的可能性则会在一定程度上有所增加。

(1)产品。近些年来,社会营销已在疾病预防、环境保护和计划生育等方面得到广泛应用,如澳大利亚和加拿大政府开展的反对酗酒和增加驾驶员安全带使用率项目、许多国家普遍开的禁烟运动、印度和孟加拉国等国开展的避孕药具社会营销项目等。社会营销的产品主要有三种形式:社会观念、有形产品和服务。一般来说,一个社会营销项目的产品往往不是单一的,而是三种形态的产品的综合,并以某一种主要的产品形态呈现出来。

第一种是社会观念,即通过信息和信息交流,实现传播改变观念的目标,这是社会营销项目中最主要的类型。社会营销项目必须重点考虑信息传播内容的科学性和传播形式的吸引力。例如,在减少高热量食物摄入的社会营销项目中,如何让餐厅里的顾客更容易识别和选择菜单上较健康的食品是一个关键点,可以通过在菜单上标注"低卡路里"或"有益健康"等字眼来提示顾客进行选择,或者使用卡通符号等图案来吸引顾客。在设计推荐菜单时,可以考虑增加"蔬果沙拉不仅美味,脂肪含量也很低"等宣传语。

第二种是有形产品。Lefebvre 和 Flora 认为,有形产品是那些在市场上能够代表健康教育组织机构的信息传播目的及内容的任何有形物品,包括海报、小册子和其他信息工具。

目标受众从中能够获取健康教育的具体内容,如计划生育项目中的安全套、艾滋病健康教育的课表、合理膳食项目中的学习资料等,有形产品可能是印刷制品,也可能是电子版材料,甚至可能是电子产品。

第三种是服务。根据社会营销的目标及内容,也可以称之为行为条件。例如,在社区心脏病预防研究项目中提供筛查、咨询和转诊介绍服务;在高血压预防项目中免费提供血压测量服务;在艾滋病预防项目中,通过同伴教育改善目标群体的安全套使用行为。还有很多其他形式的服务,如热线服务、自助面对面接触、个人和家庭指导以及社会福利等。提供服务不仅能够帮助健康教育组织和目标受众面对面接触,还能够让目标受众充分理解营销目的,增加目标受众改变行为的可能性。服务的改善也是帮助目标受众改变行为的最重要因素之一。

(2) 价格。也可称为"代价"或"成本",是指目标受众为采取某种行为而必须放弃的东西,可能是金钱,但在社会营销中,更可能是触及不到的东西,如时间、精力、情绪和习惯等。价格反映了为得到想要的事物或服务所必须付出的代价。例如,年轻人使用非免费安全套,其代价就可能包括购买安全套时尴尬的感受、性活动中伴侣的拒绝和放弃性快感。对个人来说,如果成本超过效益,这个产品就没有吸引力,其被采用的可能性就很低。社会营销领域大多数的失败案例不是因为营销对象不感兴趣,而是因为代价太高。社会营销也是一门艺术,注重如何有效地传播行为改变的益处。因此,社会营销者需权衡产品的成本和效益,让人们觉得其是值得花费的,这与市场营销是同样的道理。

(3) 地点。指目标受众获取有形产品、接受服务或给受众传达理念的地点。产品对于目标受众来说应该是可及的,因此,产品营销的地点必须具有一定的便利性,包括时间上、距离上的便利性等,使得目标受众在接受观念或获得有形产品的过程中,能够很方便地接触到产品。例如,在传染病高发期,通过多种途径传播预防传染病的知识,或在艾滋病预防的社会营销活动中,将安全套自动售货机安置在娱乐场所、卫生间和加油站的位置等。

此外,营销并不是仅限于某一个地点,运用多重营销系统已经成为许多社会营销项目的重要策略。这方式使社会市场营销项目接近目标受众和其他边缘人群,达到营销的目标,且可以利用当前批发和零售网络能够普及营销产品的益处这一优势,迅速扩大项目的影响。例如,印度于1968年开展的安全套社会营销,就充分利用了社会上六大厂家的分销渠道。此外,在避孕药具社会营销项目中,为了提高安全套的可及性,特别是在高危情况下,人们都能够及时且方便地买到安全套,可以开发非传统代销点和非正式营销系统,类似的营销点包括娱乐场所、加油站、汽车站和美容院等。

(4) 促销。除了增加产品的可及性外,鼓动目标受众使用产品是社会营销的另一重要内容。促销是指将社会营销项目中的信息力,以信息传播方式呈现给目标受众,促使其改变行为。只有将营销与信息传播相结合,才能真正使社会营销成为有效的干预措施。在对目标受众进行前期调查及其他市场调研的基础上,通过广告或促销活动等信息传播方式,提升目标受众对产品的认可度,保证其能够正确且有效地使用产品,从而实现营销目标。值得注意的是,无论针对什么用户,要选择符合目标受众喜好和信息偏好的促销手段,包括运用幽默的、生动的表达,满足目标受众的情感诉求等。

此外,同样的目标受众对不同促销策略的反响可能存在差异。例如,在反对吸食大麻的社会营销项目中,寻求感官刺激的青少年对那些强调健康数据或"社会反对吸食大麻"的普通标语可能反应平平,但对于戏剧化描述毒品使用后果的海报会反应强烈。因此,为改变目标受众的行为,有效实现营销目标,需根据目标受众的特点来设计促销策略。

(二) 社会营销的操作流程

为了取得营销活动的最佳效果,社会营销实践有一整套标准的操作流程可以作为实际工作的参考依据,具体为分析社会营销环境、选择目标受众、设计社会营销策略以及管理社会营销项目四个步骤。这一流程是从环境分析入手,通过选择适当的目标群体及对其进行分析后,适当运用市场营销的"4Ps"组合确定社会营销策略并实施,最后通过对社会营销活动的监督、管理、评估,实现营销目标并保证项目效果的可持续性。社会营销操作流程如图3.8 所示。

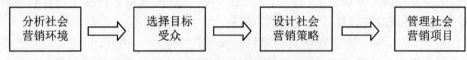

图 3.8 社会营销操作流程示意图

1. 分析社会营销环境

任何营销活动的开始都依赖于环境,社会营销也不例外。因此,首先要分析社会营销环境,了解与营销活动相关的内部与外部环境。内部环境通常指在项目实施过程中的一些微观环境,如管理支持手段、具体服务的提供、内部人员组成等。较微观环境而言,外部环境是一个更为宽泛的概念,通常是指宏观环境,具体包括自然环境、社会文化、经济发展、政治法规等。

2. 选择目标受众

在社会营销过程中,目标受众指社会营销活动所关注的对象,可以是个体、群体或社会。目标受众的选择恰当与否,是社会营销活动能否顺利实施的一个关键因素。在计划范围内选择恰当的目标受众是顺利改变受众行为,实现营销目标,使社会营销计划取得成功的基础。

明确目标受众后,社会营销的实施者还需要进行受众分析,了解目标受众的健康知识、价值观及行为。同时,还需要注意在营销过程中可能遇到的问题或目标受众改变行为的障碍,基于受众分析、问题及障碍分析的结果开展社会营销活动。针对目标受众行为选择的影响因素,Andrease Kotler 提出了行为的驱动力(BCOS)模型,即收益(benefit)、成本(cost)、他人(others)、自信(self-confidence)。在 BCOS 模型中,收益和成本是社会营销重点关注的因素,同时也是目标受众考虑的因素。例如,目标受众能够获得哪些收益?这些收益对其自身是否有明显的价值或实际意义?获得收益的过程中需要目标受众付出多少时间、精力、金钱?目标受众只有做出这一系列分析之后,才会决定是否改变行为。此外,他人和自信也是两个比较重要的因素,如果目标受众周围重要人群或所处的社会环境希望他们能够改变行为,而且他们自身有足够的信心认为自己能够做出行为改变,那么他们改变自身行为的可能性就很大。

3. 设计社会营销策略

设计策略是社会营销项目实施过程中最为具体的一个环节。Kotler 认为,可以运用市场营销经典的"4Ps"组合来设计社会营销策略。

(1)产品。在社会营销活动中,产品不仅仅是呈现一种有形的新事物或行为,更为重要的是采用了这个新事物或行为之后所带来的收益。Kotler认为设计产品要经过深思熟虑，综合运用营销组合，对产品进行合理定位，使产品在目标市场上具有长期优势。

（2）价格。社会营销产品的价格包含货币成本和非货币成本两个部分。货币成本主要指目标受众改变行为过程中所产生的具体费用；非货币成本主要指目标受众改变行为过程中所付出的时间、努力、精力等方面的成本，另外还可能包括心理风险与损失（如尴尬、被拒绝或恐惧）。Kotler认为应该尽量降低目标受众的成本，最大限度地提升其在社会营销活动中的参与度。

（3）地点。明确目标受众需要在何处、花费多长时间、以何种方式或途径获得相关有形产品，接受相关服务或改变某种行为（通常包含传播时间及传播途径）。Kotler认为，社会营销者应该采用符合目标受众需求的营销地点或渠道，尽可能地增加目标受众在获得营销产品、接受营销服务或改变自身行为过程中的便利程度以及愉悦感。

（4）促销。成功的促销能够增加营销目标实现的可能性。因此，营销者需要选择适当的渠道将产品推向目标受众，且给予最大限度的推广，使目标受众能够充分了解社会营销活动的目的及内容，并认可营销者所倡导的观念，自愿改变行为。

4. 管理社会营销项目

管理社会营销项目贯穿项目始终，除了分析社会营销环境、选择目标受众、设计营销策略外，还需要考虑项目执行的时间安排、工作部门之间和工作人员之间的合作、评估计划活动的有效性和对下一步计划进行反馈评价等方面的管理活动。

社会营销是针对社会问题，结合市场营销的原理及方法改变人们行为的一种活动形式，一套完整的监督评估计划是管理社会营销项目的重要内容，也是社会营销得以实现的后期保障。同时，对预算的合理性及对营销活动的可持续性的评估也是必不可少的，至少当了解到人们行为还未被彻底改变时，或者是社会现状仍未改善时，需要对营销活动的预算及可持续发展进行科学评估。此外，社会营销项目评价的中心思想为"受众主导"，在评价的过程中始终将目标受众作为重心，让目标受众评判项目效果的优劣。项目评估不仅仅是为了衡量一个社会营销计划所取得的效果，也是组织能力建设的体现，并且对组织的利益相关者而言，更是一次新的社会营销过程，使其更关注营销项目的目标及价值。

管理社会营销项目需要具备良好的管理技巧，并在此过程中发展组织内部的一种文化。Geoffrey Rose提出，健康教育工作人员要深入社区和对象人群，工作在现场第一线，但同时作为一名科学工作者，在工作过程中应充分掌握项目目标、策略、措施和方法，并能够发挥关键作用，对于将社会营销运用于健康教育项目来说，亦是如此。

三、实践应用

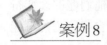
案例8

美国巴尔的摩地区艾滋病检测项目

美国巴尔的摩地区25～44岁的非裔美洲人的艾滋病感染率极高，据CDC估计，美国至少有25％的艾滋病病毒携带者不知道他们自身的感染状况。根据这一比例，推测在巴尔的摩地区可能有超过40000名艾滋病病毒携带者未被诊断出来。"红丝带"调查项目是一个长达 4 年的艾滋病检测项目,由马里兰艾滋病管理局(MAA)和国家卫生组织共同出资进行,最终目的是降低艾滋病的患病率。"红丝带"调查项目也充分应用了社会营销的理论,基于社会营销的五个原则开展项目。

1. 注重行为

"红丝带"组织的目标是通过创造支持性环境,营造预防艾滋病的良好氛围,提高人们对艾滋病的关注度,鼓励潜在的高危人群主动提高防范艾滋病的行为,在项目的初步实施阶段寻求咨询服务或进行检测,改善其预防艾滋病的行为,艾滋病筛检人数增加了 10%。

2. 受众利益优先

总体而言,增加艾滋病检测行为有利于公众健康,但该计划首要关注的是个体利益。通过"想健康长寿,就需要检测和治疗"这一标语促使目标受众主动去了解自身的艾滋病状况。在艾滋病筛检中被检测为阳性的孕妇能够获得一些益处,比如知晓其孕育的孩子不会感染艾滋病;知晓通过母婴阻断的方式,能够减少母婴传染的概率,同时增加孕妇存活的概率,从而保证自己可以照顾孩子。男性艾滋病患者则能够得到相关治疗,逐步恢复正常生活,提高生命质量。

3. 保持营销角度

对红丝带组织来说,在非裔美国人的社区内开展工作是具有一定难度的,需要充分考虑当地人的文化。例如,在美国,非裔美国人向来被边缘化,缺乏相关途径来了解自己的艾滋病感染状况,他们甚至害怕知道自身的真实情况。这就需要寻找营销角度,鼓励当地的主流媒体共同加入每年的艾滋病宣传活动中,尽可能地使更多当地人能够享受相关服务。"红丝带"组织在社区中还扮演着信息传播的角色,包括传播艾滋病检测、体检、治疗等信息,还需要积极宣传治疗后的良好效果,从而鼓励高危人群自愿进行艾滋病检测。

4. 受众细分

由于不同特点的高危人群有不同的需求,对于营销产品的接受度也存在着差异,因此项目将目标受众进行了划分,具体分为三类:育龄夫妇、高危性伴侣、产前医护人员。项目对每类人群分别进行调查,并对相应的信息资料进行分析。结果表明,如何改变个体对检测持怀疑和担忧的态度、如何有效地与患者交流检测和治疗信息、如何减少患者的不良情绪是项目的难点。此外,由于高危人群中有很大比例是西班牙妇女,所以有一部分传播材料采用了西班牙语。案例以西班牙妇女为主题,这充分体现了项目根据受众特征采取有针对性的策略营销方式。

5. 确定"4Ps"营销组合

(1)产品。"红丝带"组织的主要营销产品是艾滋病检测行为及其带来的益处,比如病毒携带者进行艾滋病检测可以获得正规治疗,改善其对生活的态度,增加其继续生活下去的动力。同时,病毒携带者还可以参与一系列相关的活动,比如拨打艾滋病咨询热线、与健康工作者交谈、如何进行检测、与家人或朋友坦诚交流等,从而获得社会支持。

(2)地点。项目组根据目标受众的特点,选择在不同场所采用多种渠道进行信息传播,鼓励艾滋病检测行为,如提供热线服务、在社区开展艾滋病预防的推广活动、在疾病预防控制的同时提供免费的艾滋病检测服务。同时,这一活动融入巴尔的摩社区活动中,如巴尔的摩传统节日、各类展会、教会活动等,给目标受众提供充分了解艾滋病预防知识及预防途径的机会,项目组还通过在巴尔的摩受欢迎的当地电台、直播节目等渠道传递艾滋病检测信息,介绍检测机构。综合多种方式尽可能地为目标受众提供深入了解艾滋病的机会。

（3）价格。对于高危人群来说,对艾滋病的病耻感及心理负担可能是其需要付出的成本。在项目执行过程中,通过推广艾滋病检测信息、提高公众对检测和治疗的接受度、建立一个支持性环境等系列措施,减少艾滋病病毒携带者的病耻感。同时,通过强调主动检测、治疗艾滋病的相关益处,减少艾滋病病毒携带者参加检测的心理感知成本,增强其自愿检测的意愿。

（4）促销。该项目组在日历、咖啡杯、T恤衫及胸针等物品上增加了"艾滋病检测相关信息"的设计,并将这些物品发放给目标受众。在宣传标语的设计中,标语内容尽可能地减少非裔美国人的焦虑和病耻感,如"想健康长寿,就需要检测和治疗"。针对那些没有意识到"通过正确治疗可以减少母婴传播"的孕妇,设计的标语是"艾滋病,是你不必传给宝宝的东西""我很高兴我做了艾滋病检测""什么样的妈妈可能会将艾滋病传给宝宝呢?没有做过检测的妈妈"。

同时,项目组在三个艾滋病高发区增加预防艾滋病的电视广告和广播,还通过汽车站或地铁站的海报、户外广告牌、自愿接受艾滋病检测的直邮,对艾滋病检测行为及相关受益行为进行"促销"。针对那些对艾滋病检测持怀疑或恐惧态度的非裔美国人,则可以通过励志的广告鼓励他们进行检测。例如,其中一个电视广告演绎了一位携带艾滋病毒的篮球运动员的生活状态,告知公众感染病毒并不意味着死亡,提出了"携带艾滋病病毒8年,他仍健康地活着"的广告语。

1994~1999年,巴尔的摩地区的艾滋病感染率每年增长35%,给当地人口及社会造成了沉重的负担。然而,通过以上社会营销活动的开展,据美国马里兰艾滋病管理局的官方报道,1999~2002年,三个项目地区的艾滋病检测率增加了68%,新发艾滋病比例下降了34%,防治大约619例新发艾滋病患者。总体来说,这是一项成功地运用社会营销进行健康教育与健康促进的案例。

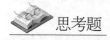 思考题

1. 行为改变理论有哪些?
2. 各类行为中该病理论模式的基本理论框架是怎样的?
3. 如何用健康相关行为理论解释人们的行为发生发展的原因?
4. 以艾滋病干预为例,如何根据目标问题、人群特点和环境条件选择不同的行为改变理论模式指导干预?

（汪安云）

第四章 健康传播

 案例

眼睛是心灵的窗户，拥有一双健康明亮的眼睛直接关系到一个人的生活、学习及人生的幸福指数。近年来，视力问题已成为政府、学校、教师、家长多方关注的焦点。2019 年全国儿童青少年总体近视率为 50.2%，较 2018 年下降了 3.4 个百分点。受疫情影响，2020 年全国儿童青少年总体近视率较 2019 年有小幅上升，但与 2018 年相比仍有下降。2021 年 6 月 2 日，为进一步引导社会各界积极参与儿童青少年近视防控光明行动，树立全民爱眼意识，在 2021 年 6 月 6 日第 26 个全国"爱眼日"来临之际，中华人民共和国教育部官方网站发布了由全国综合防控儿童青少年近视工作联席会议机制办公室、全国综合防控儿童青少年近视专家宣讲团联合发布的《全国儿童青少年近视防控光明行动倡议书》，向全社会发出如下倡议：① 加强引导监督，杜绝"电子保姆"。② 坚持"一增一减"，落实"五项管理"。③ 学会科学护眼，养成良好习惯。④ 积极推广科普，精准有效防控。⑤ 构筑防控体系，社会合力攻坚。

 问题

1. 假如你是中小学校的相关负责人，打算如何针对中小学生开展预防近视的健康传播活动？

2. 针对中小学生开展预防近视的健康传播活动，分析影响健康传播效果的因素有哪些。

信息是现代社会的一个重要现象，信息传播是人类生存与发展的一种基本方式。公众保持健康的生活方式离不开科学健康理念的指导，如何为公众提供所需的科学健康信息是十分重要的。健康传播就是将健康知识通过有效的传播途径进行传播，使公众对各类健康知识能够知晓和理解，树立正确的健康观念，从而采取有利于健康的行为和生活方式的过程。健康传播是应用健康教育学的相关理论在健康教育与健康促进工作中的基本策略和方法。因此，每一位公共卫生工作者都应该掌握一定的健康传播理论和技巧，这样才有利于健康教育与健康促进工作的顺利开展，提高公众的基本健康素养，从而促进和维护人类健康，提高全民的生活质量。

第一节　健康传播概述

一、传播的概念与模式

（一）传播的定义与发展

传播（communication）源于拉丁文 communicatio 和 communis，意为"共用的""公共的"和"共有的"。传播学者认为，"communication"一词中文译为"传播"（单向宣传）属误译，其本意是"交流"（在互动情景中"与他人建立共同意识"）。20 世纪 40 年代后期，随着现代信息技术和大众传播活动的发展，"传播学"这一新型边缘学科迅速兴起，传播学以人类社会信息的传递与交流为研究内容，传播学者们从不同角度给予"传播"以不同的概念界定，但都强调传播的信息属性，也就是传播学研究的是人类社会信息的传播活动。1988 年，我国出版了第一部《新闻学字典》，将"传播"定义为一种社会性传递信息的行为，是个人之间、集体之间以及个人与集体之间交换、传递新闻、事实意见的信息过程。

人类信息传播活动自人类社会产生之时就已出现，人类信息传播的进化实质是其使用的符号和传播方式的演变和进步。在非语言时代，人类祖先主要通过叫喊、表情、手势、姿势等"拟势语"来进行传播。人类信息传播活动的发展主要经历四个重要的阶段。第一阶段是语言传播时代，大约发生在 330 万年前，这时人类出现了语言，人类的信息传播由非语言传播转变为语言传播，使信息传播活动发生了明显的改变。第二阶段是文字传播时代，文字是语言的代表，随着文字的出现，加速了人类传播发展的进程，是人类信息传播史上重要的里程碑之一。造纸术和印刷术的发明，带来了人类信息传播的又一次革命，这个时期的信息传播突破了语言传播的局限性，大大增加了信息传播的空间和效率。第三个阶段是电子传播时代，电子传播的发展带来了人类社会的巨大进步。广播电视可以对遥远地方的新闻事实进行即时直播，大大压缩了信息传播的时间和空间。第四阶段是网络传播时代，互联网的出现打破了原有信息传播的时空限制，为人们提供了一个获得大量信息的新渠道，使信息传播产生了质的飞跃。

（二）传播过程模式与传播要素

传播是一个有结构的连续过程，这一过程由各个相互作用、相互联系的构成要素组成，人类社会的信息传播具有明显的过程性和系统性，这个系统的运行不仅受到其内部各个要素的制约，而且受到外部环境因素的影响，与环境保持着互动的关系。为了研究传播现象，学者们采用简化而具体的图解模式对复杂的传播现象进行描述，以解释和揭示传播的本质，从而形成了不同的传播过程模式。本章将重点介绍拉斯韦尔五因素传播模式和施拉姆双向传播模式两个最基本的传播过程模式。

1. 拉斯韦尔五因素传播模式

1948 年，美国著名的政治学家、社会学家哈罗德·拉斯韦尔（H. D. Lasswell）在《社会传播的结构与功能》一文中提出了一个被誉为传播学研究经典的传播过程文字模式,即"一个描述传播行为的简便方法,就是回答下列五个问题:① 谁(who)? ② 说什么(says what)? ③ 通过什么渠道(through what channel)? ④ 对谁(to whom)? ⑤ 取得什么效果(with what effect)?"拉斯韦尔的五因素传播模式为线性传播过程模式,即信息的流动是直线的、单向的。该模式在传播学史上第一次把复杂的传播现象用五个部分高度概括,虽然不能解释传播的全部内涵,但已然抓住了问题的主要方面。该模式的提出为传播学的研究奠定了理论基础,并在此基础上形成了传播学研究的五大领域(图 4.1)。

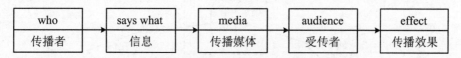

图 4.1　拉斯韦尔五因素传播模式

根据拉斯韦尔五因素传播模式,一个基本的传播活动主要由以下五个要素构成。

(1)传播者(communicator)。又称传者,是传播行为的发起者,即在传播过程中是信息传播的首次发布者。在信息传播过程中,传播者可以是个人,也可以是群体、组织或传播机构。在日常生活中,我们每个人都在扮演着传播者的角色。

(2)信息(information)。信息是用一定符号表达出来的对人或事物的态度、观点、判断及情感。这里的信息是指传播者所传递的内容,泛指人类社会传播的一切内容。

(3)传播媒体(media)。又称传播渠道,即信息传递的方式和渠道,是信息的载体。通俗来讲,传播媒体就是传送信息的快递员,它是连接传播者和受传者的纽带。

在人类社会传播活动中,可以采纳的传播媒体是多种多样的。采取不同的传播媒体对传播的效果有直接影响。通常传播媒体可以分为以下几类:① 口头传播,如报告、座谈演讲、咨询等。② 文字传播,如传单、报纸、杂志、书籍等。③ 形象化传播,如照片、图画模型实物等。④ 电子媒体传播,如电影、电视、广播、互联网等。

(4)受传者(audience)。信息的接受者和反应者,传播者的作用对象。受传者可以是个人、群体或组织。大量的受传者又可称为受众。不同的人对同样的信息也会有不同的理解,究其原因,一是信息本身的意义会随时代的发展而变化,二是受传者有着不同的社会背景。

(5)传播效果(effect)。指传播活动对受传者所产生的一切影响和作用,即受传者在接受信息后,在知识、情感、态度、行为等方面发生的变化,通常体现传播活动在多大程度上实现了传播者的意图或目的。

传播活动是否成功、效果如何,主要体现在受传者知识和行为的改变上。因此,按照改变的难易程度,传播效果由低到高可以分成四个层次:① 知晓健康信息。这一层次传播效果的取得,主要是取决于传播信息的强度、对比度、重复率和新鲜度等信息的结构性因素。② 健康信念认同。受传者接受所传播的健康信息,并对信息中倡导的健康信念认同一致,有利于受传者的态度、行为的转变以及对健康环境的追求与选择。③ 态度转变。态度一旦形成就具有固定性,成为一种心理定势,一般不会轻易改变。先有态度,才会有行为的改变,态度是受传者行为改变的先导。④ 采纳健康的行为。传播效果的最高层次,只有实现这一层的传播效果,才能彻底改变人类的健康状况,实现人人享有健康的宏伟目标。

2. 施拉姆双向传播模式

1954 年,被誉为"传播学之父"的美国传播学者威尔伯·施拉姆(Wilbur Schramm)在

《传播是怎样运行的?》一文中提出了一个新的传播模式,用双向传播模式将传播过程描述为一种有反馈的信息交流过程。该模式突出了信息传播过程的循环性,是对以前单向直线传播模式的一个突破。这个模式强调了传播的互动性。在这个模式中,传播双方都是传播行为的主体,但是他们并不是处于完全对等或者平等的状态。在这一传播模式中,传受双方的角色并不是固定不变的,可以相互转换,受传者在反馈信息时可以转变成传播者,而传播者在接受反馈信息时又在扮演受传者的角色(图4.2)。

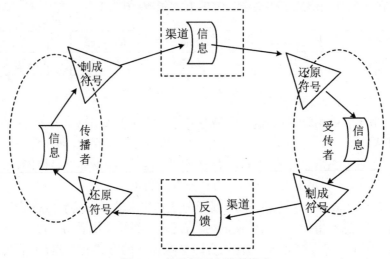

图 4.2　施拉姆双向传播模式

在施拉姆双向传播模式中,有两个重要的传播因素:传播符号和反馈。

(1) 传播符号(communication symbol)。符号是信息的载体,是指能被感知并揭示意义的现象形式,即能还原成"意思"的传播要素。人类传播信息主要靠语言符号,也经常借助非语言符号。传播符号是人们在进行传播活动时,将自己的意思转换成语言、动作、文字、图画或其他形式的感知觉符号。人们进行信息交流的过程,实质上是符号往来的过程。作为传播者,编码、制作和传递符号;作为受传者接收和还原符号,形出自己的理解和解释。传播者和受传者相互沟通必须以对信息符号含义的共通理解为基础。例如,在疾病诊疗过程中,医生和患者之间的交流不断进行着这样的沟通和互动。

(2) 反馈(feedback)。指受传者在接受传者的信息后引起的心理和行为反应。在传播过程中,反馈是传播者进行传播的初衷,也是受传者做出的自然反应。反馈是体现信息交流的重要机制,其速度和质量依据传播媒体的不同而不同。反馈的存在体现了传播过程的双向性和互动性,是一个完整的传播过程不可或缺的要素。

(三) 人类传播活动的分类

人类的传播活动是纷繁复杂形式多样的,可从不同角度进行分类。按照传播符号,可分为语言传播和非语言传播;按照传播媒体,可分为口头传播、文字传播和电子媒体传播;按照传播效果分为告知传播、说服传播、教育传播等。最为常见的传播类型是按照传播模式和传受双方的关系,可将人类传播活动分为五种。

1. 自我传播(intra-personnel communication)

自我传播又称人内传播,是指个人接受外界信息并在人体内部进行信息处理的活动,即传受的"双方"集于一身,在本身内部进行交流。例如:自言自语、自问自答、自我陶醉、独立思考、自我批评等。自我传播是人最基本的传播活动,是一切社会传播活动的前提和生物性基础。

2. 人际传播(inter-personnel communication)

人际传播又称亲身传播,是指个体与个体之间的信息交流。这是社会生活中最常见、最直观的传播现象。例:两人之间的面对面谈话、网上聊天、打电话等。人际传播是人际关系得以建立的基础,也是人与人之间社会关系的直接体现。人际传播反映了社会生活的多样性。

3. 群体传播(group communication)

群体传播又称小组传播。群体是指具有特定的共同目标和共同归属感、存在着互动关系的复数个人的集合体。每一个人都生活在一定的群体中,群体是将个人与社会相连接的纽带和桥梁,群体构成了社会的基础。群体传播是指一小群人面对面或以互联网为基础的参与交流互动的过程,他们有着共同的目标和观念,并通过信息交流以相互作用的形式达到他们的目标。群体传播有两种形式:一种是固定式群体传播,另一种是临时性群体传播。

4. 组织传播(organizational communication)

组织传播又称团体传播,是指组织之间或组织成员之间的信息交流行为。组织传播包括组织内传播和组织外传播。组织是按照一定的宗旨和目标建立起来的集体,如工厂机关、学校、医院、各级政府部门、各个层次的经济实体、各个党派和政治团体等,这些都是组织。组织是人类活动的一种重要手段和形式,是人类社会协作的群体形态之一。组织传播是以组织为主体的信息传播活动,其传播具有明确的目的性和可控性。在现代社会中,组织传播已发展成为一个独立的研究领域,即公共关系。

5. 大众传播(mass communication)

大众传播是指职业性传播机构通过大众传播媒体向范围广泛、为数众多的社会大众传播社会信息的过程。20世纪以来,随着广播、电视等电子媒体的出现和发展,大众传播已成为普遍的社会现象。在信息社会中,社会的核心资源是信息,通过大众传播向人们迅速、大量地提供信息,倡导健康的生活观念,促使人们形成健康的行为和生活方式。因此,大众传播推动了社会环境和文化环境的变化,人们的生活越来越与大众传播密不可分。

二、健康传播

(一)健康传播的定义及特点

健康传播(health communication)自古有之,传播形式也多种多样,既有诸如"冬吃萝卜夏吃姜,不用医生开药方"等流传于坊间,人们口口相传的健康谚语、俗语这类人际传播类型;也有诸如《黄帝内经》《本草纲目》等经典的医药学文献为主的文献传播类型;亦有诸如"官颁医书"、官方告示为主的组织传播类型等。但是由于早期人们认知水平和传播技术条件等的限制,古时的健康传播形式比较朴素且简单。健康传播研究兴起于20世纪70年代的美国。关于健康传播的释义有多种,而在诸多定义之中,最为著名的则是美国传播学者埃弗里特·罗杰斯(Everett M Rogers)于1994年对健康传播提出的一种界定:健康传播是一种将医学研究成果转化为大众的健康知识,并通过态度和行为的改变,以减少疾病的患病率和死亡率,有效提高一个社区或国家生活质量和健康水准为目的的行为。1996 年,他又在一篇文章中对健康传播提出了一个非常清晰简明的定义:凡是人类传播的类型涉及健康的内容,就是健康传播。这也是目前健康传播学界引用最为广泛的定义。1996 年,我国健康教育学者对健康传播提出了一个定义:健康传播是指通过各种渠道,运用各种传播媒体和方法,为维护和促进人类健康而收集、制作、传递、分享健康信息的过程。

健康传播是一项复杂的活动,是应用传播策略告知、影响、激励公众,促使个人及群体掌握信息与知识、转变态度、做出决定并采纳有利于健康的行为活动。健康传播是一般传播行为在公共卫生与医疗服务领域的具体和深化,它具有一切传播行为共有的基本特征,如社会性、互动性、普遍性、共享性等,同时,健康传播有着其独特的特点和内在规律。

1. 健康传播具有公共性和公益性

主要表现在:① 健康传播活动是现代社会不可缺少的健康信息的提供者,在满足公众和社会的健康信息需求方面起着公共服务的作用。② 健康传播是健康教育与健康促进的基本策略和方法,而健康教育与健康促进作为公共卫生服务的重要内容,有着明确的社会公益性。

2. 健康传播对传播者有突出的素质要求

在传播活动中,人人都具有传播的本能,人人都可以做传播者。但是,在健康传播活动中,赋予健康传播职能的组织机构和专业人员作为健康传播的主体,有其特定的素质和职能要求。

3. 健康传播传递的是健康信息

健康信息(health information)是指通过一定的载体主要用于告知、宣传、传播涉及公共卫生与医学的知识或消息。例如,教师教会学生如何正确洗手是在传授洗手的方法;家长以身作则,采取正确的洗手方式为子女树立正确洗手的榜样,这是用行为模式来传递的健康信息。

4. 健康传播具有明确的目的性

健康传播是以健康为中心,通过改变个人和群体的知识、信念、态度和行为,以达到向有利于健康方向转化的目的。根据健康传播达到目的的难度层次,健康传播效果可分为四个层次:知晓健康信息、形成健康信念、转变健康态度和采纳健康行为。

以预防青少年吸烟行为为例,健康信息的传播过程可以分为:通过各种健康传播活动,使青少年知晓“吸烟有害健康”的知识(知晓信息);相信吸烟是有害健康的行为(信念形成);不喜欢他人吸烟(态度转变);学会拒绝吸第一支烟(行为形成)。最终,青少年养成不吸烟的良好生活习惯。

5. 健康传播过程具有复合性

复合性传播的特点为:① 多级传播。② 多种传播媒体。③ 多层反馈。在健康传播活动中,健康信息的传播往往需要经历数次乃至数十次的中间环节,才能最终到达目标人群。

(二)现代健康传播的发展与特征

健康传播的历史悠久而漫长,健康信息的传播是人类在生存与发展的过程中与医疗保健活动相伴随的行为。一些医学学者在医患传播领域的研究已成为健康传播早期研究的重要组成部分,对于确立传播学在医疗保健活动中的学术性地位起了积极的推动作用。美国著名的传播学家罗杰斯认为,1971 年在美国开展的“斯坦福心脏病预防计划”(Stanford heart disease prevention program，SHDPP)是健康传播研究的真正起点。SHDPP 是由心内科医生法夸尔(Farquhar)和传播学者麦科比(Maccoby)联合开展的以社区为基础的健康促进项目,旨在研究以大众媒体为主要手段的健康教育干预对人们知识、态度和危险行为的改变以及这些改变对降低心脏病危险因素的作用,鼓励社区居民进行体育锻炼、减少吸烟、改变饮食结构,努力减少生活压力以达到降低心脏病发病风险的目的。这是传播学研究方法在健康教育与健康促进领域的首次应用。

自 1981 年以来,艾滋病开始在全球蔓延,全球开展了与艾滋病艰苦卓绝的斗争。关于预防艾滋病的健康传播得到了长足的发展,对健康传播研究产生了巨大的推动力,迅速发展成为一门独立的学科。20 世纪 90 年代后期以来,健康传播研究进一步向专业化和规范化发展。进入 21 世纪,健康传播研究已经在完善的学科框架基础上对多种研究领域进行了细化研究。

1987 年,我国首届健康教育理论学习研讨会在北京举行,研讨会上第一次系统介绍了传播学理论,提出了将传播学运用到我国健康教育工作中并探讨了宣传、教育与传播的关系问题。进入 21 世纪以来,在健康促进理念的指导下,我国的健康传播逐步走向现代化、系统化、多样化,在内容、模式、策略、媒介等方面表现出一系列新的特征。

1. 健康传播内容的更新

现代健康传播内容的更新,一方面体现在由于人类疾病谱的变化,慢性非传染性疾病已成为影响居民健康水平的主要原因。以行为改变为主要诱因和以预防为手段的慢性非传染疾病,正成为威胁人类健康的主要杀手。由于不良的生活方式与健康之间的密切关系,使得健康传播在内容上正在实现从"提供生物医学知识"到"促进行为改变"的重要转变。在心血管疾病、糖尿病、肿瘤等慢病综合性防治以及预防性病、艾滋病的健康传播工作中,针对特定人群的信息需求与行为特点开发健康传播材料,着眼于行为改变已经成为共识。健康传播内容的更新另一方面体现在现代文明社会的新科技和新环境所产生的新的健康问题。例如,大量电子产品的使用在为现代人的生活提供了便利的同时,也给人们带来了新的健康隐忧。如电子产品的使用带来的视力损伤、颈椎病、电磁辐射、网络成瘾等。此外,与现代工业文明的发展相伴而生的环境污染、食品安全等一系列问题都不同程度地影响着人们的健康。对这些新的健康问题的关注,成为现代健康传播中不可或缺的内容。

2. 传播策略与方法的更新

健康传播从"万箭齐发"的卫生宣传模式向以受众研究为基础的分众传播模式转化;从以往单向教育、传授模式向双向互动模式转化;从以往单纯传递健康知识和健康技能,过渡为集传播健康知识、健康心理、健康行为为一体的综合模式;由传统的"点到面"的传播转向新媒体"多点对多点"的传播。在明确受传者需求的基础上,提出有针对性的传播策略和方法已成为大多数健康传播项目的活动依据。

3. 工作模式的更新

由健康教育与健康促进专业人员的"单枪匹马"发展为多部门、多层次、多机构的广泛社会合作。大众媒体在重大公共卫生问题的健康传播方面发挥着重要作用,特别是在抗击艾滋病、应对突发公共卫生事件的斗争中担任着重要的角色。

4. 健康传播媒体的更新

健康传播媒体在 20 世纪经历了三次飞跃:广播、电视和网络。互联网是计算机技术与现代通信技术结合的产物,互联网突破了地缘政治、经济和文化的局限,形成了以信息为主体的跨国家、跨语言、跨文化的交流空间。作为社会发展的基本动力,每一种新媒体的产生都开创了人类交流和社会生活的新方式。新媒体的出现是伴随着互联网和计算机技术的迅猛发展,如数字报纸、数字杂志、微博、微信等。新媒体逐渐整合了所有传统媒体的传播特征,变成了一种全媒体,不仅给健康传播带来了技术上的更新,也带来了健康传播方式和传播理念的更新。

5. 健康传播理论的融合与发展

传播学研究的许多重要理论和方法,如议程设置理论、使用与满足理论、社会学习理论、涵化理论、沉默螺旋理论等,对健康传播的研究与实践有着重要的指导作用,而在健康传播的实践中社会营销、娱乐教育等策略的应用则丰富和发展了一般传播学的理论与实践。

6. 健康传播专业化

健康传播的学科交叉性要求从业者不仅要具备新闻与传播方面的素养,而且要掌握公共卫生、社会学、心理学、健康教育和公共政策等多方面的知识。系统地、有计划地培养高素质的健康传播人才,创建专业科研机构,吸纳各相关学科的研究者加入健康传播研究的行列,将是我国未来健康传播实现可持续发展的关键。

早在 20 世纪 80 年代,美国部分高等院校的传播学院就开始了对健康传播专门人才的培养。随着健康传播重要性的日益提升,我国也有部分医学院校开始在相应的专业中开设健康传播方向的课程,培养本科学生。20 世纪 90 年代初,北京医科大学等为数不多的几个医学院校率先开设了"健康传播学"相关课程,成为国内较早开设此类课程的院校。2005年,南京医科大学康达学院和沈阳医科大学临床医学院分别进行"健康传播学"专业的招生,开设临床医学、公共卫生、健康教育、健康传播、医学心理学等课程。2017 年,北京大学开始招收全国首届健康传播方向硕士研究生。健康传播专业人才的培养,已经成为促进我国健康传播良性发展不可或缺的条件。

第二节　人　际　传　播

一、人际传播的特点与常用形式

(一)人际传播的特点

人际传播是个人与个人之间的信息交流活动,是人类交往过程中最原始、最基本和最重要的信息传播形式。人际传播的主要形式为面对面传播和非面对面传播。面对面传播主要是指人与人之间直接的交谈、传播活动,如人与人之间的交流、会议等;非面对面传播包括书信、电话、微信、微博、电子邮件等。人际传播的主要社会功能是:① 获得与个人有关的信息。② 建立与他人的社会协作关系。③ 进行自我认知和认知他人。因此,人际传播是进行健康信息传播、劝导他人改变行为的良好手段,与其他传播形式相比,人际传播具有以下特点:

1. 全身心

人际传播是全身心的传播,人与人之间需要用多种感官来传递和接受信息。因此,有人称之为真正意义的"多媒体传播"。

2. 全息性

人际传播是全息传播,人与人之间的信息交流比较完整、全面、接近事实,尤其是面对面传播,可以通过形体语言、情感表达来传递和接收用文字和语言等传达不出的信息。

3. 个性化

人际传播以个体化信息为主,传受双方多处于同一时空,受者可以直接听到传播者的声音,看到传播者的体语,情感信息的交流在人际传播中占据较大比重。

4. 互动性

人际传播中信息交流充分,并通过互动能反馈及时。在人际传播过程中,交流双方互为传播者和受传者,可及时了解对方对信息的理解和接受程度,从而可以根据对方的反馈及时调整传播策略、交流内容和方式等。

5. 多元化

新媒体环境下人际传播的形式呈现多元化,信息内容更加丰富生动,新媒体提供了一个相对自由平等的交流空间。

6. 与其他传播形式比较

人际传播简单易行,使用频率高。但人际传播的信息量较小,传播范围有限,传播速度较慢。

(二)健康教育中常用的人际传播形式

在健康教育的实践活动中,人际传播是进行说服教育、劝导他人改变态度、行为等的重要策略,经常会采用多种人际传播形式,常用的人际传播形式有以下几种:

1. 咨询

健康教育人员或专业人员为前来询问者答疑解难,了解咨询者面临的健康问题(如有关疾病、保健、医药、康复等有关信息),帮助其形成正确的观念,做出行为决策,了解和学习有关的保健技能。

2. 交谈或个别访谈

通过面对面的直接交流,传递健康信息,帮助受传者学习健康保健知识,改变相关态度和行为。

3. 劝服

针对受传者存在的具体健康问题,说服其转变不利用健康的信念、态度或行为,是行为干预的主要手段,也是健康教育工作采用最多的人际传播形式。

4. 指导

通过传授干预对象需求的健康知识和技术,帮助受传者学习和掌握自我保健的技能。

二、人际传播基本技巧

传播技巧(communication skills)是指能熟练地运用传播原理、知识和技术所表现出来的具体的传播技能或方法。在健康传播中运用人际传播技巧,就是通过语言和非语言交流来影响或改变受传者的知识、信念、态度和行为的双向交流过程。在传播活动中,说、听、看、问、答、表情、动作等都是构成人际交流的基本方式,每一种方式的运用都有一定的技巧。健康传播技巧主要包括谈话技巧、提问技巧、倾听技巧、反馈技巧和非语言传播技巧。

(一) 谈话技巧

谈话技巧就是选择能够让对方领悟的语言或非语言符号,向受传者提供适合个人需要的信息。谈话技巧应注意如下几点:

1. 内容明确,重点突出

一次谈话紧紧围绕一个主题,保证沟通主题的完整性,避免涉及内容过多或过广。

2. 语速适中,语调平稳

语速避免过快,声音分贝恰当。

3. 适当重复重要的概念

一般在一次交谈过程中,重要的和不易理解的内容应重复两三次,以加强理解和记忆。

4. 把握谈话内容的深度

应根据谈话对象的身份、文化层次及基本的了解程度选用听者熟悉、能懂的语言,尽量用通俗语言代替专业术语,必要时使用当地方言和居民的习惯用语。

5. 注意观察,及时取得反馈

交谈过程中对方常常不自觉地以表情、动作等非语言形式来表达自身感受,要注意观察其情感变化及其内在含义,这将有助于与其谈话的深入。

6. 适当停顿

在与对方交谈时说话要有停顿,避免自己一个人长时间说话,要给对方提问和思考的机会。

(二) 提问技巧

提问是交流中获取信息、加深了解的重要手段。有技巧的发问可以鼓励对方倾听和交谈,从而获得所期望的信息。提问的方式可分为五种类型,每种提问方式都会产生不同的谈话效果。

1. 问题类型

(1) 封闭式提问。这种提问方式比较具体,要求对方简短而确切的回答"是"或"不是"、"好"或"不好"、"有"或"没有"以及名称、地点、数量等类型的问题,往往是为了证实一种情况。如"您的出生年月?""您生过几个孩子?"适用于收集简明的事实性资料,获得的信息有限。

(2) 开放式提问。这类问题较为笼统,能鼓励谈话者说出自己的感觉、认识、态度和想法,有助于谈话者真实地反映情况、宣泄心理以及表达他们被抑制的情感等,提问者可以获得较多的信息。其常用句式为"怎么""什么""哪些"等。例如,"你今天感觉怎么样?""你平常给孩子吃哪些水果?"

(3) 探索式提问。探索式提问又称探究式提问。为了解谈话者存在问题或某种认识、行为产生的原因,常需要进行更深层次的提问,也就是再问一个"为什么",如"你为什么不去体检呢?""你为什么不按时吃药?"等,适用于对某一问题进行深入的了解。

(4) 偏向式提问。偏向式提问又称诱导式提问,提问者把自己的观点加在问话中,有暗示对方做出自己想要得到答案的倾向。如"暴饮暴食对身体不好吧?"更容易使人回答:"是的,不好"。在了解病情、健康咨询等以收集信息为首要目的的活动中应避免使用此类提问方法,但可以用于有意提示对方注意某事,如"你不应该暴饮暴食吧?"。

(5)复合式提问。指在一句问话中包括了两个或两个以上的问题。如"你每天都吃蔬菜和水果吗?"蔬菜和水果是两类食物,"是否每天"则又是一个问题。此类问题易使回答者感到困惑而不知如何回答,且容易顾此失彼。因此,在任何交流场合,都应避免使用。

2. 提问注意事项

提问就是提出问题,是要求对方做出回答的一种交流方法。一个问题如何问,常常比问什么更重要。作为健康知识的传播者,在提问时,应该注意以下几点:

(1)提问问题时要注意对方的表情和感受,应创造轻松愉快的交流气氛,不要一个问题接一个问题地问,要给对方以"间隙",在"双向交流"的气氛中进行。

(2)要设法使提问对象感到所提问题与自己利益相关,才能吸引对方注意和回答问题。

(3)对敏感性问题的提问要注意问题设置的顺序,可以先问一般性问题,再逐步深入询问,切忌单刀直入,让人产生排斥感,还要注意选择适宜的交谈环境、地点和时间等。

(4)要了解对方知、信、行方面的情况,多提开放型问题,少提封闭型问题。

(5)探索究型问题时,特别要注意使用缓和的口气,态度要轻松,不能生硬,否则就容易变成质问了。

(6)恰当使用试探型问题,可以促进交谈和有利于较快地收集到信息。但是对于敏感问题、隐私问题要尽量回避。如果特别有必要了解,也要注意在适宜的气氛、恰当的时机,以缓和的口气提问。

(7)在人际交流中应避免向受传者提倾向型或诱导型问题。因为这种类型问题带有传播者的倾向性,实际是在有意或无意地诱导对方按自己所希望的结果回答。这种诱导下的回答不能看成是受传者的真实思想和认识,收集来的信息是不可靠的。

(8)提问题要简练、明确,问题范围不要太大,尽量少提复合型问题。因为复合型问题往往含有两层意思,回答起来范围较大,回答者不易一次回答清楚和表达准确,导致收集的信息可能不全面。

(三)倾听技巧

倾诉和倾听共同构成了交流的基础。倾听是通过有意识地听清每一个字句,观察和了解每一个字句的表达方式,借以洞察说话人的真正含义和感情。只有了解受传者存在的问题、对问题的想法及其产生的根源,才能有效地进行健康教育工作。倾听的技巧有:

1. 主动参与,给以积极的反馈

在听的过程中,采取稳重的姿势,力求与说话者保持同一高度,双目注视对方,并要适时地点头表示赞许,还要配合恰当的面部表情,表明对对方的理解和关注,切忌做一些小动作,以免对方认为你不耐烦。

2. 集中精力,克服干扰

倾听过程可能会被一些外界因素打断,如环境噪音、谈话中有人来访等客观原因,此外,还有分心、产生联想、急于表态等主观因素。对外界的干扰,要听而不闻,即使是偶尔被打断,也要尽快集中注意力;对于主观因素,要有意识地加以克服和排除,培养健康的心理机制。避免在聆听过程中,做出分心的举动和手势,如一直看手机、随手拿笔乱写乱画等。

3. 充分听取对方的讲话

尽量控制自己的语言,不轻易做出判断或妄加评论,也不要急于做出回答。听的过程中,不断进行分析,抓住要点。不轻易打断对方的讲话,但对离题过远或不善言辞者,可予以适当引导。

(四)反馈技巧

反馈技巧是指对对方表达出来的情感或言行做出恰当的反应,可使谈话进一步深入,也可使对方得到指导和激励。反馈及时是人际传播的一个重要特点。

1. 三种性质的反馈

(1)肯定性反馈。对谈话方的正确言行表示赞同和支持,是一种积极的反馈。在交谈时适时地插入"很好""好的""是这样"这种肯定性反馈,这会使对方感到愉快,受到鼓舞而易于接受。在健康咨询、技能训练、行为干预时运用肯定性反馈尤为重要,除了语言外,也可用微笑、点头等非语言形式予以肯定。

(2)否定性反馈。对谈话方不正确的言行或存在的问题提出否定性意见,给予改进的意见。否定性反馈的意义在于,使谈话对方保持心理上的平衡,易于接受批评意见和建议,敢于正视自己存在的问题。

(3)模糊性反馈。向谈话方做出表示没有明确态度和立场的反应。例如,"是吗?""哦",适用于暂时回避对方某些敏感问题或难以回答的问题。

2. 三种方式的反馈

(1)语言反馈。就是借助语言来表达反馈信息。该种方式较为准确、及时和直接。

(2)"体语"反馈。借助动作、表情等"肢体语言"给予反馈。

(3)书面反馈。借助书面上的文字或符号做出反馈。这种方式一般适用于语言和体语反馈效果不佳或不宜用语言和体语反馈的情况,可以用文字或符号来传递反馈信息。

3. 反馈注意事项

在人际传播中,作为健康知识的传播者,在反馈技巧使用过程中应注意:

(1)在听对方陈述时要集中注意力,并随时用表情、体语来表示自己对对方谈话的兴趣,如微笑、点头等,以支持对方把所有的问题和思想讲出来。

(2)要恰当地运用体语,如与同性别的服务对象交流时可以适当将座位靠近,以表示亲近,拍拍对方肩膀表示鼓励等。

(3)支持对方的正确观点和行为要态度鲜明。

(4)纠正对方的错误观点和行为要和缓、婉转、耐心,首先肯定对方值得肯定的一面,力求心理上的接近,再用建议的方式指出问题所在,如"你这样说有一定道理,但是……",尽量避免直截了当地"一棍子打死"。

(5)对有些敏感问题和难以回答的问题可以暂时回避,不做正面解答。

(6)对于知识性问题、决策性问题,不要给对方以似是而非、含糊不清的回答;搞清对方问题的核心,不要答非所问。

(7)了解对方提问的意图,针对问题的实质给予解答。

(8)对不同的人提出的同样问题,回答可以因人而异。

(9)根据场景和问题的特点,选择适当的反馈方式,有时可以用语言反馈,有时需用手势等动作反馈。

(五)非语言传播技巧

非言语传播技巧是指以表情、动作、姿态等非语言形式传递信息的过程。在传播活动中,非语言传播在人际交往方面的作用尤其突出。美国学者雷·伯德惠斯特尔认为,人际交往中约 65% 的信息是通过非言语形式传播的。正是由于非语言传播的存在,才使得人际传播活动变得更加多彩而有趣。因此,表情、语音、语调、眼神等都有着真实而丰富的信息内涵。非语言传播形式融会贯通在说话、倾听、提问、反馈等技巧之中,在运用时应注意一些技巧。

1. 运用动态体语

动态体语即通过无言的动作来传情达意。例如,以皱眉、点头的表情来表示对倾诉对象的理解和同情;摇头表示否定和不认可;微笑、握手表示友好;注视对方的眼神表明在认真地听,表明对对方的重视和尊重。

2. 注意静态体语

静态的姿势也能传递丰富的信息,包括个人的仪表形象,如仪表服饰、体态、站姿等与行为举止一样,它能够显示人的身份、气质、态度及文化修养,有着丰富的信息功能。在与受传者交流时,衣着整洁大方、举止稳重的人,更容易让人信任,易于接近。

3. 恰当运用类语言

类语言并不是语言,但它和语言有类似的地方,都是人发出的声音。哭声、笑声、呻吟声、叹息声、呼唤声等都是类语言。在交谈中适当地改变音量、声调和节奏,可有效地引起注意,调节气氛。类语言在人际传播中运用广泛。

4. 创造适宜时空语

时空语是指在人际交往过程中,利用时间、环境和交往气氛所产生的语义来传递信息,包括时间语和空间语。

(1)时间语。准时赴约、不迟到,是表示对对方的尊重;无故爽约或迟到等这些"时间语"则会对传播效果产生负面影响。

(2)空间语。包括交往环境和交往中双方所处的距离。首先,安排适宜的交谈环境,安静整洁的环境给人以安全感和轻松感;其次,与交流对象保持适当的距离。人们在交往过程中的人际距离是在无意识中形成的,它反映了人们之间已经建立或希望建立的关系,并常常受到民族文化和风俗习惯等社会因素的影响。谈话双方的相对高度也是创造交流气氛的一个要素,一般来讲,人们处于同一高度时,较易建立融洽的交流关系。例如,大人和孩子说话,最好蹲下来和孩子交流;和卧病在床的病人交流最好坐下来。

上述几种人际传播技巧是进行健康教育工作常用的基本技巧,在实际生活和工作中很少单独使用某一技巧来进行人际交流,因为各种技巧不是截然分开的,而是相互联系、相互依存的。只有将各种人际交流技巧融会贯通,综合地运用,才能取得好的传播效果。"传播技巧是手段、是技术、是桥梁、是船只",如果有了丰富的货物——健康知识,又掌握了好的桥梁和船只,就能有效地将"货物"送到广大人群中去,为提高人民的健康水平做出贡献。

第三节 群体传播、组织传播与大众传播

一、群体传播

(一)群体传播的特点

人是群居性动物,美国社会学家戴维·波普诺(David Popenoe)认为"群体是两个或两个以上具有共同认同好感的人所组成的集合,群体内的成员相互作用和影响,共享特定的目标和期望"。日本社会学家岩原勉认为"群体是具有特定的共同目标和共同归属感、存在着互动关系的复数个人的集合体",认为群体具有两个本质特征:一是参与群体活动成员具有共同的目的;二是群体成员具有主体共同性。如前所述,群体传播是一小群人面对面或以互联网为基础的参与交流互动的过程,他们有着共同的目标和观念,并通过信息交流以相互作用的形式达到他们的目标。群体传播介于人际传播和大众传播之间,群体内的成员具有较强的自主性,每一位成员都具有相对平等的地位,可以分享公共的传播资源。群体传播时代的到来是现代传播技术高速发展和社会信息高频交流的必然趋势,群体传播将个人与社会联系起来,有效地将信息进行扩散又有很好的互动性,因此,群体传播主要具有以下特点。

1. 群体传播与群体意识相互作用

群体意识是相对于个人意识的一种外在的、约束性的思维、感情和行为方式。对于一个群体组织,群体意识的强弱会对群体的凝聚力产生直接影响,甚至会间接影响到群体目标的实现程度。群体传播对群体意识的形成有重要的促进作用,而群体意识在群体传播过程中会对群体成员的观念、态度和行为产生制约作用。群体的归属感越强,群体意识也就越强。

2. 群体规范产生重要作用

群体规范是指群体成员共同遵守的行为方式的总和。在一个群体中,群体成员有着共同的信念、思维方式、价值观、行为和某种社会身份,如同学或同事,群体规范是群体意识的核心内容,群体在群体意识的支配下活动,同时遵守相应的群体规范。群体规范一旦形成就会对群体成员产生作用,约束群体成员的行为,维护群体的生存和发展。

3. 群体压力导致从众行为

群体压力是借助群体规范的作用对群体成员形成的一种心理上的强迫力量,以达到约束其行为的作用。群体活动的基本准则是个人服从集体,少数服从多数。群体压力使群体成员更多的保持趋同心理,为维持群体的稳定性,群体成员一般都会采取服从的态度,从而产生从众的行为。

4. 群体中的"意见领袖"具有引导作用

意见领袖是指群体中具有影响力的人,具有丰富的社会经验、社会威望高、善于人际交往。意见领袖不同于行政任命的领导人,他们一般是在本群体中具有更大影响力的人,更容易促成群体意识的形成,意见领袖对群体成员的认知和行为具有很强的引导作用。发现和动员这些人,往往是开展群体健康传播的切入点。

（二）群体传播在健康教育与健康促进中的应用

群体可以是社会生活中自然存在的形式，如家庭、居民小组、学生班集体等，也可以是为了某一特定目标把人们组织起来成为的一个活动群体，如慢性病自我管理小组、孕产妇学习班、母乳喂养学习班等。在健康教育与健康促进中，群体传播对群体意识的形成非常重要。在面临突发公共卫生事件的时候，社会民众很容易形成一种群体意识，在群体内和群体间进行传播。因此，群体传播在不同目的的健康教育与健康促进活动中发挥如下作用：

1. 收集信息

通过组织目标人群中的代表，召集专题小组讨论，深入收集所需的信息。该方法是社会市场学的一种定性研究方法，自 20 世纪 90 年代引入健康教育与健康促进领域以来，目前广泛运用于社区健康需求评估和健康传播材料制作的形成研究。

2. 传播健康信息

以小组形式开展健康教育活动，传播健康保健知识和技能。在群体传播活动过程中，强调合作与互助，通过交流经验与互帮互学，调动每个人的积极性。例如，同伴教育、自我导向学习小组等群体教育形式，已在国内外健康教育与健康促进领域中得到广泛使用。

3. 促进态度和行为改变

利用群体的力量来帮助人们改变健康相关行为，是行为干预的一种有效策略。实践证明，对于依靠个人努力难以实现的态度和行为的改变，如改变个人不良的饮食习惯、戒烟、规范用药、坚持体育锻炼等，在家人、同伴和朋友等群体的帮助、督促和支持下，更容易实现。作为积极的强化因素，群体中的语言鼓励、行为示范、群体规范和压力以及群体凝聚力等，为促进个人改变不良行为习惯，采纳和保持新的健康行为提供良好的社会心理环境。

二、组织传播

（一）组织传播的特点

组织传播是组织之间或组织成员之间的信息交流行为，包括组织内传播和组织外传播。组织传播作为新发展的学科，是以传播的观点来探讨并促进组织竞争力的原理与方法。与一般群体不同，组织是在一定的组织目标下建立起来的结构严密、管理严格的社会结合体，如政党、机构、军队、社团等，都属于组织的范畴。美国传播学者戈德哈伯（Goldhaber）认为"组织传播是由各种相互依赖关系结成的网络，为应付环境的不确定性而创造和交流信息的过程"。组织传播主要具有以下特点：

1. 组织传播是沿着组织结构而进行的

包括下行传播（如下发红头文件）、上行传播（如工作汇报）和平行传播（如开展公关活动）。

2. 组织传播具有明确的目的性

其内容都是与组织目标有关的。

3. 组织传播的反馈是强制性的

因为组织传播行为具有明确的目的，要求必须产生效果，因而受传者必须对传播者做出反应。

（二）组织传播在健康教育与健康促进中的应用

在开展健康教育与健康促进的工作中,一是健康教育机构内部的组织内传播,二是健康教育机构与政府、医疗卫生机构、公众、大众媒体之间的组织外传播。要想取得良好的健康教育与健康促进的效果,首先必须做好组织内传播。为了推进健康教育与健康促进工作,国家从中央到地方设置了相应的机构,中央机构有中国疾病预防控制中心、中国健康教育中心、中国健康促进与教育协会等。地方机构有各级疾病预防控制中心及各级健康教育所等。这些机构都是健康教育与健康促进工作最直接的参与主体。当一个突发公共卫生事件发生后,政府和医疗卫生机构是健康教育机构信息来源最直接的渠道,健康教育机构需要及时与相关机构沟通,获取最新的健康信息、健康政策和疾病防控的手段;另一方面,各级健康教育机构之间需做好交流工作,做好组织传播工作,选择有效的大众传播媒体,将最新的健康信息传递给公众,公众则依据这些健康信息结合自身情况做出行动决策。

狭义地讲,组织外传播是组织的公关活动。"公关"是公共关系(public relations,PR)的简称,是社会组织与周围环境中其他组织、机构、团体和公众的关系与联系。在现代社会,组织有计划、有目的的公关活动,是组织为了与其所处的社会环境建立和保持和谐关系、协调发展的重要活动。公关活动在健康教育与健康促进工作中发挥了积极的作用,例如,举行形式多样的大型公关活动,如重大卫生宣传日的大型义诊和咨询活动等,以引起大众媒体的关注和参与;主办新闻发布会、展销会等为新闻媒体提供报道材料,均是现代公关活动的重要手段;从公众与组织需求出发,举行形式多样的交流、服务性的活动。公益广告是组织外传播的另一种公关活动形式。公益广告是指不以营利为目的,通过大众传播媒体所进行的、涉及公众利益及问题的广告宣传和信息传播活动。公益广告旨在宣传健康理念、唤起公众意识、倡导健康行为。公益广告的效果取决于广告主题的确立和广告的艺术表现形式,如"珍爱生命,远离毒品","让孩子们在无烟环境中成长"等;广告的表现形式要解决"怎么说"的问题,它和内容一样也能够决定作品的优劣和宣传的成败,需要通过广告创意来形成,例如,人们对一块写着"吸烟有害生命健康"的宣传标语可能会视而不见,而对一个"一枚子弹可以迅速取人性命,而一支烟在看似悠闲的吞云吐雾之间也会一点点抽走你生命的跳动"的宣传画触目惊心,产生吸烟无时无刻不透支吸烟者生命的强烈意识。

三、大众传播

（一）大众传播的特点

大众传播是职业性传播机构通过大众传播媒体向范围广泛、为数众多的社会大众传播社会信息的过程。1968 年,美国传播学家杰诺维茨提出,大众传播由一些机构和技术所构成,专业化群体凭借这些机构和技术,通过技术手段(如微博、微信、广播、电视、报刊、杂志等)向为数众多、各不相同而又分布广泛的受众传播符号的内容。在现代社会,大众传播对人的行为和社会实践有着极为重要的影响,在人们日常生活和工作中表现出重要的作用,大众传播主要具有以下特点:

1. 传播者是职业性的传播机构和人员,控制着传播的过程和内容

传播者是从事信息生产和传播的专业化媒体机构,包括报社、杂志社、电视台、电台、音乐及影像制作公司、互联网企业等。这些传播者在很大程度上要对其所传播的信息进行选择与评价，即广泛审视、过滤社会各类信息，只对其中一部分信息放行，使之通过媒介传出，因而他们又被称为大众传播的"把关人"。

2. 大众传播的信息具有文化属性和商品属性

大众传播的信息是社会文化产品，人们对信息的消费是精神上的消费，因此信息具有文化属性。而社会大众所看的报纸、电视、视频等需要支付一定的费用，因此信息又具有普通的商品属性。

3. 受众是社会上的一般大众，为数众多

只要能接收到大众传播信息的人都是大众传播的对象，说明大众传播是以满足社会上一般大众信息需要为目的，信息的生产与传播不分阶层和群体。因此，大众传播的受众为数众多。

4. 运用先进的传播技术和产业化的手段进行信息生产和传播活动

大众传播媒体的发展离不开印刷术和电子传播技术的发展，网络、广播、电视等成为了当今社会主要的传播媒体，而激光印刷、通信卫星、网络技术等科技的发展，使大众传播在规模效率、范围上都有了突飞猛进的发展。

5. 大众传播是制度性传播

大众传播具有强大的社会影响力，很多国家将大众传播纳入社会制度和政策体系。每个国家的大众传播都有各自的传播制度和政策体系，这些制度和政策都在维护特定社会制度上发挥着作用。

(二) 大众传播在健康教育与健康促进中的应用

大众传播是信息时代的重要力量，担任着重要角色。大众传播媒体是人们日常接触最多的传播形式，可以有效地传播健康知识。以健康教育与健康促进为目的的健康教育机构，包括政府医疗卫生、疾病预防等部门，医疗卫生领域的事业单位以及以传播健康为目的的非政府组织和公益机构等，他们具有庞大的专业人士可以传播科学的健康知识。公众健康是社会发展的目标，大众传播媒体需要帮助公众知晓各种疾病的情况，因此，可以建立大众媒体与健康机构的互动机制，充分发挥大众媒体与健康教育各自的优势，从而更加有效地传播健康知识。例如，国家卫生健康委员会针对新型冠状病毒肺炎疫情召开新闻发布会，通过各大传播媒体公开、及时、准确地将疫情流行情况和防治对策宣传出去，就是大众传播在健康传播领域的应用范例。传统的大众传播媒体包括报刊、杂志、电视、广播、书籍、电影，而新的传播方式不断出现，如微信、微博、QQ、电子邮件、MSN 等新媒体也得到了广泛应用。恰当地选择传播媒介是取得预期传播效果的一个重要保证，因此在选择大众传播媒体时应遵循以下原则：

1. 针对性原则

根据目标人群状况，选择大众传播媒体。针对性是指传播媒体对目标人群和信息表达的适用情况。例如，对低文化层次人群，应采用图片、视频等宣传材料；对需唤起公众意识，引起普遍关注的信息如预防性病、艾滋病的健康教育，宜选择大众传播媒体；开展青春期健康教育，采用同伴教育等人际传播手段的效果会更好。

2. 速度快原则

力求将健康信息以最快的速度、最通畅的渠道传递给目标人群。一般来讲，电视、广播、

QQ、微信、微博等是传递新闻信息最快的媒体,但在我国较偏僻封闭的农村,常见的信息传播形式仍是广播通知、召集村民开会以及乡、村、组的逐级传达。

3. 可及性原则

传播媒体的选择要根据传播媒体在当地的覆盖情况、受众对传播媒体的拥有情况和使用习惯等。如对电子产品使用较少的老龄人口进行的健康宣传,纸质媒介或咨询等人际传播手段效果可能会更好。

4. 经济性原则

从经济实用的角度考虑传播媒体的选择,力求以最小的支出达到最佳的健康传播效果,如有无足够的经费和技术能力来制作、发放某种材料或使用某种传播媒体。这一原则在健康教育工作中可能起着决定性作用。

5. 综合性原则

采用多种传播媒体渠道的组合策略。在健康传播活动中,充分利用传播媒体资源,注意传播媒体渠道的选择与综合运用,使用两种或两种以上的传播媒体,使之优势互补,保证传播目标的实现,从而获得减少投入、扩大产出的效果。

第四节　健康传播材料的制作与使用

一、健康传播材料的制作

为确保健康信息和保健技能的传授更加生动、直观,也更容易理解,就需要借助健康传播材料来实现相对较好的传播效果。健康传播材料(health communication materials)是健康教育传播活动中健康信息的载体。健康传播材料一般可分为三类:第一类是文字印刷材料,包括宣传单、折页、小册子、宣传画、墙报、海报、画册、杂志、书籍等;第二类是音像视听材料,包括电视、广播、电影、电子幻灯片、视频、音频、电子显示屏、手机短信、网络、移动电视等;第三类是各种实物材料,包括限盐勺、控油壶等。由于制作健康传播材料是一个费时、费财的工作,因此在制定健康传播项目时,首先应考虑从现有的传播材料中选择可利用的材料,当现有的信息或材料不充足时,需要制作新的传播材料。

(一)健康传播材料制作程序

有效的健康传播活动必须致力于协助目标人群改变不良的行为习惯,采纳健康的生活方式。这就要求健康教育工作者强化以目标人群为中心的思想,在健康传播活动中加强对目标人群的研究,制定适宜的传播策略,研制适用的传播材料。依据上述指导思想,健康传播材料的制作应遵循如下程序:

1. 分析需求和确定信息

以文献查阅、受众调查等方法对有关政策、组织机构能力、媒体资源、受众特征及其需求进行调查分析,为制作健康传播材料收集第一手资料,初步确定健康传播材料的信息内容。如"5·12"地震发生后,中国疾病预防控制中心健康教育所专业人员凭借着健康传播工作者的经验,并结合媒体从灾区收集的有关灾区灾民生活现状和已经存在或可能发生的公共卫生问题,分析灾民的健康需求,确定了制作健康传播材料的三个主题内容:自救互救,抢救生命;预防疾病,严防大疫;做好心理疏导。

2. 制订计划

在需求分析的基础上,根据自身的制作能力、技术水平、经济状况,确定健康传播的内容和种类,制订健康材料制作计划。计划应包括目标人群的确定,材料的种类、内容、数量、使用范围、发放渠道、使用方法,预试验评价方法与经费预算等。

3. 形成初稿

初稿的设计过程就是信息的研究与形成的过程。要根据确定的信息内容和制作计划设计出材料初稿,根据目标人群的文化程度和接受能力决定信息的复杂程度和信息量的大小。

4. 预试验

预试验是指健康传播材料最终定稿和投入生产之前,选取少部分具有代表性的目标人群进行试验性使用,系统收集目标人群对该信息的反映,并根据反馈意见对传播材料进行反复修改的过程。预试验可采取问卷调查、人群代表座谈会、电话采访、个别征求意见等调查方式,广泛征求目标人群对健康传播材料的修改意见,以确保传播材料制作的质量。

5. 设计制作

预试验后,根据时效性、科学性、艺术性、经济性原则,确定健康传播材料的终稿。在此过程中,还需要再次进行预试验,特别是对投入大的健康传播材料的制作,如电影、电视片的摄制,应不断征求修改意见后,才能确定终稿并进行制作。

6. 生产发放与使用

确定健康传播材料的终稿后,应交付有关负责人员审阅批准,按照计划安排生产。确定并落实传播材料的发放渠道,以保证将足够的传播材料发放到目标人群,同时对传播材料的发放人员(社区积极分子、专兼职健康教育人员)进行必要的培训,使他们懂得如何有效地使用这些传播材料。

7. 监测与评价

在传播材料使用的过程中,监测传播材料的发放使用情况。在实际条件下对材料的制作质量、发放、使用状况、传播效果做出评价,以便总结经验、发现不足,用以指导新的传播材料的制作计划。如此循环往复,形成健康传播材料制作的不断循环发展的过程。

(二)常见健康传播材料的制作

不管是何种类型的健康传播材料,在制作上首先要把握科普创作关,所制作的材料要能鲜明地体现健康传播的主要特征。健康传播材料的制作应根据健康传播目的和受众的人群特点来设计一个个具体的健康信息。是用理性信息晓之以理,还是用情感性信息动之以情;以积极肯定的语言施以正面教育,还是以警示信息引起警觉,施以反面教育;是以幽默信息引人在发笑后深思,还是用严肃性信息告之问题的严重性;是以一面性信息强化人们的固有观念,还是提供正反两方面的信息使人们做出自己的抉择;是以大众化信息广而告之,还是以个性化信息给予个别指导。不同健康信息的表达形式,也会产生迥然不同的健康传播效果。健康传播材料传递着科学预防疾病和良好行为生活方式的信息,使健康教育活动得以有效的开展。因此,健康传播材料的设计、制作要以目标人群的需求为导向,使健康传播材料让目标人群从形式、信息到审美都广泛认可。以下介绍几种常见健康传播材料制作的要求和方式。

1. 宣传单制作的要求和方式

宣传单又称传单,是传播者宣传健康知识的一种印刷品。宣传单是一种低成本且行之有效的健康教育传播媒体。一般为单张双面印刷或单面印刷,单色或多色印刷,材质有传统的铜版纸和现在流行的餐巾纸。为了解决受众随意丢弃传统宣传单的现象,现在流行使用餐巾纸作为材质,印刷宣传内容,即彩印纸巾宣传单,受众既可以阅读宣传内容也可进行使用,这样有效地避免了宣传单被丢弃的命运。

(1)宣传单制作要求。① 主题要明确,其他的辅助宣传都要根据主题去做,不能脱离宣传主题。② 图片新颖,有种让人过目不忘的效果,对受众有极大的吸引力和渲染力,通过图片的宣传,使人们对健康知识有更深入的了解,最终接受相关健康知识。③ 文字要精练、言简意赅,文字对受众要有很好的亲和力,尊重受众,使受众容易接受。④ 图片可以应用现代化的电脑图片处理技术,进行美术设计和布局设计,要给受众以版面视觉冲击力,使受众在读后能留下深刻印象。

(2)宣传单制作方法。宣传单一般由标题、正文和联系信息三部分组成。① 标题是宣传单制作最重要的要素。标题是表达宣传单的文字内容,应具有吸引力,能引导受众阅读宣传单正文、观看宣传单插图。标题要用较大号字体,安排在宣传单画面最醒目的位置,应注意配合插图造型的需要。② 宣传单正文是说明宣传单内容的文体,基本上是标题的发挥。宣传单正文具体叙述真实的事实,使受众心悦诚服地关注宣传单的图标。宣传单正文文字居中,一般安排在插画的左右或上下方。③ 宣传单插图彩色版鲜艳绚丽,黑白版层次丰富,可印制各种照片、图案和详细的说明文字,图文并茂,具有较强的艺术感染力和吸引力,突出主题,与宣传单标题相配合。④ 宣传单的联系方式即传单派发单位的名称、地址和电话。联系方式可以放在标题下面,也可放在文尾。

2. 海报制作的要求和方式

海报又称招贴画,是贴在街头墙上,挂在橱窗里的大幅画作,以其醒目的画面吸引路人的关注。海报是一种信息传递艺术,是一种大众化的健康教育传播工具。

(1)海报制作要求。海报制作总的要求是使人一目了然。一般的海报通常含有通知性,所以主题应该明确显眼、一目了然,接着以最简洁的语句概括出时间、地点、附注等主要内容。海报一般含有三个元素:色彩、图像和文字,其中色彩较为重要。海报制作时,首先需设定一个主题,围绕着海报主题来搜集素材,主要是图形和文字,然后确定好海报的主色调、图形字体的运用等。

(2)海报制作方式。① 充分的视觉冲击力可以通过图像和色彩来实现。海报的配色需要以人为本,应使受众视觉感到舒适而不会产生视觉疲劳,以人们对色彩的感受为前提来应用色彩,力求大胆创新,在视觉上产生颇为震撼的效果。② 海报表达的内容精练,抓住主要诉求点,内容不可过多。③ 一般以图片为主,文案为辅。④ 主题字体醒目,文字左对齐适宜阅读,整齐划一,清晰有序;文字右对齐适合少量文字,会产生特定的视觉效果;文字中心对齐显得庄严传统、经典;文字自由排版适合少量文字或标题,显得感性自由、轻松活泼。⑤ 合理利用人眼视觉重点及顺序进行整体排版,重要内容放置在整个海报的 2/3 高度处,可以让受众首先关注到这部分内容。

3. 电子幻灯片制作的要求和方式

电子幻灯片又称演示文稿、简报、PPT,是一种由文字、图片等制作出来的加上一些特效动态显示效果的可播放文件。由于幻灯片具有简洁、生动、图文声并茂等特点,可以将健康传播内容以不同形态呈现出来,使得健康传播活动的形式更加丰富,也使得健康传播内容显得更加生动。一个完整的幻灯片应包括标题、副标题、导航页、过渡页、内容、总结、感谢语等,其中核心设计主要包括清晰的导航页和过渡页,导航页的设计原则是简明扼要。

(1)电子幻灯片制作要求。① 整体设计风格统一,画面美观大方。② 主题明确,逻辑清晰,层次分明,内容具体。③ 页面的排版遵循分散和集中的原则,主次分明,体现整洁、清晰、和谐、有趣等特点。④ 适当添加一些动画和插图。

(2)电子幻灯片制作方式。① 设计一个精妙的主标题,既高度概括健康传播的内容,又可引起受众的兴趣,起到画龙点睛的作用。② 同一个页面尽量避免大量的文字性描述,应遵循控制字数、大小有度的原则,如确有需要建议分几个页面排版。③ 一个幻灯片的字体最好不超过 3 种,标题、段落文字选用不同字号,行距以 1.25～1.5 倍为宜,字号不宜过小。④ 选用的图片最好和健康传播的内容有关联。一个幻灯片选择的图片应风格统一,切忌多、乱、杂,注意图片质量,保证图片的美观。⑤ 整个幻灯的配色方式需一致,文字与背景应形成鲜明对比。避免使用深色底色、大红大绿等刺眼颜色,整个幻灯片使用的颜色不宜超过 3 种。⑥ 文字、图表的"出现方式"可适当选用动画,但不可过多。显示同一幻灯片上的不同内容,可考虑使用动画。

4. 手机 APP 制作的要求和方式

APP 是英文 Application 的简称,现多指智能手机的第三方应用程序。由于新媒体的快速发展带来了健康信息传播形式和可操作性上的变革,给予健康传播材料更大的发挥空间。我国使用手机、平板电脑等移动终端来获取信息的网民人数不断增多,手机 APP 作为扩展智能手机功能的应用,几乎可以承载所有新媒体发表的内容,是目前最为重要的新媒体平台。手机 APP 与传统媒体的最大不同之处就是具有互动性,健康教育工作者可以通过手机 APP 来进行健康信息传播,不仅可以积聚各种不同类型的网络受众,还可以获取定向流量,帮助健康教育工作者快速了解网络受众所需的健康知识,从而更准确、更快速地开发用于手机 APP 上的健康传播材料。

(1)手机 APP 制作要求。① 精心构思面向中青年人群使用的 APP 主题内容。② 文字内容简短、准确、精炼。③ 文字表达、图表、绘图、视频的形式需要娱乐化、轻松化。④ 充分发挥手机 APP 的框架功能,框架设置时一定要有转发、点赞、回复等互动性功能。

(2)手机 APP 制作方式。① 手机 APP 主题内容应该是受众最关注的信息,可以是慢性病防治知识,也可以是最新突发公共卫生事件。② 手机 APP 的受众时间碎片化、使用娱乐化、识图化,一般不会花很长时间和精力看 APP 上的内容。因此,健康传播材料用 10～20字说明一个问题,需要大量文字表达的内容可以用图表、绘图、视频来呈现。③ 文字最好选用当下流行的语言或网络流行的文体。④ 手机 APP 上的图表、绘图要经过美编人员设计。⑤ 视频长度一般在 15～30 秒为宜,最长不要超过 1 分钟,解说语速快、幽默,画面有意思或震撼,表达内容简练、准确。⑥ 通常蓝色代表医学、绿色代表健康。健康传播材料整体颜色可选择蓝色、绿色等,细节内容上可根据需要使用红色、黄色等鲜艳、醒目的颜色。

二、健康传播材料的使用技巧

在健康教育活动中适当地使用健康传播材料,有助于健康教育工作者在不同场合向不

同受众提供标准化的信息,从而保证健康传播的效果。根据受众的不同,健康教育材料的使用技巧可分为以下三种:

1. 使用面向个体的材料

一般来说,发放给个人或家庭中使用的健康教育处方、图片、折页、小册子、扑克牌、盐勺、油壶、水杯等健康教育材料,应当对材料的使用方法给予具体指导,主要的使用技巧有:

(1)向教育对象强调学习和使用材料的重要性,引起对方的重视。

(2)提示材料中的重点内容,引导教育对象加强学习和记忆。

(3)讲解具体的使用或操作方法,使教育对象能够遵照有关步骤自行操作。

(4)对教育对象再次咨询或再次进行家访时,了解材料的保管和使用情况,必要时再次给予辅导。

2. 使用面向群体的材料

在组织健康教育培训专题讲座或小组讨论时,常常需要挂图、幻灯片、模型等辅助性教材。在使用这些面向群体的健康教育材料时,主要的使用技巧有:

(1)距离适中,向教育对象显示的文字、图画要让他们看得见、看得清。

(2)面向对象,身体站在一侧,避免挡住部分参与者的视线。

(3)重点讲解材料中的主要内容,边讲解、边指示。

(4)有计划地提出问题或让大家提问题,对不清楚的地方做进一步的解释。

(5)活动结束前,总结要点,以加强印象。

3. 使用面向公众的材料

在公共场所或居民区张贴的宣传画、海报、布置的宣传栏等都属于此类宣传材料,使用时应注意:

(1)地点便利。选择目标人群经常通过又易于驻足的地方。

(2)位置适宜。挂贴的高度应以成人看阅时不必过于仰头为宜。

(3)定期更换。一种宣传材料不宜留置过久,应定期更换,以便读者保持新鲜感。

(4)注意维护和保管。发现有损坏应及时修补或更换。

三、新媒体与健康传播

新媒体是指利用数字技术、网络技术,通过无线通信网、互联网、宽带局域网、卫星等渠道,以及电脑、数字电视、手机终端,进行大众传播和人际沟通的形态。20世纪末,联合国教科文组织将“新媒体”定义为网络媒体。新媒体是相对于报纸广播、电视等传统传播媒体之外的新的传播媒体形态。可以说新媒体是所有人对所有人的传播。新媒体永远是一个相对的、不断发展的概念。近年来,新媒体在我国迅猛发展。越来越多的人开始关注新媒体。新媒体可以分成三种类型:① 互联网新媒体;② 手机新媒体;③ 数字电视新媒体。随着网络媒体、手机媒体以及一系列新兴户外媒体的迅速崛起,“新媒体”被赋予更多新的时代内涵。

(一)新媒体的特征

1. 采用数字技术

数字技术是随着计算机技术的发展而产生的,由于信息载体发生了改变,使得新媒体突破传统媒体特征的限制,打破了传统媒体的固定呈现模式,采用多种方式来传播信息,如楼宇电视、网络电视、移动电视等。新媒体对人们的影响不仅体现在生活方式的改变上,而且带来了生活理念和价值观的变化。因此,数字化是新媒体的一个重要标志。

2. 高度交互性

传统媒体主要是单向传播,受众的反馈性普遍不强。在新媒体的传播形态中,受众从信息的单向接收者变成既是信息的接收者又是信息的收集者和发布者,信息交流不再是定向单一,而是变成了双向互动的交流模式。在新媒体中,网络媒体和手机媒体的互动性表现得尤为突出,受众可以在微信、微博、QQ、各种论坛等信息交流平台上畅所欲言,随时随地表达自己的观点和看法,使得新媒体拥有传统媒体无法比拟的高度交互性。

3. 信息服务的个性化

当今社会,公众追求张扬个性,受众多元化趋势明显。受众对信息拥有自主选择权,可以通过新媒体接收自己想要的信息。新媒体可以根据个人的兴趣爱好和需求提供个性化的服务,强调对个体的关注,每个人都可以发表自己个性化的观点,展示真实的自我。受众将可以利用个性化"一对一"式的信息传递,获得个性化的信息,达到良好的信息传播效果。

4. 时效性和经济性

新媒体则能获取最新信息,并以最快的速度将最新、最准确的信息传播给受众,并结合大众传播、组织传播和人际传播等多种传播形式,更广泛地将信息传播开来。新媒体以前所未有的广覆盖性使传播者可以凭借更少的投入获得更多的成效,在节省开支的同时可以把更多的精力放在信息内容方面,提升传播效果。

5. 虚拟性和匿名性

新媒体呈现虚拟化的传播环境,信息的传播者或受众的角色大多数都是虚拟的,交流双方都是一些抽象的符号,不知道彼此的真实身份,人们可以在网络的世界里尽情地展现自己,因此,网络媒体的匿名性可以给人们带来更多更好的信息。

(二)新媒体对健康传播的影响

1. 新媒体健康传播的内容

新媒体的发展为21世纪健康教育与健康促进带来了挑战和机遇。2000年9月上海市健康教育所开设了全国首家公众健康教育信息网,标志着我国健康信息传播走进"网络时代"。新媒体最大的特点就是互动性,越来越多的人利用互联网寻求利用、交换、发现和储存健康相关信息。以互联网为基础的互动性健康传播(inter-active health communication, IHC)已成为健康教育与健康促进的一个富有生命力的新领域。目前,互联网的健康教育内容主要涉及一般疾病预防知识、四季养生、常见病防治、心理健康、传染病防控等。

随着新媒体时代的来临,为健康传播带来了新的发展契机。新媒体的传播模式融合了人际传播的"一对一"和大众传播的"一对多"的模式,呈现出"点对点""多对多"的传播特点。新媒体大大提升了信息交互传播的速度,使得即时的信息交流成为常态,健康传播也因此跨越了时空的沟壑,传播的范围也得到了极大的扩展。利用新媒体的互动性,可以促进公众健康意识尽早形成,加快了健康传播的效率。随着新媒体的不断发展,互联网已经融入了人们的生活,为健康传播提供了丰富多彩的传播形式,例如,手机互联网可以视频、图片、文字、音频结合在一起呈现出来,可以把抽象、深奥的信息内容变得生动活泼,引起受众的兴趣,使得健康传播更具有吸引力和感染力。

2. 新媒体健康传播的发展趋势

目前健康类网站总体上可以分为两类：一类为综合性门户网站的健康频道，如人民网的健康频道、搜狐健康频道等；另一类则是专业健康网站，如 39 健康网，好大夫在线等。

综合性门户网站的健康频道要靠网络编辑进行内容构建，大范围的采编大众保健类相关知识，通过图文并茂、叙述性的方式提供给受众；另一方面，与专业健康门户网站进行合作，借助专业资源获得更多的健康信息。由于健康频道的从业人员大多具有一定的保健知识，但没有专业的医药背景，因此，健康频道更偏向受众主导型，多为健康类保健知识文章。专业健康网站一般依托于相关企业或专业研究团队，并且有广泛的医疗行业资源，更具有专业性和实用性，是受众日常进行健康传播活动的重要渠道之一。

社交网络服务（social networking service，SNS）彻底改变了大众传统的社交习惯，大众更倾向于通过社交网络来传递和获取信息。社交网络可以将大众传播和人际传播结合起来，从而达到理想的健康传播效果。社交网络将人们的线下社交关系链转移到网络上，又与其他人形成新的关系链，用户间强大的交互性使得每个用户创造的浏览量将远远高于传统的门户网站。社交网络的健康传播模式大致可分为两类：一类是许多社交平台或论坛已经有固定的专业健康类小组，吸引受众聚集到一起，相互进行健康讨论交流，有些小组也慢慢形成一定的规模，进而通过口碑相传成为更有影响力的健康传播站点；另一类以微信、微博为代表的社交工具也被有效地利用起来为健康传播服务。

3. 新媒体健康传播面临的挑战

（1）信息的规范化管理薄弱，虚假信息泛滥。新媒体环境给受众带来海量信息的同时，也给虚假信息提供了滋生的空间。受经济利益的驱动，一些盈利机构利用新媒体平台进行健康营销，从而脱离了健康传播的公共服务属性；加之当前市场环境缺少规范，各种伪健康信息也在借助新媒体的力量渐渐开始滋生繁衍。

（2）信息同质化、飞沫化。信息的同质化和飞沫化是新媒体时代信息传播不可避免的弊端。同质化是指新媒体中大量信息雷同，反复出现；而飞沫化是指正确有效的健康信息在发出之后，容易湮没在大量毫无意义的同质化信息中，从而导致健康信息传播效果的弱化。网络中存在着海量无价值的信息，信息的过度丰富可能会导致用户注意力的分散和选择的困难，容易导致无法达到新媒体健康传播的预期效果。

（3）信息资源分配不均。虽然新媒体传播具有强大的信息聚合优势，用户可以通过搜索获得自己需要的健康信息和网络服务，但由于公众受教育程度和媒介技术掌握水平的差异，部分用户不能很好地理解和参与健康信息的在线搜索，难以有效地通过新媒体获取相关健康信息，所以随着时间的推移，最终会造成不同用户间信息资源差距的不断扩大。

（4）传播者专业素质参差不齐。我国从事健康传播媒体的工作者专业背景较为单一、专业知识缺乏，使得某些专业知识传达不够准确，对待虚假健康信息分辨能力不足，甚至可能会误导受众。

（5）泄露个人隐私。主要表现为网络互动中对病人隐私的泄露。网上医疗咨询的开展需要病人公开个人的基本情况、既往经历等内容，其中一部分涉及个人隐私。由于网络的开放性，病人在网上谈论这些信息时，很容易被恶意盗取或传播，造成个人隐私的泄露。

大众传播是当今社会最强有力的健康传播工具，但在大众媒体高度发达的今天，人际传播和群体传播依然是人们最基本、最常用和最灵活的传播手段。新媒体的发展对人们的行为、思想和生活方式产生了巨大的影响，新媒体改变了人们的思维方式，推动了健康意识形态的创新和发展,对健康传播的发展起着一个重要的作用。在以促进群体健康为目标的健康教育与健康促进过程中,多种传播手段并用已被证明是有效的策略之一。

第五节 影响健康传播效果的因素与对策

健康传播效果是指受众接受健康信息后,在情感、思想、态度、行为等方面发生的反应。健康传播的效果可分为知晓健康知识、健康信念的认同、健康态度的转变和采纳健康行为四个层次,这是一个由浅入深、循序渐进的过程。健康信息的传播是一个十分复杂的过程,在其每个环节上,都有许多因素能直接或间接地影响传播效果。从应用的角度出发,加强对影响健康传播效果因素的研究,并提出相应对策,是健康传播学的重要内容。

一、传播者因素

健康传播者是健康信息传播的主体,具有收集、制作与传递健康信息,处理反馈信息,评价传播效果等多项职能。健康传播者既要具有健康教育理念,又要有相应的专业知识与良好的沟通技巧。传播者决定传播过程的存在和发展,同时还决定着信息内容的数量、质量和流向。因此,健康传播者的素质直接影响到传播效果。为确保健康传播效果,传播者应特别注意以下几点:

1. 做好健康信息的把关人

把关人(gatekeeper)一词最早由美国传播学者库尔特·卢因(Kurt Lewin)于1947年在《群体生活的渠道》一文中提出来,是有关传播者理论的一个重要概念,指在采集、制作、发放信息的过程中,对各个环节乃至决策发生影响的人,由他们决定着信息的取舍和流向。"把关"是一种组织行为,在健康传播过程中,主管部门、社区的决策人和健康教育工作者都是健康信息的把关人。提高把关质量的对策:① 不断更新知识、观念和技术,不断提高自身的业务水平。② 加强业务指导和管理,尤其是对基层专业人员加强培训和业务指导,帮助他们不断提高健康教育理论和技能水平。③ 要有精品意识,制作和使用内容科学、通俗易懂、符合受众需要的健康传播材料。④ 加强媒体管理,建立监督机制,对信息流通渠道和传递过程进行质量控制,防止内容陈旧或有损健康的伪科学误导公众。

2. 树立良好的传播者形象

一般而言,受"权威效应"的影响,传播者的信誉和威望越高,传播效果就越好。传播者的信誉主要是由传播者的专业知识水平、态度以及信息的准确性、可信性决定的。只有建立起权威性的健康信息网,不断提高健康教育机构和人员的业务水平,加强自身修养,树立言行一致、健康向上的良好形象,使健康教育与健康促进活动贴近群众、贴近生活、信息可靠、方法可行,才能不断提高健康传播者在群众中的威望。因此,选择有威望的国内外各医学专业的知名医学专家、教授或卫生主管部门的领导来宣讲某知识,会更有说服力。

3. 加强传受双方的意义空间

传受双方共通的意义空间又称共同经验范围,是指传授双方有大体一致或接近的生活经验和文化背景,对传播中所使用的语言、文字等符号含义的理解相一致。共通的意义空间是人类得以相互交流和沟通的重要前提,可随着沟通交流的增加而扩大,也可随着隔阂的产生而缩小(图4.3)。传播者努力寻找和扩大与受传者之间的共同语言,并以此为切入点,传播新知识、新观念,双方的共通意义空间越大,传播效果就会越好。从认知上,要注意受传者的价值观念、知识结构、文化程度和接受能力;在语言、文字等传播符号的使用上,要注意准确通用,能够被对方理解和接受;从情感上,要获得受传者的好感,争取成为他们的"知心朋友""自己人"。

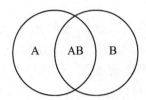

图4.3　人际传播过程的共通意义空间

二、信息因素

健康信息是指与健康相关的一切信息,泛指一切有关人的身体、心理、社会适应能力的知识、技术、观念和行为模式。健康传播本质上就是健康信息的流通,传播内容连接了整个传播过程。传播者依据受众需要和传播目的适当地取舍信息内容,科学地设计健康信息,当健康信息被受众接收后,实现了健康信息的共享,满足了传受双方的需求。因此,健康信息内容是取得良好传播效果的重要环节。

1. 提高信息内容的针对性、科学性和指导性

健康传播活动传播的是有关健康的知识、技术、观念和行为模式的健康信息。意义完整的健康信息应能有效地指导人们的健康行为。因此,信息内容不仅要包括"是什么""为什么",还要告诉人们"如何做"。要提高信息内容的针对性和指导性,需要做到信息内容统一,行为目标明确,实现目标的方法具体、简便、易行且可行。此外,还应注意结合受众的需求、疾病流行的特点、重大卫生宣传日等,选择热点话题。

2. 同一信息反复强化

简短、反复出现的健康信息可使受传者加强记忆。一则优秀的、能让人过目不忘的公益广告,往往就在于其生动形象、短小精悍、朗朗上口、反复播放。

3. 注意信息反馈

信息反馈是传播过程中的重要环节,通常需要传播者有意识的从受传者那里去获取。信息反馈是一种双向对话,传播者和受传者之间常常互换角色。因此,需要健康传播机构建立健全的信息反馈机制,不断了解受众反应,分析健康传播工作状况,找出存在的问题,从而提高健康传播效果。

三、传播媒体因素

在健康传播活动中,充分利用传播媒体资源,注意传播媒体渠道的选择与综合运用,使用两种或两种以上的传播媒体,使之优势互补,保证传播目标的实现,可起到减少投入、扩大

产出的效益。在健康教育与健康促进活动中,常采用的手段是:

(1) 以大众传播为主,辅以对重点目标人群的人际传播和群体传播。

(2) 以人际传播或群体传播为主,辅以健康教育材料,如幻灯片、画册、视频、挂图等作为口头教育的辅助手段。

(3) 人际传播、群体传播、组织传播、大众传播等多种传播形式并用,开展综合性的健康教育与健康促进活动。

四、受传者因素

健康教育的受传者是社会人群,存在着各种个体差异和群体特征,有着多样性健康信息需求。只有当健康信息被受传者理解和接受,传播者和受传者之间才能建立共同的认知,完成整个健康传播过程。根据受传者的特点和需求制定健康传播策略,是提高健康传播效果的重要途径。受传者的不同属性决定其对传播媒体或信息的兴趣、感情、态度和使用,影响健康传播效果。受传者一般具有以下心理特点:

1. 受传者的选择性心理

人每时每刻都在通过感官接受来自周围的大量信息刺激,同时也在对这些刺激做出选择。选择性心理主要表现为选择性接触、选择性理解和选择性记忆,人们倾向于接触、注意、理解、记忆与自己的观念、经验、个性需求等因素相一致的信息。认知心理学认为,选择性心理是普遍存在的一种心理现象,其正面意义在于促进了对"重要信息"的认知,但如果信息处理不当,选择性心理就会成为一种影响信息交流的干扰因素。

2. 受传者对信息需求的共同心理特征

除了三种选择心理因素外,受传者在接触信息时还普遍存在着"五求"心理,即求真(真实可信)、求新(新鲜、新奇吸引人)、求短(短小精悍,简单明了)、求近(与受传者在知识、生活经验、环境空间及需求欲望方面接近)、求情厌教(要求与传播者情感交流,讨厌过多居高临下的说教)。

3. 受传者接受新信息的心理行为发展过程

受传者在接受一种新信息或采纳一种新行为时,要经历一个心理行为发展过程,这一过程可大致分为无知、知晓、决策、采纳、巩固五个阶段。如果根据受众的心理行为发展阶段制定干预计划,决定信息内容,选择传播渠道,就会取得更佳的效果。

4. 受传者对信息的寻求与使用

人们不仅选择性地接受信息,还会主动地寻求和使用信息。人们寻求信息的一般动机主要是为了消遣、填充时间、社会交往、咨询解疑等。具体到健康传播领域,人们的健康状况和对健康问题的关注会直接影响其对健康信息的需求、选择和迫切程度。主要表现为:① 处于特定生理阶段,产生特定信息需求,如青少年对青春期知识的渴求、孕产妇对孕期保健知识的关注、老年人对老年保健知识的关注。② 潜在健康需求。每个人都有接受健康信息的客观需求,但往往缺乏主观意识,这就要求健康教育者运用强有力的健康传播手段,激发公众的健康需求,实现疾病预防和健康促进。

五、环境因素

在健康传播活动中,环境因素是影响健康传播效果的重要因素,包括物质环境因素和社会环境因素。

1. 物质环境

包括时间、天气、地点、距离等自然条件对健康传播活动的影响,也包括场所的选择、环境的布置、座位的排列等可以人为控制的环境条件。这些因素的处理与安排,对营造交流氛围、扩大健康传播活动的影响,有着积极的作用。因地制宜、合理利用现有的物质环境条件,可以减少许多因此类因素带来的传播阻力。

2. 社会环境

包括宏观社会环境和微观社会环境。前者包括特定目标人群的社会经济状况、文化习俗、社会规范以及政府决策、政策法规、社区支持力度等;后者指对受传者有重要影响的周围人对其态度和行为的影响等。这些都是健康传播工作者要事先研究、深入了解,并在健康传播项目设计和实施时加以考虑的。以降低剖宫产为例,健康教育者不仅向孕产妇做宣传教育,还需要说服她们的丈夫、母亲、婆婆及亲朋好友等关键人群。

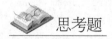 思考题

1. 请说明拉斯韦尔五因素传播模式与施拉姆双向传播模式的特点及其不同之处。
2. 对糖尿病患者开展控制血糖的健康传播,其健康传播效果包括哪几个层次?
3. 简述健康传播材料的制作程序。
4. 针对大学生开展艾滋病健康传播活动,分析影响健康传播效果的因素有哪些。

(陈贵梅)

第五章　健康教育诊断

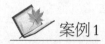　案例1

　　某社区开展健康教育需求评估调查,旨在掌握社区居民的健康教育服务需求,从而确定本社区健康教育和健康促进工作的重点和方向,更有针对性的采取具体措施开展健康教育和健康促进工作。

　　1. 某社区概况

　　某社区属于城乡结合区域,常住人口 154880 人,流动人口数 73638 人,占总人数的 32.22%。65 岁以上人口数 7085 人,占常住人口的 4.57%。7 岁以下人口数 7819 人,占常住人口的 5.05%。总体来说,其中流动人口占比较大,老人和 7 岁以下儿童占比较小。

　　2. 社区患病状况的流行病学调查

　　根据调查,2019 年本社区居民患慢性病前五位依次是高血压、高脂血症、高尿酸血症、糖尿病和骨质增生。主要死亡原因按死因排序第一位是脑血管疾病,其次是心血管疾病、肿瘤和呼吸系统疾病。

　　3. 社区居民行为与生活方式危险因素调查

　　根据本社区居民参加免费健康体检的数据,9118 人中现在吸烟的有 741 人(8.13%),经常或每天饮酒的 200 人(2.19%),偶尔或不运动的 3454 人(37.88%),超重及肥胖的 4405 人(78.31%)。这表明缺乏运动、超重及肥胖是本社区主要的生活方式危险因素。

　　4. 社区居民的基本健康素养

　　根据 2019 年社区居民健康素养监测调查,居民在基本知识与理念、健康生活方式与行为、基本技能三个方面的知晓率分别为 71.6%、66.3% 和 62.9%,表明居民未能将获得的健康知识充分转变为健康行为和技能。

　问题

　　1. 该社区主要存在的健康问题是什么?

　　2. 根据主要存在的健康问题,如何开展健康教育和健康促进工作?

　　前面章节已经学习了关于人类健康相关行为和对其进行干预的基本理论知识。然而在实际工作中,如何开展一项健康教育的项目呢? 从本章开始将介绍健康教育诊断和健康教育项目计划、干预以及评价的基本知识和方法学问题。

　　健康教育诊断工作是开展项目的第一步,其目的是要在健康教育干预之前明确与目标疾病或健康问题相关的行为以及影响这些行为发生发展的关键因素,从而为制订有效可行的健康教育干预计划服务。并且作为调查研究,需要学习者充分掌握公共卫生调查研究的基本理论和方法,尤其是卫生统计学、流行病学和社会医学等课程的相关内容。

人类的健康相关行为非常复杂,受多个水平、多个因素的影响。因此,健康教育诊断不是一项简单的工作,除了要综合运用心理学、社会学与文化人类学的方法外,还需积极应用健康相关行为理论,实践世界卫生组织所倡导的"理论指导下的健康教育"。在进行健康教育诊断工作时,首先要了解健康教育诊断的基本思路,重点是健康教育诊断调查研究的主要特点。

第一节　健康教育诊断的基本思路

一、健康教育诊断的概念

健康教育诊断是指在面对人群健康问题时,通过系统地调查、测量来收集各种有关事实资料,并对这些资料进行分析、归纳、推理、判断,确定或推测与此健康问题有关的行为和行为影响因素,以及获取健康教育资源的过程,从而为确定健康教育干预目标、策略和措施提供基本依据。

健康教育诊断在为健康教育计划制定提供依据的同时,也为健康教育干预效果的评价提供基础资料。健康教育诊断也常被称为健康教育需求评估、计划前研究或行为危险因素评估等。健康教育诊断是进行健康教育项目的基础工作,只有进行准确的"诊断"才能够实施有效的健康教育项目。

二、健康教育诊断的基本思路

健康教育诊断的思路有很多种,可以根据不同的情况进行选择,也可以根据实际情况进行有机地整合。联合国儿童基金会(UNICEF)将健康教育诊断分为三个步骤:问题与政策分析、形式分析和目标人群分析。然而,UNICE 的基本思路侧重于从健康促进和社会动员的角度考虑问题。但在实际工作中,健康教育诊断一般都以社区为工作基础。

"格林模式"(图 5.1)是在 20 世纪 70 年代以劳伦斯·格林教授为首的美国学者提出的,全称叫 PRECEDE-PROCEED 模式,是目前最具有代表性、使用最为广泛的健康教育诊断思路,更加适合以社区为基础的健康教育/健康促进项目工作。劳伦斯·格林教授是世界著名的健康教育专家,他创建的健康教育理论模式被美国乃至世界健康教育界誉为健康教育的权威理论,是目前世界上最为常用的一种健康教育计划设计模式。这一模式分为两部分:PRECEDE(Predisposing, Reinforcing and Enabling Constructs in Educational/Environmental Diagnosis and Evaluations)是诊断阶段(需求评估),指在诊断、教育/环境干预和评价设计中,要充分考虑影响行为的倾向因素、促成因素和强化因素;PROCEED(Policy, Regulatory and Organizational Constructs in Educational and Environmental Development)是执行阶段,指在教育和环境发展中的政策、调控和组织构架。

　　格林模式的特点是从"结果入手",即从评价健康教育干预的目标人群生活质量着手,在设计教育干预之前,必须明确健康教育计划的目的是什么,然后针对计划的目标制定相应的干预措施。因此,在健康教育诊断中普遍采用的思路是格林模式的上半部分。

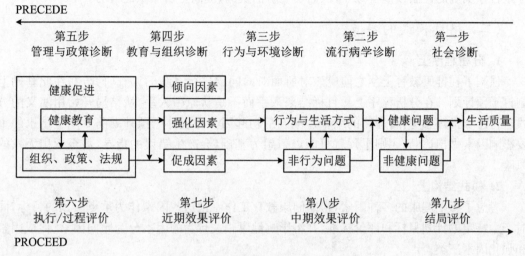

图 5.1　格林模式(PRECEDE-PROCEED)

　　在格林模式中,进行调查研究是从人群的生活质量和健康问题为起点,力求通过系统地收集信息和多层次、多维度、多因素分析而逐步明确以下问题。

(一)格林模式主要分析的问题

1. 影响人们生活质量的因素

　　影响人们生活质量的因素包括健康问题和非健康问题,公共卫生学者和健康教育工作者主要关心其中的健康问题。通过分析哪些健康问题对目标人群生活质量影响最大或较大,可找出其中对生活质量影响最大的健康问题为健康教育目标。

2. 影响目标人群健康问题的因素

　　影响目标人群健康问题的因素包括行为因素和非行为因素,健康教育工作者主要关心其中的行为因素;通过分析哪些行为因素对于目标人群健康问题影响最大或较大,明确应该以哪个或哪些行为为目标行为。

3. 影响目标人群行为的因素

　　人的行为受多种因素的影响,PRECEDE 模式中将其归为三大类,即倾向因素、促成因素和强化因素。通过分析三类因素中哪些因素对目标行为影响最大或较大,帮助健康教育工作者明确应该以哪些因素为干预重点,从而考虑采取何种干预策略,分析这三类因素及其对健康相关行为的影响是 PRECEDE-PROCEED 模式的精华之一。

4. 健康教育干预的主要策略

　　针对三类因素分别采取不同的策略进行健康教育干预。所以对于以上研究结果,健康教育工作者可以为制订有效的干预计划提出基本策略。

　　最后,得出健康教育诊断的结论,完成健康教育诊断工作。其核心是确定影响目标健康问题的主要健康相关行为,以及确定影响该健康相关行为发生发展的主要的倾向因素、促成因素和强化因素。"诊断"作为健康教育工作的第一步,正如临床医学诊断的核心是病人所患疾病及影响疾病进展的原因一样。

格林模式的工作思路清晰：通过多种干预措施改变影响目标健康相关行为的倾向因素、促成因素和强化因素，促使目标健康相关行为得以改善；而目标健康相关行为的改善又最终导致目标疾病的控制或危害减少，从而实现防治疾病，提高生活质量的目的。

（二）格林模式的特点

1. 分析程序上

强调了在健康教育干预之前应该对所面对的问题进行系统的调查研究，并在此基础上制订干预计划。在分析程序上从目标结果入手而不是从原因入手，从结局开始用演义的方式进行逐步推理思考，将最终的结果追溯到最初起因。在设计干预计划前对产生结果的重要影响因素做出诊断，否则干预就只能以猜想为基础，会产生错误的指导，甚至承担无效的风险。

2. 模式结构上

考虑了影响健康的多种因素，帮助健康教育工作者把这些因素作为重点干预的目标，同时产生特定的计划目标和评价标准，并将影响健康相关行为的因素分为倾向因素、促成因素和强化因素三类。

因此，格林模式不应被看作是一种理论，而是一种立足于实际的调查研究思路和一个可以实践操作的概念框架。

（三）PATCH 思路

20 世纪 80 年代，美国疾病控制中心（CDC）在格林模式的基础上，提出了以社区为基础的健康教育项目的诊断和干预思路：PATCH（planned approach to community health）。PATCH 将健康教育诊断和干预分为五个步骤：

1. 动员社区（准备）

健康教育工作人员首先在目标社区开展与项目有关的宣传工作，说明项目目标与社区自身发展的关系，动员社区领导和人群参加健康教育项目；接下来在社区建立各种开展项目必需的组织，如社区健康教育工作组、指导委员会、居民小组等，并建立社区各部门间的健康教育合作网络、工作机制和信息系统；同时，尽可能多地争取普通成员参与和对社区资源的投入。

2. 调查社区情况

目标社区成员的共同参与，采用定性和定量调查方法收集、分析社区的健康和行为问题的信息，以及相关的资源、环境和政策信息等。

3. 确定主要健康问题及其行为影响因素

在调查基础上，分析并确定该社区存在的主要健康问题、影响主要健康问题的行为与生活方式、影响主要行为和生活方式的社区环境、经济因素、政策因素、文化因素等。

4. 制订干预计划并实施计划

在第二、第三步骤所提供的数据基础上，根据目标社区具体情况确定旨在改善目标人群健康相关行为的健康教育干预策略、设计干预方案，并组织实施。

5. 评估效果

监测和评估工作进展，调整健康教育干预方案；评价干预效果，结果及时反馈给目标社区成员。

所以,PATCH的第一步骤是为在目标社区展开健康教育诊断和随后的项目干预做舆论和组织准备,第二和第三步骤就是具体的健康教育诊断活动。

第二节　健康教育诊断的基本步骤

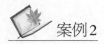 案例2

脑卒中预防与控制项目的健康教育诊断

1. 社会诊断

反映目标社区人群及脑卒中患者生活质量的客观指标:患病情况、经济指标、文化指标、社会服务指标等。例如,脑卒中的发病率、患病率、死亡率等;在整个社会范围内有关脑卒中的健康教育是否已经开展,都做了哪些工作;关于脑卒中的预防与控制,哪些问题应该优先解决。

2. 流行病学诊断

通过流行病学诊断,掌握社区中脑卒中的流行情况,以及脑卒中相关疾病的流行情况在社区居民中的分布特点和分布规律等;确定脑卒中对社区中哪一类人群生活质量的影响最大。

3. 行为与环境诊断

了解哪些行为因素和环境因素引起脑卒中,例如,是否存在不合理膳食结构导致高血糖及高血脂,是否存在缺乏体育锻炼、抽烟、酗酒等行为习惯,是否缺乏对脑卒中及预后的知识等。

4. 教育与组织诊断

确定需要干预脑卒中的行为影响因素,包括影响脑卒中患者行为的倾向因素、促成因素和强化因素。制定健康教育计划的总目标和具体目标、教育的具体目标和行为的具体目标。一般包括教育对象、教育内容、教育方法、教育资料、教育队伍、教育时间。例如,规划的具体目标必须回答3个"W"和2个"H",即希望通过本规划实施若干年后,使目标区居民脑卒中发病率明显下降或是较规划执行前下降10%;有关脑卒中防治的知识增加50%;健康行为形成率提高30%等。

5. 管理与政策诊断

(1) 组织内分析。各级脑卒中中心和心血管疾病防治机构以及人员情况,已经开展和即将开展的脑卒中防治项目。关于制定一些对脑卒中高危人群和重点人群的定期查体制度等。

(2) 组织间分析。落实《"健康中国2030"规划纲要》,进一步加强脑卒中综合防治工作。国家卫生计生委、国家中医药管理局制定了《脑卒中综合防治工作方案》,脑卒中项目国际合作情况、各级医疗机构和公共卫生服务机构合作情况,评估目标社区组织与管理能力及有关的支持性政策。以上健康教育规划执行前或执行早期做好健康教育规划内容,并形成评价,以使健康教育规划更完善、更合理、更可行、更容易为群众所接受。

 问题

请制定某社区糖尿病预防与控制项目的健康教育诊断的基本步骤。

在明确了健康教育诊断的基本思路之后，需要掌握如何进行健康教育诊断，即健康教育诊断的基本步骤，根据格林模式，主要从社会、流行病学、行为与环境、教育与生态环境、管理与政策五个方面进行诊断。

一、社会诊断

社会诊断是生物-心理-社会医学模式的具体体现。通过估测目标人群的生活质量水平，评估他们的需求和影响其生活质量的主要问题。以研究社区人群的人口学特征、生产和生活环境以及生活方式为重点内容。从分析广泛的社会问题入手，了解社会问题与健康问题的相关性，概括起来可以分为两大部分：社会环境和生活质量。

社会诊断也被称为社区需求评估，需要采用多种调查方法，如问卷调查、专题小组讨论等获取相应资料，也可以利用卫生部门及其他相关部门的各种统计资料，如疾病统计资料等。社会诊断的目的和任务主要有三项：评估目标社区或对象人群的生活质量并明确其生活质量的健康问题；了解目标社区或对象人群的社会环境；动员社区或对象人群参与健康教育项目。

（一）生活质量和健康状况

生活质量和健康状况是双向影响的关系，健康状况能够影响生活质量和社会的良好状态，而生活质量的社会状态又能导致健康问题，可以通过促进或维护健康的干预措施纠正卫生问题对生活质量的影响。评估生活质量的指标有客观指标和主观指标。

客观指标用以反映目标社区和对象人群生活环境的物理、经济、文化和疾病等状况，其范围很广泛。包括社会性指标（人均期望寿命、失业率、教育、经济、卫生政策等）和环境状况指标（居住密度及空气质量等）。作为健康教育的工作者，主要关心目标社区人群疾病的发病率、患病率、死亡率、孕产妇的死亡率以及婴幼儿的死亡率等的排位顺序。主观指标用以反映对象人群对生活质量满意程度的主观感受。主要通过问卷或访谈等方式调查社区成员对生活质量的判断取得，如对生活的适应度和对生活的满意程度。

（二）社会环境

社会环境包括经济、文化、卫生服务、社会政策、社区资源等多方面情况及其历年变化情况。客观指标主要通过查阅统计资料和回顾文献、专家咨询等方式获取；对主观指标或没有统计资料的指标主要通过现场调查或访谈、座谈会、小组讨论等定量、半定量和定性方法获取。

1. 经济指标

人均国民生产总值、人均年收入水平、人均住房面积、人均绿化面积、失业率等。

2. 文化指标

入学率、文盲率、风俗习惯、大众传播媒介覆盖、利用情况等。

3. 卫生服务指标

卫生服务指标主要指医疗卫生服务机构的分布、人员的组成等。

4. 社会政策

社会政策主要包括卫生法规、政策的建立、执行情况。

5. 社区资源

社区资源主要指健康教育和健康促进可利用的资源,如健康教育机构的专业人员组成、设备条件等。

6. 社会环境资料收集目的

社会环境资料收集目的有:确定影响生活质量的健康问题;分析健康问题和健康相关行为问题发生发展的原因;了解社区可供健康教育项目利用的资源情况;为设计健康教育干预方案考虑策略和措施提供基本信息。此外,还应该根据实际工作需要有针对性地调查相关信息。

(三) 社会动员和社区组织

首先在开展健康教育诊断时应进行充分的宣传和说服,邀请社区各层次的成员参与诊断。其次,健康教育工作人员与社区成员共同制定诊断计划并付诸实施,最后建立有关的项目组织等。通常采用的方法有召开座谈会、与知情人交谈、利用常规资料和既往文献、现场观察、专门组织抽样调查甚至普查等。例如,以针对农村心血管疾病人群的健康教育诊断为例,其评估框架如下:

1. 健康相关的问题

发病率、病死率、死亡率、疾病发生的时间规律,直接和间接原因及其相关因素,解决这些问题的策略和方法。

2. 卫生服务相关问题

了解心血管疾病卫生服务政策是否有足够的覆盖面,卫生服务利用情况等。

3. 当地卫生资源情况

由谁负责提供卫生服务和咨询,目标人群看病去的地方和找的医生是哪些,具体提供哪些卫生服务及花费情况。

4. 当地卫生政策高层领导的承诺

是否有足够的卫生资源投入、卫生资源分配是否合理、目标社区人群参与水平、目标社区组织和管理网络的建立。

5. 社会与经济状况

例如,社区的经济总产值、人均年收入水平、教育水平、心血管疾病患病人数、交通状况等。

二、流行病学诊断

流行病学诊断的主要任务是客观地确定目标人群的主要健康问题以及引起健康问题的行为因素和环境因素,是健康教育和健康促进项目的干预重点。

通过流行病学诊断可以解决以下几个问题：

（1）威胁目标社区人群生命与健康的疾病或健康问题是什么？

（2）影响该疾病或健康问题的危险因素是什么？其中最重要的危险因素是什么？

（3）这些疾病或健康问题的受害者在性别、年龄、种族、职业上有何特征？

（4）这些疾病或健康问题在地区、季节、持续时间上有何规律？

（5）对哪些（哪个）问题进行干预可能最敏感？预期效果和效益可能最好？

（6）目的是明确主要健康问题和确定优先项目。

流行病学诊断的收集方法：根据政府和卫生机构现有的统计资料（如疾病统计资料、健康调查资料、卫生管理记录等）整理出二手数据资料供分析，这些资料最好不仅能提供人群患病率、发病率和死亡率，而且能够详细说明高危人群的年龄、职业、性别、种族、教育、家庭结构等人口学情况。有时，用全国的统计资料来推断局部地区的情况是不合适的。例如，在全国范围内的家庭抽样调查，在某个地区可能缺乏当地健康教育项目活动所需的可靠和稳定的数据资料，因此，当出现这种情况，需要收集当地流行学诊断的原始数据资料。此外，流行病学诊断中还常采用查阅文献、专家咨询和现场调查等方式。

利用目标社区人群疾病和健康问题的资料，健康教育工作者应该找出优先解决的问题，并确定健康教育干预计划的目的和目标。例如，可将重点放在那些对健康有严重影响且具有可行的健康教育干预方法，但尚未进行干预或以往干预不成功的健康问题上。健康教育干预决定地做出还要以社区居民的需求为导向，有些疾病或健康问题虽然不是最重要的死亡或致残原因，但社区居民高度关切，也应给予特别重视。

三、行为与环境诊断

在流行病学诊断的基础上，从而进行行为与环境诊断。行为危险因素是导致目标人群健康问题发生和恶化的行为与生活方式。环境因素是社会与物质因素，常常超出个人的控制，但可以采取健康促进措施使之改善以支持健康行为或影响健康结果。

行为诊断的主要目的是确定导致目标人群疾病或健康问题发生的行为危险因素，其主要任务包括三个方面：

（一）区别引起疾病或健康问题的行为与非行为因素

分析导致已知疾病或健康问题的因素是否为行为因素。对已知的健康问题必须分析其是否是行为因素的影响所致的。例如，对于脑卒中，吸烟、酗酒、高糖饮食是行为因素。

（二）区别重要行为与相对不重要行为

同一个健康问题，常常与多项行为相关，但各项行为的影响程度不尽相同。行为诊断的另一目的就是依据下列原则判断行为的重要性：

1. 行为与健康问题关系的密切程度

关系越密切，行为的重要性越高；最好有证据能够证明两者有明确的因果关系。

2. 行为发生的频度

发生频度高，行为的重要性相对而言更大。

（三）区别高可变性行为与低可变性行为

高可变性行为与低可变性行为是指通过健康教育干预，某行为发生定向改变的难易程度。其具体标准为：

1. 高可变性行为

（1）正处在发展时期或刚刚形成阶段的行为。

（2）与目标社区的地理、文化传统或生活方式关系不大的行为。

（3）在其他计划中已有成功改变的实例行为。

（4）社会不赞成的行为。

2. 低可变性行为

（1）形成时间已久的行为。

（2）深深植根于文化传统或生活方式之中的行为。

（3）既往无成功改变实例的行为。

在确定行为重要性和可变性的基础上，可以确定优先干预的行为。然后把这些行为进行分解，并用流程图的方式表达，有助于对行为的全面理解，并为确定行为干预策略奠定基础。

理想的目标健康相关行为是具有高可变的重要行为。

只要有了目标行为，就应该对该行为进行明确和具体的限定。通常一个目标行为是这样限定的：

何人（who）——期望行为发生改变的对象；

何种行为（what）——要求改变的是什么行为；

程度（how much）——希望行为改变到什么程度；

何时（when）——开始干预的时间以及预期改变所需的时间。

行为诊断一般采用现场调查、复习文献资料、专家咨询等综合方式进行。行为诊断的目的是评估行为的预期干预效果（即通过健康教育干预，某行为发生定向改变的难易程度）。行为诊断可以通过五个步骤完成：区别引起健康问题的行为和非行为原因；拟出行为目录；依据重要性将行为分级；依据可变性将行为分级；选择目标行为。

四、教育与生态环境诊断

教育与生态环境诊断的目的和任务是在明确影响目标疾病或健康问题的主要行为因素的基础上，对导致该行为发生发展的因素进行进一步调查和分析，从而为制定健康教育干预策略提供基本依据。

（一）环境分析

环境分析的目的是了解引发健康问题的环境危险因素，经过重要性和可变性分析，确定重点干预的环境因素。因此，环境诊断是为确定干预的环境目标奠定基础。

（1）从很多自然环境和社会环境因素中，确定哪些环境因素与健康问题相关。

（2）根据环境因素与健康问题关系的强度表现，从众多的社会环境因素中，找出与行为因素相互影响的环境因素以及该环境因素所导致的疾病发病率、患病率、罹患率状况，以确定环境因素的重要性。

（3）依据环境因素是否可以通过政策、投资等发生改变来确定环境因素的可变性。

（4）结合环境因素的重要性和可变性分析，确定健康教育干预的环境目标。

（二）教育诊断

人的行为受多种因素的影响，通常包括遗传因素、环境因素、心理因素、后天学习因素。如亲人、老师、同学、邻居、校园等日常生活所接触的人文和物理环境，即微观环境因素；又如公共卫生服务、大众媒介、法律法规、交通运输、宗教团体等来自社区或社会的人文和物理环境，即宏观环境因素。在格林模式中，将这些影响因素划分为倾向因素、强化因素和促成因素三类，大约分别相当于个体心理因素、微观环境因素和宏观环境因素。任何一种健康行为均会受到这三类因素的影响，教育诊断主要分析这三类影响因素。每类因素对健康相关行为产生的影响不同，在制订健康教育干预计划、改变健康相关行为干预策略时要综合考虑所有的影响因素。

但是格林模式提出健康相关行为的三类影响因素并不是包括所有因素，因为每一类因素需要应用不同的干预策略和方法，故分为三类影响因素的目的是为了便于分析和制订健康教育计划。

1. 倾向因素

倾向因素又称动因因素、前置因素，指产生某种行为的动机、愿望、信念或是诱发某行为的因素，是目标行为发生发展的主要内在基础。倾向因素包括个人的知识、态度、信念、自我效能认识、价值观、人生观以及行为动机和意向。

（1）知识。知识是个体和群体健康相关行为改变的基础和先决条件。随着健康知识的积累和增长，人们的卫生保健需求增加，并能逐步渗透到自己的信念、态度和价值观当中去。

（2）信念。指人们对某现象或某事物存在的相信程度。

（3）态度。指个体对人或者对事物所持有的一种具有持久性、一致性或者相对稳定性的情感倾向，反映人们的爱憎感情，通常以喜欢与不喜欢、积极与消极加以评价。

（4）价值观。指人们对事物重要性的价值判断标准。在健康教育干预中需要帮助人们解决的问题之一就是价值观中健康与其他事物的矛盾。

2. 促成因素

促成因素又称实现因素，指使行为动机和意愿得以实现的因素，即实现或形成某行为所必需的技能、资源和社会条件。包括卫生保健设施、医务人员、诊所、医疗费用、交通工具、个人卫生保健技术及相应的政策法规等。

在健康教育干预中，如果只强调目标人群主观的倾向因素而不为其创造客观的条件，健康行为和环境改变的目标是难以实现的。所以在健康教育干预中，要重视促成因素。

3. 强化因素

强化因素指激励行为维持、发展或减弱的因素。主要来自社会的支持、同伴的影响和领导、亲属以及卫生保健人员的劝告等。行为产生之后，假如得到他人的肯定和赞扬，自身有良好的体验，则健康行为更容易得到持续和发展；相反，如果个体或群体采纳某行为后遭到他人的负面评价，自身有不良感受，为了避免批评和不良感受，就会放弃相应行为。

同时应注意，强化因素还包括对行为的负向影响后果。例如，当人们纠正不健康行为，采纳健康行为时，面对的有可能不是赞赏而是否定，此时可导致错误行为的再度发生。强化因素大多指与个体行为有直接影响的人,其作用强度取决于计划的类型、目标人群和场合,不同的目标人群,其强化因素也不相同。例如,婴儿母亲母乳喂养行为的强化因素是丈夫、家人鼓励母乳喂养,节省开支和时间,增进母子感情。而青少年的戒烟行为的强化因素为父母、教师、朋友等。另外,社会的支持(如社会风气、大众传媒)、社区组织的态度也是重要的强化因素。

如何进行教育与生态诊断是健康教育诊断的关键。确定影响健康相关行为因素的步骤如下:首先尽最大可能全面地鉴定出各种因素并归为相应类型;其次在不同类因素之间确定优先项(哪一类因素是健康教育首先干预的对象? 各类影响因素的优先顺序如何?);最后在同一类型的各因素中确定优先项(根据各因素的重要性、可改变性)。

以高血压健康管理项目健康教育诊断为例,三类因素需要分别考虑以下内容:

(1) 倾向因素。如高血压病人自身对高血压病知识的了解程度;相信坚持服药可以控制血压等。

(2) 促成因素。病人就医方便;医生定期询问服药情况;有比较经济实惠的降压药物,自己可以承受长期医药费。

(3) 强化因素。血压控制后,自身健康状况有所改善,生活质量提高;家人的支持和提醒。

五、管理与政策诊断

管理与政策诊断的核心内容是组织评估和资源评估。组织评估包括组织内分析和组织间分析两方面。管理与政策诊断通常通过查阅资料、专家咨询、定性调查等方式进行。

1. 组织分析

组织内分析指对健康教育与健康促进组织内部的分析,如有无实施健康教育和健康促进的机构、该机构是否为专业机构、有无实践经验和组织能力、资源的配置等。

组织间分析指主办健康教育和健康促进的组织外部环境,包括此健康教育项目与本地区卫生规划的关系、政府卫生行政部门对健康教育的重视程度和资源投入状况,本地区其他组织机构参与健康教育的意愿和现状、社区群众接受和参与健康教育的意愿和现状、社区是否存在志愿者队伍等。

2. 资源评估

管理诊断也应该包括评估可利用的资源,通过经费预算的形式明确各项活动所需的人力费用和非人力费用,保证有足够的资源实现健康教育的预期目标。

3. 政策诊断

政策诊断的主要内容是审视目标社区现有的政策状况。例如,有无与健康教育项目计划目标相一致的支持性政策,该政策是否比较完善。根据情况分别采用制定政策、完善政策等不同的健康教育干预策略。

第三节　健康教育诊断资料的收集与分析

进行健康教育诊断的基础是健康教育的资料,而健康教育资料的收集和分析的方法多种多样。关于调查研究的设计和资料收集处理的方法,其他预防医学课程已经做了介绍,这里只讨论健康教育诊断中资料收集和分析工作中一些主要的特点。

一、健康教育诊断资料收集需要应用多方面的知识和技术

健康教育诊断是重要而复杂的调查研究。格林模式为健康教育诊断提供了一个可以操作的逻辑思路,而在思路与实践之间还需要统计学、流行病学等方法学作为桥梁。由于人的行为的复杂性,健康教育诊断需要收集的资料内容涉及多个方面,比较复杂,所以这个桥梁要有社会学、心理学、医学和文化人类学调查方法和技术及流行病学和统计学调查设计方法与数据处理方法共同建造。

健康教育诊断调查需要完成格林模式上半部分各步骤所提出的任务。在完成这些任务时,有一部分需要开展调查工作,因而必须充分应用流行病学和统计学的理论与方法选择健康教育诊断调查研究的种类和设计方案以及确定样本量和抽样方法、选择资料收集技术和方法、进行调查员培训、现场组织与质量控制、数据分析等方面。因此,健康教育工作者无论是预防专家还是医师,都必须熟练掌握流行病学和统计学等有关调查研究的理论与方法。

虽然格林模式将健康教育诊断过程分成五个步骤,但没有必要在实际工作中组织五轮调查。因此,美国疾病控制中心提出的 PATCH 思路有现实指导意义。当一个健康教育项目需要采用现场调查方式完成诊断时,首先做充分的文献复习准备及专家咨询等,尽最大可能利用现有的资料信息了解目标社会的社会环境、对象人群、目标健康问题以及相关行为等情况;其次进行现场社会诊断,了解社区相关情况并动员社区人群;最后,在以上工作的基础上,对于综合性调查进行仔细设计,尽可能多地收集流行学诊断、行为与环境诊断、教育与生态诊断所需资料,以减少调查耗费和对社区的干扰。在实践工作中,健康教育诊断往往并不是从社会诊断来确定目标基本或健康问题开始的,而是根据已明确目标疾病或健康问题的情况下从流行病学诊断开始,甚至从第三个步骤的行为与环境诊断开始,但目标社区有关资料的收集和分析依然是必需的。同时,多数情况下健康教育诊断调查的内容包含基线资料,这正是健康教育干预效果评价所需要的。

例如,一项针对大学生吸烟行为的健康教育诊断调查,应用流行病学和统计学的调查方法设计了调查方案,调查内容包括人口学变量、吸烟和戒烟行为变量、关于吸烟危害的知识、亲属和同伴吸烟及相关认知情况、在校学习情况、其他校园/社区背景情况和根据健康信念模式各部分设计的专门问题,也包括心理学人格量表,此外还包括测定头发中尼古丁含量的指标。

健康教育诊断调查必须重视定性调查与定量调查,这两种方法相辅相成。这既表现在调查内容侧重的方面有所不同,也表现在二者功能上的互补关系。首先,定量调查其结果依赖于统计,希望通过对相对较多的个体测量,推测由大量个体构成的总体情况。而定性调查

的目的则不在此,更多的是侧重问题的选项而非变量的分布。其次,定性调查与定量调查通常在一个调查中前后相继。例如,问卷是定量调查的工具,但在问卷设计的过程中,为完善问卷的内容、措辞乃至结构,普遍做法是进行数次试访,试访的结论不是用来推断总体的,因而试访属于定性研究。

1. 定性调查

定性调查是指从定性的角度,对所研究的对象进行科学抽象、理论分析、概念认识等,采用非定量的标准和技术而进行的调查研究方法。定性调查中常用的有访谈、观察、小组讨论、专家意见法、投影技法等。

定性调查的分类具体包括:

(1) 小组座谈会(focus group)。方法是选取一组(8～12人)具有代表性的消费者和客户,大家在一个装有单向镜或录音录像设备的房间里,在主持人的组织下,就某个专题进行讨论,从而获得消费者的消费需求、心理和行为等重要特征,为进一步的定量调查奠定基础。这种调查方法常用的应用范围包括概念测试、消费者使用态度测试、产品测试等。小组座谈会是近年来发展起来的比较新的一种定性研究的重要手段。

(2) 深度访谈(in-depth interview)。是一种无结构的、直接的、一对一的调查访问形式。在调查过程中,由掌握高级访谈技巧的调查员对调查对象进行深入的访问,可以揭示对某一问题的潜在动机、态度和情感,通常应用于探测性调查。深度访谈的应用范围包括详细了解复杂行为、敏感话题或者对企业高层、专家、政府官员进行访问。

(3) 专家意见法(expert advice)。也称德尔菲法,是采用函询或现场深度访问的方式,反复征询专家意见,经过客观分析和多次征求,逐步使不同意见趋于一致。通常需要经过几轮征询,才能达到目的。

(4) 投影技法(projection technique)。目的在于通过一种无结构、非直接的询问方式,激励被调查者将他们所关心的潜在动机、态度和情感反映给研究员。有专家把这种调查方法分成四类:联想技法、完成技法、结构技法和表现技法。

2. 定量调查

定量调查是指采用定量的理论与方法并需要做统计学分析的调查研究方法。健康教育诊断中许多情况都需要进行定量调查。通过对一定数量的有代表性的样本进行封闭式(结构性的)问卷访问,获取调查的数据进行计算机的录入、整理和分析,并撰写成报告。影响定量调查方法的因素包括:抽样的精度、预算、数据的质量、问卷的内容、调查的时间等。定量调查的方法有直接询问、电话调查、通信调查、集体讨论、利用现成第二手资料等。

定量调查的具体方法包括:

(1) 电话调查(phone survey)。主要以电话为媒介,与被调查者进行信息交流,从而达到资料收集的目的。访问员被集中在某个场所或专门的电话访问间,都在固定的时间内进行工作,督导现场管理。这种调查方法适用于一些简单的访问调查,往往不超过10分钟。其优点是整个项目的访问费用较低,能够解除对陌生人的心理压力。电话调查可分为传统的电话调查和计算机辅助电话调查。

(2) 面访调查(face to face interview)。该方法是调查员与被调查者面对面进行直接交流的调查方法,主要有:入户访问调查、拦截式访问调查和神秘顾客法。① 入户访问调查指调查员按抽样方案的要求,到抽中的家庭或单位中,根据事先规定的方法,选取适当的被调查者,按照问卷或调查提纲进行面对面的直接提问。② 拦截式访问调查可以在事先选定的若干地点,按照一定程序和要求(如每隔几分钟拦截一位,或每隔几个行人拦截一位)选取调查对象,征得对方同意后,在现场依照问卷进行简短的调查。还可以定地点拦截,在商场或其他人流量密集的地区,事先租借好访问专用的房间,拦截调查对象,征得其同意后,带到事先定好的专用房间进行面访调查。③ 神秘顾客法是指在指定的时间,经过严格培训的访问员扮演成顾客,逐一评估或评定事先设计的一系列问题。因为被检查或需要被评定的对象事先无法识别或确认"神秘顾客"的身份,所以该调查方式能准确、真实地反映客观存在的实际问题,并且将其消费感受、经历、评价等以《顾客经历报告》的形式反馈给被调查企业。

(3) 邮寄调查(mail survey)。邮寄调查是将调查的问卷及相关资料寄给被访者,由被调查者根据要求填写问卷并寄回的方法。有留置问卷调查和固定样本邮寄调查两种方式。一般应用在调查内容较多、对时效性要求不高、样本框较齐全、调查问题较敏感的项目。

无论定性调查还是定量调查,都既有优点也有局限性,具体采用什么方法一定要根据实际需要和可能性来确定。目前,针对一些重大疾病的行为监测已成为常规措施,这些行为措施资料可用于健康教育项目。这种跨时段、连续的健康相关行为资料收集方法,无论是对健康教育诊断还是对干预效果评价都有重要的价值。

二、健康教育诊断资料收集涉及多方面变量

健康教育诊断调查的一般要求与其他调查研究一样,但因为行为问题及其影响因素较为复杂、涉及范围广,并且调查任务不仅对情况进行描述,还要对变量间的关系进行统计推断,因此应用的指标有一定的特殊性。健康教育诊断调查研究常设计的变量如下:

1. 针对个体情况的变量

(1) 人口学:年龄、性别、受教育程度、职业等。

(2) 社会学:宗教信仰、同伴关系等。

(3) 行为:吸烟、饮酒、饮食习惯、性活动等。

(4) 心理学:需求、知识、信念、态度等。

(5) 生理学:体重、身高、血脂、血糖、血压等。

2. 对人群情况的变量

疾病或健康问题、社会关系等。

3. 对社区情况的变量

经济、教育、宗教、大众传媒、商业服务、卫生保健、社区组织等。

应该根据面对的问题、拟完成的任务仔细选择变量,设计指标、确定所需原始资料类型,还要分别应用临床医学、预防医学、社会学、文化人类学及心理学的各种调查监测工具和方法收集数据资料。需要注意的是,调查表等调查工具不是变量和指标的简单堆积,而应根据调查目的、对象和现场特点以及所应用的理论进行有机地组合,形成一个完整的系统。

研究者可以通过认真阅读和学习"卫生统计学""社会医学"课程中关于调查和调查表设计的内容,有助于进一步设计出高质量的调查工具(调查问卷、调查表等),从而完成变量转化为指标的过程。

三、健康教育诊断思路的逻辑关系

格林模式 PRECEDE 上半部分包含着几层逻辑递进关系:若干种行为与目标疾病或健

康问题间可能存在某种因果关系；若干倾向因素、促成因素、强化因素与目标行为间可能存在着某种因果关系；必须要注意健康教育诊断思路各环节之间的逻辑因果关系，从而根据原始资料性质和这种逻辑因果关系来选择统计推断方法，尤其要特别注重灵活地、多重地应用多因素推断方法。

诊断结论的得出必须慎重，必须要考虑各方面的影响因素，并注意排除数字上的假象。

四、健康教育诊断调查中的伦理道德问题

伦理是指在处理人与人、人与社会相互关系时应遵循的道理和准则，是指一系列指导行为的观念，是从概念角度上对道德现象的哲学思考。为切实保护被调查对象的利益，健康教育诊断调查中往往会涉及两个重要问题，即知情同意和隐私。因此在现场调查中，健康教育工作人员必须注意：

1. 签字同意

在健康教育诊断调查时，首先征得调查对象同意并在知情同意书上签字，调查对象要提前知道调查工作的内容和用途。特别是调查内容涉及被调查人的疾病、某种健康问题以及相关的健康行为问题，健康教育工作者有义务向调查对象详细说明这些情况。

2. 隐私

包含各种各样形式的隐私，最常见的两种如下：

（1）敏感问题。指调查内容涉及私人隐私，不愿或不便于公开表态或陈述的问题。对于被调查者，有些问题较为敏感，一旦扩散开可能带来某种损害。例如，个人收入、家庭财产、性关系等都可能是敏感信息。所以，对可能的敏感问题，健康教育工作者有义务保护调查对象，并设法取得对方的信任。调查研究人员必须具有职业道德来承担相应保密意义。

（2）所观察的事物。现场观察的事物有的可以公开，也有的不宜公开或是被调查人不愿公开的。例如，居室尤其是卧室，调查对象通常不愿他人窥视。并且一些国家的法律规定没有一个家庭主人的允许，不能进入其居所，一旦进入就是犯罪。

3. 匿名和保密

在调查中常用匿名和保密的方法来保护被调查人的隐私。

（1）匿名。是把调查对象的姓名和与其提供的信息分离，即任何人无法把具体信息和调查对象匹配。但访谈无法做到完全匿名，调查员可以在问卷中使用一些代号，只有调查员自己知道，其他人无法识别。

（2）保密。指调查机构和调查员把信息妥善处理，限制在可接触范围，保证范围之外的人不能了解这些信息。

访谈的知情同意书

下面是一份知情同意书的式样，供参考。

首先感谢您接受我们的邀请，您将被邀请参加一次小规模课题研究，目的是了解某省农村居民在心血管疾病的管理防治方面的需求及知识。我们希望本次研究有助于发现某省农村居民心血管疾病服务中的各种问题，为制定心血管疾病防治相关政策和干预措施提供科学依据。

我们邀请您参加一次个体访谈或座谈会，提出您的看法或介绍您的经历。在访谈或座谈会中，我们将记录您发言的内容，但您的姓名和身份保证不会泄露给其他人，所有的信息

也将保密(除本次研究外不做他用)。您的参与是完全自愿的。您可以选择回答某一问题,也可以不回答。拒绝参与不会给您本人及今后您个人的医疗卫生服务利用产生任何影响。

如果您同意,个体访谈和座谈会的内容要做录音,以避免记录遗漏或错误,这些录音仅限于本研究小组成员使用,研究结束后将会全部销毁。若有任何不便,您也可以中途退出或要求收回某些访谈资料。

如果您同意,您的观点在最终的研究报告中可能被直接引用。

在此,我证明,参加者已接受并理解上述全部信息,同意并参加到该项研究。宣读此文并向调查对象征求意见。

调查对象签字:

日期:

编码:

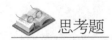 思考题

1. 什么是格林模式?
2. 健康教育诊断有哪几个步骤?
3. 以艾滋病健康教育诊断为例,三类影响因素需要分别考虑哪些内容?

(金岳龙)

第六章　健康教育项目的设计与实施

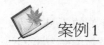案例1

某省农村供水与环境卫生项目系世界银行贷款项目,其中健康教育与环境卫生占总投资的8%。项目投资主要用于贫困地区的农村改水,同时,在项目地区还将开展水与环境卫生相关的健康教育和农村环境卫生改善工作。

一、目标框架

1. 总目标

通过一系列系统的健康教育活动,在未来五年内建立健全项目地区健康教育网络;提高项目地区受益人群的安全用水与自我保健意识和技能,激励其积极参与供水工程和环境卫生设施建设;通过系统的群体行为干预,转变受益人与水有关的不利于健康的行为。

2. 目标人群

骨干人群:乡(镇)、村干部、村民小组负责人、乡村医生、小学教师等。基本人群:家庭主妇、小学三年级以上学生、家庭投资决策人等。

3. 具体目标

(1) 使项目受益地区80%以上的骨干人群了解与项目实施有关的基本知识,掌握改善家庭环境卫生状况的基本知识、基本技能与行为方式,并使其成为项目实施的骨干人群。

(2) 使项目受益地区大部分的基本人群了解70%以上供水与环境卫生建设相关的健康知识,掌握改善家庭环境卫生状况的基本内容和行为方式。

(3) 使项目受益地区90%以上的小学三年级以上学生,通过学习水与环境相关的健康知识,掌握与项目相关的健康知识和行为技能。

(4) 在所有项目受益地区大部分的基本人群建立起饭前洗手、使用清洁水清洗食物和餐具、使用厕所三种与水直接相关的健康行为,卫生行为合格率分别为60%、70%、80%。

(5) 使所有受益地区大部分的目标人群能够正确使用并维护供水设施和环境卫生设施。

二、实施策略

本项目规划结合本省健康教育规划和健康教育工作,主要采用乡镇干部(骨干人群)、村干部(骨干人群)、小学教师、村民(家庭主妇)、小学生"五方连动"的健康教育模式,学校是核心,教师是关键,学生和家庭主妇是重点,行政组织是保障,充分调动行政资源、教育资源和

传统的人伦关系资源来推动本项目健康教育规划,主要策略有以下几个方面:

1. 将健康教育的实施划分为四个"子项目"完成

子项目Ⅰ:项目启动阶段健康教育(目的是提高受益人的安全饮用水意识,激励受益人的供水需求,以便其积极地参与项目投资和供水工程建设)。

子项目Ⅱ:供水前环境准备阶段健康教育(目的是提高受益人环境保护意识,促使其积极参与以改善家庭环境为主的通水前的环境准备)。

子项目Ⅲ:供水期用水技能培训阶段健康教育(目的是使受益人掌握正确的饮用水方式,提高受益人合理用水的能力,以利其能够正确地使用和维护供水设施)。

子项目Ⅳ:健康行为干预阶段健康教育(目的是转变受益人与饮用水有关的不良行为,提高受益人自我保健意识和能力,激励其积极进行家庭和学校卫生设施建设和完善,同时扩大卫生户用厕所的建设数量)。

2. 培训教育骨干人群

县级项目定期组织的健康教育培训活动,将按照子项目实施内容重点对项目受益地区的乡、村级健康教育骨干目标人群就本规划所设计的教育内容进行系统培训。接受过系统培训的骨干目标人群将作为健康教育实施的主要力量,在县级项目官员的指导下直接参与对基本人群的教育活动。骨干人群在改善家庭环境方面的实践将作为示范向目标人群推广。

3. 利用大众传播媒介和小媒介强化健康意识

健康教育的实施,将结合"九亿农民健康教育行动",充分利用农村地区可利用的有线广播、影视专场晚会、公益广告和标语等媒介,采用包含与相应子项目实施内容相吻合的主干信息的"广告化"的信息形式,以"反复冲击"方式向目标人群传播健康信息,强化其健康意识。

4. 人际传播教育到基本人群

根据以往开展健康教育项目经验,考虑到农村地区基本人群文化素质低的特点,人际传播将作为本项目健康教育与环境卫生实施的主要手段得以采用。使用的人际传播方法包括参与性座谈、知识性讲座、互访互评、健康问题专题讨论等。人际传播手段主要用于帮助基本目标人群理解和掌握相关健康知识和技能。

5. 学校传播到家庭

所有项目村小学三年级以上班级都将开设每周不少于1学时的健康知识课程。供水有关的健康知识将被融合到健康教育课中,并作为项目执行期间的教学重点,以保证在校学生能够掌握有关的正确行为方式。学生将在学校所学到的有关知识和技能用于影响家长的行为习惯上。

6. 在居民环境中实施行为干预

正确行为过程或行为提示信息在内的图文并茂的小型张贴画将作为行为提醒标识材料被制作出来,并将在多种健康信息传播活动收到一定效果之后用于居民家庭环境,以提示目标人群在适当的时机采取适宜的行为方式。以在校学生为核心的居民家庭成员之间的提醒与监督机制也将得以建立。

7. 在社区内实施有效的行政干预措施

为保证项目健康教育的实施效果,各级项目实施机构将努力寻求地方政府的支持,在项目地区推行一系列社区行政干预措施,主要包括以下几点:

（1）将健康教育纳入《××省卫生"九五"计划及其2015年远景规划》。

（2）一定的家庭环境改善作为入户通水的先决条件。

（3）家庭环境改善，户厕建设作为创建卫生村镇考核的重要指标。

（4）鼓励有条件的项目村发展成为"健康教育与环境卫生示范村"。

（5）由村委会组织制定维护社区环境的"村民公约"并监督实施。

8. 争取各级妇女组织的合作与支持

各级妇女组织将作为健康教育实施的主要力量参与到项目实施中来，通过健康教育使妇女主动参与家庭环境改善及供水工程的选择和建设。妇女组织所具有的威望和基层工作经验将成为项目实施成功的重要保证。

 问题

本健康教育项目主要包括哪些内容？

第一节　健康教育项目设计

项目设计指的是一个组织机构或社区根据实际情况，通过科学的预测和决策，提出在未来的一定时期内所要达到的目标及实现这一目标的方法、途径等所有活动的过程。计划设计主要包含确定优先项目、确定计划目标、选择干预策略、设计干预措施和干预方法、分配可得资源、对计划进行形成评价等几个步骤。任何一项健康教育项目都不是无序存在的，必须由科学的计划设计、计划实施和评价三个重要组成部分，且三者之间形成相互联系、相互制约、密不可分的整体。

健康教育项目的设计是基于健康教育诊断调查来确定影响居民生活质量的疾病或健康问题，与疾病或健康问题相关的行为和行为因素以及影响这些疾病或健康相关问题的行为因素，包括倾向因素、促成因素、强化因素以及目标社区和目标人群的基本状况，社区可利用获得资源等情况，通过分析研究提出理论假说，同时提出解决该问题的一系列具体方法、步骤及要实现的最终目标，并在实施过程中修正和完善项目设计。该过程是决定健康教育项目设计能否成功的关键环节。

一、健康教育项目设计的意义和原则

（一）健康教育项目设计的意义

1. 科学管理的依据

健康教育项目的实施过程是一项有组织、有计划、有系统的复杂的社会性系统工程，是科学管理健康教育活动的体现，既要面对复杂多样的健康问题、政策和组织机构等众多社会问题，又要求健康教育从业人员在众多的健康及其相关的社会问题与有限的人力、物力和财力等资源的矛盾中,根据目标人群或目标社区的不同社会需要和主客观条件选择出优先项目,同时制定出具体的目标和项目完成的量化指标,并从一系列可行的措施和策略中做出最优化的选择,使得有限的资源发挥出最大的效益,充分体现出健康教育项目设计的最主要、最基本的职能。因此,为克服健康教育项目实施工作中的盲目性,避免有限的资源被重复利用,在实施健康教育活动之前必须对健康教育项目进行合理的规划设计。

2. 行动实施的指南

健康教育项目设计是实现健康教育目标的行动指南和纲领。健康教育项目设计之初就已经明确了健康教育活动的目标,包括近期目标和远期目标,避免了健康教育活动的盲目性,使得健康教育活动必须紧紧围绕着此目标开展,使得有限的资源得以集中充分使用,以确保达到健康教育的效果。合理规划设计的工作不仅使得项目可以达到预期的目标,同时也避免了人力、物力和财力等资源的不必要浪费,故在实施健康教育活动过程中一定要按照其项目设计行事。

3. 协调的纽带

健康教育是一种全民性教育,通过信息传播和行为的干预,向人们提供改变行为和生活方式所必需的知识、技术与服务等。在项目的实施过程中常常会涉及多部门、多学科、多渠道人员共同协作完成任务,项目设计就是要把相关单位和个人合理地组织起来,使每个参与人员都应该知道自己的职责、工作进度,遵守计划并按照其执行。将各部门、各学科、各渠道分散的有限资源协调起来,发挥各自最大的效能,能够统一安排进度,顺利达到预期的目的。

4. 评价的标尺

项目设计是评价健康教育活动实施过程和活动效果的标尺,同时也是监督促进各级卫生行政部门和专业技术人员开展学术研究、完善健康信息系统、开展质量控制的标尺和效果评价的客观依据。项目设计建立的自身评价有利于及时发现并修改设计方案中的不足之处。在健康教育活动过程中,规划设计的评价是对活动的实施情况进行检查与监测,评估项目目标是否明确,指标是否恰当、可行,资源的利用是否合理等。没有项目设计也就无从测定评价效果,项目设计同时也为健康教育活动的实施提供了具体的量化指标。

(二) 健康教育项目设计的原则

健康教育项目设计是依据实际情况,通过科学的方法、步骤来预测和决策在未来一段时间内健康教育活动所要达到的目标及实现目标的所有活动过程,包括计划、实施和评价的全过程。应遵循以下原则:

1. 目标导向性原则

健康教育项目的设计必须始终以正确的目标为导向,总体目标明确、重点突出,所有设计的开展必须都紧紧围绕这一总体目标进行,充分有效利用有限的资源以达到健康教育的效果。同时健康教育项目也应有明确的、切实可行的具体目标,且目标是可量化、可测量的,以便在实施中可以不断地纠正和修改方法和步骤,确保以最小的投资来完成最大收益的总体目标。

2. 前瞻性原则

在制定项目目标时,要有预见能力,充分判断出未来健康教育项目的形势或影响,考虑到健康教育项目的长远发展和要求。制定的目标不能过低,这样既体现了健康教育项目的长远意义,又对项目的实施起到了激励的作用。

3. 整体性原则

整体性原则是健康教育卫生系统发展中的一个重要组成部分,是进行社区卫生服务的重要方法。在制定项目时,以大卫生、大健康观念为立足点,以健康为中心,明确居民健康发展的总体目标,健康教育项目的设计必须围绕此目标为服务中心,不能忽视它或背离大方向。同时总体目标与具体目标相辅相成、相互影响,力争使总体目标最优化。统筹安排总体目标、健康教育目标、相关政策目标、法规目标、组织目标,使健康教育项目形成整体,才能使规划设计付诸实际,同时也能使参与的人群有更大的积极性。

4. 可行性原则

健康教育项目应从实际出发,进行周密细致的调查研究,然后因地制宜、按照我国的国情进行设计,统筹处理好理论与实践的关系,同时要留有余地,并预先设定应变对策,以确保规划的顺利实施。准确地掌握目标人群的健康问题、社会问题、经济状况、文化知识状况等一系列主客观材料,只有这样才能抓住问题、解决问题,才能制定出符合实际,易为群众所接受并积极参与、切实可行的项目设计,同时制定出客观的评价指标和效果评价的方法。

5. 灵活性原则

在实施项目时,有可能会遇到一些变故,所以在制定项目时要留有余地,尽可能预判出项目实施过程中可能发生的情况且预先制定好过程评价和反馈问题的应变策略,制定项目修订的指征原则,以确保项目能顺利进行。

6. 参与性原则

健康教育项目成功的基础是目标人群积极参与健康教育的相关活动。项目的设计力争把目标和目标人群所关心的健康相关问题结合起来,以充分调动目标人群的积极性。鼓励目标人群尽早参与到健康教育活动中来,鼓励社区政府和居民共同参与健康教育项目的制定、决策、评估和管理。同时要考虑到目标与社区群众所关心问题的符合程度,只有两者结合起来,才能吸引社区群众的参与,才能得到群众的支持,达到预期的效果。

二、健康教育项目设计的基本步骤

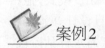

案例2

2016年1月至2018年1月,对6所小汤山地区在园儿童200人以上的托幼机构进行手足口病的健康教育干预,结果见表6.1所示。

表6.1　小汤山地区手足口病的成本效益分析

组别	病例数	直接医疗经济负担(元)	直接非医疗经济负担(元)	间接经济负担(元)	总费用(元)
2016年	26	270.62±61.31	210.12±69.13	392.50±65.93	901.12±81.23
2017年	12	190.60±62.13	160.23±70.12	340.25±69.47	731.26±72.58

问题

通过专业护士的健康教育活动,家长的直接医疗经济负担、直接非医疗经济负担以及间接经济负担是增加了还是降低了?

健康教育项目的设计是在健康诊断的基础上产生的,对项目本身的具体内容、方式和步骤等进行干预的过程,重点是确立干预目标与干预策略,其过程的内容和形式依据具体的干预内容制定,但其基本步骤大同小异,人们在平时的工作实践中总结出以下 6 个基本步骤:

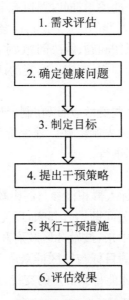

图 6.1　制定健康教育项目的基本步骤

目前在健康教育的研究和实践方面,国内外应用最广泛、最具生命力的是由美国著名健康教育专家劳伦斯·格林(Lawrence W. Green)提出的 PRECEDE-PROCEED 模式,他站在社会健康的宏观高度,全面规划健康教育内容、方式与作用环节,并从项目设计开始就将监测评价纳入项目内容。该模式可分为两个阶段:一个是诊断阶段,即社区需求评估阶段,在它的 9 个步骤中,其中有 5 个步骤为此内容;另一个是执行阶段,为项目设计、执行和评价提供了一系列连续的步骤。

(一)社区需求的评估

在制定项目设计时应调查社区需要健康教育工作者解决的问题有哪些? 什么样的问题能通过健康教育干预得到解决? 目前需要优先解决的健康问题是什么? 这就需要从分析社区人群的年龄、性别、生活质量、健康状况、健康行为及影响健康的相关行为因素入手,应由健康教育诊断做出相应的评估。

(二)确定优先项目

通过健康教育诊断判断出社区需求评估,发现社区的需求是多方面、多层次的。很多需求之间互相关联,而解决一项优先的需求往往可以带动多个问题的解决,因此在有效资源的基础上,健康教育项目必须选择一个优先项目来解决,目的是用最少的投入获取最大的效益。确定优先项目,就是在众多可供选择的问题中选定对目标社区和对象人群生活质量影响最大、群众最迫切需要解决而又有较好解决可能性的健康问题,要确定优先干预的健康问题或行为问题(真实地反映社区群众最迫切的需要以及反映各种特殊人群存在的特殊需要),把有限的资源用于群众最关切、干预最有效的项目上。

1. 确定优先项目的基本原则

(1)重要性原则。选择发病率高、致死率高,受累人群比例大,人民群众最密切关心的,且影响社区、社会稳定性及经济发展的健康问题,即依据对人群健康威胁的严重程度排序。

(2)有效性原则。依据危险因素的可干预性排序,选择有明确致病因素的,且因素是可以测量的、可以定量评价其消长的,能够通过健康教育干预促使该因素预防控制且有明确健康效益的。干预措施是操作简便,易被目标人群接受的,同时有明确的客观评价指标。如实施该项目可以提高精神文明和改善社会环境等。

(3)成本-效益原则。按成本-效益估计排序,通过成本-效益分析选择能用最小成本产出最高经济效益和社会效益的健康教育项目,力争用最低的成本达到最大的效果和最高的社会效益。

(4)可行性原则。主要指健康教育项目的干预策略、措施和方法能否顺利地进行和完成。这取决于健康问题所处的社区环境和政策,包括得到社区领导的支持及社会各部门的通力协作;其次开展的健康教育项目是易为目标人群所接受的,便于执行,有客观评价指标和定量测定效果的方法,能够系统长期地进行随访观察。

确定优先项目时有两个标准可供选择,即重要性和可变性。考虑时可以基于健康问题对人群的威胁严重程度及其影响因素的可干预性进行排序,通过专家打分来确定优先项目(表 6.2)。

表 6.2　确定优先项目评分表

	重要	不重要
可变	Ⅰ 最优选择	Ⅲ 一般不予考虑
不可变	Ⅱ 次优选择	Ⅳ 不予考虑

2. 问题树

通过收集各种综合性资料并进行详细分析,审慎社会需求评估,明确对人群健康威胁程度大、影响恶劣的相关问题的过程,也可用一种系统分析的方法,即问题树的方法。该方法帮助研究者将问题进一步逐级分解,阐明产生主要健康问题的各种原因以及它们之间的逻辑关系,直至清晰且具体地了解可以采取的干预措施和策略,明确哪些是行为的问题,哪些是非行为的问题,将分解的各个问题以形象的画图方式逐一加以描述。

(三)确定项目总体目标和具体目标

在制定社区优先健康教育项目活动时,首先要有明确的目标和具体的指标,因为它是规划实施和效果评价的根据。总体目的是在执行某项计划后达到预期的最终结果,目的具有宏观性、远期性,一般用文字表述。具体目标是目的的具体体现,用指标描述。因此,目标具有可测量性,通过完成多个目标,最后达成目的。如果没有明确的目标和具体的指标,整个项目将失去意义。

1. 总体目标

总体目标又称为规划的目的。规划的目的是最终项目利益的阐述。例如,通过降低吸烟率来减少呼吸道疾病患病率,规划的目标回答"什么时候? 谁? 会获得多少?"规划的总体目标是规划的最终结果,是一个宏观的目标,具有宏观性、远期性,给了整体规划一个努力的方向。它的实现需要较长时间,规划的制定者也许并不能看到目标的完成,同时需要很多人的不懈努力。又如,青少年的控烟规划,其总体目标可以设定为"造就不吸烟的新一代"。

2. 具体目标

(1) 具体目标的概述。具体目标是总体目标在各层次、各方面、各阶段性目标的具体分解,是为实现总体目标而设计的具体的、可量化的指标。各个具体目标形成目标体系,反映出健康教育项目作为一个系统其各部分之间的结构性关系。具体地说,规划目标必须回答 4 个"W"和 2 个"H"的具体内容。

who——对谁?

what——实现什么变化(发病率、知识、行为、信念)?

when——在多长时间内实现这种变化?

where——在多大范围内实现这种变化?

how much——变化程度有多大(增加多少、减少多少)?

how to measure——如何测量这种变化?

例如,对某社区的青少年实施控烟规划一年后,15～22 岁青少年的吸烟率由规划前的 50% 下降到 30%,两年后下降到 20%。在这个事例中,就回答了以上的 5 个问题。关于测量的问题在前面的章节已经阐述了。

确定具体目标(objective)还要考虑每个具体目标是否符合 "SMART"的指标要求。

S——special,制定的指标是具体的、有特异性的;

M——measurable,制定的指标是可以测量的;

A——achievable,通过努力,指标是可完成的;

R——reliable,指标是可信的、可以依赖的;

T——time bound,有时间的限制,需要在规定的时间内完成任务。

(2) 具体目标的分类。健康教育的具体目标可分为教育目标、行为目标和健康目标。

① 教育目标。它是围绕着实现行为转变而开始的,在项目实施过程中应考虑到目标人群实现行为改变所具备的知识、信念和能力等。以青少年控烟规划为例,规划实施的开始阶段,考虑到不同年龄段青少年对行为认知的不同,应采用简单易懂的方法教授青少年认识到吸烟有害健康。一年后,目标青少年发生了以下变化:知识方面——80% 的青少年能说出三种以上吸烟对健康的危害,60% 的青少年能说出吸烟成瘾的主要原因;态度方面——70% 的青少年表示不但现在不吸烟,以后也不吸烟,80% 的青少年表示更喜欢与不吸烟的人交往;信念方面——50% 的青少年相信自己能把烟戒掉,70% 的青少年相信自己在吸烟的人面前能控制住自己不吸烟;技巧方面——50% 的青少年学会如何拒绝吸第一支烟的技巧,90% 不吸烟的青少年学会劝阻别人不要在公共场所吸烟。

② 行为目标。指实施健康教育规划一段时间后行为的转化率,控烟计划实施后发现 60% 的青少年可以戒烟,40% 的青少年能够劝阻并帮助家人进行戒烟。

③ 健康目标。它是可测量的，有具体指标的，是健康教育项目从实施开始到目标人群健康相关行为完全改变的过程。

因此，健康教育项目目标的选择取决于该项规划的性质、持续时间、在规划执行期间所产生的健康效应等。例如，对农民卫生行为干预的目标可以通过农民对卫生知识的知晓率、卫生行为的正确率来判断。

（四）目标人群确定

目标人群是健康教育项目干预的特定对象或群体，依据健康教育诊断结果来明确其疾病或健康问题在社区的分布特点。根据与目标行为的关系可分为：一级目标人群，即希望项目实施行为改变的人群，如社区老年人糖尿病干预，一级目标人群为 60 岁以上老年人；二级目标人群，即对一级目标人群有重要影响的人群，如社区老年人糖尿病干预项目，其子女就是二级目标人群；三级目标人群，即受人尊敬、信赖，可以影响群众知识、信念和行为的人群，如社区老年糖尿病干预项目中的医务人员、亲友和德高望重的老人等；四级目标人群，即行政决策者、经济资助者和其他对计划成功有重要影响的人，如社区老年人糖尿病干预项目中的社区领导和社区工作人员等是该项目的四级目标人群。此外，根据生理状况和其从事危害健康行为的程度等，可进一步将一级目标人群分为高危人群、重点人群和一般人群。

（五）健康教育干预框架的确定

1. 干预策略

根据项目目标、对象人群特征、环境条件和可得资源等情况制定项目干预策略，包括最佳的干预途径、干预方法、时间、空间和人群组合等。这是一项具有高度创造性的工作，将各个要素具体化，归纳总结成一个可操作的项目方案。策略制定应该充分结合健康教育行为改变理论，考虑成本收益，同时结合综合技能和个性化服务。健康教育者将干预策略一般分为教育策略、社会策略、环境策略及资源策略。

（1）教育策略。健康教育策略内容丰富，具有多样性，可以根据不同目标人群的需求、社会特征和心理特征制定相应的策略，进而达到预期目标。通常可将教育策略分为信息交流类，即各种大众传播和人际传播策略手段，如广播、电视、报纸等；技能培训类，如培训、讲座、座谈会等；组织方法类，如社区活动、咨询、义诊、同伴教育等。

（2）社会策略。包括政策法规、制度、规定及其执行方法等。社会策略的支持和配合是保证健康教育项目顺利完成的关键。在充分利用现有的法律、法规、相关政策的同时，注意促进新的健康相关策略的形成。例如，可以通过媒体舆论向有关部门作健康教育报告、作专题及请相关领导参观、实地考察等方式促进新的健康教育相关策略的形成。

（3）环境策略。即旨在改善有关社会文化环境和物理环境的策略手段，如减少售烟厅、增加锻炼器材和场所、增加社区服务站等。

（4）资源策略。即动员、筹集、分配、利用社区中各种有形和无形资源的途径、方法，同时加强各部门的联动。

2. 干预方法

在策略的统领下的具体操作方法，是策略的具体执行过程。确定项目目标后，主要根据目标人群的特征、环境和现有资源等制定最佳的具体干预方式、方法和途径，包括信息交流、技能发展和社会行动。

（1）信息交流。定期向目标人群提供改善其健康行为的信息，帮助目标人群了解卫生保健知识、建立健康观念。可以通过大众传播的方法进行信息传递，将健康相关信息传递到大众中去，引导群众关注健康相关信息；通过讲座或者作报告等方式进行人际传播，做到信息反馈及时、针对性强；通过发放宣传册、传单、张贴海报和展板等方式传递健康相关信息。

（2）技能发展。要改善目标人群的健康相关行为和生活方式，在健康教育项目实施过程中，不仅要让目标人群知道什么是有利于健康的，还要教会目标人群怎么做才能达到健康。技能发展就是在目标人群掌握健康相关知识的基础上学会形成健康相关行为的能力，如可以通过小组讨论交流、同伴教育和树立榜样等方法，必要时可以通过请专业人员讲授技能和方法来获得相关技能。

（3）社会行动。指由社区组织的以改善社区环境、维护居民健康为目的的各种活动，也是一种常用的社会行动策略。通过社会活动形成声势，引起关注，营造氛围，目的在于引起社会的关注，形成有影响力的社会新闻。例如，可以通过义诊、大型的直播竞赛等社会活动引起群众关注，鼓励群众参与到健康教育活动中来。

3. 确定健康教育干预场所

健康教育干预场所是健康教育项目实施过程中对目标人群进行干预的主要场所，在项目中起着十分重要的作用，健康教育场所的选择在一定程度上决定着健康教育项目成功与否。在国际健康教育与健康促进领域中以场所为基础的健康教育干预理念受到广泛推崇，正逐渐形成干预活动地点、目标人群和干预内容的三维定位健康教育干预模式。健康教育项目是由多个健康教育场所和多种途径来完成的，大致可以分为以下五个场所。

（1）教育机构。主要指幼儿园和学校，幼儿和青少年是特殊群体，他们的可塑性较强，健康理念容易树立，同时与家庭接触密切，其健康教育效果可向社会人群辐射。因此，学校是开展青少年健康教育项目的主要场所。

（2）卫生机构。居民的就医行为主要发生在各级医院、卫生保健机构及康复机构等，故在卫生场所开展居民健康教育最为有利。

（3）工作场所。办公室、工厂、车间等是劳动者一天中主要的工作场所，健康教育工作在这些场所对工人实施行为干预、场所环境干预和制定相关政策等较为有利。

（4）公共场所。公园、车站、机场、街道等公共场所人群流动性大、背景复杂，适宜开展各种最普遍的、易于接受的健康项目干预。

（5）居民家庭。家庭成员间容易进行沟通和交流，在观念和行为上容易相互影响，可以保证健康教育和健康促进取得良好的效果。

4. 确定教育的框架结构

针对不同的目标人群采用三种干预策略和五种健康教育场所。以吸烟干预为例，制定教育干预的框架结构表见表6.3。

5. 干预活动日程安排

合理地安排健康教育干预日程是保障健康教育活动顺利完成的重要条件，包括准备健康教育培训材料、制定健康教育人员培训计划。一个完整健康教育项目包括健康教育计划设计、实施与总结评价，该过程大体可分为四个阶段：

（1）调研计划阶段。制订项目计划、基线调查、制定监测和评价计划。

（2）准备阶段。健康教育材料制作、预实验、人员培训、物资的准备。

（3）干预阶段。争取领导支持、动员群众、各种媒体的应用、监测和评价计划的执行等。

（4）总结阶段。整理资料、分析数据、撰写项目总结报告。

6. 组织网络和工作人员队伍

组织网络与工作人员队伍是健康教育项目成功与否的关键。健康教育工作因其社会性、复杂性，必须根据工作需要形成多层次的、有多部门参与的网络组织。除各级健康教育专业机构外，形成由政府部门、卫生部门、媒体部门等多部门参与多层次、多部门、多渠道的组织网络。目标的统一和行动的协调配合对工作的开展至关重要。工作人员以专业人员为主体，吸收组织网络中其他部门人员参与，明确各自的职责和权利。

7. 确定监测与评价计划

监测与评价贯穿项目始终，是控制项目进展状态、保证实现项目目标的基本措施。项目负责人要及时发现项目设计、实施中的问题，并及时进行调整。设计项目计划时必须根据目标（指标）体系、日程表、预算等确定严密的监测与评价方案。

表 6.3　吸烟干预健康教育框架结构表

干预策略	教育场所				
	教育机构	卫生机构	工作场所	公共场所	居民家庭
教育策略	在学校开设吸烟健康教育讲座；传授学生如何抵御吸烟的技巧	对医生进行健康教育的培训；医生对病人进行吸烟危害的科普	举办吸烟有害健康的讲座	举办戒烟培训班；利用黑板报、橱窗等多种媒介宣传	分发吸烟有害健康的宣传资料；印发戒烟日历
社会策略	学校制定禁止吸烟的规定；学校制定奖惩办法	医院、诊所禁止吸烟；医疗卫生机构内部禁止出售香烟	工作场所禁止吸烟；工作场所内部禁止出售香烟	公共场所禁止吸烟；投放禁止吸烟的广告	家庭中无人吸烟作为评选模范家庭的必要条件
环境策略	学校张贴宣传材料；动员教师和家长不吸烟	医院门口禁止摆放烟摊	工作场所门口禁止摆放烟摊	商店禁止向未成年人销售香烟	

（六）健康教育项目评价

健康教育项目评价又称为形成性评价，指在规划执行前或执行早期对项目计划本身的评价。主要评价项目目标是否明确，具体目标是否适当、合理，能否顺利完成，项目的方法是否能达到预期目标，资源的动员是否能利益最大化。评价的目的可以使项目更完善、更合理、更可行、更容易被目标人群所接受，同时避免了项目的失败，规避了资源的浪费。主要的评价方式是专家评估或模拟试验。内容包括：

（1）科学性。项目目的应该明确；目标应该合理；目标和指标体系应一致；实施方案和干预框架应合理；监督和考核方案应明确。

（2）针对性。目标人群分类要合理，目标体系和目标人群特点要一致。

（3）可及性。了解目标人群的基本特征及对干预方法的接受程度和看法；了解干预方法中资料的发放渠道和系统;发放调查问卷获得有效信息;提供定性资料为定量资料做解释;对计划实施的早期阶段可能出现的问题进行评价。

第二节 健康教育干预实施

健康教育活动是对人们已有的行为和生活方式施加的一种影响,目的是改变目标人群原有行为生活方式中不利于健康的部分,建立或加强有利于健康的部分,使其向有益于健康的方向发展。因此,健康教育干预是促使目标人群的行为和生活方式向着有利于健康的方向转化而设计的有机组合的一系列活动和过程。健康教育干预实施前,项目工作人员应根据健康教育诊断获得的资料,掌握各单位健康教育组织机构、人员、设备、场地、经费等情况,明确项目的目的;掌握目标人群的基础情况或工作效果;同时制定详细、具体的项目设计,包括干预方式、方法、实施人员及干预效果等。

一、健康教育干预的基本步骤

健康教育干预是一个完整的过程,针对健康问题确定目标人群、有计划、有组织、系统地使用各种传播方法和教育措施干预目标人群的行为和生活方式。目的是改善不健康的部分,建立健康的部分。任何一个健康教育项目都必须是在调查研究的基础建立起来的,明确与健康教育目标相关联的关键行为及影响关键行为的因素。健康教育干预的主要步骤包括:

(1) 健康教育项目目的与目标回顾。

(2) 进一步细分目标人群。

(3) 确定健康教育干预场所。

(4) 建立健康教育协作网络和组织管理。

(5) 对健康教育项目实施骨干进行培训。

(6) 按计划组织实施干预活动。

(7) 对健康教育项目进行质量控制。

二、健康教育干预组织机构的建立

健康教育项目是一项有组织的社区健康促进活动,计划实施的组织机构不同于常设健康教育组织机构,需要多部门协作完成,它通常包括社区内多个部门。

1. 健康教育项目实施的领导机构

健康教育项目具有人群广、范围大和地域广等特点,一个具有高办事效率、高影响力的领导机构是保障健康教育项目完成的关键。实施项目的领导机构的组成需根据工作所及的范围和部门来确定,可以由原执政机构兼任、替代或另行成立,且机构人员应了解计划的目的、内容,对计划的执行有信心、有决心。领导机构的职责是审核实施进度表和预算,听取项目进展报告,提供政策支持,研究解决计划执行中的困难和问题等。领导机构的政策支持是政府部门就健康教育活动某些方面的内容制定发布有关的条例、方针或规章制度。

2．执行机构

执行机构主要负责落实和运行健康教育计划，把项目中的活动进行具体分解，开展健康教育干预，并实施健康教育项目，完成健康教育目标。同时，执行机构有责任向领导机构汇报工作进展情况，并接受领导机构的指导。除特殊情况需另成立专门机构外，执行机构的成员主要是专业技术人员组成的健康教育专业部门和/或相关业务部门。

根据健康教育项目的内容来确定执行机构人员的数量和专业组，既要适应工作需要，又要避免庞杂。由于健康教育项目的执行需要较长的时间来完成，故执行人员的稳定性十分重要，主要的执行人员需要自始至终完成任务，所以主要执行人员的选择决定着健康教育项目能否顺利完成。

3．健康教育干预工作网络的建立

健康教育干预工作网络以基层健康教育服务网或基层医疗卫生服务网为主体的网络化服务组织。健康教育/健康促进项目是一项复杂的系统性工程，多数在社区实施，需有社区的广泛参与，因此，发动社区有关部门、机构、团体参与到项目中来，建立社会多部门联合的组织网络，通过社会协作单位组织网络可以把社会有关组织、团体、机构联合起来，共同参与到健康教育项目中来，这种相互合作的社区工作网络是项目成败的关键。健康教育工作者应通过多种渠道、多种方式邀请非政府组织参加健康教育项目会议和宣传活动，将医疗机构与非医疗机构建立广泛的联系，获得社会资源，做好跨部门合作，同时建立牢固、有效的合作机制和工作网络。

例如，在某地区实施一项推广加碘盐、预防碘缺乏病的健康教育计划，除了卫生部门的努力之外，必须得到盐业、商业、文化、大众传媒及工会、妇联等社会团体的支持。如果没有大众传媒和文化、妇联、工会的帮助，单靠卫生部门做好健康信息传播工作，是很难覆盖如此大范围的人群的。而如果没有盐业部门配合大量生产加碘盐、商业部门销售加碘盐，即便接受了健康教育后群众有愿意使用碘盐，但买不到加碘盐，健康教育计划就不能取得效果。

4．政策支持

健康教育项目实施的成功与否与政府部门的支持性政策密切相关。在政策的支持下，健康教育工作者可以动员社区资源投入、开创多部门协调合作的局面、影响群众参与的态度、创建有利于实施工作的环境等。实施执行机构应积极影响当地政府，促进支持性政策的出台。

项目成功的标志是工作不因项目的结束而停止，其重要条件之一即为政策的支持。

5．积极动员群众参与项目

任何一项健康教育项目都必须十分强调参与的原则，即使是国际项目，最终都必须在基层群众中实施。因此必须争取社区参与，任何一项健康教育项目没有群众的合作与支持是不可能取得成功的。

三、健康教育项目实施进度表的制定

健康教育项目是一项长期且复杂的工作，按照计划要求和组织实施各种干预活动，有序和有效地实现计划目标，获得预期效果。制定好实施进度表可以帮助健康教育项目各项工作有条不紊地顺利进行，同时也是整个工作计划的核心。以时间表为指导，有计划地逐步实现阶段性具体目标,从而达到最终总体目标。

时间进度表也是一个对照表,可以用来对照检查各项工作的完成速度和质量,合理地制定出科学的时间进度表,按时有效地完成各阶段的干预工作,是进行项目过程评估的主要依据,以保证及时对工作的完成度进行评估。时间进度表的具体内容包括:

(1) 工作内容。指各项具体活动,如健康咨询、各种培训班、小组讨论等。

(2) 工作地点。指活动的场所,如培训班在社区活动中心进行。

(3) 负责人员。如培训班由社区健康教育者负责。

(4) 经费预算。即该项活动的花费。

(5) 特殊需求。即该项活动是否需要特殊的设备,如幻灯机、投影仪、光碟、放像机等,是否需要外请人员等。

时间的计划和经费的预算是健康教育项目进度安排的重要部分。时间进度表的制定者要保证各项工作能够按计划完成,合理分配各项工作的时间,尽量不要重叠,充分考虑到实际操作过程中可能遇到的困难,根据这些实际情况给予科学的安排。经费的预算是这项工作开展的另一个重点,也是难点。在实际工作中,经费的来源有时比较棘手,经费预算要做到充分考虑到资源合理分配和使用。时间进度表的制定者要根据实际的经济情况合理安排有效的工作内容,使有限的经费能够得到充分利用,避免浪费。

四、健康教育项目工作人员培训

(一) 健康教育干预培训的意义和原则

1. 健康教育干预培训的意义

健康促进规划执行的过程涉及多部门、多学科、多手段,因此对实施人员的要求也越来越高。而且任何项目的实施都是有一定的期限,当项目结束后,该项目的延续工作、效果的巩固都需要一支有科研基本概念的工作队伍。对健康教育工作人员进行培训,即专门化知识教育和技能训练是健康教育项目或健康促进规划顺利实施的重要保障。健康教育的实施人员主要从执行机构中选出,必要时可以从相应业务部门聘请人员共同工作,根据健康教育项目目的、执行手段、教育策略等对相关工作人员进行培训,让项目工作者熟悉项目的管理程序,掌握相关知识和技能,学习健康教育干预的工作方法,建立一支合格的高素质的工作队伍,以推动健康教育项目高效、顺利地实施。

2. 健康教育干预培训的原则

依据健康教育项目的目的和任务,培训对象的特点决定了健康教育工作者培训的原则。

(1) 目的明确。健康教育干预工作者培训班应该目标明确、主题突出,能充分体现项目的目的和学员特点。一个培训班应该围绕一个专题进行培训,内容精炼、方法灵活,力争在短时间内达到较好的培训效果。

(2) 按需施教。培训应根据项目的目的、工作人员的知识结构和职业经历等确定工作人员应掌的知识、技能和培训内容,而非培训者的意愿、培训的重点应围绕着项目中要解决的实际问题进行,注重理论与实际相结合,提高应用健康教育理论来解决实际问题的能力。

(3) 强调参与。培训方法应根据学员的具体特点和项目要求来选择,重点强调参与式培训方法,充分调动学员的主观能动性,大家分享经验,使学习过程不枯燥,便于理解和记忆,培训过程应该由教师和学员共同完成,最大限度地引导和帮助学员完成培训。

（4）灵活应变。培训者在培训过程中应注意收集学员在培训过程中的反馈信息和意见,应具有灵活的应变能力,创造良好的教学环境,随时注意解决培训中遇到的新情况、新问题,及时调整培训活动的内容和方法,更好地满足培训要求,达到预期培训的目的。

（二）健康教育干预培训内容

1. 健康教育项目管理人员培训内容

（1）项目计划。针对健康教育项目的需求进行评估,依据评估结果、资源情况和项目要求,制定健康教育项目的计划、干预方法、实施过程等。

（2）质量控制。针对项目的目的和各项干预活动的技术指标开展项目监测和质量控制。

（3）人员管理。使学员能在项目的管理中学会合理利用人力资源与激励理论,鼓励项目参与者努力工作。

（4）财务与设备管理。使学员了解财务基本知识,学会管理项目经费的预算和审计;使学员掌握设备管理的基本知识,合理运用与分配项目的可利用资源。

（5）项目评价与总结。让学员掌握项目评价方法和评价指标,学会组织实施项目评价、资料汇总和撰写项目各阶段总结报告。

2. 健康教育项目技术人员培训内容

根据健康教育项目的干预内容制定培训内容,包括健康信息、调查方法、行为干预方法、传播知识的技巧以及收集资料的方法、传播材料的制作方法。根据从事不同层次工作的项目实施人员需要掌握的内容和程度不同,使用不同的培训方法。实施人员除了具备必要的理论知识外,还应该掌握专业技能,如血压计的使用,糖盐水的配制,投影机、放像机的使用等。

（三）健康教育干预培训计划的制订和实施

1. 培训计划的制订

一套完善的培训计划可以保障培训工作顺利地进行和完成,决定着培训效果。在培训开始之前,培训工作负责人应全面了解项目执行人员培训的背景、文化程度、工作经历和项目需求,在明确培训目的和任务的基础上,编写培训大纲和教材,筛选培训教师。选好培训教师后,各门培训课程的授课计划由教师撰写,应包括培训目标、内容、时间、地点和教学方法。培训部门根据健康教育项目的目的和任务制订出一个行之有效的培训计划,该计划应包括培训内容、时间、地点、课程、教师以及教具、经费和后勤服务等。培训计划应最大限度地满足项目的要求。

2. 培训组织

为保障培训的顺利进行,除了具备完整的培训计划外,培训组织在整个培训的进行中起着非常重要的作用,其任务包括安静适宜的培训场所的选择、恰当的作息时间和餐饮的安排等,同时及时保持与培训人员及学员的沟通,掌握培训进度,发现培训中出现的问题并及时解决,以保证培训的顺利完成。

3. 培训方法

健康教育项目培训是针对有工作经验的成年人进行的培训,培训方法和普通的教学方法有着明显的不同,以学员积极参与教学为主的方法,教师应能充分调动学员的主动性,鼓励学员分享经验,可以通过头脑风暴、角色扮演、小组讨论和案例分析等方法帮助学员深刻理解培训的内容,同时提高学员的主动性和分析能力。

(四) 培训工作的评价

评价是培训工作中不可缺少的一部分,旨在评价和检验培训的效果。在制订培训计划时应有明确的评价内容、评价方法和评价指标。评价工作主要包括对培训效果的评价(其中包括三个层次:过程评价、近期效果评价、远期效果评价)、对教师和教材的评价、对学员在实际培训中所掌握的知识和技能应用到实际项目中的效果评价、对组织和后勤工作的评价,同时也包括培训组织对培训时间、地点、作息安排和教学条件等方面的评价。评价的方法有:实地考察、问卷调查、工作人员讨论、工作人员评议、学员讨论、电话调查或随访等。

五、健康教育干预的质量控制

(一) 质量控制体系

质量控制体系的建立是保障健康教育项目实施的重要条件,也是实施质量控制的机制,指以什么样的方法和运作制度实现质量控制。对健康教育干预实施质量控制,可以及时了解干预计划实施的过程和效果,及时发现实施过程中存在的问题,是保障健康教育项目顺利进行并取得预期效果的重要环节,其主要任务是保障健康教育活动按照既定计划要求顺利朝着项目完成目标方向进行。质量控制伴随项目实施而进行,主要体现在项目开始前技术和资源的保障,项目能否按照既定计划中的质量要求进行,项目干预后对项目进展和消耗相应资源的回顾三方面。

1. 质量控制人员结构

质量控制人员结构包括项目负责人、项目管理人员、干预实施人员、干预活动组织者等,参与不同层次、不同内容的具体干预活动的质量控制。

2. 质量控制机制

一般常规以"自上而下"和"自下而上"的双向信息流通和阶段性质量检查相结合。自上而下的质量控制指发布质量标准,明确考核制度,建立定期逐级上报项目监测数据制度和定期反馈制度。自下而上的质量控制指项目组织者能够按照质量标准组织实施干预活动,同时及时收集各项干预活动的第一手资料,汇总后逐级上报,发现问题及时提出。阶段性质量控制是指对项目进行阶段性的考核、评估,可以由内部管理者联合实施,也可以聘请项目以外的专家实施,包括季度考核、年度考核、中期评估、终末评估等。

(二) 质量控制的内容和方法

1. 质量控制的内容

质量控制的内容包括了解健康教育项目中各项活动是否按照项目计划进行的工作过程和进程监测;实际活动开展的内容、数量是否与计划要求的内容一致的监测,监测实施人员的工作状况,目标群众的参与状况及相关部门的配合状况;项目的有效知识、行为、态度和影响因素的效果监测;实际开支与计划预算符合程度的监测等。

(1) 工作进度质量监测。监测项目中的各项活动是否按制定的时间计划表来进行,是超前还是延误,超前了多久、延误了多久,如何保证各项活动按照制定的时间表进行是项目质量的一个方面,监测实施工作的负责人必须十分清楚各项活动的进展情况,保障符合质量要求的干预项目严格按照计划表按时完成干预活动及整个项目。社区健康教育项目涉及的范围广、内容多,每一项活动都需要有专人来负责,分项目的负责人应该做到经常向总负责人及时汇报本项目的进展情况,必要时还可以通过召开座谈会或会议来交流信息,了解哪些活动没有按时完成及其原因,哪些活动需要在时间上进行调整以保证整个项目的顺利完成。

(2) 干预活动质量监测。项目中各项干预活动都有质量要求,对活动内容的监测主要是检查实际工作的开展与计划是否相符合,包括活动的准备工作进行得如何,活动的工作人员是否按技术要求工作,实施人员的状况、目标人群参与状况及相关部门配合状况的监测等。① 对实施人员的监测:了解实施人员是否按计划开展活动,是否具备该项目所要求的知识和技能,是否有积极的态度等。② 目标人群参与状况的监测:了解目标人群的参与率以及目标人群对项目活动的态度。例如,某项健康教育活动要求参与人数的 80% 为 50 岁以上的老年人,而实际监测结果发现只有 50% 的老人参与,那么该项活动的有效水平(effectiveness level,EL)$=(50/80)\times100\%=62.5\%$。目标人群的参与态度可以反映该项活动的成效。③ 相关部门配合的状况:主要监测与活动项目相关的各个部门是否能够在领导机构的协调下与实施机构相配合,支持实施活动,为实施活动提供帮助。④ 对人群知、信、行及有关危险因素的监测:社区健康教育的主要目的是提高人群在预防疾病方面的知、信、行水平,减低危险因素,特别是行为性危险因素。监测提供的反馈信息可以使健康教育者及时了解项目进行的质量,必要时采取调整措施。⑤ 对经费开支的监测:在实施计划的过程中也要及时对经费开支进行监测,监测各分项目的费用支出情况,控制整体预算,保证计划的顺利进行。

(3) 项目工作人员能力监测。项目中工作人员的能力直接影响着项目进度情况和完成的质量,对项目实施人员的能力监测主要考察是否接受了培训计划,是否按照培训计划进行培训,对培训知识和技能是否掌握及其运用情况,项目实施过程中是否有新的问题出现,如果发现新问题应及时进行必要的再培训,必要时可以提出调整工作人员的建议。

(4) 阶段性效果评估。项目的完成是由各个阶段组成的,对项目各阶段进行效果评估是按时完成整个项目的必要保障。项目进行到一定阶段,进行阶段性效果评估有助于及时总结经验、纠偏,阶段性评估的考核包括目标人群卫生保健知识、态度、信念和健康相关行为。

(5) 经费使用监测。对于项目经费的监测主要包括两个方面:一是预期经费和实际开支之间的符合程度;二是实际经费开支与预期经费之间产生差距的原因。经费的实际支出是反映干预活动质量的一项重要指标,当实际支出明显低于预算经费时,是干预活动没有按时或按质完成的标志;如果实际支出明显超出预算经费,可能有没有估计到的问题发生,需要对项目及时做出调整,否则可能会出现项目后期经费短缺的现象,导致项目最后无法按期完成。

2. 质量控制的方法

建立报告制度,要求各分项目负责人做好实施记录,记录好现场考察记录和参与方法,并定期汇报各项目进度,建立监测财务经费的管理和使用制度以及项目审计方法。

（1）记录与报告方法。为了及时掌握项目实施的基本数据,及时发现项目实施中出现的问题,及时对项目的实施做出调整,在项目实施前就要求各分项目负责人及时、准确、如实地记录项目实施的内容,内容包括:项目实施的时间、地点,参与的工作人员,参与的目标人群,现场实施情况、经费的支出状况,参与人员对活动的意见等,如参与培训的人员、地点、内容的记录等。各项目负责人应定期向定项目的管理人、负责人进行汇报,报告制度应根据项目规模、周期等具体情况来制定,对于范围大、涉及合作伙伴多的项目,报告制度应更严格。

（2）定期召开例会。例会制度有助于保障项目的顺利进行,例会制度也是质量控制中最常用的方法,各级项目负责人及时汇报项目阶段性进展及质量,项目管理者提出阶段性目标和要求。在例会中,各级项目负责人可以相互交流,及时沟通,集中研究讨论、解决新问题,提高工作效率。

（3）现场考察。项目负责人、主管人员直接到实施活动现场进行考察并参与实施活动,可以及时监测实施过程和进行质量控制;按照质量标准监测并了解工作情况,及时发现实施过程中出现的问题。在项目制定中,应把现场考察纳入到项目计划表中,以便不定期进行项目实施考察,以掌握项目实施过程中所暴露问题的第一手资料,及时分析并解决问题。

（4）审计方法。主要对项目实施过程中的财务方面进行监测,监测项目的支出是否合理,对经费使用中不合理的地方及时做出调整,以确保项目经费能够合理使用。一般而言,大型项目的经费开支比较复杂,对其经费的监测要做好分项目审计、阶段性审计和总体审计的工作。

（5）调查方法。是项目实施过程的监测和质量控制的一种常用方法,为特定目的而做的资料收集和调查。在调查过程可以采用的方法有定量调查、半定量调查和定性调查。

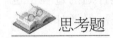 思考题

1. 制定健康教育项目的主要步骤有哪些?
2. 如何确定优先项目?
3. 确定的目标人群有哪些?
4. 如何实施健康教育项目?

（代佳佳）

第七章　健康教育培训

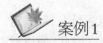

案例1

2020年8月,某省疾病预防控制中心为了提高健康教育人员的业务素质和工作能力,联合省有关部门举办了一次"健康教育理论与技能"培训活动:培训地点在该市著名旅游区,培训时间为8天。培训班共有学员200名,来自全省各级疾病控制中心、医院、社区、学校等单位,未接受过健康教育培训者达40%。该培训聘请全国知名健康教育专家6人,分别作了健康教育与健康促进基本理论和基本方法、健康相关行为、健康传播、社区健康教育、医院健康教育、学校健康教育等专题报告。培训结束时,进行了培训效果评价。问卷调查结果显示,120人听完了全部课程,其中90%的人对本次培训的内容、师资、办班的必要性持肯定态度。

问题

1. 本次培训班有哪些成功和不足之处?
2. 提出今后办班的改进意见。

第一节　健康教育培训概述

一、健康教育培训的概念

随着大众保健意识的增强以及新医改方案公共卫生服务均等化措施的逐步推进,健康教育已成为政府及相关专业人员实现医学目的的一项经常性、基础性工作,是疾病预防控制工作的重中之重。而有效的培训工作是促进健康教育专业队伍建设、提升工作人员业务水平的重要途径。健康教育培训是健康教育的一种特殊形式,是对负有健康教育责任的人员进行专门化教育和技能培训的过程,即根据特定的健康教育项目的目的、执行手段、教育策略等其他要求,对项目有关人员进行培训,使其熟悉项目的管理程序,掌握相关知识和技能,学习健康教育的工作方法。

健康教育培训具有以下特点:

(1) 对具体专业人员进行,其培训对象为负有健康教育责任的专业人员。

（2）为某项健康教育具体工作服务。健康教育培训的内容一般是针对某一类事件或某一类问题而专门进行的。

（3）任务明确，时间不长，方法灵活。

二、健康教育培训的过程及其特点

（一）健康教育培训的要素

健康教育培训是"教"与"学"两个主体相互作用的活动过程，是培训者与学员有目的、有计划、有组织、有系统地为实现某健康教育培训目标而完成教学任务的过程。因此，健康教育培训包括四个基本要素：培训者、学员、培训内容、教学环境。

1. 培训者

培训计划的制定者和实施者，教学过程的组织者和指导者，在培训过程中起主导作用。

2. 学员

培训的对象，起主体作用。

3. 培训内容

想让学员掌握的健康教育相关知识和技能，培训的目的所在。

4. 教学环境

教学媒体、培训方法、教室的物质环境、气氛、学员关系等。

（二）健康教育培训的过程

健康教育培训和其他培训工作一样，主要有以下五个步骤。

1. 确定培训目标

培训目标是指培训活动的目的和预期成果。目标可以针对每一培训阶段设置，也可以面向整个培训计划来设定。培训是建立在培训需求分析的基础之上，培训需求分析明确了管理人员所需提升的能力，评估的下一步就是要确立具体且可测量的培训目标。

培训目标一般包括三方面的内容：① 说明学员应该做什么。② 阐明可被接受的绩效水平。③ 受训者完成指定学习成果的条件。

培训目标确定应把握以下原则：① 使每项任务均有一项工作表现目标，让学员了解受训后所达到的要求，要具有可操作性。② 培训目标要明确，应针对具体的工作任务。

2. 设计培训课程

设计培训课程是针对某一专题或某一类人的培训需求所开发的课程架构。进行课程整体设计的任务包括确定费用、划分课程单元、安排课程进度以及选定培训场所等。其中课程单元设计是在进行课程整体设计的基础上，具体确定每一单元的授课内容、授课方法和授课材料的过程。培训课程设计的优劣直接影响培训效果的好坏和学员对课程的评估。

3. 制订培训计划

培训计划是指从培训战略出发，在全面、客观的分析基础上做出的对培训时间（when）、培训地点（where）、培训讲师（who）、培训对象（whom）、培训方式（how）等的预先设定。培训计划的核心要素：确定培训对象、确定培训规模、选择培训场所、确定培训时间、制定培训费用预算以及确定培训讲师。

4. 实施培训

根据制订的培训计划,发布培训通知,明确培训中的各项职责,为培训创造良好的环境,选择和布置培训教室,准备培训工具,做好培训后勤工作,同时做好培训中各项工作的落实情况,确保培训工作的正常进行。在实施培训过程中,掌握必要的培训技巧有利于达到事半功倍的效果。

5. 对培训评估

培训评估是根据培训目标和人物,运用科学理论、方法和程序对培训过程进行综合分析,评估培训效果。培训评估是培训工作的最后一个环节,有利于培训管理者全面掌握和控制培训的质量。

(三)健康教育培训过程的特点

健康教育培训的对象来源于项目执行机构和相关业务部门,他们多是有工作经验的成年人。因此,培训者具有学习动机明确、生活经验丰富、理解能力强等特点,他们还面临着不同的学习障碍,如工作压力大,家务繁重,时间紧张,文化水平及专业限制,职业经历不同,思维模式较为固定等。由此决定了以成人为主要对象的健康教育培训除具有一般教学过程的特点外,还有其鲜明的自身特点:

(1)认知主体——成人学习者具有独立性和自主性。在成人的学习活动中,学生的自主性和独立性较大,对教师的依赖性降低,学生具有较强的个人意识和个人责任感,能够自己选择学习内容。

(2)认知对象——培训的内容强调职业性和实用性。

(3)教学活动重在参与性和实践性。

(4)认知活动具有交叉性和间断性,指健康教育培训是在职的岗位培训,学习与工作、生活活动交叉进行。

三、健康教育培训者的职能

在健康教育培训工作中,培训者通常担负着管理和教学的双重职能。在管理职能方面,培训者必须选择培训对象、进行培训需求评估、确定培训目标、制订培训计划、评价培训效果,并做好培训的事务性工作。从教学方面,培训者确定教学大纲及基本教材,编写培训计划,组织教学,采用各种教学方法和活动来帮助和指导受训者掌握所需知识和技能,实现培训目标。

四、健康教育培训的基本原则

健康教育培训应当遵循以下几个原则。

1. 目的明确

培训班应目标明确,围绕一个专题,突出主题,精炼内容,采用灵活的方法,力求在最短的时间内达到较好的培训效果。

2. 按需施教、学用结合

培训应根据项目的要求,学员的知识结构、职业经历,在项目中的工作需要等方面确定学员应掌握的知识和技能。培训内容、时间取决于工作需要,而非培训者的意愿。培训过程要注重理论与实际相结合,学习与工作任务相结合,培训的重点应围绕项目工作中的实际问题,提高应用健康教育理论和方法解决实际问题的能力。

3. 强调参与

培训方法要根据项目要求和学员的具体特点来选定,强调参与式培训方法,调动学员学习的主观能动性。健康教育干预项目人员培训属成人培训,应是教师和学员共同完成的教学活动。在培训中,"教"的目的在于促进学习,"教"的方法在于最大限度地引导和帮助学员学习。

4. 灵活应变

培训者应具有灵活应变能力,善于采用不同的教学手段创造良好的教学气氛。在培训过程中要不断地收集各种反馈信息和意见,灵活掌握培训计划的某些环节,随时注意解决培训中遇到的新情况、新问题,及时调整培训活动,以更好地满足培训需求,达到预期的培训目的。

第二节 培 训 方 法

培训方法是培训者和学员为完成健康教育培训任务而采用的教与学的方法的综合,包括授课方法和学习方法。要建立健全科学、系统、有效的健康教育人员培训模式,不仅要根据区域或机构的公共卫生任务、不同学历层次、专业水平的培训对象的需求确定具体的培训内容,更要选择恰当的培训组织形式和教学方式以保证培训效果的最优。

一、培训中常用的教学方法

在健康教育培训中,具体的教学方法很多,目前常用的方法主要有以下几种。

(一)讲授法

讲授法也称课堂演讲法,是一种以说明、阐述、讲解、论述等口头语言方式表达教学内容的方法,特别适用于重要概念、知识点的讲述,是一种传统模式的培训方法,也是教学使用频率最高的一种方法。可在传统的课堂教学的基础上,引入以问题为基础的教学(PBL)、引导式、讨论式教学结合起来,充分利用现代化网络教学资源,实现健康教育培训效率的最优化。

在健康教育培训中,由讲授法演变而来的一种教学方法称为"小讲课"。小讲课依然是传授基本理论和知识的教学方法。小讲课与一般讲课的不同之处在于一个"小"字,即培训班小,班上人数少,讲课时间短,内容精简,讲授时间不宜过长,一般不超过 30 分钟。小讲课时要注意和培训对象的反应相呼应,必要时应与快速反应或小组讨论相结合进行。讲授内容侧重于理论性强的知识,如发病机制、概念等。小讲课可以克服传统讲课中一次授课内容过多、学员难以掌握教学重点的不足,具有短小精悍、重点突出的特点,适用于在参与式培训中穿插使用。

讲授法的局限性:① 缺乏学员与教师的互动。主导性讲授很容易造成知识的单向传递,"注入式"教学容易抑制学员学习的主动性和积极性,忽视学员的个体差异,缺乏独立思考的过程,不利于学员和教师之间的互动。② 忽略技能训练。讲授法是一种以说明、阐述、讲解、论述等口头语言方式表达教学内容的方法,特别适用于重要概念、知识点的讲述,很难进行技能操作练习,也就是说,听的效果与自己应用的效果有很大的距离,要真正掌握操作技能需要参与式强化训练才能逐步提高。③ 对培训者的综合能力有较高要求。不仅要求培训者需要掌握健康教育和健康促进实践所必需的社会动员、传播教育、计划设计实施与评价、健康教育传播材料制作等基本技能,而且要求授课者要了解培训对象需求,并对学员的知识、兴趣及经历有所了解,培训内容应以工作中遇到的实际问题为中心,提高应用健康教育理论和方法解决实际问题的能力。

讲授法培训的优点:① 可同时实施于多名学员,不必耗费太多的时间与经费。② 适宜对一些新政策或新制度的介绍与演讲、引进新设备或技术的普及讲座等理论性内容的培训。③ 培训场地可选用教室、餐厅或会场,教学资料可以事先准备妥当,教学时间也容易由讲课者控制。

(二) 谈话法

谈话法又称问答法,是教师根据学员已有的知识和经验提出问题,引导学员经过思考,对问题得出自己的结论,从而获得或巩固知识的一种教学方法。在谈话法培训中,培训者和学员之间进行双向的信息交流,调动学习的积极性,培训者经过充分准备,通过明确、有启发性、难度适中的提问艺术,提出有关知识、理解以及应用等方面的问题,激发学员独立思考,鼓励学员积极参与到培训过程中最后培训者对培训做好归纳和小结工作。谈话法培训的结果不一定是达成现成的观点,而是掌握思考问题的方式并掌握解决问题的能力,并发展了学员的语言表达能力,效果较好。一种常用的问答方法称为"头脑风暴法"(brain storming),又称快速反应,即教师在没有给学员任何提示的情况下提出问题,要求学员立刻做出反应,促使学员产生快速思考,像大脑中掠过"风暴"一样,有助于学员集中注意力,促使学员开动脑筋,积极参与,形成活跃的课堂气氛。另一方面,学员大脑中率先反映出的问题更可能是其固有的、没有经过"加工"的认识。

(三) 讨论法

在培训者的引导下,对某一专题进行深入探讨的培训,其目的是为了解决某些复杂的问题,或通过集体讨论的形式使众多学员就某个主题进行沟通,提出各自的看法,交换意见,互相启发,从而加深对已学知识的理解和增长新知识的一种教学方法。采用讨论法培训,必须由一名或数名指导训练的人员担任讨论会的主持人,对讨论会的全过程实施策划与控制。参加讨论培训的学员人数一般不宜超过 25 人,也可分为若干小组进行讨论。讨论法适用于以研究问题为主的培训内容,对培训员的技巧要求很高。

运用讨论法的基本要求:① 提出好的命题,在讨论过程中能激发学员踊跃发言,引导学员自由发挥想象力,增加群体培训的参与性。② 在培训前做好充分准备,讨论会和专题讨论要提前布置,课堂教学中穿插的讨论也要给予一定的思考、议论的时间,使讨论在每个学员都认真思考的基础上进行。③ 要求培训员具有良好的应变能力和控场能力,做好启发和引导工作,防止讨论偏离主题。④ 通过分阶段对讨论意见进行归纳小结,逐步引导学员对讨论结果达成比较统一的认识。

（四）演示与练习法

演示与练习法又称操作示范法，是进行操作技能训练的一种教学方法。教师配合授课内容，把模型、标本等直观教具陈示给学员，或做示范性实验，在此基础上，指导学员按照要求和操作步骤实践这一正确的操作过程。学员则反复模仿实习，经过一段时间的训练，使操作逐渐熟练直至符合规范的程序与要求，达到运用自如的程度。培训员在现场演示时保证每个学员都能清楚地观察到整个操作步骤，鼓励学员随时提问，并具体指导，随时纠正操作中的错误表现，并对学员的操作质量和结果做出评价以及指导。演示与练习突出了健康教育培训的实践性和实用性，为学员提供了巩固知识和提高技能的机会。

（五）自学指导法

自学指导法是指培训者在传授知识和技能的过程中，引导学员掌握学习方法，提高自学能力，养成良好的自学习惯，并由学员自行学习的过程。自学指导法的优点是符合成人学习的特点，有明确的自学计划，教给学员自学的方法，通过提供自学指导材料，让学员带着问题学习，有利于其合理安排学习和工作日程，并培养其自学能力。在自学指导法中要注意加强自学辅导和定期检查。

（六）案例研究法

案例研究法是一种用集体讨论方式进行培训的方法，针对某个特定的问题，向参加者展示真实性背景，提供大量背景材料，由参加者依据背景材料来分析问题，提出解决问题的方法，从而培养参加者分析、解决实际问题的能力。

案例研究法的基本要求有：

1. 编写案例

案例由背景材料和问题两部分组成。案例的编写要尽量精练，同时又要提供充分的必要信息，对健康问题及其相关影响因素给予必要的描述，以助于分析案例中提出的问题。案例内容应有代表性，一般可结合培训的内容，选用学员熟悉的事例或与当地情况相关或相近的信息，但最好不用真人真事。

2. 组织案例分析

（1）案例介绍。培训者将案例和讨论题用黑板、大白纸或胶片展示给学员，讲解案例内容、明确讨论目的、交代小组讨论方法、提出需解决的问题。

（2）案例讨论。学员分组，选出小组主持人和记录者。在小组讨论的过程中，培训者在小组间巡回或参与到小组中去，及时发现问题，给予必要的帮助和指导。

（3）总结。讨论后，全体集中，各小组代表向大家汇报讨论结果，亦可由一个小组做专题汇报，其他小组提出补充意见。培训者应对案例分析的全过程给予归纳总结，就案例中提出的问题给予解释，充分肯定案例分析所得结论的正确之处，指出其不足之处，促使学员将这些决策和措施运用到自己的健康教育实践活动中去。

（七）角色扮演法

角色扮演法（role play）又称职位扮演法，也是一种模拟训练方法。由数个学员在课堂上表演一个与培训内容有关的情节，角色的语言可以事先设计，也可以根据内容即兴发挥。通过角色扮演,教师和学员可以观察扮演者对内容的理解。在表演结束后组织讨论,帮助大家更准确和深入地理解培训内容。采用这种方法时,参加者身处模拟的日常工作环境之中,按照他在实际工作中应有的权责来担当与其实际工作类似的角色,模拟性地处理工作事务。通过这种方法,参加者能较快熟悉自己的工作环境,了解自己的工作业务,掌握必需的工作技能,尽快适应实际工作的要求。角色扮演法生动有趣、参与性强,主要用于改变态度、观念的培训,也适用于人际传播技巧的训练。态度改变是培训的重要目标,但很难用语言和文字下定义,因此通过角色扮演去实践体验是一种较好的培训方法。这一方法也有其局限性:① 不适用于传授知识和理论。② 在表演中,教师难以真正控制角色扮演者的言行,使之符合教学要求。③ 如果表演者没有表现特定角色的能力,将导致课堂上的僵局,达不到预期的效果。

(八) 参观法

参观法和演示与练习法有类似之处,是指根据教学目的,组织学员实地观察和研究,以获得新知识或巩固、验证已学知识、提高分析和解决问题的能力,形成熟练技巧的一种方法。俗话说"百闻不如一见",通过现场参观,接触实际,开阔眼界,在参观的过程中具体指导,及时进行总结,从而使学员获得第一手知识和体验。

二、教学方法的选择

健康教育项目的培训是为了完成特定任务、针对有工作经验的成年人进行的教学工作。因此采用的培训方法与通常的学校教育有明显的不同,要求教师能调动学员的积极性,鼓励学员积极参与,大家分享经验,使学习的过程不枯燥,便于理解和记忆,往往能达到较好的培训效果。在培训过程中,教学方法的实质就是把培训者的教学、学员的学习和教材的内容有效地连接起来,使这些基本要素能够在培训教学过程中充分地发挥它们各自的功能和作用,实现预期的教学目标。

通常情况下,选择教学方法的基本依据包括以下五个方面:

1. 培训目标和任务

对于不同的培训目标,教学方法的选择要与特定的教学目标相适应。例如,为了更新知识,可以选择讲授法;要提高学员的技能操作水平,可以选择演示与练习法等。

2. 培训内容特点

教学方法的选择要考虑不同的教学内容。例如,知识培训可选择讲授法、问答法、讨论法;技能培训可考虑案例研究、演示法和角色扮演法等。

3. 培训对象的特征

不同培训学员的知识水平、年龄、工作经验、学习方式亦存在差异,应根据学员的学习特点选择教学方法。例如,青年学员的思维敏捷、精力充沛、富有想象力、记忆力较强,但他们缺乏实际的工作经验,可多采用讲授法、角色扮演或案例分析法;而中老年学员实践经验比较丰富、理解能力强,可采用讨论法、参观法进行教学,以激发他们的学习热情,获得新的知识和技能。

4. 实际教学环境

考虑培训场所的教学设备和教学空间条件等,选择合适的教学方法要从实际出发,既考虑到教学的需要,又要考虑到当地实际情况。

5. 教学方法的优化组合

教师在选择教学方法时,必须考虑教师自身的表达能力、教学技能、教学风格特征、组织能力以及教学控制能力,应当根据自己的实际优势,扬长避短,优化组合。在培训过程中教学方法的选择可以参照表 7.1。

表 7.1 培训过程中常见教学方法功能表

方法	传授知识	形成技能	发展观察能力	发展思维能力	发展操作能力	发展创新能力	发展推理能力	发展概括能力	发展分析能力	发展交往能力	培养感情
讲授法	△			√							
谈话法	△			√			√	√		√	
讨论法	△			√		√	√	√	√	√	
演示与练习法	√	△	√		△						
自学指导法	△	√		√			√	√			
自学指导法	△	√		√			√	√			
案例研究法	√	△	√	√		√		△	√		
角色扮演法		△		√						√	√
参观法	△		√			√					√

注:"△"表示主要功能,"√"表示兼有功能。

第三节 培训方法的综合运用

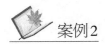 案例2

活动背景:同伴教育是以身边同年龄段的人为教育对象的一个互动活动。同伴教育作为健康教育的一种模式,已广泛运用于公共卫生的许多领域,包括劝阻吸烟、戒毒预防犯罪和计划生育等。目前同伴教育在艾滋病预防领域的研究已取得了很多重要成果和宝贵经验。国外经验表明,同伴教育在提高人们预防艾滋病、性病传播知识、态度转变、行为改变方面发挥了十分有效的作用。

1998 年,澳大利亚专家首先将同伴教育运用于医学生预防艾滋病、性病传播疾病及安全性行为教育。之后,世界各国相继开展了这一研究,目前世界卫生组织已经确认同伴教育是改变人们行为,特别是青少年行为的有效方式,是全世界艾滋病预防的主要措施之一。人们通常愿意听取年龄相仿、知识背景、兴趣爱好相近的同伴、朋友的意见和建议。同伴教育就是利用人们的趋众倾向,对人们进行教育的方式。同伴教育在我国还未普及,大学生作为国家的未来,有必要通过同伴教育活动正确认识艾滋病并友善地对待艾滋病人。

在中国全球基金第三轮艾滋病防治项目办的支持下,某课题组在某中医药大学选择了56名医科大学生作为同伴教育员,在全国范围内对2014名青少年进行了预防艾滋病的生活技能教育。

艾滋病同伴教育中同伴教育者的选择为在全校公开招募的艾滋病同伴教育者。在报名者中筛选56人,筛选的原则是:与同学交流时,条理清晰并具有感召力;有良好的人际关系和技巧,包括倾听技巧;能被同学所接受并尊敬;自愿接受培训;有高度的责任心;对减少艾滋病危险这一目标有强烈的社会责任感;能够关心、同情与尊重艾滋病病毒感染者与艾滋病患者;通过培训时的基础知识考核和实践考核;有时间和精力投入该项工作等。

艾滋病同伴教育中同伴教育者的培训:项目组邀请了相关高等医学院校、疾病预防控制中心等单位的部分流行病学专家、卫生管理与政策专家、心理学专家等对所选择的56名医科大学生进行了培训,使其掌握一定的知识和技巧,然后再由他们向周围的同学传播知识和技巧,甚至向更广泛的范围传播,以达到教育的目的。艾滋病同伴教育培训的主要内容包括:设计同伴教育活动的方案;艾滋病知识(传播途径、病程、目前的治疗手段、全球及中国的流行趋势);性病知识;自我保护知识和技能(如何避免三种途径的感染,安全套的正确使用方法等);沟通技巧;自尊、自信、责任感的培养;生殖健康与避孕知识。最常采用的方法有做游戏、讲故事、放幻灯片、开展知识竞赛、角色扮演、演小品等。同伴教育者的培训原则遵循由浅入深、循序渐进,遵循由知识性向技能性过渡的规律。

对同伴教育者的支持。向同伴教育者提供传播材料;向同伴教育者提供解答一般问题的性病、艾滋病手册;向同伴教育者提供可分送给其他同学的有益的参考书;为同伴教育者创造一个给新的同伴教育者传授经验并充当其顾问的机会等。

对同伴教育者的管理和指导。这种指导应包括一对一的观察,或与同伴教育者聚会以回答他们的问题,并观察其工作过程;通过小组讨论解决共同的问题;观察同伴教育者的行动;评价同伴教育者,并将结果反馈给他们;对他们每月或每季度一次的书面或口头汇报做出回应等。

 问题

1. 开展同伴教育过程中应该注意哪些问题?对同伴教育员有哪些要求?
2. 请根据本次活动的目的和主题设计一个健康教育培训方案。

一、成人参与式培训

1. 概述

成人参与式培训(participative training)是一种受教育一方在明确培训目标的前提下,运用一定的科学方式,积极而又创造性地主动介入培训活动,从而获取知识、发展能力和提高素质的培训方法。

成人参与式培训是一种全新的培训模式,它具有培训目标的全面性、受训者学习的主体性、培训组织形式的合作性、培训氛围的民主性、培训评价的多维性和培训结果的反思性等特点。其目的是让所有的参与者都积极主动地参与到学习中来,最终达到理想的培训目标。

2. 参与式培训的实施要点

（1）让学员参与确定培训内容和目标。在开班前，征求学员意见与建议，就培训内容、日程等展开讨论，根据学员需求进行必要的调整和完善。

（2）制订参与式培训的授课计划。在制订授课计划时，根据不同培训单元的教学内容，设计参与式教学活动。

（3）吸引和组织学员自始至终参与教学活动。要求教师在培训过程中善于选择和运用各种教学方法，使学员发挥自主学习的主动性，动手、动口、动脑，相互学习，交流经验，取长补短，吸取新知识，获得新技能。

（4）培养学员运用参与式教学法的技能。通过培训方案的设计、教学活动的实施和对参与式教学法的介绍，使学员切身体验并学习到必要的教学技巧。

（5）组织学员参加教学质量与教学效果的评估。采用培训前后测试、填写问卷、专题讨论等方法，对学员的学习效果、教师的教学情况和培训班的整体情况做出评估，请学员对今后的培训提出改进意见和建议。

3. 成人参与式培训的教学方法

参与式教学方法基于学员的经验进行，要求教师能调动学员的积极性，鼓励学员积极参与，大家分享经验，使学习的过程不枯燥，便于理解和记忆，往往能达到较好的培训效果。参与式教学方法包括小讲课、练习、案例分析等常用方法外，还有游戏法、角色扮演等多种形式。

4. 成人参与式教学法的优点

成人参与式教学法在成人教育中产生，又应用于成人教育，能成为培训方法的核心，其原因自然离不开这种教学法的内在合理性和可能性，它具有成人职业传统教学法所不具备的优点。具体表现如下：

（1）学习方式灵活轻松，启发式、双向交流、主动学习，适宜成人学习的生理特点。

（2）学习方法简便，多样化。以问题为中心，促进培训对象积极主动投入培训活动中，符合成人学习的心理特点。

（3）学习内容以技能为主、理论为辅。目标明确，强调"用什么、学什么"，适宜具备一定实践经验的成人教育。

（4）强调以学员为主，共同参与，着重培养学员的自学能力、交流能力和自我评估能力。

（5）培训学制灵活，培训时间可以根据实际工作需要而定。

（6）应用范围广泛，适用于在岗培训、岗前培训、晋升培训、转岗培训、管理岗位培训和技术岗位培训等。

5. 成人参与式教学法的实施、监督和评价

根据成人参与式教学法具体方法，对培训对象进行培训。培训者、组织者、帮助者、参与者、支持者全部参与现场监督，相互交流，分享知识与成果，进一步促进理论与实践的结合，形成生动活泼的教学氛围。培训后对基本知识、专业知识进行笔试，对基本技能考核并进行效果评价。效果评价是检验成人参与式教学法最好的方法，也是制订下一次培训计划的依据。

表 7.2　常见成人参与式教学法培训方法与适用范围

培训方法	知识	态度	决策技能	操作技能	沟通技能
小讲座	√				
头脑风暴			√		√
讨论		√	√		√
案例分析			√		
角色扮演		√	√		
演示				√	√
现场实习/参观		√	√		√
模拟训练				√	√
自学	√		√		

二、同伴教育

同伴教育（peer education）就是同伴在一起分享信息、观念和行为技能，以实现教育目标的一种教育形式。人们通常愿意听取年龄相仿、知识背景、兴趣爱好相近的同伴、朋友的意见和建议。通常首先对有影响力和号召力的青少年（同伴教育者）进行有目的的培训，使其掌握一定的知识和技巧，然后再由他们向周围的青少年传播知识和技能，甚至向更广泛的范围传播，以达到教育的目的。

同伴教育发源于澳大利亚，流行于西方国家。经过近十几年的发展，已经成为一种在社会发展领域内广泛采用的培训方法。它主要采用小组讨论、游戏、角色扮演等参与性强和互动性强的方式进行培训。参与的人主要是年龄相仿、知识背景、兴趣爱好相近的同伴和朋友。同伴教育的培训中，侧重于态度的讨论和技能的培训，而不是知识的传授。其中主持人的角色不是老师，而是话题讨论的引导者，启发大家就共同关心的话题提出建议。主持人侧重正确知识和核心信息的传达，而不将知识的讲解作为重点。

（一）同伴教育的类型

同伴教育的类型可以分为两类：正规同伴教育和非正规的同伴教育。

1. 正规同伴教育

每期同伴教育培训围绕具体的问题按计划举办，一般以分组的方式，有固定的活动和目标。在一个小组内，同伴以教育者的身份出现。

2. 非正规的同伴教育

非正规的同伴教育是指同伴教育在朋友、社会群体和网络中进行。同伴教育者以同伴的身份告诉朋友自己在培训中学到的某些内容或问题，这些话题没有事前的组织或计划，可以从一个特定的问题开始，讨论可以在午餐时间、朋友聚会、宿舍、家里等任何合适的时间和地点进行。

（二）同伴教育的优点

1. 文化认同性强

即施教者（小组长）是来源于受教育者同一群体，有很强的文化认同感，可以增加二者之间的交流效果。

2. 接受性易

施教者与受教育者之间是一种同伴关系，容易沟通，交流的内容往往是共同感兴趣的话题，更容易被接受和采纳。

3. 参与性高

同伴教育施教者能充分调动本组同伴参与的积极性，提供灵活多变的游戏、讨论辩论、开展智力竞赛、角色互换等教育方式。通过参与式学习过程，既可轻松而牢固地掌握知识，又会对受教育者的态度和行为产生深远的影响。

（三）同伴教育的组织实施

1. 同伴教育者的选择

同伴教育者的选择应该遵循以下几个原则：

（1）应该与目标人群具有某些共性，并熟悉该群体的文化和思想。

（2）自愿接受培训，且有高度的责任心。

（3）具备良好的表达和表演能力及人际交流技巧。

（4）能以倡导者和联络员的身份在研究者与干预对象之间架起桥梁。

2. 选择同伴教育者的方式

（1）从受教育者内部选择同伴教育者，经培训后回到受教育者中间进行教育。由于受教育者与熟悉的人或特征相似的人之间更容易实现沟通，特别是在讨论敏感问题时。因此，这种同伴教育者的选择方式仍然有很大的利用价值。

（2）从受教育者之外选择同伴教育者，更适合于知识和技能的传授，对态度和行为的影响效果不如上一种选择方式明显，而且在讨论敏感性问题时，受教育者更难以敞开心扉，对于解决受教育者的切身问题有较大的局限性。

3. 培训同伴教育者

培训不仅影响到同伴教育者传授知识和观念的精准性、全面性和技巧性，也会影响到受教育者对他们的信任和对知识观念的吸纳、内化，进而影响到教育的最终效果。因此，在培训同伴教育者时，培训不仅局限于需要教育的内容，了解同伴教育在项目中的作用，还要尽可能地让受训者多方涉猎，掌握交流基本技巧和在同伴教育中所用到的技巧，使其成为该领域的"专家"，目的是为了使他们在同伴教育过程中更具有专业涵养，传授更精确、到位，并能从容应对受教育者提出的各种问题。如果提供给同伴教育者的培训十分完善，将为计划节约大笔开支。

4. 实施同伴教育

作为一名优秀的同伴教育者，必须具备扎实的基础知识，具备较强的组织协调能力，营造参训者自信、积极参与气氛的能力；要尊重参训者，信任他们是具有能力的，要善于耐心倾听，鼓励参训者发表意见，要善于处理困境，具备随时适应变化的能力，富有创新精神，要有良好的语言表达、书写及基本的绘画能力。

在实施同伴教育时,主要有以下几个方面的工作:① 准备,提前做好学习所需的各项准备,包括时间、场所、人员、教学内容、教学资料、物品等。② 协助,帮助学习过程的顺利进行,并确保达到预期的学习效果。③ 引导,保证教学培训围绕主题进行,鼓励参与者充分交流分享。④ 总结,通过不同的教学培训活动,总结教学主题的关键信息。⑤ 评估,同等重视需求评估、过程评估和效果评估。⑥ 反馈,将学习的效果和影响在参训者中分享。

5. 同伴教育评价

同伴教育评价贯穿于整个培训项目的始终,因此又称为"过程评价",评价的主要目的之一是了解项目进行的全过程:项目是怎么开展的、为什么成功(为什么失败)。过程评价就是要对项目开展的各个要素的质量、进展动态及其与项目结果之间的关系进行清晰地描述。同伴教育评价主要有以下几个方面:

(1)目标人群的参与情况。

(2)项目监督者对同伴教育者的评价。项目监督者对教育活动的内容准确性、态度亲切程度、时间掌握情况、课堂的活跃性和学生参与的积极性进行评分。

(3)目标人群对同伴教育者的评价。在整个教育结束时,被教育者分别对不同模式的同伴教育者进行评分,内容包括态度的亲切程度、教学方法的生动性、教学内容是否易于理解、是否符合个人的需要、是否适合于受训人员、教具使用是否适当等。

(4)目标人群对项目的总体印象与建议。在对受训人员的问卷中提出一个自愿填写的开放性问题,了解其对同伴教育总体安排及对教育者具体的意见和建议。

过程评价的目的在于通过评价计划设计的执行情况,找出优缺点,及时修正项目计划。我们在项目执行过程中随时进行了调整过程评价,为进一步提高项目质量指明了努力的方向。

(四)同伴教育的适用范围

同伴教育广泛应用在生殖健康和艾滋病等重大传染病的预防领域,还可以应用在反对毒品、预防和控制药物滥用、劝阻吸烟、反对酗酒、营养改善计划、社会教育、性别平等、妇女能力建设、反对家庭暴力等方面。

三、自我导向学习

自我导向学习(self-directed learning),指学习者自动、自主、自我负责地学习,学习者能够决定自己要学什么、怎样学习、用什么资源学习,以及如何评价自己的学习效果。自我导向学习者有以下七个特征:

1. 自我接受(self-acceptance)

自我学习者能拓展先前的经验。自我接受的人不但具有"我能做"的信念,而且有积极自我的价值观。

2. 充分计划(planfullness)

计划学习者能诊断自己的学习需求;能根据需求设定合适目标;能设计有效学习策略以达成学习目标。

3. 内在动机(intrinsic motivation)

学习者在没有外在报酬或赏罚的情况下亦能主动学习,他们能在正式学习情景外继续学习,并能在延续学习过程中得到满足。

4. 内在评价(internalized evaluation)

自我导向学习者能自我评价,他们能精确推测自己的成绩,在评价过程中提供反馈,并且接受外在效度的评价以建立独立社会角色。

5. 开放经验(openness to experience)

学习者以开放经验从事各种新的学习活动及设定学习目标和结果,他们好奇、宽容、偏好繁杂,对新的学习活动有兴趣去从事并运用开放经验。

6. 适应性(flexibility)

学习的适应性在于改变学习目标、学习模式和运用探究、尝试错误方法解决问题。失败亦可成为调节学习行为的经验。

7. 自律(autonomy)

自动学习者能依文化内涵选择学习方法。自动学习者能在个人知觉及社会情境下从事自我学习。

因此,自我导向学习者的特征可归纳为:强烈学习动机、热切追求自我实现、主动学习、认真寻找学习资源、能自我控制、能自我评价等。因此,自我教育者能掌握自己的学习,能拟定学习计划,能按学习计划执行和测评。

自我导向学习可以分为独立式学习、个人式学习、集体式学习和小团体式学习等类型。在自我导向学习中,健康教育者承担的是指导者、帮助者和领路人的角色。其主要职责从讲述和灌输教学材料到帮助受训者诊断真实需要、调动学习动机、制订学习计划、提供学习资源、组织学习过程、评价学习结果等。具体表现在:

(1)营造良好的课堂气氛。主要从营造舒适、美感、有吸引力的物理环境和相互尊重、支持、热情、友好、合作、信任和共同负责的心理环境两方面来着手。

(2)为受训者提供一个诊断真实需要的模式。帮助他们对自己的需要及现实与需要的差距形成正确的判断,从而激发学习动力,选择学习方式,完成学习过程。

(3)形成学习目标。帮助每个受训者把需求转化为清晰的、可行的、对个人有意义的目标。

(4)制订学习计划。帮助受训者制订行之有效的学习计划,以有效地完成学习目标。

(5)开展学习活动和提供咨询。帮助受训者执行学习计划,提供给他们所需要的技术、知识和资源等信息,增强他们解决问题的能力,提高其完成计划的信心。

(6)评价学习效果。诊断学习需要,帮助受训者评价是否达到学习目标。

第四节　健康教育培训评价

健康教育培训评价是根据培训目标方法,运用科学理论、方法和程序从培训项目中收集数据,对培训过程、培训计划、培训费用等进行综合分析,评估培训效果。

一、评价标准

1. 反应评估

反应评估是第一级评估,即在课程刚结束的时候了解学员对培训项目的主观感觉和满意程度。每一个接受培训的人都会对培训做出效果好坏的评价,结合所有人员的总体反应可以得出对培训效果的基本认识。

2. 学习评估

主要是评价参加者通过培训对所学知识深度与广度的掌握程度以及培训过程中实施的具体手段、方法是否合理、有效,检测培训中的每一步学习过程是否满足或达到了培训所提出的要求。方式有书面测评、口头测试及实际操作测试等。

3. 行为评估

评估学员在工作中的行为方式有多大程度的改变。观察主管的评价、客户的评价、同事的评价等。培训的目的是提高能力,而能力是通过行为表现出来的。因此,评价培训的效果就是要看接受培训的人是否在工作行为上发生可观察的变化,并有利于工作绩效的提高。

4. 结果评估

其目标着眼于由培训项目引起的业务结果的变化情况。培训的最终评价应该以组织的工作绩效为标准。也就是说,工作行为的改变带来的是工作绩效的提高。如果培训能够带来这种积极效果,也就可以说完成了对人员实施培训的目标。

二、评价时机

1. 培训结束时的评价

对参加培训的人员在培训期间的各种表现做评价,并与参加培训前的技能水平做比较,可以确定经过培训有无成效。主要评价内容是:学识有无增进或增进多少;技能有无获得或获得多少;工作情况有无提高或提高多少。

2. 培训结束后回任工作后的评价

培训的目的不在于员工在受训期间的表现,而在于培训回任后的工作表现。因此培训回任后的评价要比培训结束时的评价更为重要。评价内容有:工作态度有无改变,改变的程度如何,维持时间多久,工作效率有无增进,增进程度如何,培训目标有无达成等。

三、评价方法

1. 回任工作后的评定方法

(1)结训后一段时期,通过调查受训者的工作效益来评定培训成效。如结训后每隔六个月,以书面调查或实地访问的方式,调查受训后在工作上的获益情形。

(2)实地观察受训者的工作实况,评定培训的成效。如根据实地观察发现,受训者在工作上表现出高昂的工作热诚、良好的工作态度、高度的责任心等,则可认定培训已产生效果。

(3)调查或访问受训者的上下级主管或下属,根据所得意见来评定培训的成效。受训者回任工作一段时间后,以书面调查或实地访问的方式,了解受训者的上级主管或下属对其在工作上表现的看法,如主管人员是否认为受训者的工作有进步。无论是主管还是下属的意见,均为评定培训成效的重要资料。

(4)根据受过培训与未受培训的人员工作效率的比较来评定培训成效。

(5)根据受过培训的人员是否达到工作标准来评定培训的成效。

(6)根据可否达到培训目标来评价培训的成效。如回任工作后,受训者解决了培训计划中预期需要解决的问题,或达到了培训计划所规定的要求,则说明培训已产生了效果。

2. 培训结束时的评定方法

(1)应用学识技能的测验评定培训成效。对参加测验的人员在培训开始和结束时用同样的方式先后做两次测验,把两次测验结果进行比较。

(2)应用工作态度调查评定培训成效。对参加培训的人员,在开训和结训时,用同样的方式调查职工对工作的态度。

(3)调查职工关于培训的改进建议。在结训时把调查表发给受训者,征求他们对培训的意见,如受训人员确能提出有价值的改进建议或其他意见,则表示受训者对培训已获得应有的重视,并具有更深的认识,可断定培训已有成效。

(4)记录培训期间出席人员的变动情况。在培训期间,可约定若干人员为观察员,平心静气地观察培训的进行情况及受训人员平时对培训工作的反应,在结训时提出观察报告。

(5)根据主持培训及协助培训的人员的报告来评定培训成效。

(6)根据受训人结训成绩评定培训成效。

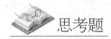 思考题

1. 什么是健康教育培训?包括哪些过程及基本要素?其培训过程有哪些特点?

2. 什么是同伴教育?同伴教育者应具备哪些特征?如何组织实施同伴教育?

(吴　欢)

第八章　健康教育项目评价

案例

为评价牛津健康联盟-社区健康干预(community interventions for health，CIH)项目是否有利于提高杭州市社区医务人员对慢性病防治相关技能的掌握及操作情况，选取杭州市下城区、拱墅区和西湖区3个城区，采用平行对照、非随机分组的类实验设计设置干预区与对照区。在干预区开展为期2年的有关慢性病干预及管理技能的综合性干预，并对干预效果进行评价。基线调查获得有效问卷985份，随访调查获得有效问卷870份。结果显示，经过2年干预后，干预医务人员对接诊或服务患者进行血胆固醇、血压、空腹血糖检测的比例高于干预前，差异有统计学意义，对照区的血糖测量比例高于基线调查时比例，差异有统计学意义。在干预区，平衡膳食、合理营养重要性的医患交流高于干预前，差异有统计学意义。如何增加体力活动、如何戒烟的交流，无论是干预区还是对照区，干预前后均无统计学变化。

问题

1. 为什么要开展健康教育项目评价？意义何在？
2. 该研究采用了何种研究设计方案？利用哪些指标进行了评价？

第一节　健康教育项目评价的概念

一、健康教育项目评价的定义

学者从不同的角度或者学科领域对评价(evaluation)进行定义，但都公认为评价是客观实际与预期标准之间的比较，通过比较，确定客观实际达到标准的程度。通过不断地比较，包括项目实际实施情况与计划的比较，客观结果与预期目标的比较，进一步找出差距、分析原因、修正计划、完善执行过程，使项目取得更好的效果。健康教育评价是全面检测、控制、保证健康教育项目设计先进、实施成功并取得应有效果的关键性措施，贯穿于项目设计、实施和评价的始终。

二、健康教育项目评价的基本性质

1. 评价贯穿于健康教育项目的全过程

评价并非项目结束后进行的总结,而是贯穿于项目从设计到产生结果的全过程。评价的作用之一是在项目设计和实施阶段,判断计划的科学性、可行性和适宜性,并对计划实施的进度和质量进行评估;评价的另一作用是判断干预后的健康教育与健康促进项目能否实现目标,达到预期效果。

2. 评价的基本原理是比较

评价的实质是不断比较项目的客观结果与预期目标,实际实施情况与干预活动计划等结果,以找出现存差异,分析原因,适时修正计划,完善执行举措,促使项目获得更好的实施效果。

3. 评价的前提是确定价值标准

评价本身是一种认识,是评价者对一定事实与自己的价值标准的认识,是评价者价值取向的直接反映。这种价值取向可以是一种公认标准,也可以是自身的基线水平,也可以是他人的成功事实。

4. 评价的重要手段是测量

测量是指用一定的标准和工具,按一定的方法去获得反映客观事物某种状态或特征的信息。通过对评价指标定性或者定量测量,才能得出准确的评价结论。要达到该要求,应事先建立一套科学可行的评价指标体系,确定各项指标的测量标准与方法以及完善的信息系统收集、分析和表达机制。

第二节　健康教育项目评价的目的和意义

一、健康教育项目评价的目的

(1) 确定健康教育与健康促进规划的合理性和先进性。

(2) 明确健康教育规划的执行情况。包括干预活动的数量与质量,干预活动是否适合目标人群,各项活动是否按计划进行以及各类资源的利用情况。

(3) 确定健康教育与健康促进项目是否达到预期目标以及可持续的程度。

(4) 总结健康促进项目的成功经验以及不足,提出下一步的工作目标和发展方向。

(5) 向公众介绍项目结果,扩大项目影响,改善公共关系,以获得目标人群、社区更有力的支持和更广泛的合作。

二、健康教育项目评价的意义

1. 评价是健康教育项目取得成功的重要保障

在健康教育计划制订过程中需要进行形成评价,在执行过程中需要运用过程评价方法,评价社区目标人群的健康状况、健康教育需求及可利用的资源情况,以确定适宜的干预内容和方法,并及时评价项目的执行情况。因此,评价是保障健康教育项目取得成功的基本条件之一。

2. 评价可促进计划的完善,为决策者提供管理依据

健康教育计划在执行过程中是行动的纲领。但是,当遇到不能解决的问题时,则需要通过评价来改善计划,使之更加适合目标人群的健康需求。同时,评价是一种提供决策依据的管理工具,只有应用评价手段,才能使决策者获得项目实施需要改进的信息,从而修正和完善健康教育计划。

3. 评价可以科学说明健康教育项目的价值

健康教育和健康促进旨在通过有针对性的干预措施,改变人们健康相关的行为,进而改善人群的健康状况。但是,人类行为的改变和健康状况的改善会受到健康教育干预措施之外多种因素的影响。通过评价能科学地说明实施的项目对健康相关行为及健康状况的贡献,明确健康教育项目的实际贡献和应用价值。

4. 评价可以提高健康教育专业人员的理论与实践水平

在评价过程中,一方面总结成功经验,发现不足之处,完善健康教育项目,更好地将理论结合实践,改进日后工作;另一方面通过评价,可向公众、社区阐述健康教育项目的效果,扩大项目的社会影响,争取更广泛有力的支持。

第三节　健康教育项目评价的类型

根据评价的指标、内容以及研究方法的特点,评价可分为以下几种类型:

一、形成评价

形成评价(formative evaluation)是对项目执行前或者早期的计划内容进行的评价,是一个完善项目计划、避免工作失误的过程,包括健康教育项目的计划阶段进行目标人群的选择、策略的确定、方法的设计等。形成评价的目的是使健康教育计划符合目标人群的实际情况,使计划更科学、更完善。在计划开始实施前或实施早期使其具有最大的成功机会,并能及时纠正偏差,进一步保障计划的成功。

1. 形成评价的具体内容

(1)了解目标人群的各种基本特征,如健康相关的知识、态度和行为,健康状况,对健康教育项目的可及性等。

(2)了解目标人群对各种干预措施的看法。

（3）了解健康教育材料的发放系统，包括生产、储存、批发、零售以及发放渠道。

（4）了解健康教育问卷是否进行了预调查及修改。

（5）针对计划执行阶段出现的新情况、新问题，对计划进行适度调整。

2. 形成评价的方法

在形成评价中，可采用多种技术对上述内容进行相应的评估。一般情况下，形成评价尽可能运用已有的资料，如人口普查资料、流行病学监测资料等，若现有的资料不能满足需求评估的要求，则需要进行调查研究进行补充，常用的方法包括查阅相关的文献资料、开展关键人物访谈、进行小组讨论以及问卷调查等。

形成评价的指标可根据整个计划的科学性、政策的支持性、技术上的适宜性以及群众的可接受性等考虑。

形成评价能评估计划目标明确性、指标的合理性、工作人员中完成计划的能力、资料收集的可行性等，虽不能保证计划的成功，但却是健康教育计划设计中十分重要的环节。形成评价为项目的精心准备以及正确实施，进而取得高质量的结果奠定了基础。

二、过程评价

过程评价（process evaluation）是在健康教育计划实施的全过程中对各项工作的进展情况进行监测。在计划实施阶段，监测计划是否按照计划程序进行，计划活动存在哪些缺点和问题，如何改进等，关系到计划是否能顺利实施。过程评价是评估计划活动的效率和质量，而不是评估规划的效果和行为效应，目的在于控制规划的质量。因此，过程评价也称质量控制或计划质量保证审查（quality assurance review，QAR）。

（一）过程评价的内容

1. 针对个体的评价内容

参与健康教育项目的个体有哪些？在项目中运用了哪些干预策略和活动？这些策略和活动是否按计划进行？计划是否做过调整？为何调整？怎样调整？目标人群对干预活动的反应如何？是否满意？如何去了解目标人群的反应？目标人群对各项干预活动的参与情况如何？项目资源的消耗情况是否与预计的一致？不一致的原因是什么？

2. 针对组织的评价内容

项目涉及哪些组织？各组织间如何沟通？是否需要对参与的组织进行调整？如何调整？是否建立完整的信息反馈机制？项目档案、资料的完整性、准确性如何？

3. 针对政策和环境的评价内容

项目涉及哪一层政府？具体涉及的部门有哪些？在项目执行过程中政策环境方面是否有变化？这些变化对项目有何影响？

（二）过程评价的实施方法

1. 直接观察法

直接观察各项干预活动的实施情况。

2. 抽样调查法

抽样调查少量目标人群，了解他们是否得到相关信息以及他们的看法。

3. 专题讨论法

定期举行计划设计者、管理者及执行者的专题讨论，收集来自各方面的反馈信息，对项目进行阶段性评估。

4. 档案记录法

从记录档案中检查核对各项活动开展的日期、内容、目的、地点、持续时间、活动组织者、目标人群等。

为有效评价项目的执行，及时收集各方面的反馈信息，建立过程追踪系统十分必要。过程追踪系统可由健康教育计划的设计者、健康教育专业人员、目标人群代表、社区代表共同组成。该系统可随时对项目进行监测评估，并定期向主管部门反馈和交流信息，以使健康教育与健康促进项目顺利进行。

（三）过程评价的指标

过程评价的指标可根据整个计划项目提供的干预活动情况来考虑。主要有干预活动的覆盖率；干预活动的类型、干预次数及每次活动持续的时间；目标人群对项目执行的满意度以及干预活动经费的使用情况等。

1. 干预活动覆盖率

$$干预活动覆盖率 = \frac{参与某种干预活动的人数}{目标人群总人数} \times 100\%$$

2. 干预活动暴露率

$$干预活动暴露率 = \frac{实际参与项目干预活动人数}{应参与该干预活动的人数} \times 100\%$$

3. 有效指数（effectiveness index，EI）

$$有效指数 = \frac{干预活动暴露率}{预期达到的参与百分比} \times 100\%$$

4. 活动经费使用率

$$活动经费使用率 = \frac{某项干预活动的实际费用}{该项干预活动的预算费用} \times 100\%$$

（四）过程评价的质量控制

为确保过程评价的准确性，质量控制是必不可少的，包括外部质量控制以及内部质量控制。内部质量控制主要依赖于工作人员在项目实施过程中严格把握标准，以高度的责任心完成项目。外部质量控制是指由项目以外的、有项目评价经验的专业人员对过程评价进行的质量控制，常用的方法是专家小组审查法。评价前，专家小组先对项目进行详细了解，然后将计划实施记录与专业标准进行比较，对项目工作人员的工作能力、项目活动安排、干预方法以及经费使用等进行审查。专家小组审查在项目实施的早期阶段意义尤为重大，能够为完善项目计划提供直接的指导意见。

三、效应评价

健康教育是通过改变目标人群的健康相关行为来实现其目的。效应评价（impact evaluation）是对目标人群因健康教育项目所导致的相关行为及其影响因素的变化进行评价。

与健康结局相比,健康相关行为的影响因素及行为本身较早发生改变,故效应评价又称近中期效果评价。效应评价的内容主要包括四个方面:

1. 倾向因素

目标人群的卫生保健知识、健康价值观、对某一健康相关行为或疾病的态度、对自身易感性、疾病潜在威胁的认识等方面的变化。

2. 促成因素

目标人群为实现促进健康行为所需要的个人保健技能、环境条件、卫生保健资源、服务、技术等方面的变化。

3. 强化因素

与目标人群关系密切者对健康相关行为或疾病的看法,目标人群采纳健康相关行为时获得的社会支持及采纳该行为前后的自身感受。

4. 健康相关行为

干预前后目标人群健康相关行为是否发生改变、改变程度及各种变化在人群中的分布。

由于健康教育的效果不是立竿见影的,其最终效果往往要数年甚至数十年才能表现出来,因此效应评价是健康教育规划评价的重要内容。为了使评价更具有科学性和说服力,其评价设计的要求更高,在工作中常采用对照的方法。

四、结局评价

结局评价(outcome evaluation)也称远期效果评价。健康教育的最终目的是提高目标人群的生活质量。结局评价正是着眼于健康教育项目实施后目标人群健康状况及生活质量的变化。

1. 健康状况

(1) 生理健康指标,如身高、体重、体质指数、血压、血糖、血脂等指标在干预后的变化。

(2) 心理健康指标,如人格、情绪、智力等方面的变化。

(3) 疾病与死亡指标,如疾病发病率、患病率、死亡率、平均期望寿命、减寿人年数等。

2. 生活质量

生活质量的测量可利用以下测量工具:

(1) 生活质量指数(physical quality of life index,PQLI)。

$$PQLI = \frac{婴儿死亡率指数 + 1 岁平均寿命指数 + 识字率指数}{3}$$

其中

$$婴儿死亡率指数 = \frac{229 - 婴儿死亡率}{2.22}$$

$$1 岁平均寿命指数 = \frac{1 岁平均寿命 - 38}{0.39}$$

$$识字率指数 = 识字率 \times 100$$

(2) 日常活动量表(activities of daily life,ADL)。

(3) 生活满意度指数量表(life satisfaction index,LSI)。

(4) 美国社会健康协会指数(American Social Health Association,ASHA)。

$$ASHA = \frac{就业率×识字率×平均寿命/70×人均国民生产总值增长率}{人口出生率×婴儿死亡率}$$

对健康教育项目进行远期效果评价时,难以简单地把人群的健康状况、生活质量的变化都归结为健康教育干预的结果,往往需要精心设计,有效控制混杂因素才能下结论。因为健康结果需要相当长的时间才能显现,在此期间社会政治、经济、文化的变化均可能对人群健康产生影响,因此需要对健康教育的效果进行客观评估。健康教育远期效果评价指标很广泛,除了上述指标之外,还可以从健康政策、社区行动与影响以及环境条件等方面进行评价。

五、总结评价

总结评价(summative evaluation)是指形成评价、过程评价、效应评价和结局评价的综合以及对各方面资料做出总结性的概括,能全面反映健康教育项目的成功之处与不足之处,为今后的计划制订和项目决策提供依据。健康教育计划评价的种类与内容见表 8.1。

表 8.1　健康教育计划评价的种类与内容

	计划设计阶段	计划实施阶段	评价阶段			
			中间目的	行为改变	健康状况	生活质量
评价内容	计划设计的合理性	计划实施情况	健康相关行为的影响因素(倾向因素、促成因素、强化因素)	健康相关行为	健康状况	生活质量
评价指标	科学性适宜性可接受性	干预活动次数参加人数干预活动暴露率有效指数	知识知晓率信念流行率资源分配社会支持	行为流行率行为转变率	生理指标疾病指标死亡指标	PQLI生活满意度
			效应评价		结局评价	
评价种类	形成评价	过程评价	总结评价			

第四节　健康教育项目评价设计的方案

开展健康教育计划与健康促进之前,就应指定好计划评价的设计方案。方案的种类很多,根据评价者是否随机分组和是否人为控制所研究的因素两项原则,将评价的设计方案分为实验设计、准实验设计以及非实验设计三类。

一、实验设计

实验设计(experimental design)是将研究对象按随机化原则分为干预组和对照组,分别观察他们在干预前后的情况,评价项目实施的效果。该类设计最大限度地控制了影响因素,保证了对照组与干预组之间的齐同性,故不存在选择因素对结果真实性的影响,同时又克服了历史因素、测量因素、观察因素以及回归因素的影响,如图 8.1 所示。

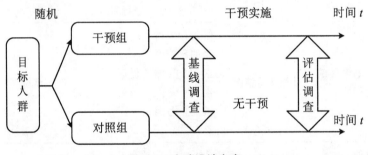

图 8.1　实验设计方案

如某社区对高血压患者进行健康教育干预的项目中,将社区中通过健康体检筛检出的高血压患者随机分为两组,一组为干预组,另一组为对照组。干预组施行常规的用药和行为指导,并结合针对高血压的健康教育干预活动;对照组患者只施行常规用药和行为指导。干预周期结束之后,比较患者干预前后以及两组患者之间高血压相关的知识、态度和行为的变化,从而评价健康教育干预的效果。

在实际的健康教育项目中,选择何种评价设计的类型往往是理想和现实妥协的结果。项目所涉及的范围越大,涉及的面越广,就越不大可能选用实验设计;项目涉及的范围越小,涉及的面越窄,选用实验设计的可能性就越大。尽管实验设计是一种理想的评价方案,对结果的说服力较强,但在实际的健康教育项目中,出于政治、经济、文化、风俗习惯、伦理道德等诸多社会因素的制约,很难完全随机化,评价者常常无法选用实验设计这一经典的最理想的研究设计模型。

二、准实验设计

准实验设计(quasi-experimental design)是人为控制所研究的因素,但在设立干预组和对照组时,未按随机化在干预前后分别对两组观察比较。该类设计较实验设计易于实施,在进行较大规模的评价设计时,能节省时间和费用,可行性较强。但由于未按随机化原则分组,该设计方案对结果的说服力不如实验设计。

1. 非随机比较组

非随机比较组(nonequivalent control group)的干预组和对照组不是随机确定的,是准实验设计的一种。该设计的基本思想是选择和干预组相匹配的对照组,通过干预组对干预前后自身的变化、对照组在相同时期前后自身变化的比较以及比较两组变化的差异,来评价健康教育的效应和健康结果,如图 8.2 所示。

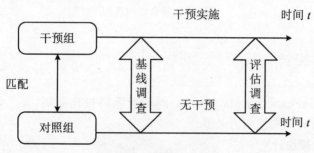

图 8.2　非随机比较组

例如,小学生肥胖控制项目的效果评价。项目开始时,测量干预组和对照组学生的身高、体重,开展基线调查,了解学生关于肥胖的知识、态度、行为,计算干预组和对照组学生的肥胖率、超重率、卫生知识分数等。项目实施期间,项目实施人员建立项目管理档案,及时记录项目开展的各项活动,对学生进行跟踪、观察。干预活动开展一段时间后,再次测量干预组和对照组学生的身高、体重,利用同一份问卷调查学生关于肥胖控制的知识、态度和行为,计算两组学生的肥胖率、超重率、卫生知识分数等,并与基线调查的结果进行比较,从而了解肥胖干预项目的效果。

该评价方案的优点在于通过与对照组的比较,可以剔除时间因素、观察和测量因素等对评价结果正确性的影响。但是需要注意的是,对照组的选择会在很大程度上影响方案的精确度。因此,选择对照组人群时,应注意与干预组人群的主要特征基本相似,以保证可比性,尽量避免选择性因素对评价结果准确性的影响。此外,对照组与干预组的观察时间也要保持一致,即在干预组进行基线观察及干预效果观察时,都应同时对对照组以完全相同的方法观察同样的内容。

2. 复合时间系列设计

复合时间系列设计(multiple time-series design)融合了时间系列设计与准实验设计,既设有对照组,又进行多个时间点观察。该方案可减少可能的历史因素和混杂因素的影响,但是观察时间点多,对干预组和对照组均需进行若干次观察,时间周期长,给实施带来一定的难度。因此在运用时要格外注意时间因素对内在真实性的影响,如图 8.3 所示。

如在贫困地区开展婴幼儿营养改善的健康促进项目,指导婴幼儿监护人正确和及时添加辅食。为评估该项目效果,可在同一地区选择各方面比较均衡的村,随机分为干预组和对照组,在添加辅食干预项目之前,分别对干预组和对照组的 6～12 个月婴幼儿的辅食喂养情况进行调查并检测婴幼儿的血红蛋白。干预组开展辅食添加活动 3 个月、6 个月及 12 个月后,分别对干预组和对照组的婴幼儿监护人进行喂养行为调查并检测婴幼儿的血红蛋白。

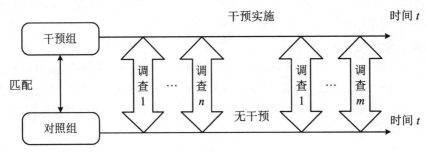

图 8.3 复合时间系列

三、非实验设计

非实验设计(non-experimental design)既不遵循随机化原则,又不设立干预组和对照组,因此对实验的影响因素控制力最低。

1. 单组前后比较设计

单组前后比较设计(one group before/after design)是评价方案中最简单的一种。通过对同一对象在接受健康教育前后的变化进行比较,来评价计划产生的效应与健康结果。若测试因素以外的因素在干预前后保持不变,则可认为干预前后的变化是由干预所引起的。

该评价方案的优点是设计与操作简单,节省人力、物力;缺点是评价结果的真实性可能受到许多因素的影响,当项目周期较长时,时间因素的影响也较大,测量者与观察对象的成熟性使干预结果好于项目干预的真实结果,测量因素以外的因素,如社会经济因素等也会随着时间推移对结果产生影响。只有在排除各种非干预因素的干扰之后,才能得到真实的评价结果。因此该方案比较适用于对干预周期短的健康教育计划进行评价,同时必须注意对干扰因素的控制,以减少其对结果的影响。此外,还需注意的是,项目规划中选择的参与者对整个人群的代表性,因此,如何选择项目的参与者,减少与非参与者的差异尤为重要。

如在某高校开展大学生艾滋病相关知识、态度、行为的调查,首先以班级为单位开展基线调查,调查结束后在每个班级开展知识讲座、同伴教育等形式的健康教育活动,干预后再次进行问卷调查,比较干预前后大学生在艾滋病相关知识、态度和行为方面的变化,如图 8.4 所示。

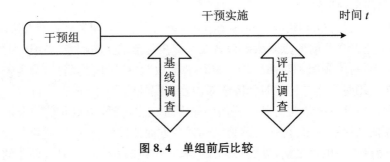

图 8.4 单组前后比较

2. 简单时间系列设计

简单时间系列设计（simple-series design）也不设对照组，在对目标人群进行多次观察后，实施干预，干预过程结束后再进行多次观察。选择该方案需具备以下条件：① 有条件做多个时间点观察。② 可以顺利收集到高质量的观察资料。③ 能保证测量结果的稳定性。④ 可在特定时间开展干预并可突然停止，如图 8.5 所示。

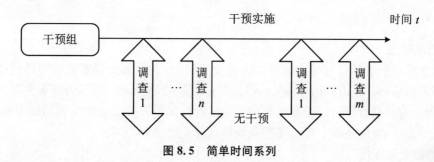

图 8.5　简单时间系列

运用简单时间系列设计，可以确定干预效果变化趋势的显著性，而且多个时间点的观察有助于推断因果关系。国外学者认为评估效果至少需要 50 个时间点。观察点间期应相同且应足够长，以确定结果变量的干预前后的变化。若观察点少于 50 次，仍可观察和分析行为变化的趋势。此外，其他因素如经济状况、人口变动等因素可能对结果产生影响，只有通过反复多次的时间系列的评价，效果始终如一时，才能对规划的结果下结论。

第五节　健康教育项目评价的影响因素

充分理解在健康教育和健康促进规划的设计、执行以及评价过程中的影响因素及存在的问题，有助于防止可能出现的偏移和混杂，使规划设计更加科学，评价结果更正确、更可靠。偏移是一种系统误差，无法通过统计学处理加以纠正，而混杂因素可以通过统计学分析加以区分。以下是几类常见的影响评价的因素。

一、时间因素

时间因素又称历史因素，是指在健康教育计划的执行和评价过程中发生的重大的、特别的、可能对目标人群产生影响的事件，如与健康相关的公共政策的颁布、自然灾害或社会灾害、引起较大社会反响的事件等。例如，目标人群可能实际上对该项目所采取的健康教育内容毫无印象，但恰恰在此期间一位很受欢迎的著名影星因患相关疾病而去世，导致所有的研究对象开始有意无意地关注各种媒体上的相关知识，从而使人们对相关的健康知识的了解有了明显提高。另外，随着时间推移和社会经济的发展，目标人群的知识、态度、健康相关行为也可能发生变化。时间因素可能对目标人群产生影响，但不属于干预活动。可以通过设立对照组或者过程追踪来排除这些因素的影响。

二、测量或观察因素

在评价过程中,测量者以及工作人员的态度、对相关知识和技能的熟练程度、测量工具的有效性、准确性及目标人群的成熟性对评价结果的正确性均有影响。

(一)测量者因素

1. 暗示效应

测量者或评价者的言行举止使目标人群受到暗示,并按照测量者的希望进行表现的现象称为暗示效应(self-fulfilling prophecy)。测量对象的知识、态度、行为等表现是接受暗示的结果,而非健康教育项目的干预所导致。如某些社区居民接受了慢性病的健康教育干预,认为自己受到了关注,主观上就可能感觉身体状况比过去有所改善。

2. 测量者熟练性

在项目开展的过程中,测量者及其他项目工作人员对调查内容越来越熟悉,调查技巧越来越成熟,调查质量越来越高,从而出现偏倚,表现为即使是用同种工具测量同样的内容,早期与后期的测试结果存在差异。该偏倚可通过对工作人员加强技术培训使其尽可能减少。

3. 评定错误

评定错误(rating error)是指测量者的意向会影响到评价结果的高低。如开展一项健康教育项目,测量者的主观愿望是通过教育干预使干预组知识、信念得以提高,因此可能在评价时有意无意地放松评定标准,使干预组成绩提高,从而导致项目结果偏离实际情况。

(二)测量工具因素

确定了测量的评价指标后,必须选择和确定测量特定变量的工具。测量工具包括问卷、仪器、试剂等,其有效性和准确性会直接影响项目结果的准确评价。因此,在进行测量之前,应选择适宜的测量方法和工具,并注意其可靠度和准确度。

可靠度是重复测量一相对稳定的现象时多次测量结果彼此接近的程度;准确度是指测量结果与被测事物实际数值的符合程度。该类因素对结局的影响可通过对测量工具的可靠度和准确度的评估和预试验加以改进,提高测量工具的质量。

(三)测量对象因素

1. 测量对象成熟性

在项目进行过程中,目标人群同样在不断成熟,更加了解并关注项目的内容,这可能导致测量结果与项目干预的真实结果出现差异。

2. 霍桑效应

人们在得知自己正在被研究和观察而表现出的行为异乎寻常的现象称为霍桑效应(Hawthorne)。在健康教育项目评价中,霍桑效应也可能影响对项目效果的客观反映。

三、回归因素

回归因素是指由于偶然因素,个别被测试对象的某特征水平过高或过低,但在以后的测试中可能又恢复到原先的实际水平的现象。该现象有时可能被错误地认为是干预的结果。如某些个体初次检查血压高,但在复查时血压值又降低了。这种降低实际上是一种统计学假象,但可能被错误地归因于干预的结果。在测试中,可采用重复测量或者设立对照的方法以减少该因素对评价结果正确性的影响。

四、选择因素

在评价阶段,如果干预组和对照组选择不均衡,可引起选择偏倚,从而影响观察结果的正确性。但在评价中,可通过随机化或配对选择的方法防止或减少选择偏倚对评价结果正确性的影响。

五、失访

失访是指在实施健康教育计划或评价过程中,目标人群由于各种原因而中断被干预或评价。如果目标人群失访比例过高(超过10%)或出现非随机失访,即只是其中有某种特征的人失访时,便可造成偏倚,影响评价结果。为此应努力减少失访,并对应答者和失访者的主要特征进行比较,以鉴别是否为非随机失访,从而估计失访是否会引起偏倚及偏倚的程度。

第六节 健康教育项目评价模型的研究进展

开展健康教育项目过程中,建立和完善一套行之有效的干预措施是项目取得预期目标的关键,而一套科学有效的项目评价方法能起到说明项目价值、及时修正和完善计划、阐述项目结果、保证项目成功的作用。长期以来,在健康教育领域,对项目的主流评价方法是以效果为基础进行的评价。这种基于效果的评价方法针对特定研究内容能提供重要信息,具有很强的内部有效性,但往往由于样本在现实环境中代表性下降而导致项目的外部有效性大大降低。许多干预项目为排除可能的混杂因素制定了严格的入选标准和排除标准,以保证研究对象具有较高的同质性。还有些项目选择工作基础好、依从性强的机构参与组织实施。很多经过随机对照试验证实有效的干预,在大范围人群中实施往往达不到预期的效果。因此,研究者们意识到,在健康教育项目向实践转化时,单纯考虑干预措施的有效性是不够的,干预措施在不同场所实施效果的稳定性、转化为日常工作实践的可行性等在以往评价中成为被忽视的问题,应当在开展项目评价时予以重点关注。

一、RE-AIM评价模型的提出和发展

美国学者Glasgow等人于1999年提出的RE-AIM评价框架是一种系统的健康教育项目评价方法,可全面评价健康教育项目实施过程中各个不同方面可能存在的影响。RE-AIM从简单的效果评价扩展到涵盖多个方面的系统性评价,不仅关注内部有效性,同时

关注外部有效性，涵盖了过程评价、效果评价、结局评价等评价的关键要素，是一个较为全面的项目评价框架，近年来在慢性病管理、控烟干预、身体活动和健康饮食、健康行为等健康项目中得到了运用，被越来越多的研究者应用和认可。

RE-AIM 评价模型中，RE-AIM 是五个方面内容的缩写组合，分别是 reach（达到，可及性），指接受干预措施的人群在目标人群中所占的比例，关注的是目标人群。efficacy（有效性），指接受干预措施后，取得阳性结果的个体占所有接受干预措施的人群的比例，关注干预效果。adoption（采纳性），指采纳干预措施的社会环境、活动或方案的比例，关注的是项目实施目标、实施机构和实施者，是组织水平的评价指标。implementation（实施），指干预措施按预期内容实施的程度，关注具体干预实施与项目方案的一致性和成本花费，最少需要收集半年到一年的资料，属于组织水平的评价指标。maintenance（可持续性），既是个体水平也是组织水平的评价指标，指一段时间（最少两年）之后项目的持续程度，关注一段时间之后，干预在个体和组织的持续效果。

2002 年，为促进学者和研究机构开展项目评价研究时，关注项目的实施过程和效果等外部有效性问题，Glasgow 教授等人创建了 RE-AIM 网站，开展学术交流和发布该领域最新研究成果，同时更加清晰定义了各维度指标。2006 年，在 RE-AIM 五个单一维度指标的基础上，Glasgow 等人又提出了 RE 和 AI 两个分别度量干预项目个体水平和机构水平效果的综合指标，并首次提出每个维度指标的具体计算方法。2008 年，Christian G 考虑到以往指标计算公式会出现负值，对其进行了适当的修改，使其能更好地解释各因素的作用。

二、RE-AIM 评价模型的应用

Glasgow 等人应用 RE-AIM 对两个糖尿病自我管理项目进行了比较，发现两个项目不同维度的得分不同，综合评分由于相互之间优点和缺点的相互抵消而基本相同。Goode 应用 RE-AIM 设计了"社区电话促进运动和改善饮食结构"项目，发现将研究结果应用于社区实践时，社区的合作程度与参与者接受干预措施的程度密切相关。Estabrook 将 RE-AIM 应用于肥胖控制项目，发现健康饮食干预与医院及医务人员的参与密切相关，他们对于项目的参与和实施程度与项目目标的实现有很大的关系。Jilcott 等人认为在设计公共卫生政策时引入 RE-AIM 评价框架有助于增加公共卫生政策成功的概率，促进卫生政策与健康促进策略的结合。

国内学者借鉴 RE-AIM 模型，依据基本公共卫生服务项目实施活动的逻辑顺序，形成基本公共卫生服务项目实施障碍因素的分析框架，并以广州市为例，对社区卫生服务机构提供基本公共卫生服务项目中面临的障碍因素进行分析，为推动项目的持续发展和科学化进程提供政策建议。司琦（2018）等人采用文献分析和德尔菲法，构建了基于 RE-AIM 框架的青少年体育健康促进干预项目评价指标体系。还有研究应用 RE-AIM 框架进行社会糖尿病患者自我管理项目的综合评价，从机构参与情况、目标人群覆盖情况、干预要素的实施情况、干预活动的效果以及项目维持情况等方面进行了综合评价，得出 RE-AIM 框架能较全面评价项目的实施过程和效果，应在今后项目评价工作中予以发展和应用的结论。

三、RE-AIM 评价模型的优势和局限

以往的评价研究主要关注效果，RE-AIM 评价模型涵盖了过程评价、结果评价和效果评价等要素，强调实施人员、实施机构和实施过程的代表性以及干预项目的长期效果，不仅关注项目内部有效性，同时重视项目的外部有效性，促进干预项目从理论研究转化为实践应用。此外，在评价公共卫生影响和推广应用方面，RE-AIM 提供了特定的标准化方法来测定重要的影响因素。

然而，RE-AIM 评价模型也存在一定的局限。首先，在特定时间点，干预项目的效果和长期效果并不能同时测量得到，只能用四个维度的指标进行干预项目公共卫生效果的估计。其次，在计算过程中，RE-AIM 五个维度的权重默认是相同的，但实际情况并非如此。此外，目前 RE-AIM 模型的五个维度尚未纳入干预成本的相关指标，实际上项目实施成本也是影响项目采纳和实施效果的重要因素。

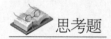 思考题

1. 简述健康教育项目评价的目的和意义。
2. 简述健康教育项目评价的类型和内容。
3. 试述影响健康教育评价结果的因素。

（仲亚琴，李百胜）

第九章　社区健康教育

 案例

　　2020年伊始,新型冠状病毒肺炎席卷全球,成为新中国成立以来传播速度最快、感染范围最广、防控难度最大的重大突发公共卫生事件。整个疫情防控过程中,基层社区的健康教育和健康促进发挥了重要作用。疫情初期,上海市青浦区疾病预防控制中心依据现有经验,紧密开展呼吸道传染病预报工作,强化流感、肺炎疫苗接种等环节,控制传染源、切断传播途径,保护易感人群。疫情流行期,依托传统媒体、纸质媒体、广播电视、新媒体,全方位覆盖,以多种形式、多种方言,针对社区居民开展疫情相关知识的健康教育,同时限制春节探访,利用微博、微信、抖音等自媒体开展健康科普,制作"青浦健康自管小组防新冠"等栏目,通过短视频、上海说唱、沪剧等形式开展健康教育;充分发挥青浦健康360、青浦卫健新声、青浦疾控等专业平台,编写专业、有趣、科学、移动的微信稿件,同时充分利用上海疾控、上海12320、大众卫生报、中国疾控等多个微信平台转载专业信息,让科普更专业;依托钟南山院士、李兰娟院士以及张文宏教授等专家学者的权威影响力,在大众媒体、书刊、报纸上开展高水平的健康教育,真正在社区实现科学防控;另外,针对网上各种谣言,青浦区疾控中心及时采集信息,甄别留言,依托福泉山广播,在微信朋友圈、公众号开展辟谣专题,及时对不实信息进行识别,消除社区居民的恐慌情绪。面对疫情期间居民出现的各种心理问题,青浦区疾病预防控制中心、青浦区精神卫生中心及时开展微信平台心理健康教育,对居民进行心理疏导,化解心理危机。疫情后期,青浦区疾控中心又开辟慢病患者健康管理和随访、学生视力保护、控制电子产品过度使用、合理科学运动健身、科学营养等健康教育专题,进行多途径健康宣传,为正常生产生活的恢复奠定基础。在本次疫情中,青浦区疾控中心敏锐地抓住疫情信息,开展针对性健康教育和健康促进工作,利用多平台、全方位开展健康教育,同时依托专业机构力量,开展健康科普,组织发动社会各级作用,针对不同人群开展针对性健康教育,为本次疫情的防控起到积极作用,值得总结和分享。

 问题

　　1. 从上述案例中,请结合实际谈谈如何在基层社区开展健康教育工作。
　　2. 社区健康教育的范畴是什么? 形式有哪些?

　　社区健康教育是卫生健康教育工作的重要领域,健康促进与教育工作作为卫生与健康事业的重要组成部分,对于提升全民健康素养和健康水平、促进经济社会可持续发展具有重要意义。"十三五"时期是我国全面建成小康社会的决胜阶段,是推进健康中国建设的关键阶段。《"健康中国 2030"规划纲要》提出,到 2030 年,全民健康素养大幅提高,健康生活方式得到全面普及,有利于健康的生产生活环境的基本形成。随着对人类健康与社会发展的双向作用的认识不断深化,探寻一条适合我们城镇社区的健康教育之路已是当务之急。

第一节　社区及社区健康教育概述

一、社区概述

(一)社区的概念

1881 年,德国社会学家滕尼斯(Tonnies)首次提出社区(community)的概念:社区是以家庭为基础的历史性共同体,是血缘共同体和地缘共同体的结合。1933 年,社会学家费孝通等人将 community 翻译为"社区"引入我国,并定义为"社区是若干社会群体或社会组织聚集在某一个领域里所形成的一个生活上相互关联的大集体"。1978 年,WHO 在关于初级卫生保健国际会议的报告中,将社区定义为"以某种经济的、文化的、种族的社会凝聚力,使人们生活在一起的一种社会组织或团体"。

社区作为社会的基本单位,是一个有组织的社会实体。尽管社会学家对社区的定义各不相同,但其基本构成要素主要包括六个方面:一定数量的人口、一定范围的地域、一定规模的设施、一定特征的文化、一定类型的组织和一定程度的归属感。各构成要素之间既相互独立,又相互联系、相互作用,形成了不同社区特定的结构和整体特征。

目前,对社区的各种理解和界定大体分为两类:

1. 功能主义社区观

认为社区是由具有共同目标和共同利益关系的人组成的共同体。

2. 地域主义社区观

认为社区是一个在特定地域范围内共同生活的人群共同体。

我国的社会学界一般从地域角度对社区进行界定,所谓社区是指由社会活动基本属于同一类型的居民组成的、具有内在互动关系与文化维系力的地域性共同体,是一个相对完整的社会实体,也是一个相对独立的功能整体。

(二)社区的基本类型

现阶段我国的社区类型一般按行政区域划分,有城市社区、农村社区和乡镇社区三大类型。

城市社区是指以从事非农业活动的居民组成的地域性生活共同体,其单位一般按地市、区、街道、居委会划分,城市社区经济文化发展较快,人口密集,人群结构复杂,生活方式多样化,社会活动频繁,信息流动迅速,接受教育机会较多。农村社区是指以从事农业生产活动为主的居民所组成的地域性共同体,其单位按县、乡、村划分,农村社区以农业经济为主导,人口规模小、密度低,生活方式较为单一,信息流动慢,社区文化富有地方色彩,人际关系相对简单。乡镇社区是农村城市化进程中的产物,具有城市和农村社区双重属性。

二、社区健康教育

(一)社区健康教育的概念

社区健康教育(community health education)是以社区为健康教育的基本单位,以社区人群为教育对象,以促进社区居民健康为目标,有组织、有计划的健康教育活动。它包括健康教育以及能够促使行为、环境改变的组织、政策、经济支持等各项策略。其目的是通过健康教育和环境支持改变人们的行为、生活方式和社会的影响,发动和引导社区居民树立健康意识,关心自身、家庭和社区的健康问题,积极参与社区健康教育与健康促进规划的制定和实施,养成良好的卫生行为和生活方式,以提高自我保健能力和群体健康水平,更好地改善居民的生活质量。

社区健康教育的对象是辖区内常住居民和社区所辖企事业单位、学校、商业及其他服务行业的职业人群。重点人群是妇女、儿童、青少年、老年人、残疾人和服务行业的从业人员。社区健康教育强调社区居民的自觉参与,通过知识、态度和价值观的改变自觉采取有益于健康的行为和生活方式。

(二)社区健康教育的工作项目

1. 社区组织与动员

社区健康教育的决策机构应由社区政府承担,这也是社区政府义不容辞的责任。因此,在健康教育的社区组织与动员工作中首先要开发领导,实现行政干预;其次要动员社会力量,联合社区各有关部门,建立健全网络,统筹健康教育工作的实施;同时要发挥家庭作用,广泛动员群众,促使人人参与,实施健康教育。

2. 制定社区健康教育工作规划

开展社区健康教育,必须首先进行科学的设计,以明确教育目标,合理科学地安排工作程序,做到有的放矢,有计划、有步骤、有效地实施健康教育。既要讲究科学,又要结合实际。要根据当地的健康影响因素、需求、资源、卫生服务以及社区力量、群众参与的可能性等来综合分析考虑。

3. 采取干预措施

健康教育的目的是通过健康教育活动过程,达到改善、维护、促进个体和社会的健康状况和文明建设。在开展社区健康教育过程中,要树立多部门协作的大卫生观,采取多层次干预和多种干预方法选择并用的综合策略和方法。使尽可能多的部门和单位参与;根据目标人群、工作内容等特点,综合采用行之有效的干预措施,从而最有效的发挥健康教育的作用。

4. 监测与评价

为保证社区健康教育规划的实施,评价规划的目标是否达到,建立经常性的监测评价体系是十分重要的。监测评价工作有助于总结经验、吸取教训,借以改进当前规划的不足之处,并可成为今后决策的依据。因此,无论是业务部门还是行政部门,都应十分重视监测评价工作,将评价结果与制定的政策结合起来。

（三）社区健康教育的目的

社区健康教育的最终目的是普及健康知识、树立健康态度、实践健康行为、增进全民健康。具体体现在：

1. 宣传社区卫生服务，提高社区卫生服务机构知名度

通过开展丰富多样的健康教育活动，让居民充分了解社区卫生服务的相关政策和作用。

2. 转变社区居民健康观念

社区居民往往觉得没病就是健康，轻则忍、大则拖，拖不过才去医院诊治，自我保健意识薄弱。

3. 普及保健知识

通过健康教育帮助居民增强健康意识，寻求最佳健康行为，避免生活中的失衡、疾病和意外；帮助居民改变不良的生活习惯，使他们维持最佳的健康状态，以适应社会变化，逐渐康复，重拾健康。

4. 激励居民改变不良行为和生活习惯

通过对病人的知识、信念、态度、价值观、理解力等基本因素的改变，促进其保持与医护人员的联系，按医嘱用药、合理膳食、适量运动、控制情绪、改变不良的生活习惯，避免并发症，提高生活质量，延长预期寿命。

（四）社区健康教育的意义

社区健康教育是以促进居民健康为目标，通过社区健康教育，帮助个人、家庭和社会建立对预防疾病和维持自身健康的自我保健意识，帮助社区人群理解不良生活方式引起的后果，培养健康责任感；促使社区人群主动采纳健康行为，积极履行自我保健，增进自我保健的能力；促进个体和社会积极参与，促进社区医疗保健资源的有效利用；创造一个有利于健康的自然环境和社会环境，提高保健服务质量，降低医疗费用，提高生活质量。

1. 有利于疾病预防控制和干预

通过开展社区健康教育，传播卫生知识，改变危害健康的生活方式和卫生陋习，实现人人健康的目的。在传染性疾病的预防中，健康教育和健康促进在社区起到的作用尤其明显。而对慢性病实施有效干预有两种方式：一是通过对高危人群进行筛选早期发现并采取必要措施加以干预；另一种则是以全体居民为对象，通过对普通人群进行健康教育，改变不良健康行为与生活方式，促进全民健康。社区健康教育在控制慢性病流行中要比对高危人群的教育更具有现实意义。通过社区健康教育，使大多数人改变不良的生活方式和各种卫生陋习，才能使各种危险因素水平下降，达到预防疾病、促进社区居民健康的目的。

2. 有利于提高社区居民健康水平

随着社会进步和经济发展，居民生活水平不断提高，我国疾病谱和死亡谱发生了根本性变化，高血压、糖尿病、冠心病和恶性肿瘤等慢性病取代了传染病和营养不良，成为人类健康的主要"杀手"。新的医学模式建立后，强调要通过社区健康教育方式促使居民采取健康的生活方式与行为方式，降低致病的危险因素，最大限度地预防疾病的发生，实现人人享有健康的目标。

3. 有利于提高居民自我保健意识

自我保健是指人们为维护和促进健康，为预防、发现和治疗疾病，自己采取的卫生行为。

通过社区健康教育,能提高居民的自我保健意识和能力,增强其自觉性和主动性,从而达到躯体上的自我保护、心理上的自我调节、行为生活方式上的自我控制以及人际关系上的自我调整。

4. 有利于支持社区卫生服务

随着老龄化社会的到来和城乡居民生活水平的提高,人们更加追求高质量的生活。发展社区卫生服务是满足群众日益增长的健康需求,落实初级卫生保健各项任务的集中体现。社区医生通过健康咨询、疾病防治、行为指导等形式,把健康教育和预防、治疗、保健和康复结合起来,让居民学习健康、保健、医疗、预防知识,提高自我保健、自我预防、自我护理的意识和技能,针对患者所患疾病的病因以及康复、预防等多方面的问题进行健康教育,使群众的部分健康问题在基层得到有效的解决。因此,将健康教育纳入社区发展特别是社区卫生服务的整体规划,为社区居民的身心健康服务,是我国卫生保健事业的一个重要组成部分。

5. 有利于促进社区精神文明建设

国内曾开展的"讲文明,讲卫生,除陋习,树新风"主题活动,就是要以社区为重点,以家庭为基础,以居民为落脚点,以改变不良行为为目标,广泛开展健康教育,传播健康文明的生活方式,改变陈旧观念,革除陋习,树立良好的社会主义新风尚,为社会主义精神文明建设注入新的实质性内容。

6. 有助于改善医患关系,树立良好的卫生服务形象

医护人员在诊疗过程中开展健康教育,既能满足患者的需求、解除患者的心理负担,又可营造一个有利于患者身心康复的治疗环境,从而降低医患纠纷的发生率。

(五) 开展社区健康教育的策略

1. 健全组织机构,完善健康教育工作网络

完善的健康教育网络是开展健康教育工作的组织保证和有效措施。结合社区实际情况,调整充实健康教育领导小组,进一步健全健康教育组织机构;明确健康教导员的工作职责,组织人员积极参加市、区、街道组织的各类培训,提高教导员自身健康教育能力和理论水平;加强健康教育管理基础工作,定期召开健康教育领导小组成员会议,进一步完善健康教育资料和工作台账;将健康教育工作列入社区工作计划,加强各类人员健康教育;进一步建立健全集预防、保健、健康教育、计划生育工作计划等为一体的社区卫生体系,将健康教育工作真正落到实处。

2. 突出防病重点,开展健康教育有关活动

充分发挥社区健康教育的网络作用,组织对重点人群有计划、有步骤、分层次开展预防控制艾滋病、结核、高致病性禽流感、乙型肝炎等重大传染病的健康教育工作;同时广泛普及防治高血压、脑卒中、恶性肿瘤、糖尿病等慢性非传染性疾病的卫生科普知识,积极倡导健康文明的生活方式,促进人们养成良好的卫生行为习惯。结合实际,制定应对突发公共卫生事件健康教育工作预案与实施计划,增强居民对新型冠状病毒肺炎等突发公共卫生事件的防范意识和应对能力。

3. 强调干预行为,取得政府的大力支持

干预是社区健康教育的实质和中心环节。政府层次的干预主要是从立法执法、规章制度、服务机构和资源方面入手;个人层次的干预,强调居民个人健康行为的变化。有计划的干预对居民行为和生活方式的改变、维持、增强或阻断有十分重要的意义,对降低疾病、伤害、伤残及死亡的危险性密切关联。

4. 充分运用大众媒介进行健康传播

健康传播是仅次于社会动员的重要手段,而利用大众媒介是健康传播的主要形式。实施社区健康教育和健康促进项目,广泛宣传政策和规范,必须充分利用传播媒介。特别是在健康教育与健康促进计划实施的早期,就应采取大众传播与人际交流相结合的综合传播策略。

5. 开发社区资源,促进居民人人参与

通过开设社区论坛、建立民情信息站等方式,组织居民有序开展与其日常生活紧密相关的社会管理与公共服务工作的活动,确保普通居民也能参与较正式的社区事务管理。创新居民代表大会长效工作机制,充分发挥社区居民代表大会的作用,加大宣传力度,营造"社区是我家"的浓厚氛围。搭建居民参与平台,提高社区居民管理社区事务的参与度。完善居民参与社区政治性活动的载体,逐步实现社区居民的自我管理、自我教育、自我服务、自我监督,帮助居民提高公众参与的能力与水平。

6. 针对不同人群,开展针对性技能培训

针对未成年人,推动青少年科技创新和实践,在各社区新增校外青少年科技活动,开展生活能力和生产技能培训活动,提高未成年人科学教育水平和质量;针对农民,围绕新农村建设、现代农业发展,突出服务农村工作"四大基础工程"建设,促进农民持续增收机制的健全和完善;针对城镇劳动人口,着力提升城镇劳动者的就业能力和职业技能,开展各种针对性技能培训,提高劳动者就业、再就业和创业能力;针对领导干部和公务员,把提高科学素质列入公务员、事业单位、国有企业负责人培训教育规划和相关计划的重要内容。

7. 强调社区健康教育的计划性及其评价

区别于卫生宣传教育,社区健康教育有着明确的目标、任务、方法、步骤和时间表,以及有所需资源的说明,并形成项目加以实施。根据需要解决的社区问题和健康问题,参照适当的健康教育模式,借鉴其他社区成功的经验,选准侧重环节的干预,按计划组织实施。其计划的设计与健康教育计划的设计在步骤和程序上是一致的,而干预手段增加了行政干预,中期目标增加了环境改变的内容。评价贯穿计划实施的全过程,通过评价及时调整计划,确保项目目标的实现。

（六）社区健康教育的类型

1. 以疾病为中心的健康教育

如针对高血压、高血脂、糖尿病、冠心病、哮喘、癌症、艾滋病、精神问题等疾病开展的社区健康教育。

2. 以人为中心的健康教育

如针对青少年、青春期人群、更年期人群、老年人、育龄妇女等特殊人群开展的社区健康教育。

3. 以社区卫生问题为中心的健康教育

如针对环境卫生、食品安全卫生、饮用水安全、职业卫生、家庭健康等社区卫生问题开展的社区健康教育。

4. 以健康促进为目的的健康教育

如针对合理营养、控制体重、加强锻炼、应付紧张焦虑、改善睡眠、戒烟、限盐、限酒、控制药物依赖、戒毒、控制性行为、预防意外伤害、树立正确的人生观、人生目标、精神卫生观等开展的社区健康教育。

三、国家基本公共卫生服务

国家基本公共卫生服务项目是我国政府针对当前城乡居民存在的主要健康问题,以儿童、孕产妇、老年人、慢性疾病患者为重点人群,面向全体居民免费提供的最基本的公共卫生服务,是促进基本公共卫生服务逐步均等化的重要内容,也是深化医药卫生体制改革的重要工作。

凡是中华人民共和国的公民,无论是城市或农村、户籍或非户籍的常住人口,都能享受国家基本公共卫生服务。国家基本公共卫生服务主要由乡镇卫生院、村卫生室、社区卫生服务中心(站)负责具体实施。村卫生室、社区卫生服务站分别接受乡镇卫生院和社区卫生服务中心的业务管理,合理承担基本公共卫生服务任务。其他基层医疗卫生机构也可以按照政府部门的部署来提供相应的卫生服务。基本公共卫生服务项目所规定的服务内容由国家为城乡居民免费提供,所需经费由政府承担,居民接受服务项目内的服务不需要再缴纳费用。

2021年4月21日,国家卫健委、国家财政部、国家发改委等21个部门联合发布关于印发《国家基本公共服务标准(2021年版)》的通知,进一步对"公共卫生服务"标准做出明确指示,主要涵盖以下服务项目,见表9.1。

表9.1　国家基本公共服务项目

服务项目	服务对象	服务内容	服务标准	支出责任
建立居民健康档案	辖区内常住居民	为辖区内常住居民建立统一、规范的电子居民健康档案。包括个人基本信息、健康体检、重点人群健康管理记录和其他医疗卫生服务记录	按照《国家基本公共卫生服务规范(第3版)》及相应技术方案执行	中央财政和地方财政共同承担
健康教育与健康素养	辖区内常住居民	为辖区内常住居民提供健康教育、健康咨询、健康科普等服务;每年发布全国居民健康素养水平数据	按照《国家基本公共卫生服务规范(第3版)》及相应技术方案执行	中央财政和地方财政共同承担
传染病及突发公共卫生事件报告和处理	法定传染病病人、疑似病人、密切接触者和突发公共卫生事件伤病员及相关人群	及时发现、登记、报告及处理就诊的传染病病例和疑似病例以及突发公共卫生事件伤病员,提供传染病防治和突发公共卫生事件防范知识宣传与咨询服务	按照《国家基本公共卫生服务规范(第3版)》及相应技术方案执行	中央财政和地方财政共同承担

续表

服务项目	服务对象	服务内容	服务标准	支出责任
卫生监督协管服务	辖区内常住居民	为辖区内常住居民提供食品安全信息报告、饮用水卫生安全巡查、学校卫生服务、非法行医和非法采供血巡查、计划生育信息报告、职业卫生和放射卫生巡查等服务;为城乡居民提供科普宣传、教育服务	按照《国家基本公共卫生服务规范(第3版)》及相应技术方案执行	中央财政和地方财政共同承担
慢性病患者健康管理	辖区内原发性高血压患者和2型糖尿病患者	为辖区内35岁及以上常住居民中原发性高血压患者和2型糖尿病患者提供筛查、随访评估、分类干预、健康体检服务	按照《国家基本公共卫生服务规范(第3版)》《国家基层高血压防治管理指南(2017)》和《国家基层糖尿病防治管理指南(2018)》执行。管理高血压患者约1亿人、糖尿病患者约3500万人	中央财政和地方财政共同承担
地方病患者健康管理	现症地方病病人	为辖区内大骨节病、克山病、氟骨症、地方性砷中毒、克汀病、二度及以上甲状腺肿大、慢性和晚期血吸虫病患者建立健康档案,进行社区管理	对慢性克山病患者每3个月随访1次,对大骨节病、氟骨症、地方性砷中毒、克汀病、二度及以上甲状腺肿大、慢性和晚期血吸虫病患者每年随访1次	中央财政和地方财政共同承担
严重精神障碍患者健康管理	严重精神障碍患者	为辖区内常住居民中诊断明确、在家居住的严重精神障碍患者提供登记管理、随访评估、分类干预等服务	按照《国家基本公共卫生服务规范(第3版)》及相应技术方案执行。在册严重精神障碍患者每年随访4次	中央财政和地方财政共同承担
结核病患者健康管理	辖区内确诊的常住肺结核患者	为辖区内确诊的常住肺结核患者提供密切接触者筛查及推介转诊、入户随访、督导服药、结果评估、分类干预等服务	按照《国家基本公共卫生服务规范(第3版)》及相应技术方案执行	中央财政和地方财政共同承担

服务项目	服务对象	服务内容	服务标准	支出责任
艾滋病病毒感染者和病人随访管理	艾滋病病毒感染者和病人	提供健康咨询、行为干预、配偶/固定性伴侣检测、随访、督导服药等服务,配合相关机构做好转介	按照《艾滋病病毒感染者随访工作指南(2016 年版)》执行	中央财政承担
社区易感染艾滋病高危行为人群干预	易感染艾滋病高危行为人群	为艾滋病性传播高危行为人群提供艾滋病预防、性与生殖健康知识,推广使用安全套,提供艾滋病、性病咨询检测等综合干预措施	按照《异性性传播高危人群预防艾滋病干预工作指南(2016 年版)》和《男男性行为人群预防艾滋病干预工作指南(2016 年版)》执行	中央财政承担
基本药物供应保障服务	辖区内常住居民	遴选适当数量的基本药物品种,满足疾病防治基本用药需求。基本药物按照规定优先纳入医疗保险药品目录。提高基本药物供给能力	按照《国家基本药物目录》及归家相关规定执行	地方人民政府负责,中央财政适当补助
食品药品安全保障	辖区内常住居民	提供食品安全风险监测、标准跟踪评价等服务。对食品药品医疗器械实施风险分类管理	按照《中华人民共和国食品安全法》《中华人民共和国药品管理法》等法律法规及食品、药品安全监管部门相关规定执行	中央和地方人民政府分级分类负责
农村免费孕前优生健康检查	农村计划怀孕夫妇	免费为农村计划怀孕夫妇每孩提供 1 次孕前优生健康检查。符合条件的流动人口计划怀孕夫妇,可在现居住地接受该项服务,享受与户籍人口同等待遇	按照《国家免费孕前优生健康检查项目试点工作技术服务规范(试行)》执行	中央财政和地方财政共同承担
孕产妇健康服务	孕产妇	免费为孕产妇规范提供 1 次孕早期健康检查、1 次产后访视和健康指导等服务	按照《国家基本公共卫生服务规范(第 3 版)》及相应技术方案执行	中央财政和地方财政共同承担

服务项目	服务对象	服务内容	服务标准	支出责任
基本避孕服务	育龄妇女	免费提供基本避孕药具和免费实施基本避孕手术，包括放置/取出宫内节育器术、放置/取出皮下埋置剂术、输卵管绝育术、输卵管吻合术、输精管绝育术、输精管吻合术	按照《临川治疗指南与技术操作规范：计划生育分册(2017修订版)》和《绝经后宫内节育器取出技术指南》确定	中央财政和地方财政共同承担
预防接种	0～6岁儿童	对适龄儿童按国家免疫规划疫苗免疫程序进行常规接种	按照《国家基本公共卫生服务规范(第3版)》及相应技术方案执行。以乡镇(街道)为单位，适龄儿童免疫规划疫苗接种率达90%以上	中央财政和地方财政共同承担
儿童健康管理	0～6岁儿童	为辖区内的常住0～6儿童提供13次免费健康检查(出生后1周内、满月、3月龄、6月龄、8月龄、12月龄、18月龄、24月龄、30月龄、3岁、4岁、5岁、6岁各一次)，具体包括：新生儿访视、新生儿满月健康管理，开展体格检查、生长发育和心理行为发育评估，听力、视力和口腔筛查，进行科学喂养(合理膳食)、生长发育、疾病预防、预防伤害、口腔保健等健康指导；为0～3岁儿童每年提供2次中医调养服务，向儿童家长教授儿童中医饮食调养、起居活动指导和摩腹捏脊穴位按揉方法	按照《国家基本公共卫生服务规范(第3版)》及相应技术方案执行	中央财政和地方财政共同承担

续表

服务项目	服务对象	服务内容	服务标准	支出责任
老年人健康管理	65岁及以上老年人	每年为辖区内65岁及以上常住居民提供1次生活方式和健康状况评估、体格检查、辅助检查和健康指导等服务;每人每年提供1次中医体质辨识和中医药保健指导	按照《国家基本公共卫生服务规范(第3版)》及相应技术方案执行	中央财政和地方财政共同承担

注:常住居民指辖区内居住半年以上的户籍及非户籍居民。

第二节　社区健康教育项目实施

一、社区健康教育项目实施规划

健康教育工作是社区卫生服务中心的一项重要工作内容,为更好地贯彻落实公共卫生服务项目考核相关工作要求,进一步完善社区卫生服务中心健康教育与健康促进工作体系,在社区内普及健康知识,提高居民健康水平和健康素养,需制订健康教育项目实施计划,内容如下:

(一)项目目标

建立健全社区健康教育服务网络,提高城乡公共卫生服务机构中健康教育人员的专业技术服务水平,在城乡居民中普及基本健康知识,培养基本健康行为,倡导健康文明的生活方式,使其掌握自我保健的基本技能,普遍提高其健康素养。

(二)项目实施范围和内容

1. 制定社区健康教育的管理规范

(1)严格执行卫生部制定的国家基本公共卫生服务项目《健康教育服务规范》,结合社区实际,必要时制定补充规定。

(2)统一规范健康教育服务对象、内容、方式和流程等。

(3)根据社会经济发展状况、居民健康素养水平和疾病预防控制需要等,适当联合城市社区卫生服务机构、乡镇卫生院、村卫生室等基层医疗卫生机构开展专业性健康教育活动。

2. 确定社区健康教育的内容

(1)居民健康素养的健康教育。宣传普及《中国公民健康素养——基本知识与技能(完整版)》,配合相关部门开展公民健康素养促进行动。

(2)居民健康行为的健康教育。包括合理膳食、控制体重、加强锻炼、心理平衡、改善睡眠、戒烟、限盐、限酒、控制药物依赖等可干预的健康行为及危险因素的基本知识。

（3）重点人群的健康教育。包括青少年、妇女、老年人、慢性病患者、残疾人、0～36个月儿童的父母等。

（4）重点慢性病和传染病的健康教育。包括高血压、糖尿病、冠心病、哮喘、乳腺癌、宫颈癌、结核病、肝炎、艾滋病、流感、手足口病和狂犬病等重点疾病的健康教育。

（5）公共卫生问题的健康教育。包括食品卫生、突发公共卫生事件、职业卫生、放射卫生、环境卫生、饮水卫生、戒毒、计划生育等公共卫生问题的健康教育。

3. 社区健康教育的活动项目

（1）制订年度健康教育工作计划。基层医疗卫生机构要做好健康教育年度计划，保证其可操作性和易实施性。计划应包括六个方面的具体内容：健康教育的内容、形式与时间，实施和质量控制方法，组织实施流程，人员安排，设备和材料准备，效果评价。

（2）发放健康教育资料。一是发放印刷资料，包括健康教育折页、健康教育处方和健康手册等。放置在基层医疗卫生机构的候诊区、诊室、咨询台等处，供居民免费索取。二是播放音像及视频资料，包括VCD、DVD、微信公众号等视听传播资料，在基层医疗卫生机构正常应诊时间内，于门诊候诊区或观察室内循环播放。

（3）设置健康教育宣传栏。社区卫生服务中心和乡镇卫生院宣传栏不少于2个，社区卫生服务站和村卫生室宣传栏不少于1个，每个宣传栏的面积不少于2平方米。宣传栏一般设置在卫生机构的室外、健康教育室、候诊室、输液室或收费大厅的显眼处。专栏应标有机构名称，应根据健康教育规律、季节、疾病流行情况、社会活动等变化及时更新，社区卫生服务中心和乡镇卫生院健康教育宣传栏内容每年更新不少于12次，社区卫生服务站和村卫生室每年更新不少于6次。

（4）开展公众健康咨询活动。在各种卫生宣传日、健康主题日、节假日等特殊日子，利用会议、集会、视频放映等社区活动形式，开展特定主题的健康教育宣传活动和公众健康咨询活动，发放健康教育宣传资料。社区卫生服务中心和乡镇卫生院每年开展公众健康咨询宣传活动不少于6次。

（5）举办健康教育讲座。以普及居民健康素养基本知识技能和预防传染病、慢性病、多发病为重点内容，以高血压、糖尿病、结核病等慢性病、精神分裂症患者及家属、孕产妇、0～36个月儿童的家长等为主要对象，定期举办健康教育讲座，引导居民学习和掌握健康知识及必要的健康技能，促进居民身心健康。社区卫生服务中心和乡镇卫生院每月至少需要举办1次健康教育知识讲座，卫生服务站和村卫生室至少每2个月举办1次健康知识讲座。

（6）健康教育工作资料档案管理。城市社区卫生服务机构、乡镇卫生院、村卫生室要有完整的健康教育活动记录，要及时收集、整理、妥善保管各种健康教育素材、记录、总结、评价等资料，包括文字、图片、影音文件等，逐步建立完备的工作档案，以便对健康教育工作进行考核和效果评价。

4. 社区健康教育的网络建设

（1）健康教育是城市社区卫生机构、乡镇卫生院和村卫生室的主要服务内容，各级疾病预防控制机构要加强健康教育工作，各级妇幼保健、医疗卫生机构要重视健康教育工作。

（2）各级疾病预防控制机构要按规定配齐健康教育专业人员，每个社区卫生服务中心和乡镇卫生院配备1名健康教育专业人员，社区卫生服务站和村卫生室要有专人负责健康教育工作，保证城市社区和农村基层健康教育工作有人抓、有人管。

（3）积极与大众媒体合作。通过各级电视、广播、报纸、微信公众号等大众媒体，开设健康教育频道或专栏,提高大众健康教育宣传活动效果。

5. 社区健康教育的能力建设

(1)健康教育设备配置。各级疾病预防控制机构要配齐相应的健康教育设备。社区卫生服务中心和乡镇卫生院应设健康教育室、宣传资料存放架、健康教育宣传专栏,并配备照相机、电视机、DVD机、投影仪等设备,社区卫生服务站和村卫生室应设有健康教育宣传专栏,并配备必要的设备。

(2)专业人员培训。主要培训对象为社区卫生服务机构、乡镇卫生院、村卫生室负责健康教育工作的卫生技术人员和相关医务工作者。培训内容主要包括:健康教育基本理论、内容、方法、技巧,健康教育基本设备的使用,健康教育效果评价等。专(兼)职人员开展健康教育工作,每年接受上一级健康教育专业知识和技能培训不少于8学时。

(3)健康教育技术指导。各级健康教育专业机构要定期参与城乡基层医疗卫生服务机构组织的健康教育活动,提供现场技术指导、质量控制、效果评价,及时掌握工作进展,了解和发现存在的问题,加以指导和纠正,为政府和卫生行政部门当好参谋。妇幼保健、卫生监督机构和二级以上公立医院也要根据自己的职责、服务内容等,加强对城乡基层健康教育工作的指导。

(4)统一制作健康教育宣传材料。为降低宣传材料制作成本,节约经费,保证宣传材料的科学性和质量,达到健康教育宣传材料传播效果,基本公共卫生健康教育服务宣传材料主要由省、市级统一设计印刷,县(区)疾病预防控制机构负责发放至社区卫生服务中心和乡镇卫生院,再由其发放至社区卫生服务站和村卫生室。

(三)项目实施方法

1. 个体方法

对社区居民通过个体谈话或咨询等方式给予指导,进行健康教育。特点为:① 能顾及个人需求,容易达到理想目标。② 指导者与学习者之间容易建立相互信任的关系。③ 具有针对性,反馈及时且内容更具体。

2. 群体方法

(1)组织研讨会。指主持者和学习者一起围绕中心议题展开讨论,全社区居民可以各抒己见,充分发挥自己的想法,可以促进居民之间相互帮助、相互学习。

(2)举办讲座。就居民健康问题,邀请一些医学专家、卫生方面的专业人士进行专题讲座,普及健康知识,可以从病因、病例、临床表现、预防、治疗、预后以及心理等多方面给予专业指导。

(3)组织报告会。可以在社区、居委会、街道等范围内组织报告会。报告会往往听众较多,内容更具体,容易达到预期健康教育效果。

(四)项目组织与管理

1. 成立组织领导机构

(1)基本公共卫生服务健康教育主要由社区卫生服务机构、乡镇卫生院和村卫生室向所辖区居民提供,各级疾病预防控制机构及妇幼保健机构负责组织社区大型、集中性健康教育活动,其他医疗卫生机构根据自己的职责和服务内容,提供相应的健康教育服务。积极发挥大众媒体在基本公共卫生健康教育服务中的重要作用。

（2）各级卫生行政部门负责项目实施的领导与管理，各级疾病预防控制机构负责项目的具体实施，包括制订实施计划、人员培训、技术指导、绩效考核、信息管理等。

（3）妇幼保健及其他公立医疗卫生机构根据自己的职责和服务内容，负责对基本公共卫生服务健康教育的技术指导。

2. 明确各级各部门职责

（1）各级各部门健康教育管理机构的工作职责。定期召开会议，研究健康教育工作，制定健康教育工作的相关政策；积极开展多种形式的卫生保健知识宣传和健康教育活动；保证健康教育的经费投入；积极参加各种健康知识培训，提高健康教育能力；及时收集健康教育工作资料，实行档案化管理；抓好典型示范，定期总结推广先进教育方法和典型经验。

（2）卫生系统的工作职责。各级医疗卫生机构建立健全健康教育组织网络，根据全乡镇健康教育工作计划及工作要点，制订年度健康教育工作计划并组织实施；健康教育工作有专项经费，积极开展健康促进工作。

（3）教育系统的工作职责。建立覆盖全系统的健康教育组织网络，制订年度工作计划并组织实施；注重培养学生养成良好的卫生习惯和健康行为，为社区中小学开设健康教育课，利用多种形式向学生和家长开展有针对性的健康知识宣传。

（4）其他行业（部门）的工作职责。成立健康教育管理小组，制订本系统健康教育工作计划，督促开展健康教育工作；联合卫生部门通过举办培训、讲座、知识竞赛等多种形式对职工开展有针对性的健康教育，根据行业特征办好内部的健康知识宣传栏。

3. 技术队伍组建以及能力培训

（1）项目培训的目标。改善开展项目管理、监测和评估的技能；改善行为危险因素和死因监测的技能；改善、强化健康教育促进队伍必须具备的技能；提高社区的人力开发、师资队伍技能培训。

（2）项目培训原则。目标明确、理论结合实际、及时评估。

（五）项目实施监督与考核

在政府领导下，各级卫生行政部门要将基本公共卫生服务健康教育项目实施作为重点卫生工作年度目标考核项目，纳入各级承担健康教育任务机构的工作监督检查和绩效考核内容。社区卫生服务中心和乡镇卫生院分别负责对辖区内社区卫生服务站、村卫生室的健康教育工作进行经常性督导检查、效果评价。县（区）级预防控制机构要定期对社区卫生服务中心和乡镇卫生院的健康教育工作进行督导检查、效果评价，每年不少于2次。市疾病预防控制机构对项目实施情况的督导检查每年不少于1次。考核结果与评优和经费安排挂钩。

1. 督导考核主要内容

包括项目实施计划制订、组织管理、经费使用、服务数量、服务质量、服务效果、居民满意度等。

2. 考核指标

（1）健康教育宣传栏设置和内容更新情况。

（2）举办健康教育讲座和健康教育咨询活动次数以及活动参加的人数。

（3）发放健康教育印刷资料的种类和数量。

（4）健康教育服务网络、工作资料档案等项目管理。

（5）社区居民健康教育活动覆盖率和重点人群相关健康知识知晓率。

（6）播放健康教育音像资料的种类、次数和时间等。

（六）项目实施原则

1. 适当性

从社区实际情况出发，因势利导，使社区健康教育的开展与居民的实际健康需求相适应，循序渐进，既不消极工作，也不急于求成。

2. 效率性

符合成本效益，提倡资源共享，提高服务质量和效率。

3. 有效性

解放思想，实事求是，因地制宜，突出重点，根据各社区的特点，开展针对性强的健康教育工作。

4. 综合性

注意健康教育内容与形式的思想性、科学性、群众性和艺术性，使居民愿意参与和接受，达到预期教育效果。

（七）项目实施的注意事项

以社区为基础的健康教育干预需通过社区政府联合社区各个部门，发展强大的联盟和支持体系，使社区有能力控制危险因素，创造健康的生活环境，为有效的预防疾病和解决健康问题打下坚实的基础。项目的实施需注意以下几个问题：

（1）项目实施前要获得社区的知情同意。

（2）项目的实施必须有科学依据。

（3）项目的实施要分阶段进行。

（4）项目的研究对象选择要公平客观。

（5）项目的实施计划要与环境相适应。

（6）要注意对照组的选择以及医学伦理学问题。

二、社区健康教育规划的评价

社区健康教育规划的评价贯穿于规划设计、实施和评价的全过程，规划评价可保证方案的先进性，是项目成功实施取得预期效果的关键。评价有利于提高执行者以及专业人员的工作水平，良好的评价同时也需要持续性的监测，有利于及时调整规划活动。因此，无论是业务部门还是行政部门都应该重视评价工作。

社区健康教育规划评价程序及具体内容如图 9.1 所示。

1. 评价的目的

（1）确定健康教育规划的科学性和先进性。

（2）确定健康教育规划是否能达到预期效果。

（3）明确健康教育活动的质量是否适合社区居民以及各项活动的进行情况。

（4）总结健康教育规划的优缺点，为后期改善提供科学依据。

（5）向公众介绍项目结果，改善公众关系，以获得更多的支持。

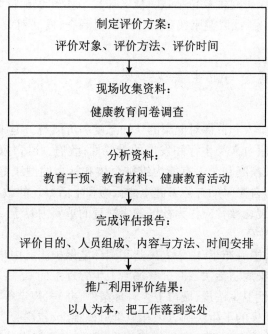

图 9.1　社区健康教育规划评价程序

2. 评价的种类

根据评价的内容、指标和方法的不同,可将社区健康教育评价分为过程评价和效果评价两大类(详见前面章节)。

第三节　城市社区健康教育

一、城市社区健康教育的基本内容

21 世纪以来,我国城市化进展明显加快,城市的快速发展在带来经济繁荣的同时,也出现了不容忽视的弊端。人口老龄化日趋严峻,环境污染严重,就业压力增大,进而引发各种新老流行病的暴发以及高血压、糖尿病、肿瘤等各种慢性非传染性疾病和心理疾患日益增多等城市健康问题。随着经济压力的增大,很多城市居民由于生活压力而导致的心理焦虑得不到缓解,吸烟、酗酒、不合理饮食、熬夜等不良生活行为方式更摧残着其身心健康。因此,只有通过社区健康教育帮助居民了解健康知识、树立健康观念、建立健康生活方式,才能有效地预防、减少身心疾病的发生。

城市社区健康教育是以社区为教育基本单位,以社区居民为教育对象,以促进居民健康为教育目标的有组织、有计划、有评价的健康教育活动与过程。在我国城市社区的单位一般是市、区、街道、居民委员会,根据我国国情及各地经验,城市社区健康教育大都以街道居委会为基本干预单位。城市社区健康教育包括理论研究与工作研究两部分。理论研究主要指健康概念、健康教育的含义和作用,健康教育计划、组织和实施、评价方法,健康教育的内容、形式和调查方法等。工作研究主要包括：① 社区居民卫生知识和行为调查，社区健康教育效果评价、需求调查等。② 社区健康教育工作的现况调查、发展对策。③ 健康教育新方法的探讨。

（一）社区健康观念与卫生法规普及

1. 健康观念教育

健康观念主要是指个人和群体对健康的认知态度和价值观。健康观念教育的内容主要包括：现代健康概念；健康对人类生存和发展的重要性；政府、社区、家庭和个人对维护健康承担的责任；政府、社区、家庭和个人有能力维护个体和社会的健康等。健康教育是帮助个人和群体树立健康观念，自愿采纳有益于健康的行为和生活方式的教育活动过程。因此，作为健康教育基础的健康观念教育应作为社区健康教育的重要内容予以重视。

2. 卫生法律、法规教育

自改革开放以来，我国颁布了《中华人民共和国环境保护法》《中华人民共和国食品卫生法》《中华人民共和国传染病防治法》和《公共场所卫生管理条例》等一系列法律、法规。各级政府也颁布了大量地方性卫生法规、城市卫生管理条例、办法、规定等。宣传普及卫生法律、法规，有利于提高社区居民的卫生法制意识和卫生道德观念，使广大居民能了解并据此调整自己的观念和行为，大力提倡良好的卫生道德观念，提倡有益健康的生活方式，使社区居民自觉地维护社区形象。学习有关的城市卫生管理法规有助于社区卫生管理，提高城市居民的法制意识。

（二）健康知识教育及社区常见病预防

1. 社区健康知识教育

（1）疾病防治知识教育。包括：① 各种常见病的预防、早期治疗知识。各种急性、慢性传染病，如结核病、病毒性肝炎、艾滋病和其他传染性疾病的症状、预防、隔离、消毒等知识及其传染源、传播途径、易感人群和防治方法的宣传教育。② 家庭急救与护理，如冠心病、脑血管病急性发作；触电、溺水、煤气中毒的急救；心脏按压和人工呼吸操作方法；烧伤、烫伤、跌打损伤等意外事故的简单处理等。

（2）环境保护知识教育。包括：环境对健康的影响，生活垃圾的处理，噪声、空气污染对人体健康的危害及预防方法；以及苍蝇、老鼠、蚊子、臭虫、蟑螂等害虫的生活习性、对健康的危害、药物和其他防治方法等。

2. 社区常见病的预防

（1）慢性病的社区防治。慢性非传染性疾病如高血压、心脑血管病、恶性肿瘤、糖尿病等，已成为我国城市居民致死、致残的重要原因，严重威胁人们的健康与生命。预防、控制慢性病最有效的方法是开展控制慢性病危险因素的社区健康教育工作，主要内容有：① 提倡健康的生活方式，控制行为危险因素。② 普及慢性病防治知识，提高自我保健能力。如疾病早期症状及表现、早发现和早治疗的意义、家庭用药及护理等。③ 增强从医行为，提高对社区卫生服务的利用。例如，定期体检，积极参加健康咨询、疾病普查普治，遵医嘱坚持药物和非药物治疗，做慢性病社区三级预防的积极参与者等。

（2）城市传染病的预防。由于城市人口密度大，国际间交往密切，人口流动性大，常存在着各种传染病的易感人群。饮用水的安全、食品卫生的安全、人们思想观念和生活方式的多元化、微生物的发展变化以及抗生素的滥用等诸多因素,造成某些传染病的重新出现或出现某些新的传染病,对居民健康造成极大威胁,应加强对传染源、传播途径及防治方法的宣传教育。

（3）加强安全教育,防止意外伤害。意外伤亡,如交通事故、劳动损伤、煤气中毒、溺水、自杀等,是当前造成儿童和青少年人群死亡和病残的最常见原因。需加强安全教育,使居民在日常生活和工作中提高自我防护意识,自觉使用安全设施,降低和防止意外事故的发生。

（三）社区居民健康行为的培养

人类的行为表现得错综复杂,当个体或群体表现出的行为客观上有利于自身或群体的健康时,我们称之为促进健康行为,包括日常健康行为、保健及求医行为、避害及自救行为等。

二、城市社区健康教育策略方法

城市社区居民的居住和活动范围相对集中,经济文化条件较好,社区居民文化水平较高,适合城市社区的健康教育途径和策略方法多种多样。

1. 利用各种传播渠道普及健康知识

（1）积极争取当地报社、电台、电视台等新闻单位的支持和配合,充分利用报纸、广播、电视及闭路电视等媒介开辟健康教育专栏节目和公益广告,普及医学科学知识。

（2）建立固定的宣传栏,利用街道、单位的卫生宣传橱窗、卫生宣传栏、黑板报,结合社区中心卫生工作和季节性疾病防治,定期更换宣传内容。宣传方案编写时标题要鲜明,内容要精炼,文字通俗,字迹清晰,版面活泼。宣传专栏特点是经济实用,简便易行,群众喜闻乐见,便于经常更换内容。

（3）组织文化、教育部门开展全民健康教育,如组织中小学生开展周末街头宣传活动;组织电影院、文化宫、俱乐部等文化娱乐场所放映卫生科普电影或录像片,举行小型卫生科普展览;组织文艺团体编排卫生宣传节目;组织居民积极参加各种文体和健身活动等。把卫生知识通过通俗化、形象化、艺术化的手段表现出来。

（4）利用街道老年活动室、文化活动站开展健康教育活动,针对社区群众关心、与群众健康密切相关的健康问题,如心脑血管病防治、糖尿病防治知识等通过讲座的形式进行普及教育。其特点是主题明确,可就一个问题详细阐述,授课人与听众可进行双向交流。也可举办小型的健康教育展览,如采用标本、照片、模型、录像等渠道,使展览主题明确、内容集中,若能配备讲解人员更好。

（5）组织发动城市商业区的各行各业,根据行业特点,结合商品介绍宣传卫生保健知识,开展健康教育活动。这是城市健康教育的一种简便有效的形式,也能解决一些经费问题。如开展卫生科普知识竞赛,参与人数多,普及面广,社会影响大,能够充分调动参与者的积极性。但组织时要注意出题的科学性和参加者的广泛性。也可向社区居民发放小册子、小折页等卫生科普资料,特点是覆盖广泛、知识准确系统、居民学习不受时间的限制,这是社区健康教育的常用方法。资料可在健康教育专业部门指导下由企业、商业、社区等自行编印。

2. 依托社区卫生服务开展健康教育

社区卫生服务是社区建设的重要组成部分,是以基层卫生机构为主体,全科医师为骨干,以人的健康为中心、家庭为单位、社区为范围、需求为导向,以老年人、妇女、儿童、慢性病人和残疾人为重点服务对象,以解决社区主要卫生问题、满足基本卫生服务需求为目的,融预防、保健、医疗、康复、健康教育与计划生育技术指导等为一体的,有效、经济、方便、综合、连续的基础卫生服务。社区卫生服务中心是进行城市社区居民健康教育的重要基地。全科医生既是社区卫生服务的提供者,也是社区健康教育的有效实施者。以社区健康教育推动社区卫生服务的深入发展,也是适应现阶段我国城镇居民基本健康需求的策略之一。

社区卫生服务中的健康教育途径主要有:① 定期开展健康体检,建立完整的个人、家庭健康档案,包括医疗保健记录、双向转诊记录、健康教育培训记录等。② 对社区中常见疾病的高危人群进行健康监测及以卫生常识和自我保健为主要内容的经常性健康教育。③ 在社区中人员较集中的单位,如学校、工厂、机关等开展定期健康教育服务和健康咨询活动。④ 进行家庭护理及疾病康复的健康教育。⑤ 定期进行居民健康素养水平评价,在调查研究的基础上,及时了解居民健康素养水平的薄弱点,开展针对性健康教育。

3. 结合创建国家卫生城市开展健康教育

我国是一个发展中国家,由于卫生资源投入和医疗服务水平有限,往往不能满足居民需求,因此,必须坚持预防为主的方针,大力发展健康教育,增强广大居民自我保健意识和保健能力。

创建国家卫生城市活动为城市社区健康教育的发展明确了任务,创造了很好的社会契机。城市居民健康教育的普及率、良好卫生习惯和生活方式的养成、自我保健水平和公共卫生道德水平的提高,是衡量是否达到国家卫生城市标准的重要指标。在开展城市社区健康教育的同时,根据创建国家卫生城市工作的指标任务和重点,调整、部署健康教育的内容,使二者有机地结合在一起,相互促进,以充分发挥其在促进城市卫生文明建设、增进社区居民健康方面的协同作用。

4. 建立健康教育示范社区

以往经验表明,通过典型示范的作用以点带面促进整体城市社区健康教育是行之有效的措施。新形势下开创城市社区健康教育新格局,建立健康教育示范社区尤其具有典型示范、指导全局的重要作用。建立健康教育示范社区主要应注重以下三点:① 目的明确。试点是为了探索路径以点带面,推动全面工作,不是大搞形式主义供领导检查或供人参观赞美。② 有代表性。无论是通过典型试验而建立的,还是在卫生服务工作中涌现出来的健康教育模范社区,都应该在一定区域或一定范围内具有大多数社区的共性特征,其经验能够被顺利推广和实施。③ 可行性强。主观方面,主要指示范社区的负责人是否热心支持、积极参与并合作;客观方面,主要是社区的卫生工作状况、健康教育资源能否具备实施条件。

三、城市社区健康教育存在的主要问题

1. 教育对象结构复杂,教育形式不够丰富

随着城市化进程的加快,大量农村剩余劳动力涌入城市,加之就业竞争压力的增大,城市社区居民中下岗工人数量日趋增多,特别是新型冠状病毒肺炎疫情暴发之后,给经济发展和民众的生活造成巨大影响,形势更为严峻,使得社区健康教育对象的结构更为复杂,传统的健康教育形式已经远远不能满足当前健康教育的需要,亟须创新更为丰富的健康教育内容和形式。

2. 资金投入不足,经费来源不稳定

当前,我国城市社区健康教育工作更多的是挂靠在社区或者街道,没有建立系统完善的健康教育资金体制,资金来源很不稳定。相关财力的投入与实际需要大相径庭,很难保证社区健康教育的持久性和系统性,从而导致健康教育工作始终处于一个被动的状态。

3. 人员配备缺乏,无专职专业人员

我国目前的地方行政管理体系中,由于街道办事处无管理社区卫生的专门机构和职能,自然也无编制,更无专人负责社区健康教育。为解决社区健康教育工作的实际问题,往往由街道某部门来兼管,具体工作人员承担的健康教育工作任务和职责不明确,更谈不上专业化健康教育。社区健康教育人员学历文化水平良莠不齐,社区医护人员技术水平不高,公共卫生专业人员知识陈旧匮乏等,都是阻碍社区健康教育活动深入开展的重要因素。

4. 缺乏统一规范的工作机制及评价标准

从整个大环境来看,国内尚未形成开展社区健康教育的良好社会氛围,人们对健康教育的重要性认识不足,缺乏有效的社会激励机制;从社区健康教育的工作环境来看,社区健康教育绝大部分挂靠在居委会,缺乏固定的工作地点,社区健康教育工作人员的积极性没有被充分调动起来。且现有的社区健康教育人员体系管理带有很大的伸缩性,工作更带有随意性,没有一套相对规范和严格的制度去监督、管理、领导和激励健康教育人才去充分发挥其积极性。此外,现有的评价体系和标准主要以知识的知晓率来衡量,难以做到全面科学地评价健康教育的成效。因此,制定完整的评价指标体系尤为重要。

四、城市社区健康教育的目标及建议

1. 城市健康教育的目标

虽然我国的城市社区健康教育已取得显著效果,但社区卫生服务目前仍处于初级阶段,健康教育工作还需要克服很多困难。因此,在城市化快速发展的新形势下,依托现有的政策基础、制度和物质条件,建立一种适合城市社区健康教育发展的新模式,达到充分利用资源的效果,才能更好地开展健康教育工作,进而更好地为人民服务。

2. 城市社区健康教育的建议

(1) 加强社区健康教育的针对性,提供个性化服务。城市社区健康教育的开展应结合城市人口结构特点及当地市情,对社区人群进行细分,针对重点人群实施精准健康教育,使社区健康教育工作更加细致深入。

(2) 进一步优化城市社区健康教育的媒体宣传方式,提高健康教育的时效性。将相应的健康教育科普知识做成微视频在社区教育平台播放,利用各种新媒体搭建与社区居民充分沟通的平台,对居民的健康相关问题进行更好地互动。

(3) 创新社区健康教育内容和形式。城市社区健康教育的内容要保证科学性、准确性、简明、贴合生活等特点,在教育模式上要多种方式相结合,讲座、多媒体、技能指导等多管齐下,使健康教育活动生动有趣,鼓励居民切身参与其中,进行互动体验式学习。

(4) 培养健康教育专业人才。健康教育是一项十分重要的工作,需要更多的高素质专业人才开展相关工作。加强健康教育专业人才培养方案的探讨,鼓励高校设置健康教育专业。加强高素质、复合型专业人才培养,为健康教育工作注入源源不断的动力。对于现任的健康教育工作者,进行更新的、更系统的健康知识和技能培训,定期进行考核,不断提高工作素养。

(5) 建立和完善健康教育经费补偿机制。为保证社区健康教育的可持续发展,健康教育经费的来源除各级政府的财政预算外,还应积极探讨市场经济条件下多渠道、多层次和多元化的凑整途径,建立社区健康教育经费补偿机制,增加疾病预防和健康教育投入,完善各项政策和配套措施。

第四节　农村社区健康教育

一、农村社区健康教育的基本内容

在我国,农村一般指县(旗)以下的乡、镇和自然村。根据国家统计局发布的《中华人民共和国 2019 年国民经济和社会发展统计公报》显示:2019 年末我国乡村人口为 55162 万人,占全国人口总数的 39.4%。农村社区(rural community)是指在一定地域范围内聚居的农村居民以农业生产方式为基础所组成的社会生活共同体,是相对于传统行政村和现代城市社区而言的,也称乡村社区。农村社区健康教育是以农村社区为范畴,以家庭成员及社区人群为对象,以促进居民健康为目标的,采用适宜宣教方法传授保健知识、提高居民健康素养、培养居民健康行为的一项社区教育活动。在农村社区开展健康教育工作,必须因地制宜,根据当地实际需求,结合现有的卫生资源,确定健康教育内容。

(一)针对常见疾病的健康教育

农村诸多疾病的发病率、病死率一直高于城市,如农村多见的寄生虫病、地方病、人畜共患疾病以及农业劳动中易发生的如农药中毒等,其中包括城乡共有的常见疾病。因此,就农村社区而言,宣传普及一般健康知识和常见疾病防治知识已成为农村社区健康教育的首要任务。

1. 传染病与寄生虫病健康教育

与城市社区相比,农村的医疗卫生条件相对较差,传染病或寄生虫病一旦发生往往蔓延迅速。为预防传染病与寄生虫病的发生和流行,就必须采取消灭或控制传染源、切断传播途径、保护易感人群三个环节的综合性防治措施。此类健康教育的内容主要包括:计划免疫;法定传染病的疫情报告、隔离与消毒知识;杀虫灭鼠知识与技能;传染病人治疗与家庭护理知识与技能;传染病的社区预防与卫生公德教育等。

2. 地方病防治知识

地方病主要是由自然地理环境或生活条件等因素所致的,以地域性发病为特点的一类疾病,如碘缺乏病、地方性氟中毒、克山病和大骨节病等。目前我国农村居民,特别是贫困地区居民的健康仍会受到各种地方病的严重危害和影响,因此,普及地方病防治知识也是农村健康教育的重要内容。

3. 慢性非传染性疾病防治知识

随着我国老年人口的增加和人们生活方式的变化,农村心脑血管疾病、癌症、呼吸系统疾病等慢性非传染性疾病亦明显增加,其相关致病因素、预防知识、早期症状、就医诊治以及家庭护理常识也因此成为农村健康教育的重要内容。

4. 农业劳动相关疾病及意外事故的防治知识

该类防治知识包括常用农药的种类、保管方法,急性农药中毒的症状以及自救、互救知识,预防农药中毒的措施等;中暑、稻田性皮炎等的病因、危害、早期症状及发病后治疗和家庭护理、预防措施等。随着农村用电及机械化程度的提高、乡镇企业的增多、交通事业的发展,农村居民发生的意外伤害也日趋增多。主要原因为农民缺乏相应的安全防护意识和措施。因此,健康教育应着重于提高农村居民尤其是农村青年的安全防护意识和技能,普及农村常见意外伤害的原因、预防及救护方面的相关知识。

(二)针对危害健康的行为和生活方式的健康教育

随着农村经济的日益发展和社会的不断进步,农村居民的健康相关行为与生活方式也发生着变化,但这种发展是不平衡的,因此健康教育的侧重点也有所不同。对于先富裕起来的农村地区,要大力普及卫生知识,普及大健康和大卫生观念,消除"没病就是健康"的传统观念,树立自我和群体保健意识,积极参与农村初级卫生保健,坚持有益于健康的文体活动,逐步改善不良卫生习俗和生活习惯,建立起文明、科学、健康的生活方式。对于仍较落后的农村社区,要用科学道理来解释"生、老、病、死"的发生,普及科学卫生知识,揭露封建迷信活动的欺骗性和危害性。健康教育应指导农民科学地安排衣、食、住、行,合理膳食,提倡人人享有卫生保健规划目标中提出的农村居民基本健康行为。

(三)针对生育政策的健康教育

随着社会人口结构的变化,我国已经进入老龄化社会,计生政策也随之发生了重大变化。自1980年初中央通过1号文件明确"鼓励只生一胎"以来,十八大五中全会提出全面实施两孩政策,2021年5月31日,中共中央政治局会议审议了《关于优化生育政策促进人口长期均衡发展的决定》,指出"进一步优化生育政策,实施一对夫妻可以生育三个子女政策及配套支持措施,有利于改善我国人口结构、落实积极应对人口老龄化国家战略、保持我国人口资源禀赋优势"。随着全面放开三胎生育,如何在社会转型和经济新常态的关键时期落实全新生育政策,继续发挥人口政策对于经济社会发展的积极作用、促进社会公平公正,是这一时期我国面临的重要政策议题。计生健康教育也应顺应时代发展,特别是农村社区,需改变以往低效率、低可及率的传统宣传方式,充分利用新媒体和自媒体的发展,采用更贴近当前信息传播和阅读的方式,鼓励居民遵循新政策,主动登记生育信息、关注生殖健康,做好政策解读。针对不同人群采用不同的宣传策略,提高靶向宣传精准度,做好计生服务及人文关怀。

(四)环境卫生与卫生法制的健康教育

随着农村经济的发展,农村社区的环境卫生和环境保护已成为社会普遍关注的问题。在文明乡村建设中,要加强卫生要求和卫生技术指导,重点抓好村宅建设卫生、饮用水卫生、粪便垃圾处理、消灭"四害"、保护环境、控制环境污染等方面的健康教育。积极宣传新时期党的卫生政策方针,开展卫生普法工作,创新法制宣传教育形式,全面提升宣传教育工作水平,提高农民的法制观念及其遵法守法的自觉性。

二、农村健康教育的策略和方法

(一)因地制宜,充分利用农村各种传媒渠道开展健康教育

在我国,农村因地域辽阔,生活条件与文化习俗千差万别,传播媒介和渠道也多种多样,如有线广播、农民技术学校、文化活动站、传统节日活动等。要因地制宜利用这些媒介和渠道,采取多种具有农村特色的健康教育方法,将健康知识宣传、普及融入到节庆活动和日常生活之中,以收到良好效果。农村的有线广播网或村内大喇叭是进行社区动员、宣传卫生知识的一种经济而简便易行的方法。在农民技术学校、文化活动站等场所里设置卫生宣传栏、卫生报刊栏,举办卫生科普讲座,播放卫生科普录像片,设置供人们阅览的卫生读物等,使之成为农村健康教育的活动中心。

农村的传统节日、集市活动等较多,特别是在少数民族地区,这些也是进行健康教育的极好机会和场所。因此,可通过有线广播、图片展览、现场咨询等多种形式开展健康教育活动。农民喜闻乐见的小型文艺演出、传统民族节目及编写三字经、顺口溜、讲故事、编演地方戏曲、民歌、绘年画、壁画等都是深受群众喜爱的健康教育形式。还可组织药品经营部门向群众宣传与商品和药品有关的卫生知识。

利用教育、卫生、科技"三下乡"活动,适时开展健康教育。结合送医送药,将健康教育材料如卫生保健知识、卫生科普资料、小册子、卫生张贴画等送到农民手中,促进农村卫生状况逐步实现由个人、家庭、邻里到社区的改变。

(二)结合农村疾病防治开展健康教育

为增强广大农民群众的自我保健意识和能力,达到防病、保健、提高农村社区居民健康水平的目的,利用农村开展计划生育、计划免疫、妇女病检查、地方病检查等机会,开展生动具体的健康教育活动。结合疾病防治开展健康教育是深受群众欢迎的健康教育形式,具有灵活、具体、结合实际、针对性强的特点,还有利于建立良好的医患关系。农村80%的疾病与饮水卫生和粪便管理有关。结合农村改水、改厕进行健康教育,配合清洁饮水提供、卫生厕所修建,改善不良的卫生习惯,这些疾病是可以预防的。

洪水、地震等重大突发事件之后应迅速开展应急健康教育,普及救灾防病知识,使灾区群众提高对疫病危害性、严重性的认识,做到早预防、早发现、早报告、早隔离、早治疗。一旦发现急性传染病暴发流行,应迅速制定有效防治措施,深入疫区开展强化健康教育,使群众掌握传染病防治知识和相应技能,消除恐惧心理,自觉接受卫生防疫部门采取的各种有效措施,动员社会统一行动,开展群防群治,确保大灾之后无大疫。

(三)抓好乡镇健康教育

改革开放以来,我国农村乡镇企业迅速崛起,农村经济迅速发展,带来了农村经济的繁荣和城乡文化交流的活跃,介于农村社区和城市社区之间的过渡型居民区——乡镇社区作为一种独立社区形态的社会作用日益突出。乡镇社区具有城市和乡村的双重特征,也是开

展健康教育工作的重要地区。

根据乡镇的自身特点,开展社区健康教育应注意:① 乡镇是沟通城乡联系,促进城乡物质、文化交流的重要桥梁。乡镇企业和第三产业人员是社区人口的主体,流动人口占相当大的比例,是农村社区健康教育的重点对象。② 乡镇企业的发展壮大使乡镇社区形成以工业为主的产业结构,安全生产与环境保护是乡镇健康教育的重要内容。③ 乡镇是农村人口向非农业型转化的重要地区,虽然乡镇社区的基础建设、生活环境、商业和文化设施已具有城市特征,但社区居民的生活方式、习俗、社会心理仍保留着浓厚的乡土气息。乡镇社区健康教育应加强生活、行为方式教育,帮助居民适应环境变化并改变不良卫生习惯。

(四)深入开展"亿万农民健康促进行动"

全国爱卫会、卫生部、广播电视部和农业部于 1994 年联合发起的"全国亿万农民健康促进行动"(以下简称"行动")以音像传播为突破口,针对农村当前存在的主要卫生问题,结合初级卫生保健各项任务,向广大农村居民普及卫生保健知识,增强广大农民群众的自我保健意识和能力,以达到防病、保健、提高农村社区居民健康水平的目的,对我国农村卫生工作的发展带来深远影响。"行动"的实施受到党和国家的高度重视,1997 年颁布的《中共中央、国务院关于卫生改革与发展的决定》,将"行动"纳入切实做好预防保健工作,深入开展爱国卫生运动的重要内容是目前我国涉及面最广、工作最深入的农民健康教育活动。

(五)依托农村卫生机构开展健康教育

农村卫生机构中的健康教育可伴随着医疗保健活动来开展,不断扩展、完善农村卫生机构的职能,为农民提供医疗、预防、保健、康复、健康教育等综合性服务。乡村医生应利用应诊、治疗、家庭访视等机会,针对主要卫生问题,对患者及其家属进行面对面的健康教育和必要的行为指导,向广大农村居民普及卫生保健知识。医院可根据条件在诊室设置固定的标语、宣传画、展牌,配发健康教育处方或卫生科普材料等。

1. 门诊健康教育

门诊就医患者在医院停留时间短,门诊医务人员要伴随病人的求医活动对他们最关心的问题开展有针对性的健康教育并介绍必要的就诊、化验、检查及合理用药知识等。

2. 住院健康教育

设有病房或观察室的卫生院和诊所,应对住院病人及其家属开展针对所患疾病的系统教育,包括入院教育、住院期间及出院健康教育。例如介绍住院期间的有关服务及要求,帮助病人树立信心,与医护人员合作,安心就医,争取早日康复;利用查房等与病人接触的机会进行随机教育;向患者交代住院治疗结果,出院后的注意事项等问题。

3. 预防保健健康教育

结合预防保健各项服务,如计划免疫、孕产妇系统管理、疾病普查普治,进行有关健康服务内容、方法、对保障健康的重要意义等方面健康教育。

三、农村社区健康教育存在的主要问题

1. 地方政府重视不够

预防为主、以农村为重点的卫生工作方针并没有得到地方政府的重视,主要表现为未将

农村健康教育列入地方政府规划中;政府财政支出所占比例少,健康教育经费投入不足;没有形成规范化、连续性的健康教育制度。大多数地方政府仅成立了一定意义上的领导小组,但未能很好地将村委会、教育机构等充分协调起来。

2. 组织机构不健全

农村健康教育工作存在多头管理,包括疾控部门、爱卫办、妇社部门等,没有明确的规划与计划,缺乏部门协作及统一的协调配置,很多部门和地方处于各领导机构都能管但又都不管的真空地带,造成健康教育工作不能深入开展。县级健康教育机构不健全,健康教育基层网络不够完善,健康教育工作尚未形成规范化、制度化管理,乡(镇)、村健康教育网络很难正常运转。

3. 健康教育人员素质偏低

健康教育机构只延伸到县,乡(镇)、村一级没有专门的健康教育机构,健康教育人员大多由基层卫生机构医务人员兼任,这部分人员没有经过系统的健康教育学习,对于他们后期的知识和技能培训又没有开展落实,致使农村健康教育工作无法深入有效的开展。到目前为止,农村120多万基层卫生人员中,大多没有受过专业健康教育方面的培训,很难为农民提供合格的卫生服务。

4. 健康教育的手段不够丰富

健康教育的形式和方法千篇一律,各种卫生宣传只是造造声势,效果不尽如人意;如宣传栏是农村健康教育最常用的方式之一,但宣传栏对村民健康教育作用不尽如人意。相关的调查显示:农民获得卫生知识的主要途径为电视、广播、报刊资料、医生口头传播,最喜欢的传播途径也是这四种,可见大众传播在农村居民的生活中已经占据了越来越重要的地位。

5. 健康教育内容缺乏针对性

目前我国农村的健康教育多以项目形式开展,其内容也受此影响,以个人卫生习惯、消化道传染病、地方病、营养、妇幼保健等较为常见,这反映了当前大多数农村地区的主要健康问题。但是,随着疾病谱的改变,慢性病(高血压、心脑血管疾病、糖尿病、慢性支气管炎等)开始明显增加,艾滋病、性病、生殖健康、意外伤害(农药中毒、交通事故等)也越来越多地受到人们的关注,但是针对这些问题的健康生活方式(尤其是合理饮食和戒烟限酒)的倡导和教育还是比较少。

6. 健康教育评估缺乏全面性

现阶段开展的健康教育评估只局限于结果评价,单纯地以问卷的形式反映;对基层健康教育机构和人员的工作开展情况进行绩效评估也很少。

另外,农村健康教育的评价工作大多局限于过程评价,效果评价不多见,少数已开展的效果评价工作也缺乏科学、有效的设计,对居民的反馈意见、实际行为的变化等关注较少,更没有开展健康教育投资所带来的经济效益的评价。

四、农村社区健康教育的目标与建议

1. 农村社区健康教育的目标

农村社区健康教育的目标是培养合格的农村社区健康居民。具体就是:

(1)传授卫生保健知识,树立健康观念和公共卫生品德,摒弃封建迷信思想。

(2)通过宣传教育活动,倡导并养成健康、文明的生活习惯与方式,即健康"四大基石":

心理平衡、合理膳食、戒烟限酒、适当锻炼,健康生活每一天。

（3）营造安全舒适、人际和谐的社区环境。

（4）普及保健技能,推广计划免疫,遵守操作规程,减少疾病与意外伤害的发生,保护劳动大军,提高农村全体居民健康水平。

2. 农村社区健康教育的建议

在农村社区开展健康教育,普及健康知识,改善影响健康的环境,增强农民的自我保护意识和能力,不仅有利于提高农民的健康水平,保护劳动力,更重要的是能够让农村居民建立文明、健康、科学的生活方式,提高农民健康素养,进而促进社会主义新农村建设步伐,构建和谐社会。为此,提出以下建议:

（1）将农村健康教育纳入村领导干部任期考核目标,制定农村健康教育工作规范,建立评价考核制度等与之相适应的制约机制,保证农村健康教育扎实有效运行。

（2）加大农村公共卫生投入,保证农村健康教育工作经费与人员配置。

（3）提高专业人员素质和技能,做到有针对性地开展健康干预。农村从事健康教育的人员大多是兼职人员,学历较低且人员变动大。大多数人没有接受过专业培训,缺乏基本的健康教育知识和技能。工作只能停留在卫生宣传的简单认识上,对健康教育的需求评估、目标确定、策略选择、效果评价等知之甚少。因此,加强对各级专兼职健康教育人员的培训非常必要。

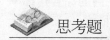 思考题

1. 社区健康教育实施的范围和内容有哪些?
2. 简述社区健康教育的实施策略。
3. 目前我国城市社区健康教育存在的主要问题有哪些? 如何解决?
4. 我国农村社区健康教育的现状如何? 怎样实施农村社区健康教育?

（陈　燕）

第十章 医院健康教育

 案例

近年来,我国糖尿病(diabetes mellitus,DM)患病率不断攀升,患病人数居世界第一。2017年国际糖尿病联盟数据显示:全球糖尿病患者人数达4.25亿,而我国糖尿病患者就达1.14亿,患病率为10.9%。DM作为一种极具代表性的慢性病,尤以T2DM多发,其持续的高血糖状态和长期代谢紊乱等可导致多系统器官功能损害,这不仅降低了患者的生活质量,也给社会和家庭带来了沉重的经济负担。目前,DM尚无法根治,但以DM患者为核心的个性化治疗和管理是控制DM及其并发症发展的有效途径。

然而大多数患者的自我管理依从性差,疾病相关生物学和生化指标控制不良,使得约3/4的DM患者血糖不能得到有效控制,包括血糖、血脂、血压、体质量等指标在内的综合达标率不到20%。针对以上患者血糖控制不达标的困境,国内外学者从疾病管理模式、资源整合优化等方面进行了积极的探索,分级诊疗模式应运而生。分级诊疗是解决"看病难、看病贵"问题、优化优质医疗资源的一种手段。相关文献显示,国外的分级诊疗制度设计起步较早,体系较为完善。英国有完善的分级诊疗和双向转诊制度,约有99%的居民有自己指定就诊的全科医生,通过分级诊疗和双向转诊,患者在各级诊疗体系中实现了个性化治疗,使得医疗资源得到了充分、合理的利用。美国最大的医疗特点是施行"社区医生首诊制",由社区医生负责首诊,如遇到社区医生解决不了的问题,再由社区医生出具证明,转诊至医院专科进行治疗,但由于其采取预约就诊模式,就诊等待时间较长。在德国,医院不提供门诊服务,患者就医时首先由开业医生进行初步的诊治,如果开业医生认为需要住院治疗才开具转诊手续,并由开业医生联系三级医院或者专科医院对患者进行诊治。这一系列的探索为有效地控制血糖做出了一定的贡献。

但相比于国际上分级诊疗实现较好的国家而言,我国分级诊疗体系尚处于积极探索阶段。我国各省虽然参照国务院2009年和2014年分别出台的《中共中央国务院关于深化医药卫生体制改革的意见》和《深化医药卫生体制改革2014年重点工作任务》文件并根据自己的特点及优势,将分级诊疗逐步展开,虽在有些地方已收到一定的成效,但也遇到不少的问题,如优质医疗资源的集中、断层,分工不清、基层能力不够,转诊流程不严谨、信息得不到共享等问题,使得DM患者真正上下联动的分级诊疗模式尚未完善,再加上服务信息在医疗机构间未得到很好的共享,医疗信息碎片化,出现重复医疗行为等现象阻碍了医联体运行和分级诊疗政策的落地,从而导致无法实现一体化连续性医疗服务的无缝对接。

问题

1. 什么是分级诊疗模式？试举例说明国内外分级诊疗模式的特点是什么？
2. 控制 DM 及其并发症发展的有效途径是什么？
3. 请你谈谈如何提高糖尿病患者自我管理的依从性。

随着人们健康观念的更新、医学模式转变以及医院服务功能的扩大，医院的卫生服务开始由单纯的医疗型向医疗、预防、保健结合型转变。过去人们认为"医院只是诊疗病人的地方，大多数患者的自我管理依从性差"的观念也逐步发生变化。同时由于医院是医护人员聚集之所，他们有开展健康教育的专业能力，最了解病患及公众的健康需要，由医务人员来开展健康教育工作，能保证其较强的科学性和较好的针对性。此外，医院与患者及其家属有着"天然"的职业供需需求和较为固定的联系。医院成了推行健康教育和健康促进工作的重要场所。

医院的健康教育工作需要有健康促进来做保障，健康教育是健康促进的组成要素之一。健康教育与健康促进的关系是辩证的。两者相辅相成、相得益彰。离开健康教育来谈健康促进，那么健康促进就成为一句空话；离开健康促进来谈健康教育，健康教育也难以达到很好的效果。

第一节　医院健康教育的概念与意义

一、医院健康教育的概念

医院健康教育（hospital health education）的概念形成于 20 世纪 50 年代，最早由美国医疗保险机构为了减少慢性病患者医疗费用而提出的。至 20 世纪 60 年代，美国医院协会、美国公共卫生协会相继明确提出了健康教育是高标准保健服务不可缺少的组成部分；患者教育是患者服务的组成部分，可推动医院健康教育的发展。

1. 医院健康教育的概念

医院健康教育泛指各级各类医疗卫生机构和人员在临床实践的过程中伴随医疗保健活动而实施的健康教育。随着医院结构和服务功能的不断扩大，医院健康教育的内涵也在不断丰富。狭义的医院健康教育又称临床健康教育（clinical health education）或患者健康教育（patient health education），是以病人为中心，针对到医院接受医疗保健服务的患者个体及其家属所实施的有目的、有计划、有系统的健康教育活动，其目的是通过健康教育防治疾病，促进身心健康。医院健康促进（hospital health promotion）是包括健康教育以及能促进患者、医院职工和所在社区居民行为与环境有益于健康的相关政策、法规及组织的综合。医院服务的对象包括病人和医院所在地区的居民。医院里的医生和护士是医院健康教育的主力军，尤其是护士，是健康教育的主要力量。

健康教育也可以由主治医生为患者选择健康教育专科医生、心理学医生、营养学医生、社会工作者等专业人员独立进行。

医院健康教育的目的旨在促进医院结构及功能适应医学模式的转变；提高医务人员卫生观念的转变；调整医院单纯以治疗疾病为中心向以促进健康为中心转化，以个体服务向群体服务方面转化，以技术服务向社会服务转化；鼓励医院与社会团体、卫生服务部门及其他组织机构高效率的合作，致力于降低人群中可预防疾病的发病率和死亡率，增强人们的自我保健能力，改善和维护自己的健康。

2. 医院健康促进概念

医院健康促进(hospital health promotion，HPH)是健康教育和能促进病人或群体行为和生活方式改变的政策、法规、经济及组织等社会支持的综合。该定义中涵盖了健康教育、疾病防治、康复服务，并且包含了通过对病人、病人亲属、员工的健康理念及社会形态的改进来强化健康理念。健康促进医院的目标是使医院成为健康促进中心，而不是手术和药物治疗中心。医院在促进健康、防治疾病、提供康复服务中起着重要作用，此类活动已经逐渐成为医院工作的重要组成部分，但在改变不良生活习惯和慢性病防治方面需要扩大受众范围。在治疗教育、有效防治慢性病或治疗动机辅导方面需要系统设计更加积极有效的沟通策略。改变公众预期、需要长期辅助治疗的慢性病患者数量正在增加、员工经常抱怨身体和情绪紧张，这些都要求医院为病人及员工增加一项以健康促进服务为焦点的服务。

二、医院健康教育的意义

医院健康教育是社会发展和医学进步的产物，是健康教育工作多项功能的重要体现，具有特殊的意义和作用，贯穿于预防、治疗、护理、康复、管理等许多具体环节。

1. 开展医院健康教育和健康促进是医学模式转变和现代医学发展的必然趋势

随着现代医学的发展，传统的生物医学模式已经逐步转变为生物-心理-社会医学模式，随着疾病谱和死亡谱的改变，医学服务的模式、服务的手段也必然发生改变。医疗服务的发展趋向概括起来：从单纯治疗服务转向防治结合的综合服务，从单纯生物医学服务转向心理-生理-社会的全面服务，从单纯技术服务转向社会性服务，从仅为患者个人服务扩大到为健康人群服务。作为社区卫生服务的中心，健康教育与健康促进已成为医院工作不可缺少的内容。

在新的形势下，一定要考虑到怎样来应对疾病谱改变及其给人们健康带来的威胁。健康教育是防治这些疾病的非常重要的手段，在某种程度上，可以说是被迫采用的一种手段。过去医学主要通过技术服务为防治疾病服务，通过检查、药物、手术来给病人诊治疾病，但现有的新的疾病，包括传染性疾病和慢性非传染性疾病，如癌症、高血压、脑血管疾病和糖尿病等，仅仅靠技术服务是远远不够的。应该将一些治疗从技术服务扩大到知识服务，把健康教育作为医学的一种知识服务的新体系，医学的任务也不再是单纯的看病、治病，而是向与预防、保健、康复相结合的方向转变，其服务对象也不再是单个的病人，而是针对健康人群，只有这样医学才能得到更好的发展。

2. 医院健康教育是一种有效易行的治疗手段

作为医疗服务的组成部分，医院健康教育贯穿于三级预防，是提高患者和社区群众健康意识和自我保健能力，改善从医行为和提高医疗质量的重要手段。首先，通过健康教育可提高病人对医护人员的信任感和依从性。信任是和谐医患关系的重要内容,也是病人形成健康信念,产生从医行为的必要前提。从医行为又称遵医行为,指依从医生为防治疾病而采取的行动,如饮食疗法,定期复查,遵医嘱服药。无论治疗方案制定的有多么合理,如果病人不依从也难以产生预期的治疗效果。任何药物应用到患者身上时,均有一定的用法、用量和给药途径,如果患者不遵循一定的用法、用量和给药途径,则可能会造成药物的不良反应增加,药效减弱或丧失,从而使患者的病程延长,病情加重,甚至导致药源性疾病的出现,这显然有违患者和医务人员的初衷。

中国药学杂志调查了 15148 名门诊病人,其中非依从性患者为 3553 人,其原因主要有:忘记服药的占 51.9%;认为疾病好转而停药的占 14.3%;不按规定剂量服用的占 12.8%;害怕出现药物不良反应的占 8.1%;服用困难的占 6.5%。我国近年来对高血压病的多项研究结果也证实,血压控制程度与患者的从医行为有密切关系。高血压患者中 3/4 男性和 1/2 女性未遵照医嘱控制血压。美国的调查资料表明,慢性非传染性疾病的防治中,病人对医嘱的非依从现象可高达 75% 甚至更高比例。而美国多年从事依从性研究部门在总结出 15 项影响患者依从性用药的因素中,有一半以上的因素可通过对患者和家属进行健康教育能够避免。可见通过充分交流与沟通,可使病人及其家属建立其对医护人员的信任,遵从医嘱,主动配合治疗,促进康复,提高医疗质量。

通过健康教育,可以满足患者的心理需求。患者就医期间毫无疑问会有各种各样的心理需求,如有关疾病如何发生、治疗护理、预后情况等,或手术前后应注意些什么,或疾病控制后怎样调理怎样才能避免复发等。这些问题如果不能得到及时的解答,往往会直接影响到疾病治疗方案的顺利执行。针对不同的患者、不同的疾病、不同的治疗阶段开展健康教育,不仅能够答疑解惑,满足患者的心理需求,还能给患者以心灵的抚慰,消除病人及家属的消极心理反应,帮助他们树立战胜疾病的信心,学会自我心理保健的方法。

健康教育本身就是一种治疗方法。许多疾病与不良的生活方式和卫生习惯有关,如吸烟、饮酒、精神紧张、不规律的生活方式、不良饮食习惯等都是导致高血压、冠心病等疾病的重要因素。要减少这些疾病的发生,最重要的方法就是通过健康教育进行行为干预,针对病人疾病的发生、转归的动力影响,提高病人的自控能力,改变不良的卫生习惯和生活方式,其作用也是不可低估的。所以说健康教育是指导病人及其家属学习和掌握有关知识和技能,提高自我保健能力的有效易行的非药物治疗手段。例如,糖尿病人出院后由于生活环境不同,有些病人认为口服降糖药比打胰岛素效果好,而未按要求进行胰岛素注射;另有一些病人认为胰岛素注射后可以放松饮食控制;还有一些病人因害怕疼痛,不愿进行血糖监测等。糖尿病人治疗具有综合性,因此需要指导病人将饮食治疗、运动治疗、药物、情绪和血糖监测几种方法相互结合。故医务人员随访时加强针对性教育和连续性指导,病人自护能力明显提高,这提示我们对糖尿病病人实施连续性的健康教育指导是十分必要的。

3. 健康教育是密切医患关系的纽带

医患关系是指医疗服务过程中形成的各种人际关系,其中包括医护关系、医患关系和护患关系。医患关系融洽与否,对病人及其家属的心理状态有直接影响。例如,咽异感症患者由于咽部有各种不适的感觉,往往给患者带来精神负担,感情脆弱、多疑,生怕自己生癌。对这一类型的病人如仅依靠药物治疗,效果不佳,如采用交谈沟通方法,耐心细致进行解释与引导,说明该疾病属一种常见病及在临床发病的特征,结合适当的检查以排除隐患的可能。这就是用良好的沟通与教育化解一些误解与矛盾,而且对疾病的防治效果产生直接影响。

医院是医治疾病的场所,在向病人和群众传播卫生知识的同时,也带给他们关心和温暖,增强病人对医护人员的信赖感和安全感,密切医患关系,促进相互理解和谅解,提高人们对医院医德医风的满意度,从而为医院工作创造良好的社会环境。

4. 可以提高患者的生活质量

许多患者除了疾病急性发作时需到医院外,有些病人都是在家里进行治疗。由于缺乏相关的医学知识,往往疗效不佳,恢复不好或反复发作,甚至发生并发症,从而影响正常生活。如骨科经常有外伤或损伤伤者,由于各种原因,往往在手术后或病情平稳后即出院。而出院后的护理及功能锻炼与功能恢复的好坏密切相关,当患者出院没有了专业护理及指导后,如果能够通过医务人员随访时的健康教育让其掌握一定的康复知识,就可以减少畸形愈合,失用性综合征,从而提高生活质量。

5. 健康教育是减少医疗支出的最佳途径

医疗开支对一个家庭来说是最不可预测、最无法省却的刚性支出。近年来医疗费用的上涨,使得许多患有严重疾病的患者家庭不堪重负。因病致贫在城市低收入和农村的家庭时有发生,有的患者因无力支付高昂的医疗费用而不得不放弃治疗。因此,对每一个人来说,最好是不得病、少得病,或得了病好得快。如何做到这一点呢? 大量的临床实践表明,健康教育是减少家庭医疗开支的最佳途径。医院在对患者进行治疗时,通过健康教育取得患者的积极配合,可以提高疗效,缩短治疗时间,从而减少医疗支出。对于一些慢性病来说,健康教育可以让患者掌握防护知识,改变不良的生活习惯,减少疾病的发作次数,降低并发症的发生概率,患者看病次数少了、住院次数少了,家庭的医疗开支自然也就减少了。

三、医院开展健康教育的有利条件

在医院这个特定的场合和条件下,开展健康教育具有任何部门和场合所不具备的优势。医院要善于运用自身的有利条件(包括针对性强、高技术优势、可信性、病人相对集中)来进行有效的医院健康教育。

1. 针对性强

当一个人处于健康状态时,自以为身体强壮或因工作、学习、生活紧张往往忽略了健康的可贵和幸福,体会不到健康知识对维护身体健康的重要性,因而缺乏自觉性。然而一旦受到疾病的侵袭和痛苦折磨,对卫生知识的渴求程度则会大大提高。每个求医的人或多或少存在着一些健康问题,在生理或心理上存在损伤,病人或家属由于亲身经历或目睹了疾病的痛苦,此时他们对健康倍加珍惜,对所患疾病的相关防控知识非常渴望,也会主动地寻求相关信息。因此,医护人员可根据病人及其家属的这种社会心理状态,有的放矢地进行相关基本卫生知识的宣传,"因人而异"地开展健康教育,达到增强健康教育针对性的目的。

2. 专业性优势

医院的广大医护人员都是经过医学院校培养的专业技术人员,他们不仅掌握科学系统的医药卫生知识,而且在医疗卫生服务的实践过程中直接接触病人及其家属,针对病人开展面对面的健康教育服务是最有影响、最有权威的。他们比较了解病人及其家属的需求和心理变化,具有进行健康教育的最大优势,而患者来院就诊期间是医院健康教育的最佳时期。

3. 可信性强

由于医护人员的职业特点,在开展医院健康教育时,他们在传播卫生知识的针对性、科学性和知识性上均具有严格的要求,所以不容易出技术性差错。加之病人及家属的信赖心理,他们对医护人员传播的相关健康信息深信不疑,对劝导建议乐于接纳,容易取得明显的教育效果。

4. 病人相对集中

医院是病人相对集中的地方,也是患相同种疾病的病人相对集中的地方,包括医院的门诊和住院部,特别是住院病人在医院有相当长固定的时间,有助于病人参与健康教育计划,并且易于将病人按不同的疾病分类,有针对性地开展健康教育活动。

5. 明显的有效性

到医院就诊或住院的人,其目的是为了解除病痛,寻求治疗疾病的有效方法,他们渴望了解相关的卫生知识,因而具有很强的主动性和诉求。多数病人对自己所患疾病的病因、机制、轻重程度、治疗方法、预后等方面的知识很感兴趣,而且为了早日康复或防止疾病复发,特别重视医护人员的医嘱和要求。加上医院健康教育的可信性和专业技术优势,医院健康教育对病人及家属的知、信、行的改变具有明显的成效。

四、国内外医院健康教育和健康促进发展历程

1. 国外医院健康教育和健康促进的发展

虽然发达国家的健康教育起步较早,但是真正受到重视也是始于 20 世纪 70 年代,当时疾病谱发生了根本性的变化,发达国家的慢性疾病已经减少,转而被传染性疾病及营养不良等疾病取代。这就从一个侧面反映了人类的行为和不良的生活方式对健康的影响,如吸烟、不合理的饮食结构、酗酒、缺乏锻炼等。一方面是日益进步的医疗技术水平,另一方面却是无法下降的病死率。由此人们开始反思,生活方式和行为习惯才逐渐被重视,许多国家都先后发表了健康教育与健康促进的宣言、法案并建立了相关的机构。

20 世纪 70 年代末,美国医学会曾提出医院应开展健康促进活动。20 世纪 80 年代末,健康促进医院的概念开始形成。WHO 在哥本哈根举办的一场研习会建立了架构模型;但直到 20 世纪 90 年代,在国际范围内,医院健康促进才进入了实质性的发展阶段。其代表性标志是在 WHO 的组织协调下,欧洲、澳洲等许多国家实施“创建国家健康促进医院项目”(health promotion hospital project)。1991 年,在 WHO 一次事务会议上,健康促进医院的概念被写入《布达佩斯宣言》,并列出 17 个任务方向;《布达佩斯宣言》明确提出,医院是人类环境,是组成人类生活的一部分。因此,在当代社会,医院的作用应该改变。该宣言在欧洲启动了欧洲健康促进试点医院项目,建立了健康促进医院国际网络,并确立了参加此项目委员会的义务。该项目为期 5 年(1993～1997 年),12 个欧洲国家的 20 家不同类型、不同规模和所有权的医院参加了这一项目,从而建立医院健康促进概念和策略,他们在四大领域完成了 150 个医院健康促进子项目。这四大领域是:促进患者的健康,促进医务人员的健康,促进社区居民的健康和发展“健康”的医院组织。1993 年,健康促进经验交流性媒体、国际性年会、健康促进医院时事通信开始出现。1995 年以来,WHO 注重建立地区及国家间工作网络的政策已经产生,有 700 多家医院参与的 35 个工作网络,同时一些工作网络开始在健康促进医院里着眼于一些重点任务,比如无烟医院、精神安慰医院、儿童医院等。

澳大利亚政府自 1991 年起启动国家健康促进医院项目。由联邦政府提供项目基金,由国家健康推进部直接负责此项目,在昆士兰州的两个试点医院组织实施健康促进医院项目,

在全州实施绿色医院奖励方案。"绿色医院"的概念不仅仅是关于绿化美化的问题,而是包括了改善废物的处理、资源的重复利用与再循环,职工的积极参与和培训,制定工作场所健康和安全政策等多方面内容。"绿色"意味着医院与其整个环境协调一致地发挥作用,其中包括了医院的工作人员、患者及其周围社区的自然环境、社会和文化环境,其目的是提高医院内患者和工作人员的健康水平与生活质量。

加拿大政府于 1974 年出版《加拿大人民健康的新前景》,首次把死亡与疾病归因于不健康行为、生活方式、环境、生物与卫生服务五大因素,阐明改善环境与生活方式是降低疾病患病率与死亡率、改善健康状况的有效途径;并制订提倡健康生活方式的行为计划,即把卫生政策重点由疾病治疗转移到疾病预防,用更积极的字眼来表达就是健康促进,并通过开展健康教育与健康促进改变人们的生活方式和行为,可使许多疾病的发病率和死亡率明显降低。

英国早在 1927 年就已成立了健康教育协会。1975~1985 年,通过疾病预防使男性缺血性心脏病死亡率减少了 12%。他们认为政府制定政策与采取行动极为重要,公民的健康是政府的责任,健康的促进也因为政府的介入而产生更大效力。政府通过制定健康规划政策和策略、倡导或组织各种健康行动,以实现促进全民健康的目的。英国政府为响应世界卫生组织"人人享有健康"策略,于 1992 年制定了国家健康规划,规划界定了冠心病与脑卒中、肿瘤、精神疾病、HIV/AIDS 及性健康、意外伤害 5 个主要实施领域的目标。1996 年英国政府发表的国家的健康规划进展报告显示,规划的实施是卓有成效的。

日本自 20 世纪 70 年代,为了应对低出生率和高速发展的老龄化,控制国家和个人医疗费用负担的快速增长,针对慢性非传染性疾病的趋势,实施了 4 次国民健康促进运动:1978~1987 年,日本实施了第 1 次国民健康促进行动,强调"每个国民自己的健康自己保护、行政作为支援",根据国民多样化的健康需求,健全地方健康保健服务体制;1988~1999 年,日本实施了第 2 次国民健康促进行动,本阶段又称"活到 80 岁健康计划",重点强调国民"运动习惯的养成",确立"营养、运动、休养"全面均衡健康生活习惯的目标并加以推进;2000~2010 年,日本实施了第 3 次国民健康促进行动,随着日本急速的老龄化和生活习惯的变化,日本国民疾病谱发生了变化,癌症、冠心病、脑血管疾病、糖尿病等生活习惯病的比例不断增加,为了减少壮年期的死亡率,延长健康寿命、提高生活质量,提出了"21 世纪国民健康促进运动";2012~2022 年,日本实施了第 4 次国民健康促进行动,该阶段在"21 世纪国民健康促进运动"的基础上,对部分目标和措施进行了调整,重点强调"延长健康寿命、缩小健康差距"的目标。

新加坡从 1992 年开始,通过卫生部以及与卫生部合作的新加坡运动委员会、国家贸易联合会等组织,实施国家健康生活方式,包括经常的体育锻炼、平衡膳食、戒烟和有效地减缓压力。公众通过国家健康生活方式活动获得相关知识,例如,工人通过工厂健康促进项目、学生通过健康与脂肪项目,获得相关知识主动参加健康行动。新加坡实施严格的控烟项目,除了采取各种控烟宣传外,倡导全民禁烟,将法定吸烟年龄从 18 岁提高到 21 岁,通过控烟行动,吸烟率从 1992 年的 18.3% 减少到 2013 年的 13.3%,目标到 2020 年前,将吸烟率降到 100 人里只有 12 个烟民。工人通过工厂健康促进(work place health promotion,WHP)项目得到相关知识培训,而在校学生则通过教育部举办的健康与脂肪项目得到这方面知识。达到增强学生身体素质,降低肥胖发生率的目的。

2. 我国医院健康教育与健康促进的发展

我国医院健康教育自 20 世纪 70 年代末期起步,是随着健康教育学科在我国的确立而逐步发展起来的。进入 20 世纪 90 年代,我国医院健康教育不断走向深入,并得到卫生行政部门、医院自身和社会的理解和重视。1992 年,全国爱卫会将医院健康教育纳入国家卫生城市考核标准,以政府行为和行政干预来推动医院健康教育的发展,是我国医院健康促进的一个实例。1997 年,中国健康教育协会医院健康教育学术委员会在海口市宣告成立,标志着我国医院健康教育与健康促进的全国协作网络的形成。

20 世纪 90 年代中期以来,各地医院积极开展创建爱婴医院活动,积极探索整体护理模式中的患者教育模式,大力发展社区卫生服务中的健康教育。这是医院健康教育在临床医学不同领域中的实践与发展。北京、上海、浙江、广东、湖南、湖北等地探索医院健康教育的有效模式,在组织管理、政策倡导、干预方法、评价研究方面都取得了丰硕的成果。

2001 年,天津市率先开展了创建健康促进医院活动,旨在强化医院的健康促进功能,积极推进医疗机构逐步形成集医疗、预防、保健和康复为一体的多方位服务格局。2002 年,深圳市开始启动健康促进示范医院项目,重视开展以证据为基础的健康促进活动(evidence based health promotion activities),即慎重、准确、明智地应用所能获得的最可靠的科学依据,做出有关健康教育与健康促进的决策;强调健康教育要以患者和群众的健康需求评估为基础,强调医院健康教育与健康促进活动的计划、设计、执行与评价。

综观国际、国内医院健康教育与健康促进的发展,总的趋势是:观念不断更新,理论不断更新,实践也在不断更新。健康教育与健康促进是当前预防和控制疾病的两大措施之一,是 21 世纪前 20 年全世界减轻疾病负担的重要策略。面对 21 世纪的挑战,医学应有两种手段:一种是技术手段,另一种是知识手段。健康教育是医学领域一种新的知识服务体系。医务工作者的一个重要职责就是把医学保健知识介绍给人民群众,并且以自身的健康行为对患者和群众起示范作用,这是每一位医务人员的责任和义务。医学发展的最终目的是促进和维护人类的健康,大力发展医院健康教育与健康促进是医学发展的必然选择。

第二节　医院健康教育的组织实施

一、医院健康教育的机构与职能

1. 医院健康教育的机构

医院对患者实施健康教育与健康促进工作,是医疗救护工作的重要组成部分。医院建立健康教育领导小组,有一名业务院长分管健康教育工作,医院应设立健康教育科(室);暂不具备条件的医院,在相关科(室)如预防保健科或健康管理科中,有专人负责全院的健康教育与健康促进工作,从事健康教育的专(兼)职人员配备不少于 2 人,科室指定有健康教育责任人负责本科室的健康教育与健康促进,并将此项工作纳入医院评比、奖惩、考核目标。有健全的院、科、病区三级健康教育网络,有必要的健康教育设备,有全院健康教育教室。

2. 医院健康教育机构的职能

根据客观条件和自身工作特点,制订健康促进与健康教育年度计划。在医院内设置健康知识宣传栏或电子屏,摆放医学科普资料宣传手册,开展患者健康教育,强化医患间的健康信息交流,与媒体合作由医学专家在相关媒体上宣传健康知识。

医院健康促进要求医院领导承诺改变单纯的治疗服务,转向健康促进的方向。把健康促进作为组织管理体系整合的一个部分,并有书面的健康促进政策,保证这些政策在医院所有的职能部门中执行。为确保医院健康促进的可持续发展,建立由院长或党委书记任主委,医务处、护理部、社区部、工会、职工代表等组成的医院健康促进委员会,并通过组织、政策、规划、评估以促进医院健康促进战略计划的实施,同时鼓励职工参与决策的全过程。

二、医院健康教育的实施要素

1. 建立医院健康促进组织网络

建立医院健康促进组织网络是开展医院健康促进的必要前提。对外,医院应保持和促进与社区、地方政府的合作,努力成为社区健康服务的中心、社区健康教育与健康促进的枢纽。对内,应组建由院长挂帅,各职能部门共同参与的医院健康促进委员会,建立健全在医院领导下,以健康教育科或其他主管健康教育工作的职能科室为协调指导,以各业务科室和医护人员为基础的三级健康教育网络。

2. 制定健康促进政策与计划

医院健康促进的实施与发展需要得到组织、政策、资金等多方面的支持和保障。医院应制定切实可行的规章制度和工作规范,建立健康教育岗位责任制;建立健全健康教育操作规程,如母乳喂养健康教育流程,门诊患者健康教育规程,手术患者健康教育规程;制定医院健康教育考核、奖励办法;建立健康教育工作档案等,促使医院健康教育工作的规范化、制度化、科学化。健康促进计划的设计、执行和评价是医院健康促进的重要内容,也是评价医院健康促进工作的重要指标之一。

3. 创造有利健康的医院环境

医院环境不仅指医院与自然环境的协调一致,而且是指医院工作人员患者及其所在社区的社会和人文环境。创造有利健康的医院环境,应着眼于医院内外的环境建设。在医院内,一方面要努力改善硬件设施,为患者和医务人员营造舒适、安全的治疗环境和舒心的工作环境;另一方面要加强软件建设,努力改善服务态度,文明服务语言,规范服务行为,提高服务质量,从而改善医患关系,提高群众的满意度。在医院外,则应把医疗保健服务与社会服务联系起来,与其他社会团体、新闻媒体、社区服务机构保持密切的联系。

4. 加强医务人员的健康教育培训

医护人员是开展医院健康教育与健康促进的主力军。同时,作为一个特殊的社会群体,医院工作人员也需要接受健康教育,以促进自身的健康。例如,举办相关卫生知识知晓率和健康行为知识培训,满足健康素养现状和健康教育需求,同时也应提高医务人员健康知识的知晓率和健康行为的形成率。医务人员的健康教育内容应侧重于树立大卫生观念,转变单纯生物医学观点,学习健康教育基本理论、知识和方法,特别是信息传播、教学与行为指导基本技能。医护人员健康教育培训可分为对专职健康教育人员的业务培训和对全体医护人员的继续教育两个层次。

5. 改善医院职工的健康水平

医务人员是具有高责任、高风险的职业人群。在高强度、高负荷、高压力的工作条件下,我国医务人员的职业健康状况已达到非常严峻的程度。有研究表明,我国医务人员处于亚健康状态的占近 70％,近 30％的医生一日三餐不规律,近 40％的医生基本不锻炼,男医生有近 50％人的喝酒和 24％的吸烟,仅 30％的医生自认身体状况良好。根据 2015 年中国医师营养健康状况调研报告显示,7000 多名医师中有 1/4 患有心血管疾病,1/2 患有高血压,40 岁以上男性医师患病率是普通群体的 2 倍。国内外医务人员的职业健康现状不容乐观,高血压、心血管疾病等慢性非传染性疾病的患病率逐年增高,甚至超过普通群体,工作强度大、精神压力大、社会责任重等被认为是全球医生发生健康问题的共同原因。在心理健康问题上,焦虑是中国医师最突出的心理问题,抑郁则是全世界医生普遍存在的心理问题。在医务人员的职业暴露上,国内外的研究结果较一致,主要威胁来自于针刺伤、锐器伤和血源性感染,且护理人员所受到的危险远大于其他医务人员。健康中国需要健康的医师队伍,医院应有组织、有计划地开展医护人员健康促进活动,规范操作流程,强化相关防范知识培训,并配套完善的职业暴露监测体系,改善措施需要进一步调整落实。促使医护人员提高自我保护意识和能力,建立健康的工作和生活方式,加强系统的职工在岗培训,学习积极的心理解压方式,缓解心理健康现状,为医务人员的职业健康保驾护航。

6. 开展多种形式的健康教育活动

根据教育对象和实施途径的不同,医院健康教育的形式可分为医务人员健康教育、患者健康教育、社区健康教育三大类。在此重点介绍患者健康教育和社区健康教育。患者健康教育是医院健康教育的重点,与社区健康教育相比较,教育对象存在着更多的个体差异。为清楚不同的健康需求,必须强调由医护人员结合医疗护理过程,为患者及其家属提供连续、系统、个性化的健康教育服务。患者健康教育依实施场所的不同,主要包括门诊教育、住院教育、随访教育等形式。健康大课堂慢性病患者俱乐部等是我国近年来发展起来的健康教育服务新形式。社区健康教育是社区卫生服务的组成部分,是医院健康教育由患者向健康人群的扩展,由院内教育向院外教育的延伸。社区健康教育是在社区政府的领导下,在当地健康教育专业机构的指导下,以医护人员为实施健康教育的主体,以社区人群为教育对象,以促进社区健康为目标,动员全社会共同参与的健康教育与健康促进活动。社区卫生服务承担着居民健康教育、预防、保健、医疗、康复、计划生育技术指导等职能。健康教育与健康促进作为社区卫生服务的基础和先导,贯穿于其他各项服务之中。

三、医院健康教育的实施步骤

(一) 评估教育需求

由于疾病的种类繁多且每个病人的个体差异和经历有天壤之别,加上对病人进行教育的时间有限,因此分析病人的需求成为制订病人教育计划内容的先决条件。

首先要了解病人对其所患疾病的认识、态度及一般知识、技能,诸如病人是否了解自己的病情、治疗方法、诊断结果、自己应尽什么责。病人有无不良的卫生观念或习惯而影响治疗,病人或其家属有何技能有助于治疗,病人想知道些什么、想要做些什么,等等。如果病人有多种需要,应进一步分析哪种需要对病人的治疗最有帮助,病人的知识能力最适合提供什么样形式的教育。要了解病人的需要可通过病历,也可从与病人或病人家属交谈、病人间的谈话、观察病人等方面获得。

（二）确定教育目标

明确目的有助于教育计划的正确开展，目的应是具体的。拟订病人教育计划目的时应考虑下列因素：① 病人缺乏哪些知识，缺少哪些技能。② 病人的兴趣。③ 病人的文化程度、接受能力。④ 评估目标的困难度。⑤ 决定完成目标的先后顺序。如糖尿病人，有关他的病情、可能的并发症、治疗方法、饮食起居指导等都是他所需要的，在这些需要中，他所能采取的措施就是控制饮食，且控制饮食对其病情的治疗与控制效果最大，因此可将教育目标定为"指导病人计算食物中所含热量"。

（三）制订教育计划

在拟订教育计划时应考虑：在什么时间、哪种场合进行教育，应教哪些内容，由何人去教，用什么方式、什么方法去教。

1. 教育的时间与场合

病人挂号后，首先应接受健康教育人员的咨询。教育人员利用各种谈话技巧了解病人的个别需要、个体差异及经济状况等资料后，再由医生诊断、治疗、护理，其中需要进一步提供病人有关知识及技术者，再进行教育，因此从病人进医院到离开医院的时间都是健康教育的时机，病人教育要在专门的场所或候诊室进行，应避免在大庭广众下进行，以免使病人不安。但要注意在候诊室开展健康教育不同于候诊大厅的闭路电视、宣传画栏等。治疗室是医护人员对病人随诊教育的好地方，如病人需要追踪访视或在家治疗，则家庭访视也是病人健康教育的好场所，住院病房也是很好的教育场所。由于病人教育的时机与场合各异，因此，在拟订计划时应给予考虑。

2. 教育内容

教育内容包括疾病的病因、病情、传播途径、诊断结果、治疗过程、预防措施、副作用、注意事项及病人本人应负责任、应具备技术等，甚至人体生理结构等都是教育内容。在考虑病人的教育内容时，最主要考虑的是病人的需要和学习能力，病人希望知道什么，最重视哪些问题。例如，会不会有生命危险或变成残废？会不会影响工作、生活？应该怎么办？此外还应根据病人的个体差异及既往就诊情况，考虑在有限的时间内，病人能理解和吸收多少知识，学习多少技能，所提供的教育内容是否恰当。病人教育计划的内容应是基本、简单、重要、有用并多次重复，以加深病人的印象或熟练某些技能。

3. 教育的人员

病人教育是一个完整的教育系统，包括在医院中与病人接触的各类人员，如医生、护士、检验人员、药剂人员和行政后勤人员、健康教育人员，以及医院的外观、环境宣传栏、宣教资料等。每个环节及人员都应相互配合，这些都与病人密切相关，但究竟孰主孰次，就取决于病人的疾病类型、病人的需求和教育的时机和场合而定。通常人们认为医生是主要的教育者，因为他对疾病的诊治处理具有权威性，对病人影响很大。然而实际上由于就诊病人太多，医生在门诊时很少有时间进行健康教育，因此对于简单的教育内容，其他医疗人员如护理人员的教育作用更大。

4. 教育方法和工具

选择适当的教育方法和工具能增进病人的学习效率与效果。教育中要让病人有提问的机会，并给予满意解答。这样不但能满足病人的需求，也能增加病人的印象；对某一教育内容应重复教育多次,并以不同的方式进行;教育过程中应减少病人的焦虑、疑惑或不安的情绪;发给病人一定的复习资料参考。在决定教育方法和使用工具前,首先应考虑病人的个体差异,如教育程度、语言能力等,再考虑是进行个别指导或是团体指导。教育之前应事先将教育内容依时间顺序做合理分配,决定每一特殊内容在何种场合、用什么方式传授给病人。教育方法很多,最好是几种方法灵活配合运用。

(四) 实施教育计划

上述三个步骤都是病人教育的重要环节,但病人在医院中所得到的最重要、印象最深刻的乃是医护人员、教育人员的态度。因此在进行教育时,除考虑单位间的配合可能遇到的困难和教育计划是否按进度实施外,最重要的就是教育者与病人谈话的态度和技巧。

(1) 与病人谈话的态度应客观、公正,不能主观、偏见。采取接纳的态度,即要帮助、指导,不能批评、训诫。避免不成熟的建议或承诺,以免加重病人心理负担或导致医疗纠纷。让病人自觉、自决、自助,不能包办一切,要用事实来说服病人;要主动、热情、充满信心,以满足病人的心理需要。

(2) 与病人谈话的技巧要站在病人的立场上,建立密切医患关系;要积极倾听病人的叙述;要注意观察病人的症状和情绪;问话语气要婉转中肯,态度要和蔼;表达要通俗易于接受;要考虑不同类型人的特点;要掌握会谈时间,把握重点。

总之,要让病人感觉出教育者的诚意,缩短彼此距离,争取病人的合作。

(五) 教育效果评价

评价是教育的重要一环,"计划-执行-评价"是一种连续过程,其目的是随时修正原有计划改进工作。评价工作并不一定要花很多的时间、人力或财力,可随时进行。

1. 评价教育需要

由于教育计划是依病人各方面的情况而定,因此应评价以往评估病人的需求是否是真正需要,是否有遗漏,或者当病人有多种需要时,教育者由于时间的限制只考虑了对病情有较大帮助的需要,而忽略了解除病人疑虑的需要,导致无法取得病人的信赖,降低病人的参与感等。

2. 评价教学方法

教学方法的恰当与否直接影响到计划的成败。评价教学方法包括:教学的时机与场合是否恰当;教育者是否称职;教学材料是否适宜,是否准确、通俗;教学方法是否得法;教学进度、气氛是否适宜。

3. 评价目标的实现程度

目标有不同的层次,而前一层次目标则是达到后一层次目标的必需。如对肥胖的高血压病人进行教育以促进其康复,可推论下列顺序:健康教育干预(如知识提高、合理饮食、体重控制、血压控制、发病率和死亡率),因此在制订计划目标时应注意目标是分层次的,而评价时可参照计划目标,在活动的不同时期进行不同的评价。

第三节　医院健康教育的形式与内容

根据教育对象和实施途径的不同,医院健康教育与健康促进的形式可分为医护人员教育、患者教育、社区教育和社会宣传教育四大类。

一、医护人员的健康教育

我国医护人员大多缺少健康教育学科的正规教育,对健康促进与健康教育的内涵缺乏了解。他们缺乏开展健康教育的技能、方法,对医务人员开展继续教育应侧重于转变医务人员行政领导的卫生观念,掌握健康教育活动的设计、组织实施及效果评价的理论和方法,提高健康咨询的能力与技巧。

医务人员健康教育培训可分两个层次:

(1) 专职健康教育骨干的业务培训以脱产办短训班、进修班或在职自修、函授,系统学习健康教育基本理论和方法,掌握健康促进基本理论和必要的传播手段和沟通技巧。学习行为科学、管理科学、美学等与健康教育相关的科学理论。

(2) 职前教育或在职教育将健康教育学纳入医务人员继续教育内容,以业务学习、专题讲座等形式普及有关疾病健康教育的知识和技能,提高开展健康教育工作的热情,帮助医务人员开展社区干预研究,培养其对健康教育计划设计、执行和评价的能力。

二、患者的健康教育

患者的健康教育主要分为以下几种形式:

(一) 门诊教育

门诊教育指对病人在门诊诊断治疗过程中进行的健康教育。由于门诊病人变动性非常大,不可能针对每个人的具体需求开展教育。因此教育更宜侧重于普遍性,根据不同季节、区域的不同疾病特点,进行常见病的防治教育。必须注意教育内容的精练、新颖,以增进教育的吸引力。门诊教育应伴随医疗活动开展,以稳定病人的情绪,维持良好的医疗程序,同时让病人获得知识。通常采用:

1. 候诊教育

候诊教育指在病人候诊期间,针对候诊知识及该科的常见疾病防治所进行的教育。利用候诊进行教育是当前门诊教育的最有效方法之一,既可安抚病人的情绪和维持门诊候诊次序,又可使病人及家属掌握一些卫生科普知识和就诊常识。可采取宣传栏、黑板或通过导诊台、分诊台、咨询台的工作人员以口头宣传、出售宣传材料等形式,有条件的医院应设置闭路电视、广播和电子显示屏,进行卫生科普知识、本院新技术、新疗法、新设备等介绍。

2. 随诊教育

随诊教育指医护人员在对病人检查、诊疗过程中,随时进行的面对面的口头教育。这种形式既可掌握病人的心理状态，又能"对症下药"。这种教育方法具有较强的针对性和灵活性，但不宜太详细、用时过长，以免影响诊疗速度，使病人产生不满情绪。

3. 咨询教育

咨询教育指患者及其家属提出的有关疾病与健康问题通过医护人员进行解答指导的形式。这种形式是满足高层次的健康需要的医疗服务。各类医院应根据本单位医疗服务特点，开展不同形式和内容的咨询服务，无论采取哪种咨询形式，都要求担任咨询工作的医护人员要具有丰富的医学知识和临床经验，要掌握一定的心理学知识和咨询技巧，认真准确地解答他们提出的有关健康和疾病等问题。

4. 健康教育处方

健康教育处方指在诊疗过程中，以医嘱的形式对病人的行为和生活方式给予指导，如发给病人有针对性的宣传材料，便于病人保存、阅读。

5. 专题讲座和培训班

专题讲座和培训班指针对某种疾病或某个健康问题，结合病人及家属的需求而举办的，以普及防治、康复、保健知识和技能培训为目的的活动，这种宣传教育形式大多适合专科医院和综合性医院的慢性病人及接受咨询保健服务的人。例如，孕期母乳喂养、高血压、糖尿病治疗与预防等。

（二）住院教育

可分为入院教育、住院教育、出院教育和出院后教育四个部分，每部分重点有所不同。

1. 入院教育

入院教育是指病人入院后对病人或家属进行的教育，在病人入院后即可进行。由值班护士、接诊主治医生采用口头教育的形式向病人及家属说明，主要内容是病情、治疗方案以及可能在预后、接受治疗中应注意的事项及要求，而医院的有关规章制度教育，如生活制度、探视制度、卫生制度等通常由护士承担，采用口头教育、印发小册子形式，也可写在提示板或固定的宣传栏内，安放在醒目位置。入院教育的目的是使病人尽快熟悉了解住院环境，稳定心理情绪，遵守医院制度，服从医嘱，配合治疗。

2. 住院教育

住院教育又称作病房教育，是指患者在住院期间进行的经常性的健康教育。这是住院健康教育的重点。应将住院病人健康教育作为治疗病人的一项有力措施来抓。根据整体护理和医疗管理要求，目前病房教育的常规模式是医护结合、分层进行、各有侧重、各负其责。目的就是以行为改变为目标，以分层激励的教育方式，将健康教育纳入医生、护士岗位职责中，利用医护人员的专业知识和权威性，促进病人的知识信念、态度和行为向有利于疾病治疗和身心健康的方向转变。有条件的医院应在病房内设健康咨询室，为住院病人提供健康教育资料，包括书籍、挂图、标本等。

（1）医生：利用查房或值班时间，结合病人所患疾病的不同给予防治、康复、保健和心理卫生方面的教育，同时提出加强自我保健方法和行为目标。教育内容可较系统、深入。例如，对高血压患者，可针对高血压的病因、发病机制、症状、并发症、生活起居、饮食锻炼、自测血压技术、依从性等一系列内容进行。所采用的教育方法也可多样化，包括讲课咨询、小组讨论、自助、程序化学习、电视录像等。另外，医生还要把指导内容和行为目标提供给责任护士，让护士督导病人实现行为目标。

（2）护士：健康咨询应作为病区护士的主要职责之一，对每位病人实施有效的教育并列入病史记录。在日常工作中，尤其是给病人进行各种处置时，应根据患者病情不失时机地与病人交谈，进行心理护理，纠正病人的不良行为习惯，及时向医生、护士长反馈病人情况，督促病人积极配合临床治疗。

（3）护理员：对病人进行卫生知识常规宣传、指导和卫生监督。让病人及随员尽快熟悉环境，遵守医院规章制度，养成良好的卫生习惯，协助保持环境卫生，创造良好的就医环境。

3. 出院教育

出院教育是指在病人出院前，由医护人员向患者及家属所进行的个别谈话教育。主要内容有：向患者交代住院治疗结果，病情的现状及预后以及出院后的注意事项，指导患者合理饮食、锻炼和生活起居，同时巩固和发展治疗效果，防止疾病复发和意外情况的发生，帮助病人建立健康的生活习惯。

4. 出院后教育

出院后教育是指病人出院后进行的追踪性的健康教育。出院后教育计划属于社区教育的范畴，教育对象主要是出院后需做特殊安排的病人，包括截肢病人、半身不遂病人、老年慢性病人（如中风、心脏病）、经常需要做复杂治疗的病人（如放疗、化疗、理疗）等。出院后教育不同于出院教育，它不是一次性过程，而应是一个追踪过程，其方法有电话咨询、微信网络平台等多种现代化信息手段，以及定期或不定期家访等方法。病人及其家属受教育内容包括：饮食、起居、给药方法、目的、用途、活动方式，必要时应增加如何寻找医疗保健等。出院后教育是医院健康教育发展的趋势，它不仅有助于临床治疗效果的追踪观察，而且有利于及时了解病人的情况变化，尤其是对于慢性病人具有现实意义。

三、社区健康教育指导

社区健康教育是医院的重要工作内容之一。各级医院为社区提供健康服务是医务人员义不容辞的职责。开展社区健康教育首先要提高医务人员的素质，要根据居民的实际情况实施，内容要精炼，形式要新颖，要充分调动居民积极性。通过对社区居民开展健康教育，不仅满足居民对健康知识的需求，还要提高居民对医务人员的信任感，增加公众对医院的信任感，为医院自身发展创造良好的社会环境。健康教育的核心是教育人们树立健康意识，养成良好的行为习惯和生活方式，以降低或消除影响健康的危险行为。同时还要依靠当地政府的组织协调、卫生资源优化配置及政策倾斜，推动社区健康教育的不断发展。具体内容如下：

1. 健康教育信息与知识推送

利用电话、短信及微信平台等信息化手段和平台，定期向居民发送健康教育信息与知识。并且可以在平台上进行与社区居民的互动，回答居民有关疾病预防和健康方面的问题。

2. 专家坐诊

定期安排临床专家来社区卫服务中心坐诊，使社区居民在家门口即可享受到大医院专家门诊的诊治及相应的健康教育服务，专家门诊时间和人员相对固定，安排表事先告之社区居民。

3. 门诊健康教育

利用患者候诊间歇，开展候诊教育，适时向患者及家属传播一些卫生科学常识和自我保健措施,以个别谈话方式进行健康教育,针对患者和家属最关心的问题不失时机地进行必要的解释、说明、指导。

4. 健康教育处方

医院向社区卫生服务中心发放由医院印制的健康教育处方和宣传资料以及各级卫生行政部门配发的资料,在门诊诊室、健康教育室、留观室、预防接种室等部门对相关病患及家属进行发放。

5. 健康教育培训

医院定期安排专业人员对社区卫生服务中心医务人员进行健康教育与沟通能力的培训,提高中心医务人员健康教育技巧,使医患之间的关系更加融洽,真正实现社区中心"朋友式的服务关系,亲人般的全面关怀"理念。

6. 举办健康教育讲座

利用各种节假日,针对不同的人群有针对性地开展多种形式的健康教育讲座,根据疾病流行季节与居民的需要,定期或不定期地安排临床专家或健康教育专业人员下中心开展健康讲座,讲座对象可根据内容覆盖老人、儿童、妇女、残疾人等各个人群,内容包括自我保健知识和非传染性慢性疾病的预防保健知识,同时开展一些趣味活动,通过寓教于乐的形式,提高居民的参与度与积极性。

四、社会性宣传教育

在当地卫生行政部门的指导下,在健康教育专业机构的监督指导和配合下,参加有组织的社会义务宣传教育活动。

(一)根据不同的健康手段分类

医院健康教育中常见有语言、文字、形象化、电话、综合性教育和民间传统教育六大类。

1. 语言教育

语言教育又称口头教育,有个别谈话、讨论、座谈、咨询、讲座等方式。其特点是以语言为工具,方便易行,直接交流,针对性强,易接受,经济有效。根据对象的多少,可分为个别教育和群众教育。这就要求健康教育者要具有较高的自身素质,同时还要掌握人际交流的技巧,与群众有共同语言。

2. 文字教育

文字教育是指利用各种文字材料,印刷成传单、小册子、健康教育处方、科普读物、报刊等开展健康教育活动。其特点为方便实用、易于散发、内容丰富、作用持久。

3. 形象化教育

形象化教育是指以照片、图画、模型、标本或实物等形式传递健康教育信息。主要特点是生动、直观、形象、易接受,可与健康教育文字材料配合使用,增强理解和记忆力。

4. 电话教育

电话教育是指以广播、电视、录音、录像、幻灯等电化器材为宣传工具,开展健康教育活动。利用现代化机器传播健康教育内容,可提高健康教育效果,群众也喜闻乐见。

5. 综合性教育

综合性教育是指采用语言、文字、形象化、电化教育综合方法和手段进行健康教育,如电子屏幕、固定宣传橱窗、黑板报、展览会等。

6. 民间传统教育

民间传统教育是指根据宣传区域、对象，可利用地方戏曲、顺口溜、年画、挂历等民俗生活和卫生文艺演出、医患联欢等方式开展健康教育活动。

（二）根据不同的教育目的分类

1. 信息传播类

信息传播类是指通过这种传播渠道和技术媒介来传递健康信息，普及卫生保健知识，提高群众的健康意识，引导健康行为。

2. 行为干预类

行为干预类是指通过具体指导和技能培训，帮助教育对象消除不利于健康的行为习惯。如自测血压、戒烟等。

3. 社区组织方法类

社区组织方法类是指社区开发、社区动员、社区计划等通过宣传，争取各级领导对健康教育工作的理解、重视和支持；并通过组织协调和网络建设实现与各有关部门的协作，通过宣传鼓动和提供服务，发动群众积极参与健康教育活动。

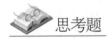 思考题

1. 简述医院健康教育的概念与健康促进的概念。
2. 简述医院开展健康教育的意义。
3. 医院健康教育与健康促进的形式可分为哪几大类？
4. 社区健康教育的内容是什么？

（徐　艳）

第十一章 学校健康教育

 案例

WSCC(whole school,whole community,whole child)模式是在协作性学校健康计划(coordinated school health programs,CSH)基础上进一步完善的学校健康教育新模式,旨在强化学校、社区、家庭之间的联系和配合,高效利用社区资源,以促进儿童身体、认知、心理等方面的健康成长。WSCC模式的结构体系共涉及10个单元,包括健康教育、营养环境与服务、健康服务、心理咨询和社会服务、员工健康、社会和学校情感氛围、体育活动环境、社区参与、家庭参与、健康教育与体育活动。

WSCC模式针对各单元内容分别制定了学校健康服务策略(school health services)、营养服务策略(nutrition services)、课外时间服务策略(out of school time services)、体育教育和体育活动策略(physical education and physical activity strategies)。此处以社会和学校情感氛围以及家庭参与为例,进行纵向式介绍(见表11.1)。

表 11.1 WSCC 模式单元内容示例

单元名称	社会和学校情感氛围	家庭参与
学校健康服务策略	建立社交规范,营造积极的氛围,倡导平等、尊重,学生能向成年人寻求帮助	① 为父母提供了解慢性病和学校保健服务的机会 ② 鼓励家庭参加以学校为基础的健康计划和活动
营养服务策略	① 避免把学生排除在用餐时间之外作为惩罚 ② 不加强"沉默进食"的规则 ③ 确保未付餐费的学生不会被公开,并提供适当的替代餐	① 鼓励学校为学生和家长提供学校营养计划和营养教育的学习材料 ② 为家庭提供每月的就餐计划菜单 ③ 鼓励家庭成员与孩子一起吃饭
课外时间服务策略	① 不将食物和体育锻炼作为奖励或惩罚 ② 通过鼓励、表扬学生优点和长处来促进社会情感学习	① 为家长提供学习健康饮食并与孩子互动的机会 ② 设计包括体育锻炼和健康饮食在内的"家庭活动之夜"

续表

单元名称	社会和学校情感氛围	家庭参与
体育教育和体育活动策略	① 保障所有学生充分参与体育活动和体育教育 ② 不将体育活动作为惩罚	① 为学生和家长提供有关体育教育和锻炼的学习材料 ② 鼓励家庭参与学校健康委员会 ③ 调查家庭的兴趣,以提供所需的体育活动计划

 问题

1. 学校健康教育的内容是什么?
2. 如何理解学校健康教育的意义?

第一节　学校健康教育的概念和意义

《"健康中国 2030"规划纲要》明确提出,"加大学校健康教育力度,将健康教育纳入国民教育体系,把健康教育作为所有教育阶段素质教育的重要内容"。儿童青少年是世界的未来和希望,在世界各国中,25 岁以下的青少年现已占全世界人口的一半,其中 80% 生活在发展中国家,且他们中的大多数正在各级各类学校中学习。处在生命准备期的儿童青少年形成的卫生习惯和生活方式,将对他们的一生产生深远的影响。前 WHO 总干事中岛宏博士在第 14 届世界健康教育大会开幕式上指出:"儿童和青少年是一个非常重要且又最具可塑性的人群,他们形成了一个最大又最易受影响的人群,为健康教育提供了一个创造健康未来的机会。"WHO 积极倡导学校健康促进行动,第 50 届世界卫生大会指出:针对青少年的健康促进在提高人口健康水平方面具有巨大潜力。建立提供支持的社区、网络和机构以及鼓励健康行为是促使青少年及其家庭加强控制和改进其健康的最有效方法。至关重要的是,应当使所有青少年在学校内外都能参与健康促进活动。同时还认为:"在校学生正值成长发育阶段,是能够养成健康的习惯和形成健康的生活方式的。健康促进容易对在校学生起作用,而且对他们进行健康促进是具有低投入高效益的特点;他们能够作为改变现状的力量来改善他们的家庭和社会的健康状况。"

学校健康教育是国际性的策略,是一项对人类健康具有深远战略意义的基础性工作。实践表明学校是进行健康教育效果最好、时机最佳和最理想的场所。我国的学校健康教育工作已经有了长足的发展和进步。国家教委先后制定了《中学生健康教育基本要求》《小学生健康教育基本要求》和《学校健康教育评价方案(试行)》等有关规定;在大多数城市已经开设了学校健康教育课程;全国爱卫办已经将学校健康教育作为全国卫生城市检查的重要内容之一;农村地区也在逐年推进学校健康教育并且取得了显著成效。加强学校健康教育、提升学生健康素养,是贯彻落实党的教育方针,全面实施素质教育、促进学生全面发展、加快推进教育现代化的必然要求,是贯彻落实《"健康中国 2030"规划纲要》、建设健康中国、全面提升中华民族健康素质的重要内容。

2020 年教育部应对新冠肺炎疫情工作领导小组办公室印发《关于在常态化疫情防控下做好学校体育工作的指导意见》,为学生加强居家学习和推进复课后体育教学的有序衔接提供了基本遵循,学生的生命安全和身体健康被置于首位,健康教育的重要性与必要性再次被凸显。

一、学校健康教育概念

学校健康教育是根据一定的社会要求与条件,基于学校进行的一系列有计划、有组织的以增进学生与学校所有人员健康为目的教育活动,是包含影响健康观念、促进健康行为、改善健康状况等诸因素的综合性概念。学校健康教育是指通过学校、家长和学校所属社区内的所有成员的共同努力,给学生提供完整的、有益的健康经验和知识结构,包括设置正式的和非正式的健康教育课程,创造安全健康的学习环境,提供合适的健康服务,动员家庭和更广泛的社区参与,共同促进师生健康水平和身心素质。学校健康教育的对象不仅包括中小学学生,还包括学龄前儿童以及大学生,另外还涉及所有与学生生活、学习和周围环境密切相关的人,如校领导、教职员工、学生家长、社区组织领导等。开展学校健康教育,需不断更新观念、创新形式、落实载体、完善制度,充分发挥健康教育在培育和践行社会主义核心价值观、推进素质教育中的综合作用,帮助学生树立健康意识,掌握维护健康的知识和技能,形成文明、健康的生活方式与行为,减少或消除影响健康的危险因素,提高自身健康管理能力,引导学生主动宣传健康知识,增强维护全民健康的社会责任感,促进学生身心健康和全面发展。

二、学校健康教育的意义

1. 学校健康教育是对学生进行素质教育,保证其全面发展的重要条件

学生的素质体现在德、智、体、美、劳诸方面的全面发展,贯穿素质教育的各个方面,而儿童青少年正处于接受教育、身心全面发展的最佳时期。因此,学校健康教育与五育关系非常密切,它们互相渗透、互相促进。在德育教育方面使学生从小树立"讲卫生为荣、不讲卫生为耻"的荣辱观,自觉维护公共卫生,养成良好的行为和生活方式,遵守卫生法规和道德规范。在智育方面,对学生进行人类自我认识的认知教育,使他们懂得以科学知识保护自己的健康。体育和劳动是促进儿童青少年身心发展的积极因素,要使学生根据科学卫生的原则进行。在心理教育方面,对学生进行人际交往、友爱互助教育,促使他们社会化的良好发展和健全人格的修养。美育是培养学生审美、爱好美和创造美的能力教育,但要教育学生懂得那些以损害健康为代价的爱美行为,例如,以饥饿方法追求苗条身材、以吸烟来追求所谓潇洒风度的不良行为是必须加以引导和纠正的。

2. 学校健康教育是实现全民基础保健的有效途径

自我国施行"科教兴国"战略,推行九年义务教育制度以来,目前小学生的入学率已达90％以上,今后在校学生的比例将会进一步增加,进学校接受教育将成为人人必经的阶段。同时,学校具有群体生活的特点,有助于健康教育的组织和实施。此外,儿童青少年的可塑性大,易形成"动力定型"以及良好的行为、卫生习惯和生活方式,并对他们一生的行为与身心健康产生深远的影响。加大健康教育力度,推进健康教育取得实效,无疑成为引领学生健康素养提升最有效的路径之一。儿童青少年时期是人类生长发育过程中的重要阶段,其健康不仅关系到青少年群体自身当前的健康状况,而且与其成年后的健康状况关系密切,也关系到一个国家、民族未来的健康与发展,基于学校开展健康教育是人群健康教育高效可行的途径之一。因此,做好学校健康教育是实现和促进全民基础保健、提高群体素质的有效途径。美国、英国、新加坡等发达国家的经验证明,只有人人接受学校健康教育,才能从根本上提高整个国民的健康水平,促进人人健康。

3. 学校健康教育是影响家庭、社会和整个人群的治本措施

儿童青少年与家庭和社会有着天然而广泛的联系,每个孩子都应该得到关于生命健康的教导,以更好地维护自己及他人的生命和健康。他们一旦获得卫生知识、价值观和行为技能,不仅其本身可以茁壮成长,也必然对其父母、邻里、亲友和社会产生良好的影响,并有可能发挥移风易俗的作用。从培养造就一代新人的角度看,在中国要真正形成人人讲卫生、户户爱清洁的良好风尚和健康生活方式,从根本上改变卫生面貌,推进社会进步和精神文明建设,很大程度上取决于学校健康教育的质量。

4. 学校健康教育是学校初级卫生保健工作的根本措施

大量的研究证实,成年期的慢性病,如心、脑血管疾病和癌症,都与童年期的不良生活方式形成有密切关系,所以从小培养健康生活方式对人的一生健康具有深刻而久远的意义。如不吸烟、不酗酒、三餐规律、不多食、不挑食、爱运动、勤俭节约、乐观积极向上、行为有控制、不过早发生性行为、避免不安全性行为、不久坐等,减少患病危险因素,预防控制疾病的发生、发展,避免过早死亡。很多疾病和早死都是可以预防的,其中培养良好的生活习惯至关重要。学校作为一种社会化育人场所,能够提供一种教育环境。在该环境中,可以使学校在初级卫生保健中发挥重要作用;确保人们对健康有很好地了解手段和实现方式及早习得与健康有关的知识并生成相应的态度和情感,促使科学地、哲学地理解公共卫生;引起些许有利于健康的行为;维持和改善家庭健康,以及所居住社区的健康状况等,从而实现健康和教育的结合,让其相互依存、协同共进。毕竟,学生的身心健康直接影响着他们的学业以及为国家和人民服务的进一步工作。在学校中提供健康教育,不仅能为学生的健康及其学业的完成提供保障,而且能促使他们形成健康责任感,建立起关于健康的共同价值观和信念,从而在公众健康素养提升方面扮演重要的角色。

5. 学校健康教育可获得较大的经济效益

最近国外学者通过分析认为:在学校进行高质量多元化的健康教育可获得较大的经济效益。健康教育每投入1美元,社会将省下13~14美元。有些节约来自直接的花费,如节约可预防疾病的医疗费用,减少青年人吸毒、醉驾造成的交通事故以及与药物相关的犯罪。另有一些是可间接降低的成本,如未成年死亡和青少年意外妊娠有关的福利开支及因此而引起的生产力下降。另外还有分析发现,以1美元投资于有效的烟草教育可节省18.8美元的卫生保健和其他花费;在预防过早和不加保护的性行为方面,在教育上每投入1美元可节省5.10美元。

第二节　学校健康教育的任务和基本内容

一、学校健康教育的任务

健康教育是以促进健康为核心的教育。学校健康教育把培养青少年的健康意识、提高学生健康素质作为根本出发点,注重实用性和实效性。

1. 提高儿童青少年卫生科学知识水平

儿童青少年中某些不良的生活方式和卫生习惯的养成,往往是缺乏必要的卫生科学知识所导致的。通过课堂内外的教育方式向儿童青少年传授卫生科学知识是学校健康教育的主要任务,其目的是帮助儿童青少年提高卫生科学知识水平,将儿童青少年的行为引向正确的方向。

2. 提高儿童青少年生长发育水平

儿童少年的生长发育水平与生活环境有密切关系。学校的膳食服务、体育教育(包括体育课、设备和课外活动)以及学校的卫生环境和家庭环境等均可影响儿童少年的生长发育。通过健康教育,帮助儿童青少年平衡膳食、合理营养,正确地进行体育锻炼,创造对生长发育有利的环境和因素,消除不利因素,提高生长发育水平。

3. 降低儿童青少年常见病的发病率

儿童青少年正处在生长发育时期,对外界环境的适应能力及对某些致病微生物的免疫能力较差,往往由于不良的学习生活条件及某些不利的因素影响易患某些疾病。常见的疾病有:近视眼、沙眼、龋齿、脊柱异常、鼻炎、蛔虫感染、运动外伤、贫血等。只要对学龄儿童及时普及各类常见病的有关知识,大力开展健康教育,使学生掌握有关的预防知识和必要的技能,结合学校定期体检和矫正,可使患病率下降。

4. 预防各种心理障碍,促进儿童青少年心理健康发展

根据儿童青少年的身心发育特点,开展心理健康教育,帮助儿童青少年认识自己、充分发掘潜力;学会控制和调节情绪,能够克服心理困扰;树立崇高的人生理想;培养乐观进取、自信自律、负责守信、友善合群、开拓创新、追求卓越、不畏艰难的健全人格及社会适应能力;有效地提高儿童青少年的心理素质,为他们德、智、体的全面发展打下良好的基础。

5. 改善儿童青少年对待个人和公共卫生的态度

少年儿童对待卫生的态度如何是促使其将卫生科学知识转化为行为和习惯的动力,是健康教育取得良好的社会效益的前提。儿童少年对待卫生问题的态度是通过卫生知识的学习及周围环境的影响而逐步形成的,且一旦形成,要想改变就比较困难。为此,必须抓紧生命早期这一有利时期,让学生运用卫生科学知识,逐步形成良好的卫生行为和习惯。

6. 培养儿童青少年的自我保健能力

当前,对卫生保健的观念正在从依靠医疗机构的"依赖型"向多依靠自己的"自助型"转变,而自助型的核心则是个人良好生活习惯的培养和发展自我保健意识及能力。导致成人期死亡的许多疾病,如心血管病、肿瘤等,均与其不良的卫生习惯及生活方式有关,而其起因往往是在儿童少年期。因此,必须从儿童期开始培养自我保健的意识和能力,为其终身的健康打下良好的基础。

二、学校健康教育的基本原则

学校健康教育的基本原则包括:坚持健康知识传授与健康教育技能传授并重原则;健康知识和技能传授呈螺旋式递进原则;健康知识传授、健康意识与健康行为形成相统一的原则;总体要求与地方实际相结合原则;健康教育理论知识和学生生活实际相结合原则。做到重点突出、循序渐进,不断强化和促进健康知识的掌握、健康技能的提高、健康意识的形成、健康行为和生活方式的建立。

(一) 中小学健康教育的原则

1. 科学性与实效性相结合原则

要根据学生身心发展的规律和特点及学生不同生长阶段的实际需求科学开展健康教育,注重健康教育的实践性与实效性,切实提高学生健康素养水平。

2. 面向全体学生与关注个体差异相结合的原则

健康教育要面向全体学生,全面提高学生的健康素养;要关注学生的个体差异,根据学生年龄、心理、性别等特点和发展需要,开展有针对性的教育和引导。

3. 知识传授与技能培养相结合的原则

健康教育要关注学生在知识学习过程中养成健康生活技能,强调健康知识与健康技能并重,做到健康知识的掌握、健康技能的提高以及健康意识的形成、健康行为和生活方式的养成相统一。

4. 个体健康责任与社会责任意识相结合的原则

健康教育要让学生能够运用所学的知识和技能,帮助个人和群体掌握卫生保健知识,树立健康观念,合理利用资源,并采纳有利于健康的行为和生活方式,推动社会范围内健康促进更好的发展。

(二) 普通高等学校健康教育的基本原则

高等教育阶段是高校学生身心成长成熟、健康素养形成的重要时期。高校学生是传播健康理念、引领健康生活方式的重要人群。高校健康教育重在增强学生的健康意识、提高学生的健康素养和健全学生的人格品质。开展高校健康教育应遵循以下基本原则:

1. 问题导向与健康需求相衔接

围绕学生的健康需求,针对学生的主要健康问题及其影响因素,合理科学地选择健康教育的内容和形式,确保健康教育取得实效。

2. 知识传授与行为养成相促进

健康行为是维护和促进健康的关键。健康知识和技能是促进健康行为形成的前提。要以健康行为养成为出发点,传播健康知识和技能,提升学生健康素养。

3. 课堂教学与课外实践相协调

课堂教学是传授健康知识和技能的主要渠道。课外实践是践行健康知识和技能的主要场域。要结合课堂教育教学内容,合理安排健康实践活动,促进学生健康知识的运用与行为的形成。

4. 维护个体健康与增强社会责任相统一

个体健康是全民健康的基础,促进全民健康需要每个人的共同努力,既要提升学生的健康素养,又要增强学生在维护和促进全民健康方面的社会责任感和示范引领作用。

5. 总体要求与地方实际相结合

各地学生面临的健康问题及影响健康的危险因素不尽相同,各地应在国家有关健康教育的总体规划和原则指导下,结合本地实际,对健康教育的内容进行合理安排,并适当调整补充。

三、学校健康教育的内容

(一)学校健康教育的基本内容

学校健康教育的内容应该是综合的、全方位的,全面影响学校生活的各个方面,渗透于儿童青少年的学习和生活之中,因此学校健康教育的开展必须得到学校、社区的支持,建立提供支持的政策、机构、环境和社区是学校健康教育工作的重要组成部分。

1. 促进学校健康政策的制定和实施

任何健康教育的发展目标,都需要有政策的支持。学校健康政策是开展学校健康教育的指南,是顺利开展学校健康教育的保证,体现学校决策者的思维观念,可影响学校行动及其资源分配。学校健康政策的内容包括:确保学生获得健康卫生食品的政策;禁烟、禁酒和非法的精神兴奋剂类物质的政策;急救政策和实施计划;健康筛选政策;控制寄生虫病的政策;在自然灾害或其他威胁学生健康和安全的紧急事件发生时的应急政策;有关艾滋病控制包括其安全管理的政策等。

2. 建设有利学生健康的学校物质环境

学校物质环境是指学校的基础环境及自然环境,包括校址的选择、建筑、场地、室内和室外活动设备和学校周围的场地等,也包括基础设施诸如卫生设施和水源的可利用性。包括:学校体育设施安全卫生并能正确使用;有足够的男女厕所;有安全清洁水源用于饮用和洗手;学校有适当的垃圾处理系统;学生参与维持学校清洁;学校内各种场所均有合适的通风、照明、供暖设备,减少校内噪声干扰等。

3. 建设有利学生健康的学校社会环境

学校社会环境是激发和促进学生参加健康活动,主动培养健康意识的外部环境,特别指在员工中、在学生中、在师生之间的综合关系质量。其内容包括学校的文化精神对师生的心理健康和社会需要所起的作用;学校创造一个相互关怀、信任和友好的环境吸引学生参与;对于有特殊困难的同学,学校提供适当的支持和帮助;学校关注家长的教育需要及如何能改善学生的健康等问题。

4. 建立有利学生健康的社区关系

社区关系是指学校与学生家庭之间、学校与学校所在社区的组织、机构、社团之间的联系。学生虽有 1/3 的时间待在学校,但他们却有 2/3 以上的时间,包括周末、假日和寒暑假是在校外度过的。此外,还有一些儿童少年退学或因很高的缺勤率,学校的活动无法覆盖。应支持社区积极参与学校的健康事务以及学校参与社区活动,包括学生家长,大家共同为儿童的健康而努力。

5. 传授指导个人健康知识和技巧

通过正式或非正式的途径让学生获得与其年龄相适宜的卫生知识、相关技能和寻求帮助的能力,以确保他们在个人和社区卫生事务中更主动和更有责任感。通过系统的健康教育课程,针对不同年龄层次的儿童少年,给予相应的营养、疾病防治、体育卫生、安全、心理卫生、性、口腔卫生和环境卫生等方面的知识;在解决问题的技巧、决策、有效的交流、人际关系、处理情绪和学习压力以及创造性的思维等方面给予帮助;给教师提供有关健康教育的培训和服务,帮助教师获得关于卫生资源的利用和使用价值等方面的信息,以提高学生关于健康问题的理论知识水平以及在实践中应用的技能。

6. 提供健康服务

学校健康服务指学校和有关卫生服务机构向学生提供直接服务,并与学校建立合作关系,共同担负起儿童青少年学校卫生保健和教育的责任。其内容包括:基本的健康服务;帮助解决学校的健康问题;帮助培训教师。考察项目包括:为儿童少年进行计划免疫;提供适当的健康筛选;保存儿童的健康状况记录;健康服务机构的人员和教师对健康教育课程的设计和实施共同协商;为教师提供适当的专题培训课程等。

7. 学校专题健康教育

专题健康教育系指为了预防某种或某类疾病,减少或消除该病的致病因素或发病率而进行的专项健康教育。

(1) 慢性病早期预防教育。近年来,随着疾病模式的改变,冠心病、癌症、脑卒中等在许多国家已成为死亡的主要原因且从流行病学及尸解中发现,上述疾病的好发年龄虽在中老年阶段,但其发病的危险因素的形成很早,特别是饮食习惯、不健康的生活方式等。因此,在儿童少年中开展预防这些疾病的专题健康教育,对于减少在成人期的发病率及死亡率有着相当重要的意义。

(2) 生殖健康问题。近年来,在许多国家和地区未婚少女怀孕已成为严重的社会问题。在我国也将面临着同样的问题。少年男女的生理成熟一般超前于心理的成熟,针对这个不平衡,必须根据儿童少年的不同年龄阶段,适时、适当、适量的进行有关性生理、性心理、性道德、性伦理、性病防治等方面的教育。此外,学校应是预防艾滋病的重点场所,预防艾滋病的健康教育应是学校健康教育的重要内容之一。

(3) 控烟问题。虽然因烟草而致病死亡者大多数为成年人,但吸烟这种嗜好通常开始于儿童期。所以青少年控烟问题一向是人们关注的一个热点。《中华人民共和国未成年人保护法》中也制定了有关条例。全国爱卫会和卫生部组织的全国 50 万人吸烟抽样调查显示,男性中学生吸烟率为 5.91%,11～15 岁是开始吸烟的靶年龄,因此,对该年龄组进行控烟教育最为有效。控烟教育应特别注意导致青少年吸烟的最主要原因是好奇心重这一特点。要大力实施以健康教育为主要手段的综合控烟措施,通过学校控烟健康教育,儿童可成为向家长宣传有关吸烟有害知识的重要力量,让儿童动员家长戒烟。

(4) 素质教育问题。我国独生子女家庭较多,一些家长对孩子百般呵护和溺爱,这些儿童往往养尊处优,过着"饭来张口,衣来伸手"的生活。同时由于不适当的应试教育,学生要频繁应付考试,长期脱离社会实践,缺乏相应的生活能力及社会适应能力。国家教委于1997年制定了《关于当前积极推进中小学实施素质教育的若干意见》,指出改革人才培养模式由"应试教育"向全面"素质教育"转变。因此学生的健康教育应当作为学校素质教育的重点内容。

（5）"防病抗疫"教育。2020 年"新冠"肺炎疫情在对社会产生重大冲击的同时，也对学校健康教育产生了重要的影响。开展及时和针对性的健康教育需完善突发事件卫生应急体系，提高早期预防、及时发现、快速反应和有效处置能力。同时，学校还应以"防病抗疫"为切入点，积极整合多方教育资源，强化健康教育的内容，经常性地、有计划地对学生开展以防控传染病为重点的健康教育，维护学生的心理健康，向学生普及卫生科学知识，掌握自我健康防护技能，让养成健康的生活方式和自觉的健康行为成为学生的常态，把健康教育落实到学生的生活实际中，为"健康中国 2030"战略规划落实助力。

（二）学校健康教育的关键领域

学校健康教育是一套与教育和服务学生相关的方案或策略，是有关行为与健康之间相互关系的基础知识，也包括了人体机能的相互作用以及疾病的预防等其他健康问题，具有综合性和系统性，旨在促进学生的身体、情感、社交和发展达到最佳。其中，有六个关键领域是需要考虑的因素。

1. 制订完整的健康教育计划

涉及学生身体、心理健康和情感的开发，循序渐进的发展指导，一系列与健康相关的实践。

2. 开设健康课程

涵盖各种主题，例如环境健康（物理环境中的建筑设计、照明、通风、清洁等，环境危害和障碍；政策环境中的法规，权利与义务；社会环境中的气氛营造，信息传播）、个人健康（卫生习惯，生活方式）、心理健康（减轻压力，稳定情绪）、营养健康（食品安全，饮食调配）、疾病预防和控制（动态监测，保健服务）等。

3. 提高个人防护技能

普及防控知识，做好防护措施，科学引导，在运动中增强体质。

4. 提供学术指导

由受过专业培训的教授对预防和疾病控制的老师进行指导，帮助树立正确的认知导向，以实现学校的优质健康教育。

5. 多方协同配合

协同教育、卫健、公安等部门联动，形成教育合力。

6. 定期评估、更新和改正

以设定指标体系为参照，检视已施行的健康教育是否有效，能够提供基本的、准确的功能性健康知识，直接有助于促进健康的决定和行为；可否开发和培训出适合年龄阶段的信息、学习策略、教学方法和具有文化包容性的材料，增强有效性；及时更新教育观念和改进方式方法，帮助学生维持和改善他们的健康，预防疾病，并减少与健康有关的风险行为，解决个人价值观和团体规范，通过建立个人防护技能提高自我效能。

（三）构建大健康视域下的学校健康教育体系

近几年，随着各大学校对大健康视域下学校健康教育体系的构建工作的关注和重视，对大健康视域下学校健康教育体系的构建工作提出了更高的要求，因此，关于"大健康视域下学校健康教育体系的构建探讨"这一话题成为了教育行业关注的焦点。为了推动大健康视域下学校健康教育体系构建工作的顺利开展,一方面要重视对资源的整合,完善学校健康教育推进形式。另一方面还要重视活动协同,统筹学校健康教育实践活动,全面提高学校健康教育的教学质量和效率。

1. 资源整合,完善学校健康教育推进形式

为了全面提升学校健康教育的教学质量和水平,现提出资源整合,完善学校健康教育推进形式,这些推进形式主要体现在两个方面:整合课程资源,构建学科融合和资源互补的健康教育课程体系;整合教师资源,形成学校健康教育组织,为了加深对资源整合,完善学校健康教育推进形式的认识和理解。

(1) 整合课程资源,构建学科融合和资源互补的健康教育课程体系。资源整合,完善学校健康教育的第一个推进形式是整合课程资源,构建学科融合和资源互补的健康教育课程体系。在整合课程资源的过程中,首先,学校可以将体育与健康、道德、心理等课程中涉及的健康方面的知识进行有效的整合,从而形成适合学生自身特点的健康教育课本体系;其次,教师要多学科集中备课,解决健康教育课程单一问题。总而言之,通过整合课程资源,构建学科融合和资源互补的健康教育课程体系,可以有效解决学校健康教育课程单一化问题,对提高健康教育的质量起着至关重要的影响。

(2) 整合教师资源,形成学校健康教育组织。资源整合,完善学校健康教育的第二个推进形式是整合教师资源,形成学校健康教育组织。在整合教师资源的过程中,首先,学校要定期给全体教师进修健康教育培训,提高教师的健康意识;其次,教师要通过引导学生参加体育锻炼,帮助学生养成良好的健康习惯。总而言之,通过整合教师资源,形成学校健康教育组织,对提高健康教育的质量起着至关重要的影响。

2. 活动协同,统筹学校健康教育实践活动

为全面促进学生身心健康的成长,现提出活动协同,统筹学校健康教育实践活动,这些实践活动主要体现在以下三个方面,分别是转化经常性健康教育活动、强化集中性健康教育活动、开展针对性健康教育活动。

(1) 转化经常性健康教育活动。活动协同,统筹学校健康教育的第一个实践活动是转化经常性健康教育活动。在转化经常性健康教育活动的过程中,首先,教师可以引导学生参加健康知识竞赛、安全运动技能训练;其次,结合学生的自身对健康知识的掌握情况,开展健康知识的征文,同时,利用广播站对经常性健康教育活动带来的教育成果进行广播。总而言之,通过转化经常性健康教育活动,对培养学生健康行为起着不可估量的作用。

(2) 强化集中性健康教育活动。活动协同,统筹学校健康教育的第二个实践活动是强化集中性健康教育活动。在强化集中性健康教育活动的过程中,首先,学校结合健康教育实际的需求,成立学生健康教育问答社区,以激发学生学习健康知识的热情,从而实现为学生健康教育提供系统的服务体系。总而言之,通过强化集中性健康教育活动,对培养学生健康行为起着不可估量的作用。

(3) 开展针对性健康教育活动。活动协同,统筹学校健康教育的第三个实践活动是开展针对性健康教育活动。在开展针对性健康教育活动的过程中,首先,教师要对学生进行针对性的道德教育,培养学生自我保护的能力;其次,规范学生的言行举止,避免出现因不文明现象导致的吵架、打架事件。总而言之,通过开展针对性健康教育活动,对培养学生健康行为起着不可估量的作用。

（四）学校健康教育的实施途径和保障措施

1. 中小学健康教育的实施途径

中小学要采取多种途径和方法开展健康教育，注重发挥不同途径和方法的综合作用，增强健康教育的实效性。

（1）将健康教育贯穿于学校教育教学全过程。各校按照课本纲要提出的目标及具体内容，结合本校实际，设计健康教育的课程体系，制订相应的教学计划。全体教师应有意识地在各种教育教学过程中将健康教育的内容与学科教学、班主任工作等有机结合，开展适合学生特点的健康教育。

（2）拓展多种健康教育开展途径。中小学要通过班团队活动、学生社团活动、社会实践活动等多种途径，以课堂活动与课外活动相结合的形式，采用讨论、分享、游戏活动、角色扮演、故事叙述等多种方式开展健康教育，让学生在体验中掌握健康生活技能。

（3）用学生乐于接受的形式开展健康教育。学校要充分利用互联网、广播、宣传栏、微信、微博等载体，采取学生喜闻乐见、易于接受的形式，开展寓教于学、寓教于乐的健康教育活动。也可以通过班会、团会、校会、升旗仪式、墙报、板报等多种形式开展经常性的宣传教育活动，同时要利用团体辅导、专题讲座等方式开展健康教育专题教育，向学生传授健康知识和技能。

（4）学校、家庭和社会共同实施健康教育。学校要帮助家长树立正确的教育观念，了解和掌握学生身心发育的特点及规律，提升家庭健康教育的能力。要充分利用社会资源开展各种有益于中小学生身心健康的教育活动，学校、家庭和社会密切合作，共同促进学生健康成长。

2. 中小学健康教育的保障措施

（1）加强对中小学健康教育工作的领导和组织管理。各级教育行政部门要切实加强对学校健康教育工作的领导，制定规章制度，明确责任部门和负责人，支持和指导中小学开展健康教育工作。学校要通过多种途径和方式，结合教育教学实际，保证健康教育时间。各级教育行政部门要将学校健康教育工作列入年度工作计划，建议纳入学校督导评估指标体系之中。教育督导部门应定期开展专项督导检查，可适时开展中小学健康教育示范校创建活动。

（2）重视健康教育课程建设。从不同学校实际和不同年龄阶段学生的身心发展特点及需求出发，设置具体的健康教育内容，构建科学系统的健康教育课程体系，加强中小学健康教育内容的系统性。遵循相关学科教学与教育活动相结合、课堂教育与课外实践相结合、经常性宣传教育与集中式宣传教育相结合的模式开展健康教育。

（3）重视健康教育师资队伍建设。中小学健康教育师资以现有的健康教育专兼职教师为基础。要重视健康教育教学研究工作，各级教研部门要把健康教育教学研究纳入教研工作计划，开展以知识传播与技能培养相结合的教学研究工作，不断提高教师开展健康教育的水平。

（4）加强健康教育教学资源建设。各区应加强教学资源建设，积极开发健康教育的教学课件、教学图文资料、音像制品等教学资源，增强健康教育实施效果。凡进入中小学校的自助读本或相关教育材料必须按有关规定，经审定后方可使用。

（5）重视对健康教育的评价和督导。各区教育行政部门和学校应将健康教育实施过程与健康教育实施效果作为评价重点,包括学生健康观念的建立、基本知识和技能的掌握和卫生习惯、健康行为的形成,以及学校对健康教育课程的安排、必要的资源配置、实施情况以及实施效果。做好红十字青少年的普及宣传工作,组织学生开展爱心募捐救助、红十字志愿服务、传播国际人道法等工作。各区教育行政部门应将学校实施健康教育情况列入学校督导考核的重要指标之一,建立科学化、常态化的健康素养状况监测评估体系。

3. 普通高等学校健康教育的实施途径

(1) 多渠道开展健康教育,发挥课堂教学主渠道作用。高校应按照课本纲要确定的原则、内容,因校制宜制订健康教育教学计划,开设健康教育公共选修课,安排必要的课时,确定相应的学分。针对高校学生关注的健康问题,精选教学内容,吸引学生选修健康教育课程。拓展健康教育载体。充分利用新生入学教育、军训等时机,开展艾滋病、结核病等传染病预防、安全应急与急救等专题健康教育活动。充分利用广播、宣传栏、学生社团活动、校园网络、微博、微信等传统媒体和新兴媒体,经常性开展健康教育宣传活动。结合各种卫生主题宣传日,集中开展各类卫生主题宣传教育活动。结合阶段性、季节性疾病预防,以防病为切入点,传播健康生活方式及疾病预防知识和技能。

(2) 多形式开展健康实习。融入学生管理工作,注重培养学生健康素养和生活作息等行为习惯,及时了解学生心理状况和心理需求,有针对性开展心理健康教育、心理辅导与咨询;发挥学生社团作用,把学生参与健康教育活动纳入学生志愿服务管理,鼓励学生积极参与健康教育实践活动,传播健康理念和知识;创设良好的校园卫生环境,配备必要的公共卫生设施,设置必要的卫生警示和标识,潜移默化地培养学生的公共卫生意识和卫生行为习惯。

(3) 多途径加强健康教育教学能力建设。创新教学方法和模式,充分发挥在线课程作用,开发健康教育网络课程、慕课、微课等,为全体学生提供便捷的健康教育学习平台,增强学生运用网络资源学习的能力,扩大健康教育覆盖面;开展健康教育教学研究,充分发挥高校学科优势和人才优势,开展健康教育教学和科研活动,培育健康教育特色,提高健康教育教学质量;丰富教育教学资源,结合本校实际,开发学生健康教育科普读物、教学图文资料、多媒体课件等,丰富健康教育教学资源,保障健康教育教学活动顺利开展;发挥专业组织的协同推进作用,积极争取卫生部门和健康教育专业机构的技术支持和专业指导,聘请专业人员培训健康教育师资、开展专题讲座等健康教育活动,增强健康教育的针对性和实效性。

4. 普通高等学校健康教育的保障措施

(1) 完善推进机制。学校要切实把健康融入高校工作的各个环节,要把维护和促进学生健康放在重要的地位,全力提升学生健康素养和身心健康水平。要加强组织领导和统筹协调,把健康教育作为高校学生素质教育的重要内容,纳入学校教育教学体系。整合健康教育资源,制定符合学校实际的健康教育实施方案。明确一名校领导具体负责健康教育工作,建立专兼职相结合的健康教育师资队伍,完善教务、学工、校医院、团委等多部门各负其责、协同推进的健康教育工作机制。设有医学院的高校,要充分发挥其专业优势,加强对学校健康教育的技术支撑和专业指导。

(2) 加大经费投入。各地各高校要切实加大健康教育经费投入,强化健康教育的条件保障。配备必要的公共卫生设施,充分发挥健康环境育人的功能,促进学生健康行为和习惯的养成。

(3) 加强评估督导。高校把健康教育作为学校教育教学评估的重要内容。各地教育行政部门要把健康教育纳入高等教育教学评估体系,督促高校落实健康教育的相关规定和要求,定期对高校健康教育工作进行督查,通报督查结果。

(4)营造良好环境。各地各高校要充分利用报刊、广播、电视、网络等手段和途径,加强高校健康教育工作宣传力度,总结交流典型经验和有效做法,传播科学的健康观,营造全社会关心、重视和支持高校健康教育的良好氛围。

第三节 学校健康教育的评价

一、学校健康教育的评价意义

学校健康教育应该具有系统性,应该注意计划、实施、考核评估的系统性,这样学校健康教育才能建立起能够针对学生需求、覆盖全体学生、连续衔接较好、可持续完善改进的工作机制。这在其他国家也有一些经验值得参考,特别是对学校健康教育工作的考核评估反馈机制。例如,美国各州小学根据学生实际,制定各项健康教育计划与标准,开设合理的健康教育课程,并且开发了健康教育课程分析工具(the health education curriculum analysis tool,HECAT),帮助地区和学校对健康教育课程进行清晰、完整和一致的分析,成果可以帮助学校选择或制定适当和有效的健康教育课程。再如,1998 年英国教育改革引入国家对中小学课程学习的评价制度,主要对 7 岁、11 岁、14 岁和 16 岁儿童完成其关键阶段学习的计划进行测验,主要采用全国性统一水平考试的形式进行。2013 年修订的《国家课程》对英国中小学课程评价制度进行改革,赋予学校更大的考核评估自主权,教学与评价的关系更为密切。考核评估是管理的重要手段,在学校健康教育工作中也不例外。通过对计划执行进行考核,既可以对学校健康教育工作效果有更好的监测,还可以及时发现工作中的不足并积极予以应对,最终会使得人群受益。在条件成熟时,可以考虑在学生中对健康教育知识、技能等进行测试考核,辅助学校健康教育的工作考核。

二、学校健康教育的评价原则

波勒克(Pollock)提出学校健康教育评价的七条原则包括:

(1)评价应是连续的,与整个计划同步。

(2)评价应针对学校健康教育工作所有重要的方面。

(3)评价应关心结果、步骤和内容。

(4)评价应是合作性的,即有关人员都应参与,包括学生、领导、教师、医务人员、专家和社区代表。

(5)评价重点应放在健康教育工作的目标和目的上。

(6)评价应有一个长期计划。

(7)评价应收集资料和保存记录。

三、学校健康教育评价的时间与内容

学校健康教育的评价应在健康教育计划设计的同时就制定一个完整的评价估计,评价与工作的开展同步进行,而基线材料的收集则是早于计划的开展,一般是采用流行病学和社会学的方法进行。评价所涉及的对象不仅是工作所覆盖的儿童少年,另外还包括对其行为改变及巩固起较大作用的教师和家长等。评价的内容除了知识、信念、行为三方面外,更要结合生长发育水平及健康状况并作为重要的评价内容。

四、学校健康教育评价的方法与指标

(一)卫生知识的评价

最常用的方法是问卷法,即围绕着干预的内容及有关的知识进行书面测验。对于低年龄的儿童,由于尚无能力用文字确切表达,则可以通过个别谈话的方式进行测试。为了激发儿童的兴趣与热情,也可采用卫生知识竞赛的方式,包括个人、小组以及班级等为单位进行,对优胜者予以奖励。关于卫生知识的评价指标,对群体可以得分的及格率做比较;对个体可用自身的前后对照得分情况来衡量。但这种对照不能排除来自工作外的干扰因素,故要使结果有说服力,应该设立另一群其他条件相同,唯独未进行干预的儿童作为对照。除了及格率以外,不同群体卫生知识测验平均得分的比较,也可作为参考的指标。

(二)学生卫生保健信念的评价

学生的卫生保健信念是指他们对卫生知识、卫生保健设施及卫生行为所持的认识、观点和态度的概括。卫生保健信念有各种表现形式,评价的指标也较多,例如,对某些正确及不正确卫生行为的肯定率或否定率等。

(三)健康行为的变化

老师可在日常的学习生活中及与家庭的联系中了解学生健康行为和习惯的改变。反映健康行为的指标较为客观、可靠,应作为对学校健康教育效果评价的主要依据。

1. 正确卫生习惯的形成率

使儿童少年养成良好的卫生习惯及健康的生活方式是学校健康促进的主要目的之一,通过干预前后卫生习惯形成率的比较可反映儿童在卫生行为方面的转变情况。

2. 各类群众性卫生保健活动的参加率

在卫生知识水平提高、卫生保健信念增强的基础上,儿童少年会自觉地参加一些群众性的爱国卫生运动及宣传教育活动、卫生知识竞赛、定期的健康检查等。根据类似性质的活动在计划前后自愿参加率的比较或干预人群与非干预人群之间的比较来进行效果的评估。

(四)生长发育水平的变化

通过定期的体格检查及身体素质的测试,与当地的生长标准进行比较,用等级评价方法等可看出在开展健康教育的儿童少年中,不同发育水平的儿童所占比例的多少;也可用百分位数法来衡量,观察常用的生长指标在该儿童所属的年龄与性别的百分位数表上的上升或下降情况。例如,原来体重过重的肥胖儿童经干预后,体重所处的百分位数位置有所下降。

(五)健康状况的增进

健康状况的改善与否是衡量学校健康教育效果的客观指标,常用的有以下几种:

1. 患病率

如近视眼的患病率、龋齿患病率等。

2. 发病率

如急性传染病、外伤等。

3. 月病假率

一般用下面公式计算:

$$月病假率 = \frac{某月病假总人日数}{同月授课总人日数} \times 100\%$$

4. 死因别死亡率

从较远期的效果来衡量,尚可用死亡率作为评价指标。一般应用死因别死亡率,即按各种死亡原因分别计算的死亡率。

(六)公共卫生面貌的改善

实际上是对学生信念及行为改进的一种间接评价,包括学生精神面貌和道德风尚的改变。例如,对每天清洁值日工作及大扫除的积极性增高,自觉地成为保护环境卫生的义务宣传员,主动地与不卫生行为做斗争的情况等。但具体的指标只能根据当时的情况进行设计、选择。

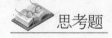 思考题

1. 学校健康教育的对象包括哪些?
2. "防病抗疫"教育的内容包含哪些?
3. 普通高等学校健康教育的实施途径主要包含哪几个方面?
4. 学校健康教育评价的内容包含哪些? 评价的原则是什么?

(金来润)

第十二章　工作场所健康教育

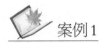 案例1

患者，男，23岁，某化工厂工人。1980年2月18日中午感头晕、头胀、乏力、上腹部肌肉跳动，后到厂医务室就医，扎针2次，未见好转。继而出现食欲减退、恶心、嗜睡、全身无力、两手发抖、拿物不稳，遂被送某医学院附属医院门诊部就诊。诊断为精神分裂症，建议该患者到精神病院治疗。患者未去，且症状逐渐加重，两眼视物模糊，并有复视现象，语言不清，走路不稳，跌倒数次，大小便失禁。至2月26日，同工段另12名操作工人因陆续出现类似症状不能上班，分别到各市级医院就诊，诊断为"精神分裂症""胃炎""神经衰弱""美尼尔征"等。工厂医师怀疑这13名病员的疾病系与车间毒物有关。

工厂医师向有关部门报告，并一起去该厂调查发现，该化工厂系用氯甲烷生产硅油，合成工段操作室面积12 m²，内装有6个管道，经检查发现有2个阀门开关松开。当时正值严冬季节，室内门窗紧闭，随即测定室内空气中氯甲烷浓度为3000 mg/m³（当时我国尚未公布氯甲烷的最高容许浓度规定40 mg/m³）。该工段共有操作工13人，三班轮转，其中4名夜班操作工发病较重，均收住院，2人在班上昏倒，大小便失禁；另2人严重头昏、不断出现恶心、呕吐症状；其余9名日班工人症状较轻。13名操作工中：男性8例，女性5例，年龄在19~38岁。

 问题

1. 你认为工厂医师为什么怀疑这些患者与车间毒物有关？

2. 你认为各医院为什么会有这样千差万别的诊断，应如何进一步证实工人患病与工作环境有关？

3. 如何解释夜班工人病情较重而日班工人较轻？

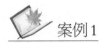 案例2

1998年4月13日，某蓄电池厂一青年女性因发作性腹绞痛经治不愈，辗转来到某职业病院，经查尿铅为0.96 μmol/L（正常为0.39 μmol/L以下），以慢性铅中毒急性发作收入院。由此，该院于1998年4月29日至1998年4月30日对该蓄电池厂职业危害情况进行了全面调查，结果发现铅中毒发病率达61.11%，结果令人震惊。

1. 一般情况

该厂始建于 1984 年,起初为个体企业,1997 年被政府收编,成为乡镇企业,主要产品为汽车电池极板,日产量为 5000 片。主要分成浇铸、球磨、调膏、化成 4 个车间,其中化成车间包括化铅、铸条、条板焊接、烘干、充电等多个工序,工人分工不十分明确。车间均为低矮平房,车间面积约 $8×5$ m^2,高 3 m,工艺原始,开放生产,无任何通风排毒设施,个人防护用品仅有工作服、工作靴和普通纱布口罩,且常不穿戴。当时有职工 62 人,其中男 15 人,女 47人,均为农民合同工人。每日工作 8 小时,工作忙时三班倒,饮水在同一环境内。

2. 现场监测情况

本次调查现场监测铅烟、铅尘有害作业点共 10 个,其中铅烟作业点 6 个,浓度范围为 $0.041~0.254$ mg/m^3(铅烟国际标准为 0.03 mg/m^3),铅尘作业点 4 个,浓度范围为 $0.025~0.385$ mg/m^3(铅尘国际标准为 0.05 mg/m^3)。合格点只有 1 个,超标点 9 个,超标率 90%。

3. 职业性查体情况

共调查 62 人,受检率为 100%。病史询问除 5 人有时腹部隐痛(其中 1 人有腹绞病发作),无其他不适。尿铅增高者:33 人,为 $0.40~2.10$ μmol/L,平均为 0.87 μmol/L(正常值 <0.39 μmol/L)。根据 GB 11504 — 89 国家诊断标准分级最后诊断为慢性中度铅中毒 4例,慢性轻度铅中毒 1 例,铅吸收 28 例,总发病率为 61.11%。发病年龄最小 17 岁,最大 60岁,发病工龄最短 10 天,最长 14 年。

 问题

1. 你认为本次事故发生的原因是什么?
2. 你认为为什么本次事故以青少年居多?
3. 你认为应如何杜绝类似事件的发生?

职业是个人在社会中所从事的作为主要生活来源的工作,在工业、农业、建筑业及服务行业中从事体力和脑力劳动的群体都是职业人群(occupational population)。职业活动是人类活动的重要组成部分,也是创造社会财富、推动人类社会进步的基础和条件。由于人们在从事各种职业活动过程中会受到来自职业不良环境或社会性危害因素的影响,使职业人群的健康受到不同程度的损伤,出现工伤和职业相关疾患。因此,必须采取有效的防护措施保护各行业职业人群的健康。实践证明,职业人群健康教育与健康促进是一种经济、有效的社会干预,对不同行业人群开展职业健康教育与健康促进具有十分重要的意义。

据 WHO 资料,目前世界上职业人口约占全球人口的 50%,而就业年龄段为 $20~60$岁,可见职业人群是人类社会最富生命力、创造力和生产力的宝贵资源,其文化素养、身心健康和社会适应状态,将直接影响国民经济发展和进步,影响企业生存发展和社会稳定。因此,加强职业防护、改善员工健康是经济快速持续发展的重要动力。当前,职业人群健康促进(health promotion for working population)已成为职业医学的重要内涵。国内外的卫生学家都深刻认识到保护职业人群健康的关键不在于治疗有病的工人,而在于治疗有病的作业场所,故职业人群健康促进又称作业场所健康促进(workplace health promotion)。

1994 年 10 月,在我国北京举行了 WHO 职业卫生合作中心会议,进一步讨论并正式通过了"人人享有职业卫生保健"的宣言。鼓励各国政府部门制定特殊的职业卫生政策和计划,包括制定适宜的法规,建立相应的组织机构。在 WHO 颁布的全球工人健康规划中,明确提出职业卫生,特别是小工业职业卫生必须与初级卫生保健相结合的方针。

第六十届世界卫生大会审议通过的《劳动者健康全球行动计划(2008～2017)》中指出,职业人群健康是生产力和经济发展的基本前提。随着我国社会转型、生活节奏加快及竞争加剧,职业人群的职业压力增大、工作负担加重,其健康状况令人担忧。因此在"健康中国战略思想"和"大健康"的背景下,以工作场所为基础的健康教育能有效维护职业人群的身心健康,具有良好的社会和经济效益,保障企业和社会的可持续发展。

第一节　工作场所健康教育的概念和意义

一、工作场所健康教育概念

生产劳动是人类活动的重要组成部分,也是创造社会财富、推动人类社会进步的基础和条件。不同的劳动场所、劳动内容、劳动环境与劳动条件、劳动所得和方式,构成了不同的职业和职业人群。

工作场所健康教育是指以教育、组织、法律(政策)和经济学手段,干预对健康有害的行为、生活方式和环境,以促进职业人群健康。通过采取综合性干预措施,包括加强企业管理的政策、法规和组织,职工积极参与健康教育活动以及加强卫生服务等措施,以改善工作场所作业条件、控制健康危险因素、增进职工健康生活方式、降低病伤及缺勤率,从而达到促进职工健康、提高其职业生命质量(quality of working life)和推动经济持续发展的目的,其本质是行为和环境的双重矫正。

职业人群健康教育指通过提供知识、技能、服务,促使职业人群自觉地采纳有益于健康的行为和生活方式,它的本质是行为矫正,职业场所健康促进指以教育、组织、法律(政策)和经济学手段,干预职业场所的有关政策和环境以促进健康。它包含了企业管理的政策、法规和组织,职工的健康教育、积极参与改变不利健康的行为和环境以及加强卫生服务等。通过采取综合性干预措施,以期改善作业条件、增进健康生活方式、控制健康危险因素、降低病伤及缺勤率,从而达到促进职工健康、提高工作生命质量和推动经济持续发展的目的,其本质是行为和环境的双重矫正。

二、工作场所健康教育的意义

1. 职业人群在社会发展中的地位

职业人群是人类社会最富有生命力、创造力和生产力的宝贵社会资源,他们的文化技术素养、身心健康水平、社会适应能力将直接影响人类社会进步和国民经济的发展,同时也影响企业的生产效率和企业的生存与发展。

职业人群的年龄构成一般为 18～60 岁,这一年龄段是人们在一生中从事生产活动和其他社会活动最为复杂、时间最长、范围最广、精力也最旺盛的生命阶段。他们要同时承担着生产劳动、家庭生活、社会活动等多方面的压力和负担,他们既面临着与一般人群相同的公共卫生问题,又面临着特殊的职业卫生问题。现代医学与卫生学研究结果表明,各种不同职业环境和工作条件,都可能存在影响人类健康的有害因素,尤其是那些从事有毒有害作业的人们,可能会因为职业因素对健康的影响而丧失正常的劳动能力,甚至生活自理能力。因此,对职业人群开展职业健康教育与健康促进活动,将对促进国民健康水平的提高具有重要的现实意义。

2. 职业人群健康教育投入少、成效大

人类社会的一切物质财富和精神财富都是由职业人群创造的,如果职业人群素质(包括健康素质)低下,生产力水平则不能迅速提高,因此,在国际竞争中总是处于劣势。这种"低素质—低生产力"的恶性循环会使某些国家总是处于落后状态。职业人群医疗费用急剧的上涨也同样影响着国民经济和企业经济效益的增长。据报道,20 世纪 50 年代初美国的卫生总费用只占国民生产总值的 4.4%,而在 80 年代中期则增至 10.7%;1981 年企业对健康保险投资是 688 亿美元,而 1985 年则增至 1046 亿美元。1985 年因感染呼吸道疾病及外伤等所造成的工时损失则高达 3.3 亿个工作日。过高的医疗费用开支和因病伤缺勤所造成的经济损失同样制约着发达国家的经济发展,要想打破这种恶性循环,必须依靠发展教育和科学技术,同时也要靠发展卫生事业,特别是开展健康教育和健康促进活动,促进职业人群提高健康素质,提高生产力水平。因此,职业人群健康教育是一项投入少、成效大的工作。

3. 职业人群的职业健康问题

职业人群作为社会群体,面临与一般人群相同的公共卫生问题;而作为某一特定职业的群体,又面临诸如化学性、物理性、生物性职业危害因素以及职业性心理紧张等因素的威胁,故职业人群面临双重的健康问题。因此,有必要给予优先的医疗卫生照料,并实施健康促进计划。安全舒适的劳动环境、良好的作业条件、和谐的人际关系、或已经适应了的工作、或认为能充分发挥自己聪明才智和体现自己劳动价值的工作,都有利于人们的身心健康,与此相反,则有害于劳动者的身心健康。

由于我国经济水平和科学技术水平的限制,那种理想和完美的劳动环境还十分少见,多数企业,尤其是工业企业还广泛存在着各种有害的职业因素。目前通常所说的职业卫生或职业健康问题,主要是指工农业生产过程中的劳动卫生或职业卫生问题。实际上,职业卫生还涉及其他各行各业。即使所谓工业生产中的职业卫生,目前所关注的也依然是尘、毒、高温、噪声、振动等生产性有害因素对工人健康的影响。据初步统计,我国乡及乡级以上工业企业中,约有 1500 万职工接触各种有害因素,其中 45% 为从事粉尘作业,20% 为从事化学毒物作业,另有 30% 主要从事物理性有害因素的作业;由于作业环境恶劣,新的职业病患者不断增加。目前全国每年上报的新病例在 15000 例左右,其中主要是难以治疗的尘肺病。

职业卫生(occupational health)与职业健康问题在乡镇企业尤为突出。据国家卫生部 20 世纪 90 年代初的调查,80% 以上的工业企业存在着明显的各种职业危害,1/3 以上的工人从事各种有害作业,作业环境中有害因素的浓度(或强度)60% 以上超国家卫生标准,其职业病的检出率达 4.4%,可疑职业病的检出率达 11.4%。

作为农村职业卫生问题的重点是农药中毒。目前我国每年使用农药近百万吨,农村直接和间接接触农药的人口在 2.0 亿人以上,农药的运输、保管、使用过程中都可能使人发生中毒情况。据统计,每年由于使用农药而中毒,加上意外伤害的农药中毒人数至少数以万计。至于因接触农药而产生的健康影响则更无确切资料。可见职业健康教育与健康促进活动不仅要面向国有大中型企业,更要面向众多的乡镇企业和农村广大群众。

第二节　工作场所健康教育的任务和内容

职业人群不仅面临与一般人群相同的公共卫生问题,还面临职业危害及职业性心理紧张等因素的威胁。可以说职业人群面临着双重健康问题,相应地,针对职业人群的工作场所健康教育也应包括与职业卫生有关的健康教育和与行为生活方式有关的健康教育。

一、工作卫生有关的健康教育

(一)职业卫生知识教育

通过各种形式的传播媒介、卫生服务和干预措施,使职工了解自己及其所处的环境,包括人的基本生物学特征、生活和作业环境、可能接触到的有害因素以及个人的癖好、行为和生活方式等;了解上述个体及环境因素对健康的可能影响;参与环境和生产方式的改变,控制影响健康的危险因素,自觉地实行自我保健。

1. 改善劳动环境,治理职业有害因素,预防职业病的发生

几乎所有的工农业生产及科学研究过程中都会产生这样或那样的尘、毒、物理性有害因素。因此,治理和预防粉尘、化学毒物以及物理性有害因素等危害是目前职业卫生工作的重点。

2. 改变不良作业方式,预防有关工作疾病

不良作业方式一方面由客观的劳动生产所决定,同时也与个人主观的习惯有关。例如,长期站立作业,如售货员、理发员、外科医生等,由于重力作用可能引起下肢静脉曲张、痔疮、内脏下垂等,其他一些引起视力疲劳的作业,手动搬机作业、强迫体位作业、搬运作业以及视屏(VDT)作业等都可引起相应的某些疾病。因此,应通过健康教育,改变不良作业方式,预防有关工作疾病。

(二)职业心理健康教育

作业环境中除存在生物性、化学性和物理性因素可致职业性病损外,劳动过程还可能存在精神及心理方面的不良因素,构成职业性紧张(occupational stress)。与作业环境有关的不良心理因素包括:工作超负荷、工作量不足、作业管理不善、职业缺乏保障、工作单调以及轮班制工作等。精神紧张不仅可引起神经症状或心因性精神病,同时也与其他慢性疾病有关。精神紧张可以是身心疾病的病因,也可能是诱因或促成因素。由于精神紧张,首先使自主神经功能或内脏功能发生变化,当这种变化是可逆性的生理反应时,称之"心理生理反应",当这种变化为持续性或器官组织已发生病理变化时,则称为"身心疾病"。

引起精神紧张或精神疲劳的职业或工作很多,尤其在目前竞争激烈的社会环境中,常见的易引起精神紧张或精神疲劳的工作主要有:

(1)长期从事简单重复的作业,如各种流水线作业、驾驶、记录等。

（2）长期与社会、家庭隔离的工作，如远洋航运、捕捞、天文观测与极地考察等。

（3）上班时间经常变动的工作，如医务工作、铁路工作等。

（4）精神高度集中的工作，如高空作业、宇航与导航、监听与监视作业等。

（5）企业管理者。

（6）工作环境中不良的人际关系，尽管并非职业本身所致，但也是职业人群常见的精神紧张因素之一。

（7）职业变化或失业、下岗以及多余人员分流而造成的心理恐慌及思想不稳定等。

减轻或消除精神紧张的办法与措施应从多方面入手。首先要求企业的管理者采用先进的管理模式，合理地组织劳动与生产，正确地处理管理者与职工之间的关系，同时也要对职工不断地进行生产技能与思想认识的培训与教育，同时进行心理卫生的健康教育，即根据职工的心理生理特点，教育职工摆正自己的社会地位和角色，充分认识自己的能力、作用和价值，和谐地处理人际关系，使之感到劳动和工作成为人生的需求。对于精神或心理有异常表现者，应尽快进行心理咨询、诊断和治疗，对于已有其他病症者也应尽快进行诊治。

（三）对缺乏医务照料职业人群的健康教育

1987 年，WHO 执行局第 79 届会议指出：某些未包括在国家卫生服务范围内的职业人群，如农业工人、乡镇企业工人、未成年工人以及雇工等，应视为"缺乏医务照料的职业人群"（under served working population），给予充分重视。

由于地理、交通、经济以及文化和风俗习惯等方面的原因，农业工人（农民）所能得到的医务照料远不及城市工人，他们不仅受到各种职业危害因素的威胁，如工伤、化学中毒和高温中暑等，还受到与农村特殊环境有关的"职业性危害"，如人畜共患疾病、破伤风、疟疾、丝虫病、血吸虫病、毒蛇及节肢动物咬伤等的威胁。同时由于农村职业人群文化程度低，人口结构构成广（包括男、女、老、少），生产力方式落后且场所分散，难以实施成套的健康教育规程，通常是通过初级卫生保健（PHC）加以贯彻。PHC 包括以下内容：

（1）扩大基层卫生保健网的覆盖率，改善服务质量。

（2）举办短训班，对基层卫生医务人员进行职业健康教育，以便对农业职业人群开展基本的职业卫生服务，并与初级卫生保健紧密结合。

（3）通过农村新闻媒介及通俗读物对农业职业人群进行促进健康的教育。

近年来，我国乡镇工业得到迅猛发展。据估计，全国乡镇企业数达万个以上，乡镇企业职工人数达 9000 万，随着乡镇工业的迅猛发展，乡镇企业尘毒等职业危害也日趋严重。由于生产技术落后，企业管理水平低，作业场所污染严重，空气粉尘及毒物浓度的"点合格率"远低于市区国有企业，如水泥尘的点合格率，乡镇企业与市区全民企业相比为 0：1，铅为 0.06：1，矽尘为 0.32：1，苯为 0.58：1 等。对乡镇企业职工的"健康促进活动"亦应与农村的初级卫生保健相结合。原则和方法与农业职业人群相仿。

（四）职业卫生法制教育

职业卫生法制教育与职业健康教育可互相促进。由于职业卫生问题是劳动者在从事某种工作过程中"被动"接受的，因此企业领导或组织者应对此负有责任，有关的法律法规已规定了企业负责人应当向工人说明有关职业危害，工人也有权知道其有害性以保护自身的合法权益。但是如果工人和企业领导者缺乏职业卫生法律知识，就不可能真正了解各自的权利、义务和责任,如果企业领导或工人不知道存在着职业危害,则企业领导就不会按照有关法律法规的要求去改善劳动环境或劳动条件,也不会支持或重视环境测定和健康体检,企业职工也不会主动参与环境改造及健康体检。因此,职业安全卫生法规教育也应作为职业健康教育的重要内容之一。

二、行为生活方式的一般健康教育

职业人群的健康不仅受职业因素的影响,同时也受到一般人群暴露因素的影响,如生物因素、生活环境因素、个人行为与生活方式等,是社会各人群所共同面临的问题。因此对职业人群也必须进行一般性健康教育。一些公共暴露因素往往会加强职业因素的危害程度。

1. 控烟健康教育

吸烟是心脑血管病、呼吸道病及肺癌的重要危险因素,而某些职业因素恰好也是这些疾病的重要危险因素,当这些职业与非职业危险因素同时存在时,其危害效果将是协同作用。例如,吸烟可刺激和破坏呼吸道黏膜,使之排出异物的功能下降,而粉尘也有类似的作用。因此粉尘作业工人如果同时又吸烟,则使吸入到肺泡的粉尘粒更难排出体外,因而可促进尘肺的发生,吸烟可促使气管炎发病,如同时接触刺激性气体,则可使发病率增高,呼吸道症状也可明显加重。职业流行病学研究证明,吸烟可使从事铬、镍、铀、石棉和铀的作业工人患肺癌概率增加几倍甚至十几倍。由此可见,戒烟教育的重要性。

2. 节制饮酒

饮酒与醉酒是导致工伤交通事故的重要原因之一。此外,由于一切有机化学毒物,也包括酒精,都要在肝脏进行分解代谢。因此,饮酒可加重肝肌负担,更容易使其他化学毒物加重对肝脏的破坏作用,同时也可使中毒症状加重或更易引起中毒。所以节制饮酒的教育对某些职业人群具有重要意义。

3. 营养与合理膳食教育

一些从事重体力劳动的职工,由于劳动强度过大,尚有营养不足的问题,因此应给予充分的营养。例如,冶金、砖瓦等高温作业的人群,由于大量出汗而失去盐分和水分,此时应合理地补充盐和水以及维生素类等,否则会出现体乏无力、食欲下降、睡眠困难等症状。此外,一些从事脑力劳动又缺乏锻炼的人要防止食入过多、营养过剩。因此,要通过健康教育指导,使不同的职业人群有针对性地补充不同的营养,合理安排膳食。

4. 一般卫生习惯教育

经常洗手、洗脸、刷牙和洗澡,保持良好的卫生习惯,对某些职业人群则具有特殊意义,职业卫生学与毒理学研究结果表明,化学毒物进入体内的途径主要是呼吸道、消化道和皮肤,因此不在有尘毒危害的现场吃喝、休息,可减少毒物进入体内的机会;如接触铅等金属毒物的作业,经常洗手可以防止其从消化道吸收;农药、有机化合物、金属毒物粉尘等可污染皮肤及衣物,经常清洗不仅可防止本人吸收中毒,也可防止给家庭成员带来危害;保持劳动现场清洁对预防尘毒污染也有明显效果。此外,金融业、售票员、售货员等经常接触现金货币者,其经常消毒洗手对防止肝炎等肠道病的传染是十分重要的。

第三节　工作场所健康教育的实施步骤

目前,职业人群的健康教育尚处于起步阶段,传统的职业卫生与安全仍占主导地位。工作场所健康教育的实施与其他健康教育具有共性,但因为职业卫生是一项政策性很强的工作,因此又具有其自身的特殊性。应结合职业的具体特点和特性、职业卫生的实际需要和现有的客观条件,制订详细、具体的干预项目计划并实施。

一、计划实施的组织领导

工作场所健康教育与健康促进工作的开展,尤其在作业环境改造过程中,企业不仅要有足够的资金投入,而且在一段时间内可能见不到效益,因此政府和企业管理部门往往积极性不高,这就需要对领导层进行教育开发,取得政府和主管部门的支持,争取政府将职业卫生问题纳入初级卫生保健考核指标和当地社会经济发展总体计划,这样才能从政策、法规及经费等方面得到支持。

二、计划实施的主要原则

1. 生动而准确的原则

所谓生动,指教育方法应具有艺术性,这样才能让职工容易接受;所谓准确,指教育内容的科学性。由于职业卫生内容繁杂、特殊,从事健康教育者首先自己要充分掌握各种职业卫生知识和防护技能,才能准确有效地对群众实行指导。

2. 职业安全教育与健康教育相结合的原则

安全问题是企业突出的问题,许多职业安全与职业卫生问题往往交叉在一起,因此将职业安全教育与职业健康教育有机地结合,将节约人力、物力、时间成本并收到良好效果。

3. 分类教育的原则

由于职业危害是在劳动过程中产生的,而工人又是"被动"接受的,因此国家有关法规规定了企业的责任。作为健康教育工作者应掌握的原则是对职工既要教育其职业有害因素对健康的危害及防护措施,又要避免过分强调职业危险因素的存在而影响正常的生产。而对企业来说,则应以健康促进的策略促使企业严格执行国家的有关法规,积极改造劳动环境及条件,改进生产工艺,最大限度地减少职业危害对职工健康的影响,以保护劳动者健康为主要目标。

三、计划实施的具体方法

1. 对全社会开展广泛性职业健康教育

对全社会开展广泛性职业健康教育是指通过电视、广播、书报、杂志等方式广泛传播有关职业卫生知识的活动。政府官员、企业领导、普通群众都可随时随意收听、收看和阅读,完全可以"各取所需",提高全社会职业健康知识水平。

2. 直接对企业的教育

根据不同行业或企业的职业卫生问题,可采用不同形式和不同内容对不同企业的领导和工人进行教育,其形式如漫画、宣传手册等;有条件的大型企业可在车间休息室播放录像,或充分运用企业社区的闭路电视播放健康教育节目;利用企业领导工作会议机会,发放宣传资料、播放录像或开设小讲座等也是比较有效的形式;对新上岗或换岗工人要进行有关的职业卫生教育培训,使之一开始就掌握必要的自我防护技能。

四、计划实施的适宜技术推广

职业健康水平的提高或职业病发病率的下降,关键在于作业环境的改善及有害作业点的技术改造。因此在计划的实施过程中需要根据不同行业、不同作业的特点,在健康促进策略的指导下,实行跨部门协作,总结和推广各种适宜的治理技术。

第四节 工作场所健康教育的评价

一、评价的类型

职业健康教育的评价与其他健康教育活动的评价基本一致,可分为形成评价、过程评价、效果评价(近期效果评价、中期效果评价、远期效果评价)。

(一)形成评价

在职业场所健康教育计划执行前或执行早期对计划内容所作的评价。包括为制订干预计划所做的准备及计划设计所含的各种要素,其目的是使计划更完善、更合理、更可行、更容易为职工所接受。

(二)过程评价

随时了解工作进程和控制工作质量,包括组织领导落实情况,教育方法,传播渠道,宣传培训材料的设计,选择及预试等方面的质量和效果,相关规定政策的出台和实施情况,健康教育的覆盖面,参加活动的人群数量和接收情况、满意程度,专项经费是否到位等。

(三)效果评价

1. 近期效果评价
主要评价职工知识、信念、态度的变化,健康知识的普及率。

2. 中期效果评价
主要评价职工行为和生活方式的变化,如健康行为的形成率、危害因素的变化、卫生服务的完善和提高等,以及生产环境符合国家卫生标准的状况。

3. 远期效果评价

主要评定职工有关职业病的发病率、患病率、伤残率、死亡率等下降情况，人均期望寿命、生活质量提高，干预投入、产出的成本效益分析和成本效果评价等。

二、评价的指标

做好职业场所健康教育的评价关键在于指标的选择及评定指标的权重大小，评价的指标大致可归纳为支持指标、工作指标和效果指标三类。

1. 支持指标

（1）领导支持。试点地区或企业重视，成立领导小组，制订实施方案。

（2）组织支持。企业内各部门配合，有各级健康促进网络组织，有专职、兼职健康促进人员，有以法制保障为基本特征的健康教育服务体制。

（3）经济支持。企业保证健康教育经济的投入，并逐年有所增长。

2. 工作指标

（1）企业领导、管理人员和技术工程人员接受职业健康教育和一般健康教育的覆盖率。

（2）职工接受职业健康教育和一般健康教育的培训率。

（3）企业职工健康监护档案建档率。

（4）企业职工就业前体检和定期体检率。

（5）企业环境卫生检测率。

（6）建立健全有关工作场所健康促进的规章制度。

（7）厂区绿化覆盖率。

3. 效果指标

（1）近期效果。如企业领导职业健康教育和一般健康教育知识的知晓率；职工职业健康教育和一般健康教育知识的知晓率。

（2）中期效果。如职工健康行为形成率（戒烟、体育锻炼、劳动防护用品的使用等）；职工健康监护合格率；厂区、公共场所、办公室、宿舍、食堂等卫生达标率（一般生活性环境监测）；工作场所环境监测合格率（尘、毒、噪声等有害因素的职业环境监测）。

（3）远期效果。如职业性病伤发病率逐年递降率；职业病发病率逐年递降率；职工平均医药费；非职业性慢性病发病率等。

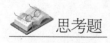 思考题

1. 何谓工作场所健康教育？
2. 工作场所健康教育的内容有哪些？
3. 工作场所健康教育的评价指标有哪些？

（黄月娥）

第十三章　慢性非传染性疾病的健康教育

慢性非传染性疾病(chronic noncommunicable disease，简称"慢性病")带来的沉重负担是全球面临的一项重要公共卫生挑战，严重制约了全球社会和经济的发展。《2017 年世界卫生统计》报告公布，2015 年全球约有 5600 万例患者死亡，其中有 4000 万死于慢性非传染性疾病，占总死亡人数的 70%。前四位死因分别为心脑血管疾病(45%)、癌症(22%)、慢性呼吸系统疾病(10%)和糖尿病(4%)。

伴随工业化、城镇化、老龄化进程的加快，居民生活方式、生态环境、食品安全状况等对健康的影响逐步显现，我国慢性病已呈现"井喷式"增长，患者数快速上升，2012 年确诊患者2.6 亿人，慢性病病程长、流行广、费用贵、致残致死率高。慢性病导致的死亡已经占到我国总死亡的 88%，导致的疾病负担(伤残调整寿命年)已占总疾病负担的 77%，其中，心脑血管疾病、癌症、慢性呼吸系统疾病和糖尿病占所有慢性病的八成以上。慢性病已经成为影响我国居民健康水平提高、阻碍经济社会发展的重大公共卫生问题和社会问题。

国内外经验表明，慢性病是可以有效预防和控制的疾病，但慢性病影响因素的综合性、复杂性决定了防治任务的长期性和艰巨性。2017 年 2 月 14 日，国务院办公厅印发了《中国防治慢性病中长期规划(2017～2025 年)》，在"指导思想"中提出：以健康促进和健康管理为手段，提升全民健康素质，降低高危人群发病风险，提高患者生存质量，减少可预防的慢性病发病、死亡和残疾，实现由以治病为中心向以健康为中心的转变，促进全生命周期健康，提高居民健康期望寿命，为推进健康中国建设奠定坚实基础。

第一节　高血压病的健康教育

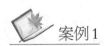 案例1

经调查，2016 年××工业区常住居民高血压患病率为 33.00%，高于全国平均水平(《中国居民营养与慢性病状况报告 2015》显示，2012 年全国 18 岁及以上成人高血压患病率为25.2%)，高血压病已成为本地区重要的健康问题。需开展高血压防治健康促进项目，规范高血压患者管理、提高高血压患者管理水平及规范管理率，增强工业区体育设施的建设、提高居民经常体育锻炼行为的比例，提升居民总体健康水平。

目标人群包括：一级目标人群，即高血压患者；二级目标人群，即高血压患者家属或朋友；三级目标人群，即基层医务人员、体育健身指导员；四级目标人群，即 18 岁以上的常住居民、工厂负责人、镇政府领导、卫生部门及相关工作人员。

（一）策略与活动

1. 政策倡导

（1）推动县政府扶持出台针对工业区的项目实施方案。包括：① 工业区管辖政府制定出台《某工业区居民高血压防控三年行动计划》。② 成立领导小组和工作小组。③ 建立例会制度，定期召开多部门参与的联席会议。

（2）推进政府出台卫生人员引进政策，提高卫生机构服务能力。

（3）公共体育健身场所等定期向常住居民免费开放。

（4）镇政府发文，促进各企事业单位落实工间操制度。

（5）扎实推进 35 岁以上首诊测血压的制度，进一步加强健康档案，慢病（高血压）管理等基本公共卫生项目落实。

（6）推广针对工厂企业职工的家庭医生签约服务制度，促进高血压患者规范管理，提高控制率。

2. 社会动员

（1）选择"10·8 高血压防治日"举办项目启动及动员活动，邀请大众媒体和新媒体进行宣传报道。

（2）工厂企业开展"高血压防治健康促进行动"动员和健康科普讲座。

（3）推动学校、工厂等机构的体育健身场所定期向常住居民免费开放。

（4）发动各级政府，加强村居委会篮球馆、羽毛球馆等公共健身场所的建设。

（5）发动各单位企业参与健康促进企业、健康食堂等项目的创建，制定工间操制度、体育锻炼奖励制度，设立健康小屋，加强企业健康促进工作。

3. 大众传播

（1）通过居委会向居民全面发放高血压防治及运动健康科普折页，居委会工作人员宣传高血压防治知识。

（2）联系城管部门，在各行政村居委于醒目地段涂刷健康标语和墙体广告。联系广播电视台，播放主题健康促进行动公益广告，每月播放 2 次。

（3）区级医疗机构、该工业区社区卫生服务中心、有条件的村卫生室每天播放不少于 1 小时的科学运动音像材料，为居民提供免费健康科普折页并及时补充。同时，各级医疗单位、村居委、学校、广场等公共场所健康教育宣传栏，每季度至少张贴一期高血压防治科普海报。

（4）通过招聘、竞赛、培训、考核等系列程序，成立健康讲师团队伍，为企业、社区健康促进科普讲座提供师资支持。每年在辖区内每个行政村及在 500 人以上企业，组织目标人群开展一次高血压防治讲座，结合开展有奖知识问答等趣味活动。

（5）通过企业通平台及微信向工厂工人推送高血压防治及科学运动健康教育知识技能，每周一次。

4. 提高医疗机构高血压防控服务能力

（1）加强医务人员培训，提高高血压防控水平。对各级医务人员开展区级专业培训，每季度一次；鼓励医务人员进修；积极推荐骨干人员参加省、市级培训。

（2）提高预防保健医务人员总数量，社区卫生服务中心配备专业健康教育人员至少一名。

5. 开展高血压综合防治工作

（1）开展高危人群血压筛查。

（2）落实辖区 35 岁以上高血压患者血压测量制度，提高首诊测压率。

（3）对高血压患者实施分类管理，家庭医师团队积极入户指导，为患者定期测量血压、对患者进行规范用药、血压自我管理的健康教育等。

（4）提供体育健身指导员进企业和社区服务。

（5）规范村卫生室咨询点建设，打造企业、社区卫生服务中心健康小屋。

（6）规范社区卫生服务中心高血压患者登记及管理工作，严格督导考核。

（7）成立高血压自我管理小组，为组员发放高血压管理健康小礼包，并定期组织开展小组活动。

（二）效果评价

1. 近期指标

（1）高血压患者高血压防治知识知晓率达到 85%。

（2）高血压患者管理率达到 45%。

（3）高血压患者规范管理率达到 60%。

（4）社区及员工数大于 500 人的工厂的体育健身场所配备率达到 100%。

2. 中期指标

（1）常住居民经常锻炼比例达到 35%。

（2）高血压患病率降到 25%。

（3）高血压患者控制率达到 40%。

 问题

1. 高血压健康教育的内容有哪些？
2. 通过该案例，请总结高血压健康教育的程序。

随着社会经济的发展与生活水平的提高，高血压已成为亟须解决的全球性公共卫生问题。高血压是我国患病人数最多的慢性病之一，目前患者超过 2.7 亿，具有发病率高、病死率高、致残率高的特点，是城乡居民心脑血管疾病死亡的最重要的危险因素，不仅对病人的健康状况造成巨大威胁，严重影响其生活质量，而且严重消耗医疗和社会资源，给家庭和国家造成沉重负担。

一、高血压病概述

高血压（hypertension）分为原发性高血压和继发性高血压。原发性高血压病因复杂，是遗传和环境两者相互作用，以血压升高为特征，原因不明的独立疾病，占高血压患者的 95%以上，通常指的高血压即原发性高血压。血压增高也可能是某些疾病的一种表现，称为继发性高血压，又称症状性高血压。本节主要介绍原发性高血压的预防。

（一）高血压的诊断标准

目前我国采用正常血压、正常高值和高血压进行血压水平分类（表13.1）。以上分类适用于18岁以上任何年龄的成年人。

高血压诊断标准为：在未使用降压药物的情况下，非同日3次测量诊室血压，收缩压（SBP）≥140 mmHg和（或）舒张压（DBP）≥90 mmHg（表13.1）。

SBP≥140 mmHg和DBP<90 mmHg为单纯收缩期高血压。患者既往有高血压史，目前正在使用降压药物，血压虽然低于140/90 mmHg，仍应诊断为高血压。根据血压升高水平，将高血压分为1级（轻度）、2级（中度）和3级（重度）（表13.1）。

动态血压监测的高血压诊断标准为：平均SBP/DBP 24 h≥130/80 mmHg；白天≥135/85 mmHg；夜间≥120/70 mmHg。家庭血压监测的高血压诊断标准为≥135/85 mmHg，与诊室血压的140/90 mmHg相对应。

目前，我国对高血压的诊断和分级采用2018年修订的《中国高血压防治指南》的标准，与WHO的标准一致。2017年美国心脏协会等组织联合发布的指南，将高血压的诊断标准定为血压≥130/80 mmHg。

表13.1 血压水平分类和定义

分类	SBP（mmHg）	DBP（mmHg）
正常血压	<120 和	<80
正常高值	120～139 和（或）	80～89
高血压	≥140 和（或）	≥90
1级高血压（轻度）	140～159 和（或）	90～99
2级高血压（中度）	160～179 和（或）	100～109
3级高血压（重度）	≥180 和（或）	≥110
单纯收缩期高血压	≥140 和	<90

注：当SBP和DBP分属于不同级别时，以较高的分级为准。

（二）高血压的分层

根据血压水平、心血管危险因素、靶器官损害、临床并发症和糖尿病进行心血管风险水平分层，分为低危、中危、高危和很高危4个层次（表13.2）。高血压患者的心血管疾病总体风险评估是预防和控制心脑血管疾病的必要前提，有助于防治人员对患者进行健康教育，提高患者的预防意识和治疗依从性。

发生心脑血管病风险的高危个体如下：

（1）血压处于130～139/85～89 mmHg或1级高血压，且合并≥3个主要危险因素的患者。

（2）2级高血压合并1～2个主要危险因素的患者。

（3）3级高血压患者，无论是否合并主要危险因素。

表 13.2　血压升高患者心血管风险水平分层

其他心血管危险因素和疾病史	血压(mmHg)			
	SBP 130~139 和(或)DBP 85~89	SBP 140~159 和(或)DBP 90~99	SBP 160~179 和(或)DBP 100~109	SBP≥180 和(或) DBP≥110
无		低危	中危	高危
1~2 个其他危险因素	低危	中危	中/高危	很高危
≥3 个其他危险因素,靶器官损害,或CKD 3 期,无并发症的糖尿病	中/高危	高危	高危	很高危
临床并发症,或 CKD≥4 期,有并发症的糖尿病	高/很高危	很高危	很高危	很高危

注:CKD 为慢性肾脏疾病。

(三) 高血压高危人群的界定标准

具有以下危险因素之一则为高血压的高危人群:高血压前期,收缩压 120~139 mmHg 和/或舒张压 80~89 mmHg;年龄≥45 岁;超重和肥胖,BMI≥24 kg/m²,或中心性肥胖(男性腰围≥90 cm,女性腰围≥85 cm);有高血压家族史;高盐饮食;长期大量饮酒;吸烟(含被动吸烟);缺乏体力活动;长期精神紧张。此外,血脂异常、糖尿病是高血压发生的潜在危险因素。

(四) 高血压的危害

持续的血压升高造成心、脑、肾、全身血管损害,严重时会发生脑卒中、心肌梗死、心力衰竭、肾衰竭、主动脉夹层等危及生命的临床并发症。

1. 心脏

高血压可引起左心室肥厚、冠心病、心力衰竭和心律失常。

2. 脑

高血压是脑卒中最重要的危险因素,我国 70% 的脑卒中患者有高血压。高血压可引起脑卒中(脑梗死、脑出血)、短暂性脑缺血发作等。脑卒中是导致血管性痴呆的重要原因。

3. 肾脏

长期高血压使肾小球内压力增高,造成肾小球损害和肾微小动脉病变,一般在高血压持续 10~15 年后出现肾损害,肾功能减退,部分患者可发展成肾衰竭。

4. 血管

高血压患者大多伴有动脉粥样硬化,下肢动脉因粥样硬化发生狭窄或闭塞时,可出现间歇性跛行,严重者可有下肢静息痛,甚至溃疡或坏疽。

5. 眼

高血压可损害眼底动脉、视网膜、视神经,造成眼底视网膜小动脉硬化、视网膜出血和渗出、视网膜中央动脉或静脉阻塞、视乳头水肿萎缩、黄斑变性等,导致视力下降,严重者甚至失明。

二、高血压病的流行现况

高血压系指病因未明的,以体循环动脉血压升高为主要表现的临床综合征,是最常见的心血管疾病,也是心脑血管疾病死亡最重要的危险因素。自我知晓率低是高血压的一大特点,高血压患者前期通常没有明显症状,但随着病程延长,高血压会导致冠心病、脑卒中、心力衰竭、肾脏疾病等严重并发症,相关研究表明收缩压每升高 10 mmHg,脑卒中与致死性心肌梗死风险分别增加 24% 与 21%,因此人们将高血压称为"无声的杀手"。高血压也是威胁人类生命的"第一杀手"。《中国心血管病报告 2018》概要指出,心血管病死亡率仍居首位,占居民疾病死亡构成的 40% 以上,我国每年心血管病死亡 300 万人,其中至少一半与高血压有关。

我国从 1958 年至今进行了六次大规模高血压人群抽样调查,各次调查的总人数、年龄、诊断标准及患病粗率见表 13.3。最新调查数据显示:2012～2015 年我国 18 岁及以上居民高血压患病粗率为 27.9%(标化率 23.2%),与 1958～1959 年、1979～1980 年、1991 年、2002 年和 2012 年进行过的 5 次全国范围内的高血压抽样调查相比,虽然各次调查总人数、年龄和诊断标准不完全一致,但患病率总体呈升高趋势。高血压患病率随年龄增加而明显升高,65 岁及以上人群的高血压患病率超过 50%。高血压患病年轻化趋势日益显著,18～24 岁、25～34 岁和 35～44 岁人群高血压患病率分别为 3.5%、5.8% 和 14.1%。我国高血压患病率还存在较大的地区差异,整体呈现北方高、南方低,且大城市,如北京、天津、上海等地更高。

表 13.3　我国六次高血压患病率调查结果

年份(年)	调查地区	年龄(岁)	诊断标准	调查人数	高血压例数	患病率
1958～1959	13 个省、市	≥15	不统一	739204	37773	5.1[a]%
1979～1980	29 个省、市、自治区	≥15	≥160/95 mmHg 为确诊高血压,140～159/90～95 mmHg 为临界高血压	4012128	310202	2.7[a]%
1991	29 个省、市、自治区	≥15	≥140/90 mmHg 和(或)2 周内服用降压药者	950356	129039	13.6[a]%
2002	29 个省、市、自治区	≥18	≥140/90 mmHg 和(或)2 周内服用降压药者	272023	51140	18.8[a]%

年份(年)	调查地区	年龄(岁)	诊断标准	调查人数	高血压例数	患病率
2012	31 个省、市、自治区	≥18	≥140 /90 mmHg 和(或)2 周内服用降压药者	—	—	25.2^b%
2015	31 个省、市、自治区	≥18	≥140 /90 mmHg 和(或)2 周内服用降压药者	451755	125988	27.9^a%

注:^{a}患病粗率,^{b}综合调整患病率。

高血压患者的知晓率、治疗率和控制率是反映高血压防治状况的重要评价指标。2015年调查显示,18 岁以上人群高血压的知晓率、治疗率和控制率分别为 51.6%、45.8%和 16.8%(表 13.4),虽然较 1991 年和 2002 年有明显提高,但和发达国家相比仍有较大差距,总体仍处于较低水平。2011~2012 年,美国成人高血压患者的知晓率、治疗率和控制率分别为 84.2%、77.9%和 54.7%。我国高血压患者知晓率、治疗率和控制率低仍是防治高血压的三大难题,高血压整体防治状况仍有待进一步改善,需要政府、心血管研究专业人员和全国医务工作者间相互协作。

表 13.4　我国四次高血压知晓率、治疗率和控制率(粗率)调查结果

年份(年)	年龄(岁)	知晓率	治疗率	控制率
1991	≥15	26.3%	12.1%	2.8%
2002	≥18	30.2%	24.7%	6.1%
2012	≥18	46.5%	41.1%	13.8%
2015	≥18	51.6%	45.8%	16.8%

近年来,党和国家日益重视以高血压为代表的慢性病防治工作。自 1998 年,中华人民共和国卫生健康委员会(原卫生部)将每年的 10 月 8 日定为全国高血压日,以提高广大群众对高血压危害健康严重性的认识,动员全社会参与高血压防控工作。2009 年高血压和糖尿病患者的管理作为促进基本公共卫生服务均等化的重要措施,纳入深化医疗卫生体制改革的三年实施方案,截至 2016 年底,各地已管理 9023 万名高血压患者。政府主导的新医改中,也已将高血压纳入社区公共卫生服务的范畴,表明了政府对控制高血压的决心和具体措施。

三、高血压病的行为危险因素

高血压是一种"生活方式疾病",70%~80%的高血压发生与不健康的生活方式和行为有关,20%~30%的高血压发生与先天遗传因素有关。不良的生活方式和行为是高血压病的可逆性危险因素,如高钠低钾膳食、高脂高热量饮食、超重、肥胖、过量饮酒、吸烟、体内活动不足、长期精神紧张等。我国每年新发生高血压 1000 万人,对正常高值血压等高血压的高危人群,改善不良生活方式和行为是预防高血压发生的有效措施。因此,倡导健康生活方式和行为是高血压防控的重要环节。

1. 高钠、低钾膳食

每天摄入 $2\sim3$ g 食盐是人体维持生命所必需的,但过量摄入食盐(>6 g)会导致钠离子和水在体内潴留,使细胞间液和血液容量增加,从而使血压升高。钾能促钠排出,钾的摄入量与血压水平呈负相关,因此,盐摄入过多和(或)钾摄入不足以及钾钠摄入比值较低是高血压发病的重要危险因素。而我国居民的膳食特点是高钠低钾,人均摄盐量为 10 g/天,是世界卫生组织(WHO)推荐摄盐量(<5 g/天)的 2 倍,人均钾摄入量严重不足,仅达 1.62 g/天,不足 WHO 推荐最低量(3.51 g/天)的一半。我国居民的膳食中 75.8% 的钠来自于家庭烹饪用,其次为高盐调味品。随着饮食模式的改变,加工食品中的钠盐也将成为重要的钠盐摄入途径。为了预防高血压和降低高血压患者的血压,《中国居民膳食指南 2016》建议我国人群食盐摄入量$\leqslant6$ g/天。

高盐膳食也是脑卒中、心脏病和肾脏病发生发展的危险因素。研究表明,高盐膳食不仅导致全球每年 175 万例心血管病死亡,还增加慢性肾脏病、骨质疏松、胃癌等其他疾病的风险。反之,如盐摄入量减少 $2\sim3$ g/天,可降低 20% 的心血管事件。美国心脏协会、国家心肺血液研究所和美国食品药品监督管理局建议:高血压病人应将钠摄入量减至每天不超过 2 g,对于没有高血压的人群,应不超过 4 g。研究表明,限制高血压患者摄入钠可使血压下降,服用利尿剂排钠利水,血压也会下降,因此,药物合并低钠饮食比单用药物更能降低血压。

2. 高脂高热量饮食

高脂高热量饮食是导致动脉粥样硬化和肥胖的重要因素。高胆固醇血症与高血压既有独立的致病机制,又存在一定的相互作用,共同促进动脉粥样硬化的发生与发展。我国高血压与血脂异常合并发生率高。一项来自 19 省 84 中心纳入 12040 例血脂异常患者的横断面研究:中国血脂异常患者胆固醇管理和达标研究显示,血脂异常患者中 51.9% 的患者合并高血压。研究表明增加不饱和脂肪酸(如大豆油、橄榄油、茶油等植物油以及鱼油)和减少饱和脂肪酸(如猪油、黄油等)的摄入有利于降低血压。

3. 超重和肥胖

适当比例的体脂是人体生理活动所必需的,有储能、保暖和缓冲的功能,然而过量的体脂会影响人类健康。WHO 对超重和肥胖的定义是:可损害健康的异常或过量脂肪累积。超重或肥胖者血液中过多的游离脂肪酸引起胰岛素抵抗、血三酰甘油水平升高和炎症因子增加等,从而造成机体损害。目前,国际通用的判断超重和肥胖的简易指标为体质指数(BMI)和腰围,腰围是衡量脂肪在腹部蓄积(即中心性肥胖)程度的最简单、实用的指标。根据 BMI 对肥胖程度的分类,国际生命科学学会中国办事处中国肥胖问题工作组提出对中国成人判断超重和肥胖程度的界限值:BMI$\geqslant$24 为超重,BMI$\geqslant$28 为肥胖;男性腰围$\geqslant$85 cm,女性腰围$\geqslant$80 cm 为腹部脂肪蓄积的界限。

超重和肥胖显著增加全球人群全因死亡的风险,同时也是高血压患病的重要危险因素,尤其是中心性肥胖。肥胖者发生高血压的风险是 BMI 正常者的 3 倍。近年来我国居民超重和肥胖的比例明显增加,《中国居民营养与慢性病状况报告(2015 年)》显示,我国 18 岁及以上居民超重和肥胖率分别达 30.1% 和 11.9%。

中心型肥胖与高血压的关系较为密切,随着内脏脂肪指数的增加,高血压患病风险增加。此外,中心型肥胖与代谢综合征密切相关,可导致糖脂代谢异常。

4. 过量饮酒

大量饮酒可刺激交感神经兴奋、心跳加快、血压升高和血压波动性增大。酒精的升压作用尚未认识清楚,目前认为可能的机制与遗传易感性、神经递质、血管平滑肌、内皮素等通过对钠、钙离子转运的改变而起作用等相关。过量饮酒包括危险饮酒(单次饮酒量:男性 41～60 g,女性 21～40 g)和有害饮酒(单次饮酒量:男性 60 g 以上,女性 40 g 以上)。我国饮酒人数众多,18 岁以上居民饮酒者中有害饮酒率为 9.3%。

限制饮酒与血压下降显著相关,酒精摄入量平均减少 67%,SBP 下降 3.31 mmHg,DBP 下降 2.04 mmHg。大量研究表明,过量饮酒是心脑血管病、肾衰竭、2 型糖尿病、骨质疏松症、认知功能受损和老年痴呆的危险因素,重度饮酒者脑卒中死亡率比不经常饮酒者高 3 倍。目前有关少量饮酒有利于心血管健康的证据尚不足,相关研究表明,即使对少量饮酒的人而言,减少酒精摄入量也能够改善心血管健康,减少心血管疾病的发病风险。

5. 吸烟

烟草中含 2000 多种有害物质,会引起交感兴奋、氧化应激,损害血管内膜,致血管收缩、血管壁增厚、动脉硬化,不仅使血压升高,还增加冠心病、脑卒中、猝死和外周血管病发生的风险,有高血压家族史、肥胖、血脂异常的吸烟者患高血压的风险更高。

戒烟可显著降低高血压患者心脑血管疾病进展的风险,降低冠心病患者的远期病死率可达 36%,戒烟并控制血压可使人群缺血性心脏病的发病风险降低 2/3。因此,无高血压的人戒烟可预防高血压的发生;有高血压的人更应戒烟,以减少烟草中的有毒物质对心血管的侵害,增强降压治疗的效果,降低并发心血管疾病的风险。

吸二手烟也可导致血压升高、高血压患病率增加,且对女性影响尤甚。我国人群调查结果显示,丈夫吸烟的女性患高血压的风险是丈夫不吸烟者的 1.28 倍。

6. 体力活动不足

体力活动是任何由骨骼肌收缩引起的导致能量消耗的身体运动,日常生活的体力活动可以分为工作、家务、体育运动、娱乐活动等。世界卫生组织曾估算过,全球人口中约 17% 缺乏身体运动,40% 身体活动不足。而缺乏身体活动是造成人类死亡的第四大危险因素,仅次于高血压、高血糖。我国城市居民(尤其是中青年)普遍缺乏体力活动,严重影响心血管健康。体力活动不足是高血压的危险因素。适量运动可缓解交感神经紧张,增加扩血管物质,改善内皮舒张功能,促进糖脂代谢,降低高血压,减少心血管疾病风险。此外,适量运动还可缓解精神紧张,增强体质,提高心肺功能。

7. 长期精神紧张

由于社会高速发展、工作节奏增快、竞争压力加剧、人际关系紧张,使社会群体普遍压力加大。长期精神紧张是高血压患病的危险因素。引起心理压力增加的原因主要有抑郁症、焦虑症。人在紧张、愤怒、惊恐、压抑、焦虑、烦躁等状态下,血压就会升高,并增加心血管病的风险。主要机制是:① 情绪变化引起大脑皮层兴奋抑制平衡失调,交感神经活动增强,血管收缩,血压升高。② 神经内分泌功能失调,诱发心律失常。③ 血小板活性反应性升高。④ 诱发冠状动脉收缩、粥样斑块破裂而引发急性事件。有心血管病史者,心理压力增加会使病情复发或恶化。

8. 其他

除了以上高血压发病危险因素外,其他危险因素还包括年龄、高血压家族史以及社会经济因素等。社会经济因素会影响人们的健康,如失业或担心失业可能会影响压力水平,反过来影响高血压。生活和工作条件水平的高低能影响高血压的及时发现和治疗,并可能影响并发症的预防。近年来大气污染也备受关注。研究显示,暴露于 PM2.5、PM10、SO_2 和 O_3 等污染物中均伴随高血压的发生风险和心血管疾病的死亡率增加。

四、高血压病的健康教育和健康促进

对高血压患者进行健康教育,指导患者逐步掌握高血压的防治知识和技能,促其养成良好的遵医行为,以达到自觉地改变不良生活方式、控制危险因素、提高治疗依从性,提高降压达标率并减少并发症的发生,是医务人员义不容辞的责任。

包括医生、护士、药剂师、营养师、公共卫生人员、健康教育人员在内的各类医务人员,都有责任根据自己的专业知识,因地制宜对患者进行高血压相关知识的讲解教育。大部分高血压患者在基层医疗机构就诊,包括社区卫生服务中心(站)、卫生院、村卫生所、保健院、健康教育所等在内的基层医疗或健康管理机构是健康教育的主战场,基层医务人员是高血压健康教育的主力军。

(一)高血压健康教育的方法

1. 医院健康教育

(1) 门诊教育。候诊时,采取口头讲解、宣传栏、黑板报、小册子、广播、医院视频健康教育联播系统、录像、电子显示屏、电脑触摸屏、多媒体投影等形式开展健康教育。

随诊时向患者提供高血压自我保健的健康教育处方。告诉患者就诊前应该做什么准备,如目前的用药清单、带上药品包装;近 3~7 天每天晨服药前血压和入睡前血压自测情况记录;新出现的症状和问题(提炼 1~3 个问题)。

1 min 教育:大型医疗机构的医生工作繁忙,时间紧,可针对患者的主要问题进行 1 min 重点教育。患者信任医生,能够取得好的效果。病例 1:高血压伴肥胖。医生应告知患者,肥胖既是高血压发生的危险因素,又是高血压控制的影响因素。应积极调节膳食、少吃多动,体力活动 1 h/天,每月减轻体质量 0.5~1.0 kg。坚持随访,控制好血压,预防心脑血管病。病例 2:2 级高血压,但治疗依从性很差的中年患者。医生要告知患者高血压不控制的危害;高血压需要长期治疗;坚持正规治疗,对预防并发症有益;随访 1 次/月,在家里自测血压;降压目标是血压<140/90 mmHg 等。

(2) 住院教育。住院治疗期间,可进行较系统的、循序渐进的高血压防治知识、技巧和自我管理的教育。患者出院时应进行出院教育和随访。告诉患者出现何种症状应立即到医院复查诊治,或者立即与社区医生联系咨询,须将健康教育列入病区常规工作制度及整体护理措施。

重点教育内容:药物应用指导(患者所用药物的用法、剂量、药物不良反应及用药的注意事项等)、生活方式指导(膳食指导,帮助患者建立良好的生活习惯)、功能锻炼指导(适当参加体育活动的时间和内容、制订功能锻炼的计划,示范锻炼方法)、心理指导(对有心理障碍者介绍疾病的有关知识,解除顾虑,增强战胜疾病的信心)。

教育团队的组成:为保证对高血压患者开展规范的健康教育,宜设立高血压或心血管专业健康教育与咨询岗位,可请富有临床医护经验的护士担任。

2. 社区和工作场所的健康教育

（1）开展社区调查，发现社区人群的健康问题和主要目标人群。根据社区人群特点，确定相应的健康教育内容；利用各种渠道宣传普及健康知识，提高社区人群对高血压及其危险因素的认识，提高健康意识；教育患者的家属、亲朋好友、近邻等对目标人群最有影响力人群，去影响患者，督促其遵医行为，逐步改变不良习惯。

（2）根据不同场所人群的特点，利用各种社会资源，开展生活、工作、学习场所的健康教育活动。

3. 社会性宣传教育

利用节假日或专题宣传日（全国高血压日、重阳节等），积极参加或组织社会性宣传教育、咨询活动。组织相关学科医务人员宣传正确的高血压防治知识，解答患者在高血压防治中出现的困惑和治疗问题；发放相关宣传资料，发放防治高血压的自我检测工具（盐匙、油壶、体质量计、计步器等）；设置防治技能指导体验区（血压测量、健康膳食、适量运动等），帮助患者掌握高血压防治技能。

（二）高血压健康教育的主要内容

1. 健康教育的核心是行为干预

针对不同的目标人群，提供相应的教育内容和行为指导，见表 13.5 和表 13.6。

表 13.5　对不同人群进行健康教育的内容

正常人群	高血压高危人群	高血压患者
什么是高血压 高血压的危害，健康生活方式，定期监测血压 高血压是可以预防的	什么是高血压，高血压的危害，健康生活方式，定期监测血压 高血压的危险因素，有针对性的行为纠正和生活方式指导	什么是高血压，高血压的危害，健康生活方式，定期监测血压 高血压的危险因素，有针对性的行为纠正和生活方式指导 高血压的危险因素及综合管理 非药物治疗与长期随访的重要性和坚持终身治疗的必要性 高血压是可以治疗的，正确认识高血压药物的疗效和不良反应，高血压自我管理的技能

2. 分层目标教育

健康教育计划的总目标可分为不同层次的小目标，将每个层次目标设定为患者可以接受、并通过努力能达到的，而前一层次的目标是达到后一层次目标的必需。如对肥胖的高血压患者进行健康教育以促进其减肥，可推荐下列顺序：健康教育计划、效应 1（如知识提高等）、效应 2（如健康膳食、适量运动）、效应 3（体质量控制）、效应 4（血压控制）、效果（心血管病发病率、死亡率下降）。

表 13.6　医务人员于不同阶段对高血压患者教育的重点内容

初诊时（诊断评估）	复诊时（明确诊断后）	随访时（长期观察）
高血压的危害	告知个体血压控制目标	坚持定期随访
高血压的危险因素	告知个体危险因素及控制	坚持血压达标
确诊高血压须做哪些检查	降压药可能出现的不良反应	坚持危险因素控制
家庭自测血压的方法	降压药联合应用的好处	如何进行长期血压监测
危险因素控制	尽量服用长效降压药	如何观察高血压的并发症
	如何记录家庭自测血压数值	如何进行自我管理

（三）高血压健康教育的技巧

1. 与患者谈话的技巧

（1）站在患者的立场上，耐心倾听患者的叙述，注意观察患者的反应和情绪，采取接纳的态度，即要帮助、指导，不能批评、训诫。

（2）与患者谈话时，语气要中肯、主动、热情，态度要和蔼，让患者感觉到教育者的诚意。

（3）根据患者病情和学习能力决定教育内容。表达要通俗，使其易于接受。教育内容应该简单、重要、有用，并可多次重复，以加深患者的印象或使其熟练掌握某些技能。

（4）掌握会谈时间，把握重点。避免不成熟的建议或承诺，以免加重患者心理负担或导致医疗纠纷。

2. 电话随访的技巧

电话随访是一种开放式、延伸式的健康教育形式，简单易行、成本低、方便有效。提高电话随访效能的技巧：

（1）准备。准备好随访时要了解的问题，将每次通话时间控制在 10 min 内。

（2）询问。在得到对方许可后，方可讨论与疾病相关的问题。

（3）引导。应善于引导患者正确描述自身健康状况，注意坚持因人而异的原则。

（4）语言。在交流过程中要态度和蔼，语言亲切，尽量用通俗易懂的语言，个性化交流，使对方感受到被尊重和关心。

（5）保护。注意自我保护，切忌大包大揽。

（6）提醒。预约下次电话随访的时间。

（四）高血压的健康促进策略

高血压防治必须采取全人群、高危人群和病人相结合，从控制危险因素水平、早诊早治和患者的规范性管理三个环节入手，构筑高血压防治的全面战线。以上目标的实现必须依靠观念的转变和战略的转移，主要表现在以下几个方面：

（1）从以疾病为主导，转向以健康为主导，一切出发点应以保障健康为目的，而不仅仅是控制疾病。

（2）从以患者为中心，转向以人群为中心，将工作的重心前移，普遍提高人群的保健意识和健康水平。

（3）从以医疗为重点，转向以预防保健为重点，综合治理各种危险因素，控制整体危险因素水平。

（4）从以专科医生为主，转向医生、护士、检验、公共卫生等人员共同参与的团队管理。

（5）从以大医院为中心，转向以社区为中心，将高血压防治的政策、措施、成果和经验变成社区实践。

（6）从重视疾病的防治转为关注身心健康及与环境的协调统一，体现以人为本，促进人与自然和谐。

（7）从卫生部门转向社会共同参与，充分发挥政府各相应部门、专业团体、企业、新闻媒介及社会各界的作用，建立广泛的高血压防治联盟和统一战线。

由于疾病模式的转变，高血压的防治策略由单纯的生物学防治模式转向包括社会、心理在内的综合防治模式，因此，社区开展高血压防治是控制高血压日益增长趋势的关键。在中国，80%～90%的高血压患者应在基层就诊，高血压防治管理的主战场在社区。社区高血压防治策略要采取面对全人群、高血压易患（高危）人群和患者的综合防治策略，一级预防、二级预防与三级预防相结合的综合一体化的干预措施。

1. 全人群策略

全人群的策略主要采用健康促进的理论，强调以下几方面：

（1）政策发展与环境支持。提倡健康生活方式，特别是强调减少食盐的摄入和控制体重，促进高血压的早期检出和治疗方面发展政策和创造支持性环境。

（2）健康教育。社区健康教育责任师应争取当地政府的支持和配合，对社区全人群开展多种形式的高血压防治的宣传和教育。

（3）社区参与。以现存的卫生保健网为基础，多部门协作，动员全社区参与高血压防治工作。

（4）场所干预。健康促进的场所分为 5 类：① 全市。② 医院。③ 居民社区。④ 工作场所。⑤ 学校。根据不同场所的特点制订和实施高血压的干预计划。

2. 高血压高危（易患）人群策略

社区高危人群的干预主要强调早期发现可能导致高血压的易患因素并加以有效干预，预防高血压的发生。

（1）高血压高危人群的筛选。高血压易患因素主要包括：正常高值血压、超重和肥胖、酗酒和高盐饮食。

（2）高血压高危人群的防治策略。① 健康体检：要包括一般询问、身高、体重、血压测量、尿常规，测定血糖、血脂、肾功能、心电图等。② 控制危险因素的水平：与一般人群策略相同，体检出的高危个体进行随访管理和生活方式指导。

（五）高血压的健康促进规划

制定健康促进规划是专业人员的重要责任，规划必须有明确的目标，包括教育目标、行为目标和规划目标。在规划执行过程中，应特别强调政府的领导、社区群众的参与，这是高血压病防治可持续发展的重要条件。高血压病健康促进规划的具体内容和评价程序如图13.1所示。

1. 建立慢性病防治领导组织

高血压的防治必须由政府牵头，协调社区各相关单位如街道（或乡）办事处、工青妇、老龄委、工商、驻社区单位及自愿者组织通力合作，为高血压防治提供有效的环境支持。

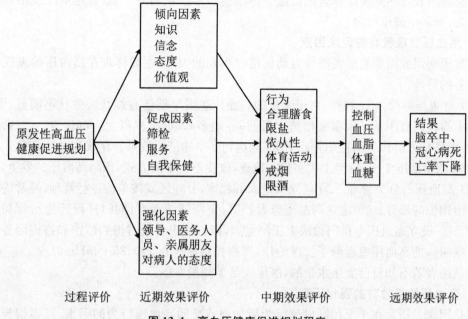

图 13.1 高血压健康促进规划程序

2. 建立与发展社区卫生服务中心

把高血压的防治作为社区卫生服务中心的重要内容,包括高血压的筛检、建立健康档案,发展预防、保健、临床、康复、健康教育一体化服务。当前特别要重视对医务人员尤其是基层医务工作者和护士的培训,提高他们对高血压防治的水平,扭转重治轻防、重科研轻科普的倾向,克服治疗工作不普及也不及时的现象。特别是广大农村地区,医疗条件不足,治疗效果也差。为使社区卫生服务中心实现可持续发展,必须给予政策支持和解决补偿机制。

3. 高血压健康教育的倾向因素

高血压病倾向因素是指产生预防高血压病行为的愿望或动机,因此,倾向因素先于行为。主要是对高血压的认知,其包括知识、态度、信念,具体的教育目标为:

(1) 知识。① 使广大群众尤其是高血压患者及其亲属认识到高血压病是一种严重疾病,若不及时有效地治疗可导致脑卒中、冠心病、肾病等严重后果。② 高血压病目前还没有有效的根治方法,必须坚持按医嘱服药,切忌忽用忽停,即使缓解症状也不能停止用药。③ 使高血压患者知道高血压危象。④ 认识到血压的监测和定期随访的重要性。⑤ 使广大群众和患者认识到高血压病是可预防的,预防的方法是低钠(盐)饮食、提倡不饮酒或少饮酒、不吸烟,增加新鲜蔬菜和水果、喝牛奶,减少脂肪的摄入、坚持经常性有氧运动(散步、骑车、游泳等)、保持理想体重、避免紧张刺激、学会松弛与紧张处理(气功、听音乐、书法及绘画等)。

(2) 信念、态度。信念是指对高血压病的正确看法。态度是对高血压病的一种持久性而又有一致性的行为倾向。因此,信念和态度包括:① 相信治疗高血压药物确有效果,最佳的治疗方法是联合用药而不是单一药物,联合用药的好处是不仅提高疗效,而且减轻了各药的副作用。② 相信对高血压病进行正规治疗不但可有效地降低血压,而且可减少与高血压病相关的疾病和死亡。③ 相信治疗高血压病的药物不是越贵越好,要因人而异。

综上所述,对高血压病知识的掌握,信念、态度的改变,直接影响其行为的发生、发展。

高血压病健康教育的重要任务就是促进个体或群体形成正确的动机,自觉地改变不利于健康的行为,而采纳健康行为。

4. 高血压健康教育的促成因素

高血压病促成因素是指促使行为动机得以实现的因素,主要体现在高血压的发现和高血压患者的管理。

(1)普查与筛检。① 普查:由于大量的高血压患者早期微有症状或症状不明显,因此,在人群中筛检高血压是一项重要措施。目前,各地多采取 35 岁以上人群普查。② 高危人群筛检:以高危人群作为筛检的重点对象,能达到事半功倍的效果。建议高血压高危人群每 3~6 个月测量血压 1 次,每年 1 次实验室检查,改变不良生活方式,预防高血压的发生。

(2)高血压的分类管理。① 建立高危人群档案,分地区或按单位进行管理,经常进行高血压防治知识的教育。② 建立高血压患者档案,定期随访观察,同时进行药物治疗和非药物治疗。③ 设立高血压专科门诊或血压测量点,以方便患者及时得到治疗和咨询服务。④ 对合并糖尿病的高血压患者给予加强治疗,严格控制血压在 130/85 mmHg 以内。⑤ 对 35 岁以上就医者若不知自己血压水平的,医生应给予测量血压。

5. 高血压健康教育的强化因素

强化因素是指存在于干预高血压行为后加强或减弱高血压行为的因素,其多指与个体行为有直接影响的人,如果仅在倾向因素上进行知识信念教育(卫生宣传)不同时考虑促成因素和强化因素,那么极有可能对行为毫无影响。因此,高血压健康促进还要做以下工作:

(1)争取领导支持。高血压的防治需要得到各级领导的支持、关心与精心组织,鼓励群众或职工积极参与筛检,并安排一定时间让患者就诊。

(2)家庭成员。在高血压健康教育干预计划中应把家庭成员(主要是配偶、子女)作为教育对象,以促使其关心亲属,督促患者的行为。

(3)医务人员。对高血压患者进行健康教育是医务人员义不容辞的责任。应提高医务人员专业能力及健康咨询技术,使之自觉自愿地、有效地指导或纠正患者的行为。另外,要加强对基层医师的培训,及时更新高血压知识,尤其需提高医务人员指导群众用非药物方式防治高血压的积极性和责任心,并通过培训提高医务人员对于降压药的选择与临床应用的水平。

(4)中学生的知识与技能培训。对中学生开展高血压知识与技能培训不仅有利于提高年轻人对高血压知识的了解及预防,重要的是有利于在居民中普及高血压知识,并且对其家中的高血压患者能起很好的强化作用。

(六)高血压健康促进规划评价

高血压健康促进规划实施后效果涉及面广,包括环境因素、倾向因素、促成因素、强化因素、行为、高血压控制及心脑血管疾病发病率的下降等。选择哪些评价指标,如何测量这些指标、该指标可能的变化程度等,在制定规划时都应该有明确的规定。

1. 选择评价指标的原则

选择的评价指标应该是明确的、可测量的、敏感的。例如,调查食盐的摄入量,如果我们仅询问被调查对象口味偏淡、中等、偏咸,是无法真实反映其盐的摄入量的,应选择客观的可测量的指标。又如,减肥可以导致血压下降,已证实两者之间存在一定的关系,因此体重作为一项可测量的指标是合理的和科学的;相反,血脂指标不如体重重要,是一项间接结果,且测量的代价大、不方便，也不敏感。因此，若财力、物力、人力有限，体重应作为优先考虑的指标。

2. 评价内容与程序

（1）过程评价。此项评估是为了评价高血压健康教育过程中实施的各项活动的效率，如参与人数、学习班的办理、领导参与情况、宣传资料的发放、卫生部门的支持程度、对患者的管理等各个过程的效率和质量、各项记录的完成情况、各项措施实行的质量、卫生工作者的责任心，这些都有利于我们在工作中改进不足之处，提高工作质量和效率。

（2）效果评价。效果的产生都不一定是在同一时间或同一时期，变化的顺序首先是认知（知识、信念、态度）的变化，然后是行为的变化→血压的控制→并发症的发病率的下降。因此，效果评价分成早期、中期和远期效果评价。

① 近期效果评价：包括健康促进网络的形成；居民档案是否建立；居民预防疾病的认知度是否改变；防治小组的成立。② 中期效果评价：包括行为的改变、依从性等，是否按时就诊、服药。③ 远期效果评价：主要是评估病人患病率和血压控制率等，血脂、血糖、胆固醇等生理指标，这些指标对高血压的影响也是很大的。规划的评价过程需要领导的积极参与，应及时汇报调查结果，使领导和群众都全力以赴以积极的态度参与高血压的健康促进，这对高血压的防治是很重要的。

第二节　糖尿病的健康教育

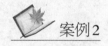 案例2

患者，男，58 岁，网络工程师，因"双下肢麻木、发凉 3 年"来诊。患者体质指数为 30.2 kg/m²，有长期吸烟史，喜欢吃肉和油炸食品。糖尿病病史 20 余年，一直口服降糖药物治疗，空腹血糖 8～12 mmol/L，餐后 2 h 血糖约 15 mmol/L。近 3 年自觉下肢麻木、发凉，有间歇性跛行、膝关节以下水肿，无静息痛症状。高血压病史 15 年。查体：BP 148/90 mmHg；10 g 尼龙丝触觉减退，踝反射减退，两侧足背动脉、胫后动脉搏动减弱，足无溃疡畸形，双下肢凹陷性水肿。

 问题

1. 该患者血糖控制是否达标？
2. 该患者患糖尿病可能与哪些因素有关？
3. 这次就诊该患者存在哪些健康问题？
4. 健康教育内容包括哪些？

糖尿病（diabetes）是一种严重危害人类健康的慢性代谢性疾病，是致盲、截肢、心脏病、肾脏衰竭和过早死亡的主要原因之一。2019 年国际糖尿病联盟（IDF）发布的全球糖尿病地图（第 9 版）显示，大约有 420 万成人（20～79 岁）因为糖尿病及其并发症而死亡，相当于每 8

秒就有 1 人死于糖尿病,全球全因死亡率中,大约 11.3% 与糖尿病相关。糖尿病导致的过早死亡和残疾已经对国家经济增长造成了负面影响,这被称为糖尿病"间接代价"。

一、糖尿病概述

糖尿病(diabetes mellitus,DM)是由遗传和环境因素相互作用而引起的一组以慢性高血糖为特征的代谢异常综合征。因胰岛素分泌缺陷和(或)胰岛素作用缺陷,引起人体内胰岛素分泌的绝对或相对不足,导致糖类、蛋白质和脂肪代谢紊乱。随着病程延长可出现眼、肾、神经、心脏、血管等全身多器官、多系统的慢性进行性病变,引起功能缺陷及衰竭,病情严重或应激时可发生酮症酸中毒、高渗性昏迷等急性严重代谢紊乱。

(一)糖尿病的诊断

目前国际通用的诊断标准和分类是 WHO(1999 年)标准。糖尿病诊断和糖代谢状态分类标准见表 13.7 与表 13.8。2011 年 WHO 建议在条件具备的国家和地区采用 HbA1c 诊断糖尿病,诊断切点为 HbA1c≥6.5%。2017 年《中国 2 型糖尿病防治指南》推荐,对于采用标准化检测方法并有严格质量控制的医院,可以开展用 HbA1c 作为糖尿病诊断及诊断标准的探索研究。

表 13.7　糖代谢状态分类(WHO 1999)

糖代谢分类	静脉血浆葡萄糖(mmol/L)	
	空腹血糖	糖负荷后 2 h 血糖
正常血糖	<6.1	<7.8
空腹血糖受损(IFG)	≥6.1,<7.0	<7.8
糖耐量异常(IGT)	<7.0	≥7.8,<11.1
糖尿病	≥7.0	≥11.1

注:IFG 和 IGT 统称为糖调节受损,也称糖尿病前期。

表 13.8　糖尿病的诊断标准

诊断标准	静脉血浆葡萄糖(mmol/L)
(1) 糖尿病症状(烦渴多饮、多尿、多食、不明原因的体重下降)加上随机血糖或加上	≥11.1
(2) 空腹血糖或加上	≥7.0
(3) 葡萄糖负荷后 2 h 血糖无典型糖尿病症状者,需改日复查确认	≥11.1

注:空腹状态指至少 8 h 没有进食热量;随机血糖指不考虑上次用餐时间,一天中任意时间的血糖,不能用来诊断空腹血糖异常或糖耐量异常。

(二)糖尿病的分型

1999 年 WHO 糖尿病专家委员会根据病因学证据将糖尿病分 4 大类,即 1 型糖尿病

(type 1 diabetes mellitus，T1DM)、2 型糖尿病(type 2 diabetes mellitus，T2DM)、特殊类型糖尿病和妊娠期糖尿病(gestational diabetes mellitus，GDM)。

T1DM、T2DM 和 GDM 是临床常见类型。T1DM 病因和发病机制尚不清楚,其显著的病理学和病理生理学特征是胰岛 β 细胞数量显著减少和消失所导致的胰岛素分泌显著下降或缺失。T2DM 的病因和发病机制目前亦不明确,其显著的病理生理学特征为胰岛素调控葡萄糖代谢能力的下降(胰岛素抵抗)伴随胰岛 β 细胞功能缺陷所导致的胰岛素分泌减少(或相对减少)。特殊类型糖尿病是病因学相对明确的糖尿病。随着对糖尿病发病机制研究的深入,特殊类型糖尿病的种类会逐渐增加。

(三) 糖尿病高危人群的定义

1. 成年人中糖尿病高危人群的定义

在成年人($>$18 岁)中,具有下列任何一个及以上的糖尿病危险因素者被称为糖尿病高危人群:

(1) 年龄$\geqslant$40 岁。

(2) 有糖尿病前期(IGT、IFG 或两者同时存在)史。

(3) 超重(BMI$\geqslant$24 kg/m^2)或肥胖(BMI$\geqslant$28 kg/m^2)和(或)中心型肥胖(男性腰围$\geqslant$90 cm,女性腰围$\geqslant$85 cm)。

(4) 静坐生活方式。

(5) 一级亲属中有 T2DM 家族史。

(6) 有妊娠期糖尿病史的妇女。

(7) 高血压[收缩压$\geqslant$140 mmHg(1 mmHg$=$0.133 kPa)和(或)舒张压$\geqslant$90 mmHg],或正在接受降压治疗。

(8) 血脂异常[高密度脂蛋白胆固醇(HDL-C)$\leqslant$0.91 mmol/L 和(或)甘油三酯(TG)$\geqslant$2.22 mmol/L],或正在接受调脂治疗。

(9) 动脉粥样硬化性心血管疾病(ASCVD)患者。

(10) 有一过性类固醇糖尿病病史者。

(11) 多囊卵巢综合征(PCOS)患者或伴有与胰岛素抵抗相关的临床状态(如黑棘皮征等)。

(12) 长期接受抗精神病药物和(或)抗抑郁药物治疗和他汀类药物治疗的患者。

在上述各项中,糖尿病前期人群及中心型肥胖是 T2DM 最重要的高危人群,其中 IGT 人群中每年有 6%～10%的个体进展为 T2DM。

2. 儿童和青少年中糖尿病高危人群的定义

在儿童和青少年($\leqslant$18 岁)中,超重(BMI$>$相应年龄、性别的第 85 百分位)或肥胖(BMI$>$相应年龄、性别的第 95 百分位)且合并下列任何一个危险因素者:

(1) 一级或二级亲属中有 T2DM 家族史。

(2) 存在与胰岛素抵抗相关的临床状态(如黑棘皮征、高血压、血脂异常、PCOS、出生体重小于胎龄者)。

(3) 母亲怀孕时有糖尿病史或被诊断为 GDM。

(四) 糖尿病的危害

糖尿病对人类机体的影响主要因为人体内胰岛素的生物活性或其效应绝对或相对不

足,葡萄糖的利用减少,肝糖输出增多导致高血糖,同时脂肪合成减少,血中游离脂肪酸和甘油三酯浓度升高,蛋白质合成减少,分解代谢加速,引起氨负平衡,从而对人体产生一系列的损害,主要有以下几个方面。

1. 代谢紊乱症状群

典型表现为"三多一少",即多尿、多饮、多食和体重减轻。T1DM 患者起病较快,病情较重,症状明显;T2DM 病情相对较轻,症状不明显。有些患者可能出现皮肤瘙痒、视力模糊等表现。

2. 并发症与伴发病

相当部分患者没有明显的代谢紊乱的表现,仅仅因为并发症与伴发病而就诊,才发现患有糖尿病。

(1)急性并发症。

① 糖尿病酮症酸中毒与高渗性非酮症糖尿病昏迷是糖尿病最常见的急性并发症,也是引起糖尿病死亡的重要原因。

② 感染:疖、痈等皮肤感染是糖尿病最常见的急性感染,其次是足癣、体癣等真菌感染,另外,糖尿病合并肺结核、尿路感染也比较常见。

(2)慢性并发症。糖尿病的慢性并发症可遍及全身各重要器官,有些并发症在就诊前就存在,其中心脑血管并发症是糖尿病人死亡的主要原因。

① 大血管病变:发生动脉粥样硬化,主要侵犯主动脉、冠状动脉、脑动脉、肾动脉等,引起冠心病、脑血管病变、肾动脉硬化等。而肢体动脉病变主要表现为下肢疼痛、感觉异常和间隙性跛行,严重者可导致肢体坏疽。

② 微血管病变:微血管病变主要表现在肾、视网膜、神经、心肌组织,其中以糖尿病肾病和视网膜病变最为重要。糖尿病肾病是 T1DM 患者死亡的主要原因,而糖尿病视网膜病变主要见于病程超过 10 年的患者,是失明的重要原因。

③ 神经病变:糖尿病性神经病变以周围神经最为常见,首先出现肢端感觉异常,麻木、痛觉过敏等,后期出现肌力减弱甚至瘫痪。其次自主神经病变也比较常见,可引起胃肠、心血管、泌尿和性器官功能异常,患者出现瞳孔改变、排汗异常、直立性低血压,也可出现尿失禁、尿潴留、阳痿等。

④ 眼的其他病变:糖尿病除引起视网膜病变外,还可引起白内障、青光眼、屈光改变等。

⑤ 其他:如糖尿病足等。

(3)反应性低血糖。主要见于 T2DM 患者在餐后 3~5 人血中胰岛素水平不适当升高,引起反应性低血糖。

(4)其他。如在健康体检或手术前检查时发现的高血糖,而无明显症状。

二、糖尿病的流行现况

我国糖尿病的发病率呈快速上升之势。从 1980 年至今,我国共进行了七次全国性糖尿病流行病学调查、高血压人群抽样调查,各次调查的诊断标准、总人数、年龄、患病率及筛选方法见表 13.9。40 年来,随着我国人口老龄化与生活方式的变化,糖尿病从少见病变成一个流行病,糖尿病患病率从 1980 年的 0.67% 飙升至 2013 年的 10.4%。2019 年 IDF 报道中国糖尿病患者人数高达 1.164 亿,位居世界首列,同时也是老年糖尿病人数最多的国家。目前中国 65 岁以上的糖尿病患者已经达到 3550 万,预计到 2030 年将会增加到 5430 万,到 2045 年更是可能会增长到 7810 万。

2019 年 IDF 糖尿病地图指出在全球 4.63 亿糖尿病患者中,有 2.319 亿未诊断的糖尿病患者(占 50.1%)。2013 年全国调查中,我国未诊断的糖尿病患者占总数的 63%。这些人没有明显的糖尿病症状,若不早发现,及时干预,将增加糖尿病相关并发症的风险,从而极大地增加糖尿病相关医疗保健费用,给社会经济带来巨大负担。

全面有效地控制糖尿病单靠药物难以达到,在预防、治疗和康复过程中,健康教育非常重要。2019 年国务院印发《健康中国行动(2019~2030 年)》,首次将糖尿病防治列入专项行动中,说明全社会对糖尿病防治的紧迫性和重要性。

表 13.9 我国七次全国性糖尿病流行病学调查情况汇总

调查年份 (诊断标准)	调查人数(万)	年龄(岁)	糖尿病患病率	IGT 患病率	筛选方法
1980(兰州标准)	30	全人群	0.67%	—	尿糖＋馒头餐 2hPG 筛选高危人群
1986(WHO 1985)	10	25~64	1.04%	0.68%	馒头餐 2hPG 筛选高危人群
1994(WHO 1985)	21	25~64	2.28%	2.12%	馒头餐 2hPG 筛选高危人群
2002(WHO 1999)	10	≥18	城市 4.5%, 农村 1.8%	1.6% (IFG 2.7)	FPG 筛选高危人群
2007~2008 (WHO 1999)	4.6	≥20	9.7%	15.5b%	OGTT
2010(WHO 1999)	10	≥18	9.7%	—	OGTT
2013(WHO 1999)	17	≥18	10.4%	—	OGTT

注:WHO:世界卫生组织;OGTT:口服葡萄糖耐量试验;IGT:糖耐量异常;IFG:空腹血糖受损;FPG:空腹血糖;2hPG:餐后 2 h 血糖;血糖 1 mmol/L＝18 mg/dl;a 诊断标准为空腹血浆血糖≥130 mg/dl 或(和)餐后 2 h 血糖≥200 mg/dl 或(和)OGTT 曲线上 3 点超过诊断标准[0′125,30′190,60′180,120′140,180′125,其中 0′、30′、60′、120′、180′为时间点(分),30′或 60′为 1 点;125、190、180、140 为血糖值(mg/dl),血糖测定为邻甲苯胺法,葡萄糖为 100 g];b 糖尿病前期,包括 IFG、IGT 或二者兼有(IFG/IGT);c 2013 年数据除汉族以外,还包括其他少数民族人群;一:无数据。

三、糖尿病的影响因素

糖尿病按照其发病原因分为原发性和继发性两大类,目前,原发性糖尿病占绝大多数,但病因并未完全清楚,一般研究认为与生物遗传因素、病毒感染、自身免疫、个人生活方式的改变有明确的关系;而继发性糖尿病主要由于胰腺炎症、肿瘤、外伤、手术等引起胰岛的破坏引发胰源性糖尿病。

（一）生物遗传因素

1. 遗传因素

T2DM 有很强的家族聚集性,糖尿病亲属中的患病率比非糖尿病亲属高 4～8 倍。中国人 T2DM 的遗传度为 51.2%～73.8%,一般高于 60%,而 T1DM 的遗传度为 44.4%～53.7%,低于 60%,可见两型的遗传是各自独立的,T2DM 具有更强的遗传倾向。

另外,许多研究提示,与西方人群相比,中国人对 T2DM 的易感性更高。在相同的肥胖程度,亚裔人糖尿病风险增加。与白种人相比较,在调整性别、年龄和 BMI 后,亚裔糖尿病的风险比为 1.6,在发达国家和地区的华人,其糖尿病患病率和发病率高于白种人。

2. 生物因素

糖尿病的发生主要与病毒感染有关,T1DM 与病毒感染关系尤为密切。虽然,目前尚无病毒直接损害胰岛的证据,但据流行病学调查发现,在一些地区病毒感染流行后糖尿病的发病率增高,且糖尿病患者中某一病毒抗体阳性率或滴定度高于非糖尿病患者。动物实验也表明,当小鼠接种柯萨奇病毒后,会引发 T1DM 的发生。

3. 自身免疫

主要与 T1DM 有关。流行病学发现,糖尿病常常与一些自身免疫性疾病相伴,在慢性肾上腺皮质功能不全的患者中,糖尿病的发生率比正常人高 5 倍,糖尿病也常常与恶性贫血、甲状腺功能亢进症、桥本氏病、重症肌无力相伴。在 90% 的 T1DM 患者血浆中发现自身抗体主要有三种:胰岛细胞自身抗体、胰岛素自身抗体和谷氨酸自身抗体。这些抗体与特定的补体结合激发自身免疫,导致胰岛 B 细胞的损害。

4. 其他生物学因素

靶细胞的胰岛素受体异常也是导致 T2DM 的一个因素。当患者肥胖时,靶细胞的胰岛素受体数目减少,与胰岛素的亲和力降低,结合力下降,出现胰岛素抵抗,这是成年肥胖者糖尿病发病的重要原因。另外,也与其他血糖调节激素的失调有关。

（二）行为与生活方式因素

1. 肥胖（或超重）

肥胖是 T2DM 最重要的危险因素之一。不同种族的男女,BMI 均与发生 T2DM 的危险性呈正相关关系。根据我国 11 个省市的调查发现,糖尿病和 ICT 患病率随着体重的增加而上升,超重者患糖尿病的相对危险度为 2.36,而肥胖者高达 3.43。研究也发现肥胖的类型也与 T2DM 的发病率密切相关,腰臀比高者,T2DM 的发病率高,说明糖尿病的发生与向心性肥胖密切相关。肥胖持续时间越长,其糖尿病的患病率也越高。

2. 体力活动不足

许多研究发现身体活动不足增加糖尿病发病的危险,活动最少的人与最爱活动的人相比,T2DM 的患病率增加 2～6 倍,这种现象存在于世界诸多国家和地区的人群中。据我国 11 个省市的调查同样发现糖尿病患病率随着职业体力活动的加强而下降。有规律的体育锻炼能增加胰岛素的敏感性和改善糖耐量。

3. 饮食因素

高能量饮食是 T2DM 比较明确的危险因素。日本的相扑运动员每天摄入能量达 4500～6500 千卡,比一般日本人（2500 千卡）高很多,他们中的 40% 最后发展为 T2DM。目前认为,摄取高脂肪、高蛋白、高碳水化合物和缺乏纤维素的膳食也可能与发生 T2DM 有关。

4. 早期营养

有研究提出生命早期营养不良可导致后来的代谢障碍,增加发生 IGT 和 T2DM 的风险。低体重新生儿较高体重新生儿在成长期更容易发生糖尿病,母亲营养不良或胎盘功能不良可阻碍胎儿胰腺 B 细胞的发育。

5. 妊娠

研究发现妊娠的次数与 T2DM 的发生有关。GDM 者患 T2DM 的风险显著高于其他妇女。GDM 与后代患糖尿病的风险也有关。在比马印地安人中,如母亲在孕期发生糖尿病,其孩子有 45% 在 20～24 岁发生 T2DM。

6. 职业

职业也与糖尿病有关,主要体现在职业的性质和劳动强度上,一般来说体力劳动者的患病率低于脑力劳动者。

（三）其他

年龄也与糖尿病有关,据调查显示,在 40 岁以上人群患病率显著升高。严重感染、创伤、手术等作为应激因素也可能是 T2DM 的危险因素。其他如文化程度、社会心理因素、出生及 1 岁时低体重、内分泌疾病等也可能与 T2DM 的发生发展有关。

总之,糖尿病的发生是遗传与外界多种因素共同作用所致的,无论是 T1MD 或 T2MD,单由遗传和/或外界因素引起者仅占少数,95% 由遗传、行为、生活方式等多种因素共同参与。具有遗传易感性的个体在外界因素如肥胖、身体活动减少、高能饮食等危险因素的作用下,更易于患 T2DM。病毒感染后由于自身免疫的降低而易患 T1DM。

四、糖尿病的健康教育

（一）糖尿病健康教育的方式

糖尿病自我管理教育的方式包括集体教育、个体教育、个体和集体教育相结合、远程教育。

1. 集体教育

包括小组教育和大课堂教育。小组教育指糖尿病教育者针对多个患者的共同问题同时与他们沟通并给予指导,每次教育时间在 1 h 左右,患者人数以 10～15 人为佳。大课堂教育指以课堂授课的形式由医学专家或糖尿病专业护士为患者讲解糖尿病相关知识,每次课时 1.5 h 左右,患者人数在 50～200 人不等,主要针对对糖尿病缺乏认识的患者以及糖尿病高危人群。

2. 个体教育

指糖尿病教育者与患者进行一对一的沟通和指导,适合一些需要重复练习的技巧学习,如自我注射胰岛素、自我血糖监测(SMBG)。在健康教育目标制定时重视患者的参与,在方案实施过程中,细化行为改变的目标,重视患者的回馈,以随时对方案做出调整。

3. 远程教育

可通过手机或互联网传播糖尿病自我管理健康教育相关资讯。

根据患者需求和不同的具体教育目标以及资源条件,可采取多种形式的教育。包括演讲、讨论、示教与反示教、场景模拟、角色扮演、电话咨询、联谊活动、媒体宣传等。

糖尿病的教育和指导应该是长期和及时的,特别是当血糖控制较差、需调整治疗方案时,或因出现并发症需进行胰岛素治疗时,必须给予具体的教育和指导。而且教育应尽可能标准化和结构化,并结合各地条件做到"因地制宜"。

(二)糖尿病健康教育的主要内容

1. 糖尿病患者的健康教育内容

糖尿病患者的健康教育目的是让患者了解糖尿病的基础知识和治疗控制的目标,学会自我检测血糖;掌握饮食治疗的具体措施和体育锻炼的具体要求,正确使用降糖药物并知道注意事项;学会胰岛素注射的技术,从而在医务人员的指导下长期坚持自我治疗并达标;坚持随访,按需要调整治疗方案。同时,生活应规律,戒除烟和烈性酒,注意个人卫生,预防各种感染。

(1)心理健康教育。

糖尿病患者在得知自己患病后,会产生一些不良的心理反应,一是根本不接受患病的事实,长期不检查、不治疗、放任不管,这会加速糖尿病的进展,导致严重的并发症;另一种是精神高度紧张,经常改变治疗方案,病情一旦有反复,就悲观失望,对治疗失去信心,甚至放弃治疗。因此,心理健康教育就尤为重要。

① 宣传糖尿病的基础知识。让患者了解糖尿病的发生、发展和转归规律,使患者基本掌握糖尿病的自我防治、自我检测、自我护理,从而使患者与医务人员配合密切。

② 心理辅导。首先要针对患者的思想状况进行安慰、开导。让患者明白糖尿病目前虽然不能彻底根治,但完全可以控制,使患者以良好的心态配合治疗。

③ 具体的防治方法指导。根据患者的病情、家庭经济状况、文化背景以及对药物的依从性等实际情况,为患者制定切实可行的防治方案。如合理的饮食、运动、血糖检测和药物治疗等。

(2)制定量化合理的饮食治疗方案。

饮食治疗是糖尿病最基本的治疗,医务人员须根据患者的具体情况制定简单、可操作性的三餐饮食方案。在制定方案时要与运动治疗相结合,同时要考虑以下一些原则:

① 因人而异。饮食治疗必须充分考虑患者的病情、饮食习惯、生活方式、职业的运动量。

② 营养均衡。制定饮食方案时,要注意三大营养素的合理性,维生素、纤维素、矿物质要充足;要平衡食物的结构,三大热能物质碳水化合物、脂肪和蛋白质各占总热量的50%～60%、20%～30%和15%～20%。食物中谷薯、菜果、肉蛋和油脂四大类也必须平衡,不可偏废。

③ 食谱多样化。饮食治疗需要长期坚持,根据患者的实际情况,有意识地调整食物的种类和数量。食品的交换份法为糖尿病患者自我选择丰富多样的食谱提供了可能,患者可以根据食物交换表,自己调配喜欢的食品。建议患者做到:谷类食物中豆类和豆制品优先考虑,肉类食品要选择低胆固醇类,奶和奶制品以及蔬菜、水果应天天吃,不可缺少,多食用菌藻类(如蘑菇、海带、海藻等),坚果类(如花生、瓜子、核桃、松子等)因富含蛋白质、脂肪、热量和钙等多种营养素,应少而精。

④ 适当食用低血糖生成指数食品。食用低血糖生成指数的食品可以获得充分的营养素，而血糖低于高血糖生成指数食品，这就为患者提供了一个更为科学的饮食治疗的选择方案。建议患者在食物交换份内选择低血糖生成指数食品，这既控制了热量的摄入，又不使血糖升高。

⑤ 正确对待"无糖食品"。一些糖尿病患者由于对糖缺乏科学的了解，谈"糖"色变，变成了"无糖主义"者，以为无糖食品没有糖，因此毫无顾忌，导致了病情不能有效控制。实际上无糖食品只是未加蔗糖或葡萄糖，但原有的糖类成分依然存在，如无糖面包里面中，100 g 面粉仍然含有 76 g 碳水化合物。实际上，糖是人体的重要能源，应占总热量摄入的 55%～65%，适量的碳水化合物仍然是人体所必需的。

（3）制定合理的运动治疗方案。

运动是治疗糖尿病的重要手段，适量的运动是治疗糖尿病所必需的，运动量太大会加重病情，而运动量太小又达不到治疗的最佳效果，因此，必须对糖尿病患者的运动进行量化，同时根据患者年龄、性别、病情、个人的生活习惯和运动爱好为其制定合理的运动方案。2 型糖尿病患者运动时应遵循以下原则：

① 运动治疗应在医师指导下进行。运动前要进行必要的评估，特别是心肺功能和运动功能的医学评估（如运动负荷试验等）。

② 成年 2 型糖尿病患者每周至少 150 min（如每周运动 5 天，每次 30 min）中等强度（50%～70% 最大心率，运动时有点用力，心跳和呼吸加快但不急促）的有氧运动。

③ 中等强度的体育运动包括：快走、打太极拳、骑车、乒乓球、羽毛球和高尔夫球；较大强度运动包括：快节奏舞蹈、有氧健身操、慢跑、游泳、骑车上坡、足球、篮球等。

④ 如无禁忌证，每周最好进行 2～3 次抗阻运动（两次锻炼间隔≥48 h），锻炼肌肉力量和耐力。锻炼部位应包括上肢、下肢、躯干等主要肌肉群，训练强度为中等。联合进行抗阻运动和有氧运动可获得更大程度的代谢改善。

⑤ 运动项目要与患者的年龄、病情及身体承受能力相适应，并定期评估，适时调整运动计划。记录运动日记，有助于提升运动的依从性。运动前后要加强血糖监测，运动量大或激烈运动时应建议患者临时调整饮食及药物治疗方案，以免发生低血糖。

⑥ 养成健康的生活习惯。培养活跃的生活方式，如增加日常身体活动，减少静坐时间，将有益的体育运动融入到日常生活中。

⑦ 空腹血糖＞16.7 mmol/L、反复低血糖或血糖波动较大、有急性代谢并发症、合并急性感染、增殖性视网膜病变、严重肾病、严重心脑血管疾病（不稳定性心绞痛、严重心律失常、一过性脑缺血发作）等情况下禁止运动，病情控制稳定后方可逐步恢复运动。

（4）药物治疗。

由于糖尿病是终身带病，许多患者药物治疗要终身相伴，而治疗糖尿病的药物和治疗方法又多种多样，因此，患者对药物治疗知识的了解和掌握以及对药物治疗的依从性就尤为重要。

① 增强药物治疗的基本知识。让患者了解治疗的每种药物的基本作用和功能，清楚每种药物的毒副作用及其临床表现，知道药物治疗有效和无效的表现以及何时复诊。

② 掌握药物治疗方法和技巧。由于糖尿病患者大多数时间是进行自我治疗，因此必须教会患者掌握药物治疗的方法和技巧，特别是进行胰岛素治疗的患者必须掌握胰岛素治疗的技巧。

③ 提高药物治疗的依从性。糖尿病患者要终身进行药物治疗,提高患者对药物治疗的依从性就尤为重要。影响药物治疗依从性的主要原因有:一是药物治疗时间太长、中间因各种原因治疗效果有波动,患者对治疗产生急躁、厌烦和怀疑,自行改变治疗;二是偏听偏信,被广告和他人误导而改变治疗;三是患者的自身素质和文化背景的影响也可能改变治疗;四是治疗方案过于复杂或不当,患者无法自我治疗;五是患者的经济状况无法坚持治疗。针对上述情况应该耐心细致进行宣传,让患者了解药物治疗,同时根据患者自身的经济文化状况,制定切实可行的简便、具有可操作性的药物治疗方案。

（5）病情监测。

糖尿病患者需要随时对自己的病情进行监测,了解和掌握病情的变化,检测的主要指标有以下几项:

① 空腹血糖和餐后血糖。这是最常用的检测指标,但是要特别注意餐后血糖的变化,有的患者空腹血糖正常,但餐后血糖不一定正常。

② 糖化血红蛋白。主要是了解近 2～3 个月来血糖的控制情况。

③ 尿常规。了解尿糖、尿酮体和尿蛋白的情况。

④ 肝肾功能。掌握肝肾功能变化的情况,了解药物对肝肾功能的损害情况。

⑤ 血脂。高血脂也是糖尿病的重要表现,患者切莫以为血糖正常就万事大吉,其实血脂的紊乱也是糖尿病的重要表现。

⑥ 眼底。了解糖尿病视网膜病变,以利于早期治疗。

⑦ 身高、体重和血压的监测。

⑧ 其他并发症的监测。

2. 糖尿病高危人群的健康教育内容

糖尿病高危人群是指那些具有潜在可能发展为糖尿病的人群,对这些高危人群进行健康教育和指导,使他们提高自我防病的意识,同时对这些高危人群也要采取筛查等措施,及时发现那些具有糖耐量减低、其他代谢异常或具有胰岛 B 细胞损坏的免疫学指标及其他阳性指标的个体,并进行干预。通过健康教育与管理,纠正和控制糖尿病的危险因素,降低糖尿病的患病率,同时提高糖尿病的检出率,及早发现和及时处理糖尿病。

（1）糖尿病的筛查。

高危人群的发现可以通过居民健康档案、基本公共卫生服务和机会性筛查（如在健康体检中或在进行其他疾病的诊疗时）等渠道。

① 糖尿病筛查的年龄和频率。对于成年人的糖尿病高危人群,宜及早开始进行糖尿病筛查。对于儿童和青少年的糖尿病高危人群,宜从 10 岁开始,但青春期提前的个体则推荐从青春期开始。首次筛查结果正常者,宜每 3 年至少重复筛查一次。

② 糖尿病筛查的方法。对于具有至少一项危险因素的高危人群应进一步进行空腹血糖或任意点血糖筛查。其中空腹血糖筛查是简单易行的方法,宜作为常规的筛查方法,但有漏诊的可能性。如果空腹血糖≥6.1 mmol/L 或任意点血糖≥7.8 mmol/L 时,建议行 OGTT（空腹血糖和糖负荷后 2 h 血糖）,也推荐采用中国糖尿病风险评分表,对 20～74 岁普通人群进行糖尿病风险评估。该评分表的制定源自 2007～2008 年全国 14 省、自治区及直辖市的糖尿病流行病学调查数据,评分值范围为 0～51 分,总分≥25 分者应进行 OGTT。

（2）干预。

研究证实 IGT、IFG 是 T2DM 最重要的危险因素,而在肥胖、有糖尿病家族史等高危人群则更为危险,而 T2DM 的发展过程要经过两个重要的阶段,一是从糖耐量正常演变为 IGT,在此阶段胰岛素抵抗起主要作用;二是从 IGT 进一步恶化为糖尿病,此阶段胰岛素抵抗和胰岛素分泌功能的损害都起了重要作用,而胰岛素抵抗来自遗传和环境因素的共同作用,饮食中摄入热量过多和体力活动减少引起的肥胖是 T2DM 流行的重要因素。通过对糖尿病高危人群的干预,能有效地减少来自环境因素的作用,有效地控制糖尿病的发生。干预分为生活方式干预和药物干预。

① 生活方式干预。通过健康教育宣传健康的生活方式,提倡适当运动,戒烟限酒,心理平衡。改变生活方式的形式可包括:主食减少 100～150 g/天;运动增加 150 min/周;体重减少 5%～7%。改变生活方式的目标应达到:使体重指数达到或接近 24,或至少减少 5%～7%;每日总热量减少 400～500 卡;使饱和脂肪酸摄入量占总脂肪摄入量的 30%以下;体力活动增加到每周 250～300 min。在中国大庆和瑞典 Malmous 的研究证实,通过强力的生活方式干预,可使 IGT 发生糖尿病的发病率分别减少 35%～50%和 50%;美国的 DDP 实验研究对象为 3500 人,随访 3 年,结果发现,经过生活方式干预,糖尿病的发病率减低了 58%。这些研究结果不仅证明了生活方式干预有效,而且这种中等强度的干预也易于人们接受,切实可行。另外通过改变生活方式在一定程度上能够改善血压、降低血脂。

② 药物干预。国外药物干预实验使用的药物有二甲双胍、阿卡波糖、胰岛素增敏剂、奥利司他和格列齐特等。然而,由于目前尚无充分的证据表明药物干预具有长期疗效和卫生经济学益处,故国内外相关指南尚未广泛推荐药物干预作为预防糖尿病的主要手段。对于糖尿病前期个体,只有在强化生活方式干预 6 个月效果不佳且合并有其他危险因素者,方可考虑药物干预,但必须充分评估效益/风险比和效益/费用比,并且做好充分的医患沟通和随访。

3. 一般人群的糖尿病健康教育

糖尿病问题不仅仅是患者个人的健康问题,而是一个牵涉社会各方面的公共健康问题,因此必须进行全社会动员,把糖尿病纳入慢性非传染性疾病实施综合防治,主要施行糖尿病的一级预防措施。健康教育的对象包括糖尿病患者家属、社会普通公众以及糖尿病的专业防治人员和医务人员。健康教育应该达到以下几个方面的目的:

(1) 通过健康教育,提高全社会对糖尿病危害的认识,增强对糖尿病基本知识的了解。

(2) 倡导健康的生活方式,加强体育锻炼和体力活动。

(3) 提倡合理、平衡的饮食结构,戒烟限酒、限盐。

(4) 预防和控制肥胖。

(三) 糖尿病健康教育的实施策略

1. 社区综合防治

(1) 社区诊断。社区诊断是社区综合防治的第一步,通过社区诊断能够发现糖尿病的高危人群,建立健康档案。在筛查的基础上能够发现空腹血糖受损、糖耐量减低和糖尿病患者,通过社区诊断能够掌握高危人群和患者的基本情况。

(2) 社区综合干预治疗。主要由社区卫生服务机构来承担,其中,预防保健和健康教育是社区卫生服务的重要功能,社区卫生服务的性质就是以病人为中心,为病人提供持续性、综合性、连续性的服务,并且强调以个性化服务为主。社区卫生人员应该为每一个病人制定详实周密的量化饮食和运动治疗方案,以及药物治疗方案,针对每一个病人进行糖尿病相关知识的健康教育,同时要定期上门对病人的综合防治进行督促。

2. 实施三级预防

(1) 一级预防。指在一般人群中开展健康教育,提高人群对糖尿病防治的知晓度和参与度,倡导合理膳食、控制体重、适量运动、限盐、控烟、限酒、心理平衡的健康生活方式,提高社区人群的糖尿病防治意识。一级预防的目标是控制 T2MD 的危险因素,预防 T2MD 的发生。

(2) 二级预防。指在高危人群中开展疾病筛查、健康干预等,指导其进行自我管理。二级预防的目标是早发现、早诊断和早治疗 T2MD 患者,在已诊断的患者中预防糖尿病并发症的发生。

(3) 三级预防。指对糖尿病患者继续强化血糖、血压、血脂控制,以降低微血管病变、心血管事件等并发症发生和死亡的风险。三级预防的目标是延缓已发生的糖尿病并发症的进展、降低致残率和死亡率,并改善患者的生存质量。

(四) 糖尿病的健康教育实施计划与步骤

糖尿病已成为一个严重危害人类健康的公共卫生问题,需要有社会各阶层的强力参与方能从根本上解决这个问题,为了动员社会各种力量参与解决糖尿病这个严重危害人类健康的问题,需要实施糖尿病的健康教育与健康促进。为了使这个工作顺利进行,必须有一个周密的计划,完整的实施策略以及对工作实施情况的评价。糖尿病健康教育的计划内容和步骤如图 13.2 所示。

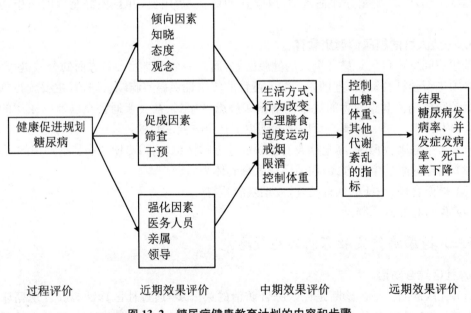

图 13.2　糖尿病健康教育计划的内容和步骤

1. 建立慢性病防治领导组织

糖尿病同其他常见的慢性病防治一样,需要全社会的共同参与。因此,必须由政府出面、组织一个由有关部门参加的糖尿病防治机构,这个机构主要由社区挂帅,协调社区的各个单位、机关和企事业单位和卫生机构共同参与糖尿病的综合防治,为糖尿病的健康教育提供有效的环境支持。

2. 建立与发展社区卫生服务中心

健康教育是社区卫生服务机构的六大功能之一,而糖尿病又是社区卫生服务慢性疾病管理的一种主要疾病,因此糖尿病的健康教育是社区卫生服务机构工作的重要内容。其主要工作有:建立糖尿病患者的健康档案,对高危人群的监测和筛查,在社区内开展各种形式的糖尿病基础知识宣传,大力提倡健康的生活方式,对糖尿病患者提供咨询和指导。为了使社区卫生服务机构成为糖尿病健康教育工作的有力执行者,必须对社区卫生服务机构的医务人员进行培训,提高他们的业务水平,转变他们重医疗轻预防和健康教育的观念,同时从政策上给予支持,资金上予以适当补偿。

3. 糖尿病健康教育的倾向因素

糖尿病健康教育的倾向因素主要是病人、高危人群和一般人群对糖尿病的观念、认识和态度。目前我国普通老百姓对糖尿病的知识较为贫乏,作为糖尿病患者对糖尿病的理解也是不完整的甚至是错误的,因此大力普及糖尿病防治知识是健康教育的重要内容。

对于糖尿病患者,一方面应让他们认识到糖尿病的严重性和可能出现的并发症,坚持综合治疗,严格按照医生的安排进食和运动治疗,必须坚持按照医嘱服药,即使症状缓解也不能停药,不要听信广告和他人的错误宣传,自行更改治疗方案,同时也要让患者了解糖尿病治疗过程,药物的作用和副作用;另一方面,也要做患者的思想工作,让患者明白糖尿病目前虽然还不能完全根治,但通过综合治疗可控制,只要治疗正确并能长期坚持,基本上不影响正常的工作和生活。

让糖尿病的高危人群重视糖尿病发生的可能性,自觉定期进行筛查和监测,要让他们知道糖尿病的发生是一个连续的较长的过程,从 IGT 到糖尿病有相当长的一个过程,通过干预可以减少糖尿病发生的可能性,因此通过筛查来发现生理指标的异常尤其重要,而保持健康的生活方式是预防糖尿病发生最重要的方法。

对于普通大众的教育,让他们知道糖尿病的高发病率以及糖尿病给人类健康带来的严重损害,使他们清楚糖尿病是可以预防的,如改掉不良的生活方式,加强体育锻炼和体力活动,戒烟限酒,注意饮食营养和结构平衡,保持理想的体重,以及良好的心态和减少紧张刺激等都是预防糖尿病的最好方法。

4. 糖尿病健康教育的促成因素

糖尿病健康教育的促成因素主要体现在糖尿病的发现和糖尿病患者的管理上。

(1) 糖尿病的筛查。糖尿病的筛查分为人群筛查、选择性人群筛查和机会性筛查三种方法。

人群筛查是指对社区内某一人群(如 40 岁以上)进行全部筛查,这种筛查虽然效果较好,但成本较高,实施难度较大;而机会性筛查是指一些高危个体自己到卫生保健机构进行检查,不需要动员和组织,因此花费的成本低,较易实施,但发现的阳性率低;选择性人群筛查是指对部分人群有选择性地进行筛查,如在已知的高危人群组中进行筛查。总之,应根据不同的人群和健康教育实施的具体目标而采取不同的方法。

为加强筛查、尽早检出糖尿病,需要加强对非内分泌专科医生的培训,提高他们对糖尿病筛查的意识;将肥胖、高血脂、大血管病变等与糖尿病相关疾病的住院患者列入糖尿病的常规筛查对象,充分利用各种机会加强糖尿病的筛查,将糖尿病的筛查纳入一些特殊的体检如干部体检和单位集中体检,以及一些固定的体检,如出国体检、婚检、招工体检等的常规项目。

（2）糖尿病的教育和管理。糖尿病是一种复杂的慢性终身性疾病,患者日常行为和自我管理能力是糖尿病控制与否的关键之一,因此,糖尿病的控制不是传统意义上的治疗而是系统的管理。

完善的糖尿病教育和管理体系,主要推荐如下:① 糖尿病患者在诊断后,应接受糖尿病自我管理教育,掌握相关知识和技能,并且不断学习。② 糖尿病自我管理教育和支持应以患者为中心,尊重和响应患者的个人爱好、需求和价值观,以此指导临床决策。③ 糖尿病自我管理教育是患者的必修教育课,该课程应包含延迟和预防 T2MD 的内容,并注重个体化。④ 糖尿病自我管理教育和支持可改善临床结局和减少花费。⑤ 当提供糖尿病自我管理教育和支持时,健康教育提供者应该考虑治疗负担与患者自我管理的自我效能以及社会与家庭支持的程度。⑥ 医护工作者应在最佳时机为糖尿病患者提供尽可能全面的糖尿病自我管理教育。⑦ 在规范化的专科糖尿病教育护士培养基础上,为患者提供糖尿病自我管理教育。

教育和管理的目标:每位糖尿病患者一旦确诊即应接受糖尿病教育,教育的目标是使患者充分认识糖尿病并掌握糖尿病的自我管理能力。糖尿病自我管理教育的总体目标是支持决策制定、自我管理行为、问题解决和与医疗团队积极合作,最终改善临床结局、健康状况和生活质量。

糖尿病教育的基本内容:① 糖尿病的自然进程。② 糖尿病的临床表现。③ 糖尿病的危害及如何防治急慢性并发症。④ 个体化的治疗目标。⑤ 个体化的生活方式干预措施和饮食计划。⑥ 规律运动和运动处方。⑦ 饮食、运动、口服药、胰岛素治疗及规范的胰岛素注射技术。⑧ 自我血糖监测和尿糖监测(当血糖监测无法实施时),血糖测定结果的意义和应采取的干预措施。⑨ 自我血糖监测、尿糖监测和胰岛素注射等具体操作技巧。⑩ 口腔护理、足部护理、皮肤护理的具体技巧。⑪ 特殊情况应对措施(如疾病、低血糖、应激和手术)。⑫ 糖尿病妇女受孕必须做到有计划并全程监护。⑬ 糖尿病患者的社会心理适应。⑭ 糖尿病自我管理的重要性。

5. 糖尿病健康教育的强化因素

（1）争取领导支持。让各级领导知道糖尿病是一种非常常见的慢性疾病,而这种疾病又是可以预防的,为保护职工的健康,需要定期安排体检,以便尽早发现,及时预防和治疗。同时为职工安排适当的体育活动。对患病的职工要多关心、照顾,安排适当的工作,经济上给予支持。

（2）医务人员。医务人员在糖尿病的健康教育中起着重要的作用,但目前医务人员在这方面做得很不够,其主要原因:一是他们的思想观念没有转变,仍是只重视医疗,轻预防保健和健康教育;二是许多医务人员(特别是非内分泌专科医务人员)掌握的糖尿病知识有限,普遍缺乏健康教育的能力与技巧。因此需加强医务人员的培训,转变思想观念,提高他们健康教育和咨询的能力。同时有条件的医疗保健机构应该开设糖尿病专科门诊。

（3）家庭成员。在糖尿病的健康教育中,对家庭成员的教育也是非常重要的。糖尿病患者病后都有一定的思想压力,同时在生活上,特别是饮食方面需要特殊照顾,因此患者的家庭成员特别是配偶和子女应多给予关心、理解和支持。另一方面,由于糖尿病是一种慢性终身性疾病,需要复杂的综合性的终身治疗,患者在治疗过程中的依从性不高,这就需要家庭成员进行督促。患者的家庭成员还需要了解糖尿病的基本知识,掌握一些诸如胰岛素治疗等基本的技巧,配合患者进行自我治疗、自我监测。

（五）糖尿病健康教育工作的效果评价

糖尿病健康教育工作的效果评价涉及面广，影响因素多，供选择的指标也比较多，因此在制定规划时应该有明确的规定。

1. 选择评价指标的原则

评价指标的选择应该遵循以下原则：

（1）选择的指标与说明的问题一定要有明确的相关性。

（2）选择的指标一定要具有敏感性。

（3）选择的指标是可以测量的。

（4）选择的指标应该方便测量，并且花费不大。

2. 评价的内容与程序

（1）过程评价。指对糖尿病健康教育的效率评价，而不是对效果的评价。主要关注项目是否按计划的数量和质量进行，以便及时进行修正。其主要指标有：活动的执行率、活动的覆盖率、目标人群的满意度、活动费用的使用率等。评估的方法主要是查阅相关的资料，其次是目标人群的现场调查。

（2）效果评价。糖尿病健康教育的目的是通过改变人们的生活行为方式，预防和减少糖尿病的发生，延迟和减少并发症的发生，减少糖尿病所致残疾和早亡。效果评价实际上就是评价人群的认知、态度、观念和行为变化以及糖尿病的发生和病情程度的变化，而这种变化需要较长的时间进行观察，因此效果评价包括早期、中期和远期效果评价。

① 早期效果评价：糖尿病防治领导机构是否成立并正常运转；糖尿病的管理制度是否完善并严格执行；目标人群对糖尿病的知识水平是否有所提高；目标人群对糖尿病的态度和观念的改善情况；居民的健康档案是否建立等。

② 中期效果评价：主要是评价目标人群的生活方式和行为的改变。包括饮食结构的变化、适度运动、戒烟限酒、糖尿病患者依从性，是否自我监测、定期复查。

③ 远期效果评价：主要评价糖尿病的发病率、患病率、死亡率和并发症的发生率以及与糖尿病有关的一些指标，如血糖、血脂、肝肾功能等。

第三节　恶性肿瘤的健康教育

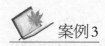

案例3

患者，男，60 岁，入院时主诉咳嗽，痰中带血 2 年，加重 1 个月，患者于 2 年前无明显诱因下出现咳嗽咳痰，痰少但痰中带血丝，无畏寒、高热，无胸痛，无午后潮热，无夜间盗汗。近一个月以来咳嗽咳痰症状加重，痰中带血。发病以来胃纳稍差，睡眠较差，大小便正常。否认肝炎、肺结核史，无高血压、糖尿病史，吸烟 20 年。体检示神清，精神尚可，全身体表淋巴结未及肿大，气管居中，胸廓无畸形，两肺呼吸音清，未闻及湿罗音。心界正常，心率齐，各瓣膜区未闻及杂音。辅助检查：胸部 CT 示右下肺恶性肿瘤；纤维支气管镜示右侧支气管距开口约 2 cm 处黏膜水肿糜烂,表面高低不平,管腔狭小;局部活检组织病理示鳞型细胞癌;头颅 MRI 未见异常;放射性核素骨扫描全身骨显像未见骨转移征象;肺功能检查能耐受肺切除手术。

 问题

1. 恶性肿瘤的治疗原则及该患者最有效的治疗方法是什么?
2. 恶性肿瘤患者有什么心理特点?
3. 该患者发生肺癌的危险因素有哪些?
4. 如何进行癌症的三级预防?

随着我国人口老龄化逐渐加剧、工业化和城镇化进程的不断加快,与慢性感染、不健康生活方式、环境等危险因素的累加,恶性肿瘤的流行趋势不容乐观。WHO 国际癌症研究机构(IARC)发布数据显示,2018 年全球癌症新发癌症病例约 1807.9 万例,死亡病例约 955.5 万例,中国分别约占 23.7% 和 30%,发病率和死亡率均高于全球平均水平。恶性肿瘤已成为危害中国居民健康的主要原因。

来自全国肿瘤登记中心的数据显示,恶性肿瘤的发病率、死亡率和癌症负担均呈持续上升态势。2015 年恶性肿瘤发病约 392.9 万人,死亡约 233.8 万人,占居民全部死因的 23.91%,位于死因顺位的第一位。肺癌仍是我国发病率、死亡率均为第一位的恶性肿瘤,肝癌、上消化系统肿瘤及结直肠癌、女性乳腺癌等依然是我国居民发病和死亡的主要负担。近十多年来,恶性肿瘤发病率每年保持约 3.9% 的增幅,死亡率每年保持 2.5% 的增幅,每年恶性肿瘤所致的医疗花费超过 2200 亿。

恶性肿瘤不仅给患者及家属带来无法弥补的创伤及经济负担,也给国家造成巨大的损失,我国恶性肿瘤防控形势非常严峻。根据我国恶性肿瘤负担的实际情况,国家相继制定并出台了《中国癌症防治三年行动计划(2015～2017 年)》《"健康中国 2030"规划纲要》《"十三五"卫生与健康规划》《中国防治慢性病中长期规划(2017～2025 年)》以及癌症防治行动计划等一系列切实可行的防控策略,建立了重大慢病防治部际联席会议制度,21 个省建立省级癌症中心,全国肿瘤监测点已达 574 个,肿瘤登记及监测随访网络基本建成,这些工作的推进必将有效遏制我国癌症负担日益增长的势头,为健康中国战略实施奠定良好的基础。

一、恶性肿瘤概述

肿瘤是指人体器官组织的细胞在外来和内在有害因素的长期作用下所产生的一种以细胞过度增殖为主要特点的新生物。这种新生物与受累器官的生理需要无关,不按正常器官的规律生长,丧失正常细胞的功能,破坏了原来器官结构,有的可以转移到其他部位,危及生命。肿瘤可分为良性肿瘤和恶性肿瘤,恶性肿瘤又称癌症。恶性肿瘤的发生发展过程可分为癌前期、原位癌及浸润癌 3 个阶段,具有向周围组织乃至全身侵袭和转移的特性,其生长变化快慢与机体免疫功能有关。恶性肿瘤从组织学上分为上皮性的癌和非上皮性的肉瘤及血液癌,临床上癌与肉瘤之比大约为 9:1。恶性肿瘤可以发生在各个年龄段,随着年龄的增加,中老年人癌症发病率显著增加;肉瘤在儿童和青年人的发病率较高。

据 WHO 预测,21 世纪恶性肿瘤将成为人类"第一杀手",故癌症防治已成为全球性的卫生战略重点。WHO 的《世界癌症报告》指出,多达 1/3 的癌症是可以预防的,号召各国政府、卫生官员和普通民众采取紧急行动,来预防 1/3 的癌症、治愈另外 1/3 癌症,为其余 1/3 患者提供最佳的治疗。《中国癌症预防与控制规划纲要》确定肺癌、肝癌、胃癌、食管癌、结直肠癌、乳腺癌、宫颈癌及鼻咽癌为我国癌症防治重点。肺癌是我国的第一大癌症,为癌症防治的重中之重。

癌症防治的首要任务是开展健康教育,让人们了解致癌因素和促癌因素,自觉采取恰当防癌措施,掌握癌症的早期信号,争取早发现、早诊断、早治疗,以达到令人满意的效果。用健康教育的方式改变世人对癌症患者的态度和认识是一项迫切任务,面对癌症的威胁,患者及亲朋好友都渴望得到癌症防治的健康教育。因此,全面普及防癌健康教育对于做好癌症三级预防是十分必要的。

1. 恶性肿瘤的一级预防

恶性肿瘤的一级预防又称为病因学预防,是指对一般人群,针对比较明确致癌、促癌因素采取预防措施,防止和降低肿瘤发病率。从根本上降低癌症的发病率必须从病因出发,这是最具备成本效益的长期战略。研究表明,40% 的癌症患者通过合理的预防措施可以避免罹患癌症。中国针对目前已知的危险因素(如吸烟、疫苗接种等),开展人群干预措施,有效地控制了癌症危害及其危险因素暴露水平。在个人层面,通过倡导健康生活方式,普及健康知识,提高人群的知、信、行,以督促居民做好个人健康管理。

2. 恶性肿瘤的二级预防

恶性肿瘤的二级预防即临床前预防,是指对特定高危人群进行肿瘤筛查,做到早期发现、早期诊断和早期治疗。中国癌症患者存在临床晚期居多,预后不良等显著特点。癌症早发现、早诊断是治疗癌症、延长生存率的关键。自 2005 年中国陆续开展了一系列癌症筛查计划,有效提高了癌症早诊率和生存率。研究表明开展以人群为基础的癌症筛查项目可以有效降低疾病负担,但并不是所有癌症均适用。例如,在人群中实行基于前列腺特异性抗原的前列腺癌筛查和甲状腺癌筛查,易导致过高的假阳性、过度诊断和过度治疗,增加人群心理负担和资源浪费。因此,开展人群筛查项目需要在考虑本国国情的前提下,依托于前期工作基础,充分考虑筛查的利与弊,从而制定出全面、可行、稳健的筛查策略,力求将筛查的效益最大化。

3. 恶性肿瘤的三级预防

恶性肿瘤的三级预防又称为临床期预防或康复性预防,是指对现患肿瘤患者采取一系列措施,通过现有的医疗技术和手段对患者进行合理治疗,消除肿瘤,进行诊治后的康复,尽力恢复功能,减轻疼痛,减少其并发症,防止致残,提高生存质量,提高生存率。随着现代诊疗水平的不断提高以及对发病机制研究的不断深入,应积极倡导综合治疗和个体化治疗。对晚期患者施行姑息治疗和临终关怀。从生理、心理等各方面关怀癌症患者,如成立联谊会、病友会、俱乐部、抗癌协会等组织,医务人员和患者定期随访、沟通。

二、恶性肿瘤的影响因素

迄今为止肿瘤病因尚未完全明了,目前认为恶性肿瘤是环境与基因相互作用,是多因素协同作用的结果。目前主要的致病因素有化学因素、物理因素、生物因素、机体自身因素等。

WHO 的《世界癌症报告》数据显示，癌症患者中"生活方式癌"所占比例高达 80%，以往因贫穷和感染而常患的癌症已转变为因生活方式而患病的典型癌症类型。

（一）行为及生活方式因素

1. 吸烟与被动吸烟

吸烟是导致癌症发生的主要危险因素，20%～30%的发病与吸烟有关，其中与肺癌的关系最为密切。经常吸烟者发生肺癌的危险性为不吸烟者的 28 倍左右，肺癌死亡率是不吸烟者的 10 倍以上，且吸烟年龄愈早，吸烟量愈大，发生肺癌的危险性也愈大。吸烟除导致肺癌外，还可引起口腔、咽、喉、食管、胰腺、膀胱等多种癌症。控制吸烟已被列入全球性的防癌策略。

被动吸烟也可诱发癌症，如肺癌、咽喉癌、乳腺癌、膀胱癌等。被动吸烟可以刺激体内肿瘤滋养血管的生成，从而有利于肿瘤的生长和转移。有研究指出，在被动吸烟的环境下，肺癌的发病率将比平常人高出 20%～30%。美国每年就有 3000 人因被动吸烟而导致死亡。

2. 饮酒

饮酒与口腔癌、喉癌、食管癌、肝癌、直肠癌等发生密切相关。队列研究表明，嗜酒者罹患和死于口腔和咽部癌症的危险性大于不嗜酒者，而且有剂量效应关系。饮酒又吸烟者可增加某些恶性肿瘤的危险性，二者对某些恶性肿瘤的发生有协同作用。例如，根据吸烟量的不同，大量饮酒者患上述癌的危险性比不嗜酒者高 2～6 倍，而大量饮酒和吸烟者其危险性较不吸烟不饮酒者高 10 倍以上。

3. 饮食

中国癌症呈现明显地理分布特点，主要与不同地区饮食习惯有关，例如，胃癌集中于西北和沿海各省，主要是与该地区有吃虾油、腌制鱼干等习惯有关；湖南长沙以食槟榔著称，口腔癌居多。现今，随着膳食结构的改变，高脂肪、高蛋白、高糖饮食以及缺乏蔬菜水果摄入等极大增加了中国大肠癌发生的风险。

4. 体力活动不足

近年来，关于缺少体力活动与癌症危险性之间的联系逐渐被国际重视，研究表明常规的体育锻炼可以降低胃癌发病风险。

5. 职业因素

在工作环境中长期接触致癌因素，经过较长的潜隐期（从接触开始至肿瘤出现的时间间隔）后患某种特定的肿瘤，称职业性肿瘤。能引起职业性肿瘤的致癌因素称职业性致癌因素，常见的有砷化合物、石棉、双氯甲醚与工业品氯甲醚、甲醚、镉的氧化物、铬（铬酸盐生产工业）等。中国将八种职业性肿瘤列入职业病名单：联苯胺所致膀胱癌、石棉所致肺癌和间皮瘤、苯所致白血病、氯甲醚所致肺癌、砷所致肺癌和皮肤癌、氯乙烯所致肝血管肉瘤、焦炉逸散物所致肺癌、铬酸盐制造业所致肺癌。

（二）环境因素

1. 空气污染

工业化的发展导致近年来空气污染逐渐加重，长期暴露于这种环境明显增加肺癌的发病风险。研究表明周围环境中 PM2.5 每增加 10 $\mu g/m^3$，肺癌的发病风险则增加 1.43 倍。2011 年意大利的前瞻性队列研究结果显示，焚烧环境暴露是妇女胃癌、结直肠癌、肝癌、乳腺癌死亡增加的危险因素。

2. 水体污染

水污染主要指工业污水的排放污染了水源,农田污水灌田污染了农作物。研究表明,饮水中某些成分和癌症死亡率之间存在联系。水中的有机物中有致突变物质,如二苯胩、乙烯胺、氯乙烯等,可疑致癌物如苯、溴仿、氯丹等,促癌或助癌物如正癸烷、油酸、酚等。多项队列研究及病例对照研究的结果显示:污染水源是消化道肿瘤危险因素。

3. 土壤污染

土壤中的化学元素通过食物链进入人体,因而土壤中的化学元素与农作物、地下水、人体血液中化学元素的分布都有着较好的一致性和相关性。据流行病学研究结果显示,土壤中某些元素的污染与癌症的发生有密切关系,癌症高发区土壤污染严重,致癌物镉是导致我国土壤和水源严重污染的重金属之一。

(三) 物理因素

1. 电离辐射

比较重要的有 X 射线和核医学工作中常见的辐射。X 射线引起的肿瘤有白血病、乳腺癌和甲状腺癌。核医学主要应用于恶性肿瘤的治疗,其具有致癌性主要是由于它的副作用,但是由于其对恶性肿瘤的特异性比正常组织的特异性高,对正常组织的影响小,因此被广泛应用于恶性肿瘤的治疗中。

2. 紫外线辐射

紫外线辐射主要是指波长 290 nm 以上的紫外线具有致癌性,小于 290 nm 的紫外线被臭氧层吸收,未能达到地面,对人体并不产生危害。由于机体皮肤具有保护作用,因此短时间照射紫外线不会引起肿瘤的发生,只会引起皮肤损伤。只有大剂量长时间照射才会引起恶性肿瘤发生,而且多发生于基底细胞层,引起细胞癌变或细胞黑色素瘤。

3. 其他

如烧伤深瘢痕长期存在易癌变,慢性皮肤溃疡局部物理刺激可发生癌变。石棉制品能导致人的胸膜间皮瘤,重度暴露于石棉纤维的工人,其胸膜间皮瘤的发生率可达 2%～3%,潜伏期一般为 20 年。

(四) 生物因素

1. 病毒

RNA 致瘤病毒通过转导或插入突变这两种机制将其遗传物质整合到宿主细胞 DNA 中,并使宿主细胞发生转化。C 型 RNA 病毒与白血病、霍奇金病有关。人类肿瘤 1/7～1/6 与病毒有关,与恶性肿瘤关系密切的病毒有人乳头状瘤病毒(HPV)、EB 病毒、乙型肝炎病毒(HBV)等。人乳头状瘤病毒主要与子宫颈和肛门生殖器区域的鳞状细胞癌有关,EB 病毒与伯基特淋巴瘤和鼻咽癌有关,慢性 HBV 感染与肝细胞性肝癌的发生有密切的关系,单纯疱疹病毒、乳头瘤病毒与宫颈癌有关,人类免疫缺陷病毒 HIV 感染后可能引发卡波西肉瘤及淋巴瘤。

2. 真菌

真菌产生的毒素具有致癌性。现已明确的有黄曲霉毒素、杂色曲霉毒素、串联镰刀菌素。黄曲霉毒素主要与肝癌有关,串联镰刀菌素可增加肝癌和食管癌发病的风险。

3. 寄生虫和细菌

少数寄生虫和细菌也可引起肿瘤。华支睾吸虫病患者肝胆管细胞癌的发生率远较一般人高,埃及血吸虫与膀胱癌有关,日本血吸虫与大肠癌有关,幽门螺杆菌与胃癌有关。

(五) 遗传因素

肿瘤有遗传倾向性,即遗传易感性,很多常见肿瘤有家族史,如乳腺癌、结肠癌、胃癌、食管癌、肝癌、鼻咽癌、白血病、子宫内膜癌、前列腺癌、黑色素瘤等。家族性结肠腺瘤性息肉是由 APC 基因突变导致的一种常染色体显性遗传性疾病,具有很高的癌变倾向,50%的患者15 岁开始出现腺瘤,35 岁后这一数量可增加至 95%,癌变概率为 100%。但这种癌变可以通过合适的预防措施而避免。因此,癌症虽与遗传有关,具有一定的遗传倾向,但个体是否发病还取决于环境、生活方式等外界因素的综合作用。

(六) 社会心理因素

1. 负性情绪

近年来研究发现,恶性肿瘤、心血管疾病等均与负性情绪关系密切。情绪紧张会使癌症容易发生,还容易引起肿瘤的扩散。国外有人对 35 名已经转移的乳腺癌患者进行观察,发现情绪愉快者平均生存期为 22.8 个月,而出现负性情绪者平均生存期仅有 8.6 个月,生存期前者为后者的 2.3 倍。情绪紧张可能会使全身的防御能力降低,在致癌因素的作用下,有可能促进癌症的发生和发展。

2. 负性生活事件

负性生活事件能够使个体处于紧张状态,从而抑制机体的免疫系统,导致恶性肿瘤的发生。国内外不少研究发现,肿瘤患者发病前的负性生活事件发生率较高,其中以家庭不幸等方面的事件为多,例如丧偶、近亲死亡、离婚等。

3. 个性

个性是指一个人由于生活环境、教育等背景不同而长期以来形成的对于事物的固定看法和反应形式。我国学者研究发现具有下列性格特点者易患癌症:① 多愁善感、精神抑郁。② 易躁易怒、忍耐性差。③ 沉默寡言、对事物态度冷淡。④ 性格孤僻、脾气古怪。长期处于孤独、矛盾、失望、压抑状态是促进恶性肿瘤生长的重要因素。有人将此种性格称为"癌症性格"。

(七) 其他

年龄是导致恶性肿瘤发生最常见的危险因素,随着年龄的增加,致癌因素的累积效应、机体修复功能消退、基因突变风险增大以及免疫系统功能减弱,癌症的发生风险显著增加。近年来中国恶性肿瘤的发病率呈持续上升趋势,但调整年龄后变化不大,表明人口老龄化和预期寿命增加是中国恶性肿瘤发病率上升的主要原因。此外,与恶性肿瘤相关的因素还有集体免疫状态、相关疾病史、药物因素等。

三、恶性肿瘤的健康教育

（一）恶性肿瘤的健康教育形式

根据患者病情、需求及教育所要达到的目的选择不同的教育形式。

1. 主动教育

在治疗、护理、巡视病房过程中进行有针对性的指导。如静脉输注化疗药物时，要告诉患者化疗过程中的注意事项、化疗药物常见毒副作用和预防等。

2. 座谈讨论

以肿瘤患者为主体，由卫生保健人员主导，通过患者间讨论增进理解，化被动为主动，激发兴趣，耐心解答提问，彼此互动达成经验分享。

3. 展示与视听教学

通过健康宣传栏、健康教育手册等举措指导患者掌握有关疾病的知识，在会议室播放视听教学片，进行直观学习，同时给予必要的解释说明，掌握健康知识。

4. 专题讲座

在病区定期开展讲座，由卫生保健人员针对恶性肿瘤群体提供专业的健康信息及指导，使其增加疾病认知度。

5. 微信公众号、小程序等平台

互联网平台推送健康教育内容，便捷高效的实时获取健康信息，并能结合自身情况了解健康状况，提供专业且丰富的疾病指导、答疑解惑，更易为患者服务。

6. 个别会谈法

以口头问答方式独立引导，根据医务工作者已有的经验，指导患者通过比较、分析、判断来获取知识。

（二）恶性肿瘤健康教育的主要内容

1. 恶性肿瘤患者的健康教育内容

恶性肿瘤不仅给患者造成生理上的巨大伤害，同时在心理上、精神上也给患者带来严重创伤，由于癌症不乐观的结局、漫长痛苦的诊疗过程、严重的放化疗反应以及容易复发、转移等特点，罹患癌症成为强烈应激源，使机体产生一系列生理、心理反应，患者处于激烈的心理冲突中，产生了明显有别于其他疾病的特殊需求。这就更需要医务人员在患者确诊入院时，在整个治疗过程中，直至患者临终时，对恶性肿瘤患者实施健康教育，使患者正确地对待疾病，从而积极配合治疗。

（1）入院期患者的健康教育。

入院期的健康教育主要是对患者进行心理评估及心理支持。癌症患者的心理反应通常会经历震惊、否定、忧郁、对抗、独立与适应五个阶段，不利于癌症患者的治疗。医护人员应进行心理健康教育，防止焦虑、抑郁等负性情绪的发生，达到恢复健康心态的目的。

此期间医务人员应做到：① 应用礼貌性语言，热情介绍环境及规章制度，以消除患者陌生感和恐惧感。② 采用观察法、交谈法、询问法评估患者的人格特征及社会文化背景。③ 倾听患者诉说，探讨生活方式改变的应对方法。④ 当患者出现回避情绪时，注意顺应患者个性,稳定其情绪,减少应激。⑤ 耐心讲解各种检查的目的、方法及注意事项,在检查过程中,医务人员表情要镇静、自然。

（2）手术期患者的健康教育。

① 术前健康教育。术前教育以减轻术前焦虑、提高手术适应能力为目的。此期间医务人员应做到:讲授各种术前检查的目的和注意事项,使患者了解检查的全过程和可能出现的不适感,以便配合;讲解手术方式及对身体的影响,术前向患者及家属讲明手术对挽救生命的必要性,让患者及家属理解并接受手术方式;同时宣教术后补救措施,如喉癌术后人工喉的应用和食管语音训练,乳腺癌术后假乳的佩带等;饮食指导,鼓励进高蛋白、高热量、高维生素食物,如肠道手术应讲明少食含纤维素高的食物如蔬菜、水果等,让患者了解术前禁食禁饮的目的。

② 术后健康教育。介绍术后常见症状、应对措施和术后功能锻炼及重建器官的自理训练,讲解术后止痛、卧位活动、饮食要求和留置各种导管的意义。

（3）化疗期患者的健康教育。

① 化疗前健康教育。讲解化疗前各种检查、准备的目的,化疗方案及其必要性,化疗药物相关知识,发其化疗健康宣教资料,并介绍一些成功病例,使其树立信心,积极配合治疗。

② 化疗期间健康教育。注意保护静脉,一旦发现药液外漏等异常,立即通知医护人员。防止感染,避免接触传染源,不到人多的地方,养成良好的生活习惯,勤洗手、勤换衣裤,保持口腔、皮肤、会阴、肛周部位清洁。防止口腔溃疡,做好口腔护理,保持口腔清洁,预防真菌感染。饮食指导,饮食应少量多餐,避免过热、粗糙、酸、辣等刺激性食物,以防损伤胃黏膜,宜吃易消化、少油腻的清淡食物,多吃高蛋白、高维生素的食物,以增强机体的抵抗力,减轻胃肠道反应和便秘症状。为防止肾损伤,化疗期间应多饮水,以加快体内药物及代谢产物的排除,减轻对肾脏的损害。战胜疲劳,注意休息,逐渐增加日常活动,每天可进行体力消耗较小的活动。

③ 心理指导。在整个化疗期间,需充分了解患者的心理状态,对其进行个体化的心理指导,帮助其树立战胜疾病的信心。

（4）放疗期患者的健康教育。

① 放疗前健康教育。向患者及家属细致解释相关的知识,如方法、次数、时间、副作用等,做好患者的皮肤护理;防止各种皮肤刺激,避免外出时阳光直射。指导患者多饮水,高营养、清淡饮食,放疗前30min不可进食。在门诊及病房备有供患者阅读的通俗易懂、图文并茂的放疗宣教手册。

② 放疗期间健康教育。随着照射剂量的不断增加,患者的照射部位和身体会出现不同程度的不良反应,此时应向患者讲解出现不良反应时的注意事项,并酌情给予干预。如切忌用手指直接接触或用手去剥干燥、脱落的痂皮,更不能用含金属的药膏涂抹,加重皮肤反应,损伤皮肤而延长愈合时间;督促患者注意个人卫生,如口腔清洁。外出时注意保暖,防止感冒诱发肺部感染;饮食给予高营养易消化的食物,忌刺激性饮食,放疗涉及消化道时,应以软食或流质食物为宜,多饮水,多休息,适当运动,养成良好的卫生习惯,局部还需避免光线的直接照射。

（5）康复期的健康教育。

患者经过一段时间的治疗后,病情得到缓解,可以出院。但仍担心会不会复发或是治愈的可能,因此,又会出现焦虑及幻想等。

① 出院指导。告知患者按时复查的意义和方法。治疗之后有复发、转移倾向是中、晚期恶性肿瘤的特点,早期发现,及时处理复发、转移也是提高恶性肿瘤疗效的重要途径,同时治疗措施也存在各种并发症,所以治疗后定期复诊,及时处理可能出现的病情非常重要。一般一年内1~2个月一次,一年后2~3个月一次,如果出现病情突然变化、特殊不适或其他问题应随时就诊,以便发现问题及时处理。

② 用药指导。恶性肿瘤的治疗重在规范化,抗肿瘤药物的用法有其特殊性,规范化用药是取得良好效果的关键,所以患者出院后切勿乱用药,一定要按照医生的医嘱定量、定时服用。出院带药,不可随意更改药量和服药时间,同时注意有可能发生的副作用。

③ 心理指导。塑造自强、自信的人格,情绪乐观,生活安排得丰富多彩,建立良好的人际关系,增强调整心理平衡的能力。如果精神上高度紧张,情感上过于脆弱,情绪易于波动等都会引起食寝不安、身体抗癌能力下降,导致病情恶化。同时还要争取社会支持系统,减少外因刺激,尤其是患者亲属、朋友应理解、体贴、关心患者,给予温暖和信心,有利于疾病转归。

④ 日常生活指导。生活要有规律,既不要长期卧床,也不要过度劳累。无论作息时间、学习娱乐都要有规律。规律的生活可使机体处于正常的工作状态,这样,肿瘤的复发、转移也就无机可乘。

⑤ 饮食指导。癌症患者在康复期要设法增进食欲,饭菜要清淡可口、荤素搭配、粗精兼食,既不能单调乏味又不可过于油腻,以易消化吸收为宜。进食时要环境轻松、心情愉快、不偏食、不过多忌食,更不要暴饮暴食。

⑥ 运动指导。要进行适当的体育锻炼,增强了体质也就自然增强了抗癌能力。患者可根据自身情况,选择散步、慢跑、打太极拳、习剑、游泳等活动项目,运动量以不感到疲劳为度。

(6) 晚期患者的临终关怀。

根据国内外调查资料显示,晚期癌症患者基本需求有三条:保存生命、解除痛苦、无痛苦地逝去。虽然随着科学的进步和治疗手段的改进,最大限度地延长癌症患者的生命应是可能的。但是,在晚期癌症患者中,疼痛的比例高达70%~80%,疼痛应成为晚期癌症患者首要解决的问题。

美国学者正库伯勒·罗斯把晚期临终病人心理活动分为五个阶段,即否认期、愤怒期、协议期、绝望期、接受期,从而逐步进入死亡。大部分临终病人呈负性心理、悲观失望、情绪消沉、回避现实,有被遗弃感和失落感,因此,对晚期癌症患者要加强心理治疗和护理,对其进行安抚、同情、体贴和关心,因势利导地使其心理获得平衡,从而正视现实,珍惜有限的生命,使其自身的生命得到升华。

① 主动、积极解决患者疼痛、厌食、躯体移动障碍等问题。对临终癌症患者给予同等的关怀与支持,赋予其希望。

② 尽量满足晚期癌症患者的社会需求。尽力满足患者每一个微小的愿望,诸如事业上的未尽心愿、治疗疾病的经济问题、解决单位及同事间的未了事宜、家庭中急待处理的问题、良好的医患关系以及自己逝后的事情等,对上述诸多社会需求,都要给患者一个圆满的切实可行的答复,以稳定其情绪,使患者能以良好的心态面对现实,积极配合治疗,体面且有尊严地走完人生的最后之路。

③ 积极开展死亡教育。死亡教育是实施临终关怀的一项重要内容,包括对晚期癌症患

者及其家属的教育问题,其目的在于帮助濒死患者树立正确的死亡观,突破对死亡的恐惧和不安,学习"准备死亡,面对死亡,接受死亡",达到让生命"活得庄严,死得尊严"。对临终病人家属进行死亡教育的目的在于帮助他们适应病人病情的变化和死亡,帮助他们缩短悲痛过程和时间,减轻悲伤程度,认识自身继续生存的社会价值和意义。死亡教育的内容是非常广泛的,诸如死亡标准、死亡价值、死亡态度、死亡时机、死亡地点、死亡方式以及死后丧事服务等。

④ 促成其获得心理平衡。协助患者完成人生的计划与人生意义的追求,让患者感到他人与社会对自己的关心。尽量提供其独处发泄的机会,运用倾听或沉默等技巧为患者提供表达内心疑惑与焦虑的机会。提供安静、舒适的病区环境,避免不良刺激。

2. 恶性肿瘤高危人群的健康教育

癌症的早期发现能够显著提高治疗成功的可能性。癌症的早期发现的措施为筛查。认识到癌症发生的可疑症状并迅速采取行动,有助于早期诊断。

上海市抗癌协会联合复旦大学附属肿瘤医院发布 2020 版《居民常见恶性肿瘤筛查和预防推荐》,覆盖了 20 种常见恶性肿瘤的高危人群、筛查及预防建议。这里列举在我国发病率前五位恶性肿瘤的高危人群、筛查和预防建议。

(1) 肺癌。

① 高危对象。年龄>40 岁,至少合并以下一项危险因素者:a. 吸烟≥20 年包(年包,指每天吸烟多少包乘以持续多少年,例如 20 年包指每天 1 包持续 20 年或每天 2 包持续 10 年),其中包括戒烟时间不足 15 年;b. 被动吸烟;c. 有职业暴露史(石棉、铍、铀、氡等接触者);d. 有恶性肿瘤病史或肺癌家族史;e. 有慢性阻塞性肺疾病或弥漫性肺纤维化病史。

② 筛查建议。a. 对于肺癌高危人群,建议行低剂量螺旋 CT 筛查。建议尽可能使用 64 排或以上多排螺旋 CT 进行肺癌筛查。扫描范围为肺尖至肋膈角尖端水平。基线 CT 扫描以后,根据病灶具体情况(形态、大小、边界等特征),建议至专科医院咨询具体下一步诊疗计划;b. 若检出肺内结节,根据结节不同特征,磨玻璃、亚实性、实性结节及多发结节的具体情况进行低剂量螺旋 CT 复查;c. 根据国情和效能以及我国人群特征,不推荐将 PET/CT 作为肺癌人群筛查的方法。

③ 预防建议。a. 建议戒烟;b. 有职业暴露危险的人群应做好防护措施;c. 注意避免室内空气污染,比如被动吸烟、明火燃煤取暖、接触油烟等;d. 大气严重污染时,避免外出和锻炼;e. 有呼吸系统疾病者要及时规范地进行治疗。

(2) 胃癌。

① 高危对象。凡有下述情况之一者,均系高危对象:a. 60 岁以上;b. 中度及重度萎缩性胃炎;c. 慢性胃溃疡;d. 胃息肉;e. 胃黏膜巨大皱褶征;f. 良性疾病术后残胃;g. 胃癌术后残胃(术后 6～12 个月);h. 幽门螺杆菌感染者;i. 明确胃癌或食管癌家族史;j. 恶性贫血;k. 有家族性腺瘤性息肉病(FAP)、遗传性非息肉病性结肠癌(HNPCC)家族史。

② 筛查建议。年龄>40 岁有腹痛、腹胀、反酸、胃灼热等上腹部不适症状,并有慢性胃炎、胃黏膜肠上皮化生、胃息肉、残胃、胃巨大皱褶征、慢性胃溃疡和胃上皮异型增生等病变以及有肿瘤家族史的对象,应根据医师建议定期进行胃镜检查。

③ 预防建议。a. 建立健康的饮食习惯和饮食结构,不暴饮暴食;b. 根除幽门螺杆菌感染;c. 减少食用生冷、辛辣、过热、过硬的食物及熏制、腌制等高盐食物;d. 戒烟;e. 少喝或不喝烈性酒;f. 放松心情,合理减压。

（3）大肠癌。

①高危对象。a. 45岁以上无症状人群；b. 40岁以上有两周肛肠症状的人群；c. 长期患有溃疡性结肠炎的患者；d. 大肠癌手术后的人群；e. 大肠腺瘤治疗后的人群；f. 有大肠癌家族史的直系亲属；g. 诊断为遗传性大肠癌患者的直系亲属，年龄超过20岁。

②筛查建议。a. 符合上述a～e的"一般人群"筛查：大肠癌筛查从45岁开始，无论男女，每年1次大便隐血（FOBT）检测，每10年1次肠镜检查，直到75岁；76～85岁，体健者、预期寿命在10年以上者，可继续维持筛查；85岁以上者，不推荐继续筛查。b. 符合"有大肠癌家族史"直系亲属筛查：1位一级亲属患有明确高级别腺瘤或癌（发病年龄小于60岁）、2位及以上一级亲属患有明确高级别腺瘤或癌（任意发病年龄）：40岁开始（或比家族最小发病者发病年龄小10岁开始）筛查，每年1次FOBT检查，每5年1次肠镜检查；有一级亲属家族史的高危对象（仅1位，且发病年龄高于60岁）：40岁开始筛查，每年1次FOBT检测，每10年1次肠镜检查。c. 符合上述g"遗传性大肠癌"家族成员筛查：对FAP和HINPCC患者家族成员，当家族中先发病例基因突变明确时，建议行基因突变检测。基因突变检测阳性者，20岁以后，每1～2年进行1次肠镜检查；基因突变检测阴性者，按照一般人群进行筛查。d. 关于筛查方法推荐：FOBT检测＋问卷调查是筛查的主要手段，证据充分；血液的多靶点基因检测可能有助于提高筛查准确度，价格较为昂贵；有条件者，可联合粪便和血液方法进行筛查。

③预防建议。a. 运动可有效减少肿瘤发生，坚持体育锻炼，避免肥胖；b. 健康膳食，增加粗纤维、新鲜水果的摄入，避免高脂高蛋白饮食；c. 非甾体类抗炎镇痛药可能对预防肠癌有效，老年人可尝试服用低剂量阿司匹林，可能减少心脑血管疾病和肠癌发生的风险，具体使用须咨询医生；d. 戒烟，避免其对消化道的长期毒性和炎性刺激。

（4）肝癌。

①高危对象。男性35岁以上、女性45岁以上的以下任一人群：a. 慢性乙型肝炎病毒（HBV）感染或慢性丙型肝炎病毒（HCV）感染者；b. 有肝癌家族史者；c. 血吸虫、酒精性、原发性胆汁性肝硬化等任何原因引起的肝硬化患者；d. 药物性肝损患者；e. 遗传性代谢病患者，包括血色病、α-1抗胰蛋白酶缺乏症、糖原贮积病、迟发性皮肤卟啉症、酪氨酸血症等；f. 自身免疫性肝炎患者；g. 非酒精性脂肪肝（NAFLD）患者。

②筛查建议。a. 男性35岁以上、女性45岁以上的肝癌高危人群应进行筛查；b. 联合应用血清甲胎蛋白（AFP）和肝脏B超检查，每6个月筛查1次。

③预防建议。a. 接种乙肝疫苗；b. 慢性肝炎患者应尽早接受抗病毒治疗以控制肝炎病毒的复制；c. 戒酒或减少饮酒；d. 清淡饮食，减少油腻食物的摄入；e. 避免发霉食物的摄入。

（5）乳腺癌。

①高危对象。a. 既往有乳腺导管或小叶不典型增生或小叶原位癌（lobular carcinoma in situ，LCIS）的患者。b. 既往30岁前接受过胸部放疗。c. 有明显的遗传倾向：家族（家族包含一级、二级亲属。一级亲属指父母、子女以及兄弟姐妹（同父母）；二级亲属指叔、伯、姑、舅、姨、祖父母、外祖父母）中有BRC41/BRCA2基因突变的携带者；家族中有乳腺癌者，发病年龄在45岁前；家族中有2人患乳腺癌患者（1人双侧或2个单侧），发病年龄在45～50岁；d. 家族中有2人或2人以上患乳腺癌/卵巢癌/输卵管癌/原发性腹膜癌患者；e. 家族中有男性乳腺癌患者；f. 曾患有乳腺癌/卵巢癌/输卵管癌/原发性腹膜癌者。

② 筛查建议。a. 一般妇女：40 岁之前不推荐筛查；40 岁开始筛查，推荐每 1~2 年进行 1 次乳腺 X 线检查；对致密型乳腺（乳腺 X 线检查提示腺体为 c 型或 d 型）推荐与 B 超检查联合；70 岁以上，体健者、预期寿命 10 年以上者均建议维持筛查，每 1~2 年进行 1 次乳腺 X 线检查。b. 乳腺癌高危人群：推荐 40 岁或更早开展乳腺癌筛查；每年 1 次乳腺 X 线检查；每 6~12 个月 1 次乳腺超声检查；每 6~12 个月 1 次乳腺体检；必要时每年 1 次乳腺增强核磁共振 MRI 检查。

③ 预防建议。a. 养成健康的生活方式，远离烟酒，合理营养，保持健康体重，坚持锻炼；b. 适时生育，母乳喂养；c. 参加乳腺筛查，定期体检。

3. 一般人群的针对恶性肿瘤的健康教育

2018 年 5 月，世界癌症研究基金会（WCRF）与美国癌症研究所（AICR）联合发布了最新版的癌症预防报告，推出 10 条防癌建议，为一般人群癌症预防提供科学参考。

(1) 保持健康体重。将体重保持在正常范围内，在成年期避免体重增加。要想降低患癌症的风险，第一重要的事情是不吸烟，第二就是保持健康的体重。目标是 BMI 范围的下限。

(2) 积极参加体力活动。日常生活中养成积极参加体力活动的习惯——多走少坐。任何形式的体力活动都有助于降低癌症风险。目标是在日常生活中融入更多的体力活动，如快步走。为使健康获益最大化，科学家建议我们的目标是每周 150 min 中等强度体力活动，或 75 min 高强度体力活动。此外，对于久坐的人，在一天里每个小时都要匀出几分钟起来走走。

(3) 饮食富含全谷类、蔬菜、水果和豆类。让全谷类、蔬菜、水果和豆类（如黄豆、扁豆）成为日常饮食的主要部分。饮食以富含纤维素和其他营养物质的植物性食物（如蔬菜、水果、全谷类和豆类）为主。美国癌症研究所建议我们每餐都以植物性食物为主。准备一顿饭的时候，目标是盘子里至少 2/3 是蔬菜、水果、全谷类和豆类。

(4) 限制摄入"快餐"和其他高脂、高淀粉或高糖的加工食品。限制这些食物有助于控制热量摄入，保持健康体重。有大量的证据显示，摄入"快餐"和"西方化"饮食是体重增加、超重和肥胖的原因，后者与 12 种癌症有关。

(5) 少吃红肉和加工肉类。不过量食用如牛肉、猪肉、羊肉等红肉，加工肉类即使要吃也只能吃很少。

(6) 限制摄入含糖饮料，建议多喝水和不加糖的饮料。有可靠的证据显示，摄入含糖饮料会引起体重增加、超重和肥胖，后者与 12 种癌症有关。

(7) 限制饮酒。为了预防癌症，最好不要喝酒。早先的研究显示适量的酒精可能对冠心病有预防作用。但在预防癌症方面，证据清楚而有说服力：任何形式的酒精都是强致癌物。如果非要喝酒，那么应把饮酒量限制在女性每天 1 杯，男性每天 2 杯。

(8) 不要使用补充剂来预防癌症，营养需求只需要饮食来满足。对于大多数人来说，可以从健康饮食（包括正确的食物和饮料）中获得足够的营养。但并不阻止某些特定人群（如育龄妇女和老年人）使用可能带来好处的多种维生素制剂或特定补充剂。不要期望任何膳食补充剂能够像健康的饮食习惯那样降低癌症风险。

(9) 如果可以的话，请母乳喂养。母乳喂养对母亲和孩子都有好处。有令人信服的证据表明，母乳喂养有助母亲预防乳腺癌。另外，母乳喂养的婴儿超重和肥胖的可能性较低。

(10) 癌症诊断后，如果有可能，也请遵循坚持健康的生活方式。

（三）恶性肿瘤健康教育的实施原则

由于恶性肿瘤疾病的特殊性，其对患者身心带来的伤害与其他慢性疾病不同，表现得更为强烈和突出，因此对恶性肿瘤患者的健康教育要求更高，需要更加全面、科学、有效地计划和实施。在恶性肿瘤患者的健康教育实施过程中，应遵循以下原则：

1. 全程化

健康教育应贯穿在患者诊断、治疗、康复的全过程。具体包括门诊患者及家属的健康教育和心理疏导，引导其对疾病的正确认识及正规化就医，患者入院时对环境的熟悉及转换，疾病诊断时的心理救助，治疗过程中的充分沟通与配合，出院时对疾病的特殊说明及出院后康复治疗的教育。

2. 阶段化

根据患者治疗的不同时期，分批次给予健康教育，教育内容宜遵循少、短、具体的原则，按不同个体的需求给予教育，使健康教育更有针对性和实用性，使患者对健康教育的内容更易掌握，并通过"宣教-反馈"的循环工作流程可以及时掌握患者的信息，保证健康教育的连续性，有利于提高患者术后自我管理的依从性。

3. 个体化

每个患者年龄不同、教育背景不同，其接受能力和理解能力亦不同；其所患肿瘤疾病不同，对疾病的理解和体验亦不同，因此在健康教育过程中，需注重个体化原则，对于不同患者，先对其文化背景、疾病状态、心理动向做出评估，再有针对性地进行健康教育，才能达到最佳效果。

4. 规范化

如同其他医疗工作一样，健康教育同样需要科学规范地实行，应根据各种不同肿瘤疾病患者的特点，共同制定相应的健康教育规范，医务人员应该熟悉掌握所制定的规范，科学而标准地进行健康教育，从而保证健康教育的效果。

（四）恶性肿瘤的健康教育实施计划与步骤

1. 医院实施恶性肿瘤健康教育的计划与步骤

（1）医院恶性肿瘤健康教育计划的制定。在医院中开展恶性肿瘤的健康教育，首先要了解患者及其亲属对疾病的认识程度，根据患者的生理、心理特点，制定出健康教育的目标、内容和施教的方法等。

（2）医院实施恶性肿瘤健康教育计划的队伍。医院中实施恶性肿瘤的健康教育主要依靠从事恶性肿瘤医疗活动的医务工作者，包括医生、护士及相关的工作人员，其中医生和护士是最主要的健康教育人员。

（3）医院中健康教育人员的培训。当今知识的更新速度奇快，有相当一部分医务人员的知识更新要落后于时代。另外，由于我国现有的医务人员中有很大一部分的肿瘤知识贫乏，对癌症的发现和治疗认识不足，贻误了治疗的良机。因此，对在岗医务人员进行肿瘤知识的教育在我国具有重要的地位。在医务人员中开展恶性肿瘤防治知识的教育将为我国的肿瘤防治打下坚实的基础。

2. 社区实施恶性肿瘤健康教育的计划与步骤

主要是针对一般人群、恶性肿瘤高危人群及恶性肿瘤康复期患者进行健康教育。

（1）社区恶性肿瘤健康教育计划的制定。

通过社区诊断，确定社区需重点防治的恶性肿瘤病种，针对不同的恶性肿瘤设计具体的健康教育计划。设计社区防癌健康教育计划的原则为：从社区实际出发，有明确的目标和指标，突出重点，有质量控制和反馈系统。

（2）建立社区恶性肿瘤健康教育队伍。

① 社区恶性肿瘤健康教育专业队伍：具体有各级健康教育专业单位、医疗卫生保健机构、医药卫生科研单位等，是防癌健康教育的骨干。

② 各级爱卫会、初级卫生保健机构和社区卫生服务协调机构：负责组织发动、协调和检查督促社区内防癌健康教育工作。

③ 社区部门：在社区中广泛动员各部门参与防癌健康教育活动，如发挥新闻、影视、广播和出版等宣传部门的专业优势，出版通俗易懂的防癌健康教育读物，开辟防癌健康教育专栏和专题节目等；教育部门组织指导学校开展防癌健康教育等。

④ 群众队伍：在社区开展防癌健康教育时，要注意发展和培养群众中的积极分子，及时对他们进行业务培训，使他们掌握必要的防癌健康知识与技能以及一些工作方式、方法，以便发挥他们在群众中的宣传作用。这也是防癌健康教育群众化和社会化的要求。

（3）社区恶性肿瘤健康教育人员的培训。

健康教育人员的培训应遵循以下原则：理论和实践相结合，注重指导实践的原则；从实际出发，采取多渠道、多形式和多途径培训的原则；普及与提高相结合的原则；注重质量和效益的原则。

培训方法：可采用多种方式进行培训，如可举办各种常见肿瘤专题讲座、讨论会、座谈会和信息交流活动等。

（五）恶性肿瘤的健康教育工作的效果评价

恶性肿瘤健康教育评价是对整个恶性肿瘤防治工作健康教育的全过程进行质量和效益的客观认定过程。目的在于保证恶性肿瘤知识传播的效果，使恶性肿瘤健康教育计划实施的各个环节自始至终向着项目的总体目标有序、高效地进行。

1. 评价步骤

恶性肿瘤健康教育评价是对恶性肿瘤健康教育的全过程进行评价，包括对早期计划设计的评价、中期实施过程诸环节的评价和结局的综合评价三个方面。其步骤为：熟悉恶性肿瘤健康教育方案，设计评价方案，建立评价指标，确定资料收集方法，整理分析资料，制作评价总结。

2. 效果评价常用指标

包括恶性肿瘤健康教育参与率、健康教育满意度、人群对恶性肿瘤防治知识的知晓率、人群恶性肿瘤防治观念形成率、恶性肿瘤健康教育知识提高率、恶性肿瘤患者寿命健康教育前后比例、社区恶性肿瘤发病率等。

3. 评价方法

恶性肿瘤健康教育的评价方法主要有座谈会、家庭访问、问卷调查、恶性肿瘤防治知识测验等。

4. 效果评价内容

（1）基线调查。在进行健康教育前应对教育对象（病人、家庭、社区）的基本情况、对恶性肿瘤的认识及知识需求和来源、对癌症病因和早期症状的认识、对癌症预防措施和预后的认识、生活和卫生习惯、参加癌症定期体检的意愿等进行基线调查，以便掌握健康教育对象的健康教育需求，确定健康教育的项目，使健康教育工作具有针对性，为恶性肿瘤健康教育工作效果评价提供基础资料。

（2）阶段性评价。在恶性肿瘤健康教育每完成一个相对独立的阶段，就应对这个阶段的效果进行评价。其内容主要是了解健康教育对象意识提高的程度、消除恐癌情绪、对癌症可防可治的认识程度，目标人群参与改善环境因素、自觉纠正不良卫生习惯的程度、各类癌症高危人群接受癌症筛查的自觉程度等。通过阶段性评价结果决定下一阶段的计划实施。

（3）终末评价。是对整个恶性肿瘤健康教育计划实施情况进行全面的评价，也就是对上述各类评价的综合以及对各方面资料做出总结性的概括。它全面反映了健康教育计划的成败。评价内容主要包括反映恶性肿瘤健康教育计划实施的情况和所取得的成效；目标人群对恶性肿瘤可防可治的认知程度、参与集体防癌计划实施的程度、纠正不良生活习惯的程度；管理机构和网络运作是否正常、是否适用于总体目标的要求等。通过终末评价对整个健康教育计划的完成情况、对成本-效益等做出总的判断，以总结经验、吸取教训，为今后的健康教育计划提供准确的科学依据。

（吴国翠）

第十四章　传染病的健康教育

案例

近日有新闻报道：一对情侣在医院接受婚前检查时，女方被查出疑似感染艾滋病病毒，但医生仅单独告知了女方。一无所知的男方在婚后染病，于是将医院等告上法庭。

患者的隐私权一直以来被高度重视，尤其对医务工作者而言，古老的《希波克拉誓言》中就曾提到"我将保守病人的秘密，即使病人已经死亡"，而患者的隐私权有无边界呢？面临传染病时，这个界限在哪？

就上述案例而言，在我国的相关法律中，如《中华人民共和国民法典》第一千二百二十六条规定，"医疗机构及其医务人员应当对患者的隐私和个人信息保密。泄露患者的隐私和个人信息，或者未经患者同意公开其病历资料的，应当承担侵权责任"。《中华人民共和国传染病防治法》第六十九条规定，"医疗机构违反本法规定，有下列情形之一的，由县级以上人民政府卫生行政部门责令改正，通报批评，给予警告；造成传染病传播、流行或者其他严重后果的，对负有责任的主管人员和其他直接责任人员，依法给予降级、撤职、开除的处分，并可以依法吊销有关责任人员的执业证书；构成犯罪的，依法追究刑事责任：故意泄露传染病病人、病原携带者、疑似传染病病人、密切接触者涉及个人隐私的有关信息、资料的"。《中华人民共和国执业医师法》第二十二条规定，"医师在执业活动中履行下列义务：关心、爱护、尊重患者，保护患者的隐私"；第三十七条规定，"医师在执业活动中，违反本法规定，有下列行为之一的，由县级以上人民政府卫生行政部门给予警告或者责令暂停六个月以上一年以下执业活动；情节严重的，吊销其执业证书；构成犯罪的，依法追究刑事责任：泄露患者隐私，造成严重后果的"。《艾滋病防治条例》第三十九条规定，"未经本人或者其监护人同意，任何单位或者个人不得公开艾滋病病毒感染者、艾滋病病人及其家属的姓名、住址、工作单位、肖像、病史资料以及其他可能推断出其具体身份的信息"；第五十六条规定，"医疗卫生机构违反本条例第三十九条第二款规定，公开艾滋病病毒感染者、艾滋病病人或者其家属的信息的，依照传染病防治法的规定予以处罚"。《中华人民共和国传染病防治法实施办法》第四十三条规定，"医务人员未经县级以上政府卫生行政部门批准，不得将就诊的淋病、梅毒、麻风病、艾滋病病人和艾滋病病原携带者及其家属的姓名、住址和个人病史公开"。

由此可见，在中国相关法律中，对艾滋患者的绝对隐私保护条款，甚至允许患者对配偶隐瞒病情，不仅增加了婚内配偶传播风险，同时医生可以依法规避"提前告知"的责任，甚至合法地伤害他人的生命健康权。

与此同此，《中华人民共和国民法典》第一千零四十三条规定，"夫妻应当互相忠实，互相尊重，互相关爱"。《艾滋病防治条例》第三十八条规定，"艾滋病病毒感染者和艾滋病病人应当履行下列义务：将感染或者发病的事实及时告知与其有性关系者；采取必要的防护措施，防止感染他人。艾滋病病毒感染者和艾滋病病人不得以任何方式故意传播艾滋病"。《婚前保健工作规范（修订）》中"医学意见"："发现指定传染病在传染期内、有关精神病在发病期内或其他医学上认为应暂缓结婚的疾病时，注明'建议暂缓结婚'；对于婚检发现的可能会终生传染的不在发病期的传染病患者或病原体携带者，在出具婚前检查医学意见时，应向受检者说明情况，提出预防、治疗及采取其他医学措施的意见。若受检者坚持结婚，应充分尊重受检双方的意愿，注明'建议采取医学措施，尊重受检者意愿'。"

说还是不说，由谁来说，都是个难题！

 问题

1. 面临此种情况，医务工作者该如何开展健康教育？
2. 如何避免该类问题的发生？

人类开启了现代科学体系以来，科学技术得到了长足的发展，曾严重危害人类健康和生命的传染病被成功地控制和治疗，一些常见的传染病的发病率和死亡率较大幅度的下降，但对于占世界人口大多数的发展中国家而言，传染病仍是一个严重的公共卫生问题。

新中国成立以来，党和政府对传染病防控工作上高度重视，目前传染病呈现"两低一少"趋势，即总的发病率降低、总的死亡率降低、大规模暴发和流行减少，传染病防治工作取得了巨大的成效。但是，由于不同传播途径疾病构成的改变，传染病防治面临着许多新问题，一方面，一些过去已经基本控制的传染病又卷土重来，如淋病、梅毒、结核等；另一方面，新的传染和潜在传染病陆续出现，如艾滋病、重症急性呼吸综合征（SARS）、中东呼吸综合征（MERS）、新型冠状病毒肺炎（COVID-19）等。2019 年全国法定传染病报告显示，我国（不含香港、澳门特别行政区和台湾地区）共报告法定传染病 10244507 例，死亡 25285 人，报告发病率为 733.57/10 万，报告死亡率为 1.81/10 万，传染病死亡占全部死因的比例不足百分之一，其中报告发病率最高的是病毒性肝炎、肺结核、梅毒，死亡率最高的是艾滋病、肺结核、狂犬病。

第一节 艾 滋 病

一、概述

（一）艾滋病相关知识

艾滋病的医学全名为"获得性免疫缺陷综合征"（acquired immunodeficiency syndrome，AIDS），是由人类免疫缺陷病毒（human immunodeficiency virus，HIV）感染所导致的一种以 T 淋巴细胞免疫功能缺陷为主的病死率极高的慢性传染病。HIV 在最初的几个月传染性最强，但一部分人在感染 HIV 的初期并无症状，一部分人可能会出现流感样症状，包括发烧、头痛、皮疹和喉咙痛等。随着病情的发展，症状会加剧且更加明显，包括淋巴结肿大、体重减轻、发烧、腹泻和咳嗽。HIV削弱了人体抵抗其他感染的能力，如果不及时治疗，感染者更容易患上其他严重疾病，如肺结核、隐球菌性脑膜炎、细菌感染和一些癌症，包括淋巴瘤和卡波西肉瘤。抗体检测是目前常用的艾滋病检测方法，采用快速检测技术，可以将等待结果的时间大大缩短。

HIV的主要传播途径包括性传播、血液传播和母婴传播，但其是可以预防的。使用安全套可预防HIV和其他性传播疾病、使用一次性或自毁型注射器可预防HIV经血液传播、抗逆转录病毒治疗（antiretroviral treatment，ART）可预防HIV在怀孕、分娩和哺乳期间的母婴传播。对于有较高感染HIV风险者，如男男性行为人群中的高危性行为者，可以进行暴露前预防（pre-exposure prophylaxis，PrEP），即通过服用抗病毒治疗药物，来减少感染HIV的风险。

目前ART疗法已经能够把AIDS患者体内的HIV减少到无法检测出的程度，其可以有效改善艾滋病患者的生存质量，延长艾滋病患者的生存时间；但是由于其无法彻底清除HIV，一旦AIDS患者停止接受治疗，HIV就会大量复制，所以艾滋病患者需要接受终身治疗。另外，其也是一种有效的预防措施，一些文献报道，"在现有的ART下，即便是进行了无保护的性行为，HIV病毒的感染风险依然是0%"。

WHO于1988年1月将每年的12月1日定为世界艾滋病日，号召世界各国和国际组织在这一天举办相关活动，宣传和普及预防HIV/AIDS的知识。

（二）艾滋病的流行特征

自首例AIDS患者于1981年在美国被发现至今，HIV/AIDS仍未在全球范围内得到有效控制，依然是世界上最重大的公共卫生挑战之一，尤其是在低收入和中等收入国家。截止2019年底，据世卫组织估计，全球约有3800万感染者，HIV/AIDS相关死亡3300万人，遍布世界上几乎所有的国家和地区。《2020全球艾滋病防治进展报告》显示，抗艾工作取得显著但不平衡的进展，撒哈拉以南非洲地区的妇女和女童仍然是受HIV/AIDS影响最严重的群体，原定2020年实现的全球抗艾目标可能无法实现（第二十届世界艾滋病大会，联合国艾滋病规划署2020年将力争实现三个90%的防治目标：即90%的HIV感染者通过检测知道自己的感染状况，90%已经确诊的HIV感染者接受抗病毒治疗，90%接受抗病毒治疗的HIV感染者的病毒得到抑制），其中全世界预防HIV新发感染的工作远远落后于既定目标。此外，新冠肺炎疫情可能严重影响HIV/AIDS防治工作。

我国自1985年6月发现第1例AIDS病人后，在经历了传入期、扩散期、快速增长期后，截至2019年10月底，全国报告存活感染者95.8万，2019年全年新发感染者约为15.8万人，参照国际标准，与其他国家相比，我国艾滋病疫情处于低流行水平，但其存在以下特点：一是在全国各地存在很大的地区差异，四川、云南、新疆、广西、广东及河南是发现感染者数量最多的六个省份。在总体上呈现出"南高、北低、西高、东低"空间分布格局和"西快、东慢"异速增长特征，但是在各热点省区的疫情向周边省份扩散较明显；二是异性传播为主要传播途径，在2019年1～10月新报告感染者中，异性性传播占73.7%，男性同性性传播占23.0%。经异性性传播途径感染的病例所占构成比相较于2008年的8.7%上升了8倍；三是HIV感染已有明显的从重点人群（如男男性行为者与女性性工作者等）向非重点人群扩散的态势，但是值得注意的是，男同性人群因其群体内本身HIV高流行率，单次性行为高传播风险依旧以约5%的总人口贡献了23%的新发感染占比;四是社交新媒体的普遍使用增强了易感染HIV行为的隐蔽性,人口频繁流动增加了预防干预难度,青年学生感染人数增加较快。

（三）其他

1."精英控制者"和重点人群

有文献报道,存在"精英控制者"(即HIV检测呈阳性且在未用药或停止用药的情况下血液中的HIV病毒含量可以维持持续无法检测到的人),但总的说来HIV具有人群普遍易感性,尤其是重点人群,WHO将重点人群定义为在所有国家和地区面临更高风险感染HIV人群,包括男男性行为者、注射吸毒者、在监狱和其他封闭环境中的人员、性工作者及其嫖客、变性人。

2."5C"原则

HIV所有检测服务都必须遵循世卫组织推荐的"5C"原则:consent(知情同意),confidentiality(保密),counselling(咨询),correct results(检测结果正确),connection with treatment and other services[联系(与关爱、治疗和其他服务相衔接)]。

二、艾滋病防治指导性文件

（一）2016～2021年全球卫生部门艾滋病毒战略

自1986年世界卫生组织启动"艾滋病特别规划"以来,全球应对HIV/AIDS问题取得了卓越成效,WHO于2016年5月发布了《2016～2021年全球卫生部门艾滋病毒战略》(Global Health Sector Strategy on HIV/AIDS 2016～2021)。该战略建立在人权和卫生公平性的原则之上,提倡以人为本的方针,引导多方力量加快和关注HIV/AIDS防治,使有关人群能够知晓自身的状况,为一切HIV感染者和AIDS患者提供抗逆转录病毒治疗和全面长期医护,并挑战无处不在的与HIV/AIDS相关的污名化和歧视,将有助于根本性地降低新发HIV感染和相关死亡率,改善HIV感染者和AIDS患者的健康状况和为其提供福祉。

1. 愿景

全世界无HIV新发感染,无HIV/AIDS相关死亡,HIV感染者和AIDS患者不受歧视,能够健康长寿。

2. 目标

到2030年终结HIV/AIDS流行这一公共卫生威胁,让不同年龄段的人群都过上健康的生活,促进他们的福祉。

（1）全球层面。如果国家迅速采取行动并有足够决心实现2020年的宏伟目标,就可以向终结HIV/AIDSS流行问题的方向迈出一大步。这些目标适用于任何人:儿童、青少年和成人,富人和穷人,女性和男性,以及所有重点人群。跟踪HIV新发感染是用于衡量到2030年终结HIV/AIDS流行这一公共卫生威胁的总目标实现情况的主要进展指标。

（2）国家层面。国家最好应参照全球目标和具体目标,尽快制定本国2020年及以后的战略目标和具体目标。战略目标和具体目标应考虑到本国国情、本国HIV/AIDS流行的性质、动态、受影响人群、卫生保健系统和社区系统的结构和能力以及可以调动的资源。具体目标应基于 HIV/AIDS 流行情况、趋势和对策的最佳可获得的数据,对照一系列可评估的标准化指标予以监测,具有普适性、可行性。

3. 五个领域

为实现 2020 年和 2030 年的具体目标,需要在五个领域采取行动。在每个领域内,各国、世界卫生组织和合作机构需采取特定的行动,即根据本国的管辖权和法律,选择和实施最符合本国实际情况和最适合处理本国 HIV/AIDS 流行问题的行动,其目的在于最大限度地提高 HIV/AIDS 与其他卫生领域的协同效应,使卫生部门的应对措施与其他全球健康和发展战略、计划和目标保持一致。

(1) 领域 1:通过完善的战略信息和良好治理,加强和关注国家 HIV/AIDS 方面项目和计划。

(2) 领域 2:制定一系列有关 HIV/AIDS 防治基本服务措施和高影响力干预措施,并使其贯穿 HIV/AIDS 防治工作全程。

(3) 领域 3:针对不同人群和地区,提供和调整 HIV/AIDS 防治的流程,以获得最优效果和实现公平覆盖目标。

(4) 领域 4:促进可持续筹资,全面资助 HIV/AIDS 防治工作的各环节,降低目标人群面临财务困境的风险。

(5) 领域 5:鼓励创新,以推动 HIV/AIDS 防治工作的快速进展。

(二)《遏制艾滋病传播实施方案(2019～2022 年)》

为贯彻党中央、国务院决策部署,推进联合国 2030 年终结艾滋病流行可持续发展目标的实现,解决当前艾滋病防治工作中的重点和难点问题,遏制艾滋病性传播上升势头,将疫情持续控制在低流行水平,深入推进防控工作,国家卫生健康委会、中央宣传部、中央政法委、中央网信办、教育部、科技部、公安部、民政部、财政部、广电总局 10 部门联合印发了《遏制艾滋病传播实施方案(2019～2022 年)》,提出增强艾滋病防治意识,避免和减少不安全性行为,最大限度发现和治疗艾滋病感染者,遏制艾滋病性传播上升势头,推进消除母婴传播进程,将艾滋病疫情持续控制在低流行水平的总体目标以及 16 个可量化的工作指标,并围绕目标实施预防艾滋病宣传教育工程、艾滋病综合干预工程、艾滋病扩大检测治疗工程、预防艾滋病社会综合治理工程、消除艾滋病母婴传播工程、学生预防艾滋病教育工程"六大工程"。

1. 指导思想

以习近平新时代中国特色社会主义思想为指导,全面贯彻党的十九大和十九届二中、三中全会精神,以人民健康为中心,坚持新时代卫生与健康工作方针,强化政府主体责任,明确部门职责,调动全社会力量,在巩固现有防控成效的基础上,聚焦艾滋病性传播,树立每个人是自己健康第一责任人的理念,突出重点地区、重点人群和重点环节,注重疾病防控、社会治理双策并举,创新防治策略,精准实施防控工程,遏制艾滋病流行,保护人民群众身体健康。

2. 总体目标

增强艾滋病防治意识,避免和减少不安全性行为,最大限度发现和治疗艾滋病感染者,遏制艾滋病性传播上升势头,推进消除母婴传播进程,将艾滋病疫情持续控制在低流行水平。

三、艾滋病健康促进实施战略

（1）提高宣传教育针对性，增强公众艾滋病防治意识。深入开展大众人群宣传教育，强化社会主义核心价值观宣传，弘扬中华民族传统美德，引导大众自觉抵制卖淫嫖娼等社会丑恶现象，营造不歧视感染者和病人的社会氛围；持续加强重点人群宣传教育，强化艾滋病感染风险及道德法治教育，提高自我防护能力，避免和减少易感染艾滋病行为。

（2）提高综合干预实效性，有效控制性传播和注射吸毒传播。强化社会综合治理，依法严厉打击卖淫嫖娼、聚众淫乱、吸毒贩毒等违法犯罪活动，加大城乡结合部、农村等薄弱地区打击力度，依法从重处罚容留与艾滋病传播危险行为相关活动的场所和人员；着力控制性传播。加强易感染艾滋病危险行为人群的警示教育和法制宣传，突出疫情和危害严重性、有效防治措施等，促使其避免和减少易感染艾滋病危险行为；持续减少注射吸毒传播。保持禁毒工作的高压态势，进一步减缓新吸毒人员的增加速度，将艾滋病防治与禁毒工作紧密结合，减少注射吸毒传播艾滋病。

（3）提高检测咨询可及性和随访服务规范性，最大限度地发现感染者和减少传播，扩大检测服务范围。卫生行政、质检、公安、司法行政、发展改革、财政等部门要支持进一步健全实验室网络，构建布局合理、方便快捷的艾滋病自愿咨询检测网络，根据需要设置艾滋病确诊检测实验室，提高检测能力；提高随访服务质量。卫生行政部门要按照常住地管理原则，组织疾病预防控制机构、医疗机构、基层医疗卫生机构和社会组织开展随访服务；加强疫情监测研判。医疗卫生机构要严格依法及时报告艾滋病疫情。

（4）全面落实核酸检测和预防母婴传播工作，持续减少输血传播和母婴传播。落实血液筛查核酸检测工作。卫生行政、发展改革、财政等部门要完善血站服务体系，合理规划设置血站核酸检测实验室，供应临床的血液全部按规定经过艾滋病病毒、乙肝病毒、丙肝病毒核酸检测。落实预防母婴传播工作。卫生行政部门要以妇幼健康服务网络为平台，将预防艾滋病、梅毒和乙肝母婴传播工作与妇幼健康服务工作有机结合，重点提高经济发展落后、偏远、少数民族地区开展预防母婴传播服务的能力，促进孕产妇及时接受孕期检查和住院分娩，在预防母婴传播工作全面覆盖的基础上提高服务质量。

（5）全面落实救治救助政策，挽救感染者和病人生命并提高生活质量。大力推进抗病毒治疗工作。卫生行政部门要对有意愿且无治疗禁忌证的感染者和病人实施抗病毒治疗。逐步扩大中医药治疗规模。中医药、卫生行政等部门要充分发挥中医药在防治艾滋病工作中的作用，健全中医药参与艾滋病防治诊疗工作机制，研究形成中西医综合治疗方案，扩大中医药治疗覆盖面；加强合法权益保障。要依法保障感染者和病人就医、就业、入学等合法权益。强化救助政策落实。要建立孤儿基本生活最低养育标准自然增长机制，为艾滋病致孤儿童和感染儿童及时、足额发放基本生活费，并加强规范管理和信息化建设，鼓励有条件的地区为受艾滋病影响的儿童提供必要保障。

（6）全面落实培育引导措施，激发社会组织参与活力。发挥社会组织独特优势。要按照创新社会治理体制总体要求，发挥社会组织易于接触特殊人群、工作方式灵活等优势，将社会力量参与艾滋病防治工作纳入整体防治工作计划；发挥社会组织参与艾滋病防治基金引导作用。卫生行政、财政、民政等部门要通过多渠道筹资，扩大社会组织参与艾滋病防治基金规模并完善管理。动员社会力量广泛参与。发挥工会、共青团、妇联、红十字会、工商联等单位在艾滋病防治工作中的作用。

第二节 结 核 病

一、概述

1. 结核病相关知识

结核病(tuberculosis)位列全球十大死因之一,同时也是单一传染病中的"头号杀手"(排在 HIV/AIDS 之前),它是一种由结核杆菌(主要包括结核分枝杆菌、牛分枝杆菌、非洲型分枝杆菌和田鼠分枝杆菌,其中结核分枝杆菌对人的感染率和致病率最高,约占 90%)引起的以呼吸道传播为主的传染性疾病。1882 年,Koch 发现了结核杆菌,确立了结核病的病原体;1921 年,Calmette 和 Guerin 培育出减毒的结核杆菌——卡介苗,为结核病的特异性免疫预防提供了有效的生物制剂;1944 年,Waksman 发现链霉素,开创了结核病化疗的新时代。直接督导下的短程化疗(directly observed treatment,short-course,DOTS)方案的实施使全球的结核病流行得到有效控制。

结核病的传染源主要是继发性肺结核病人,其传染性的有无及大小取决于病人的排菌数量,可通过痰涂片检查来定量判断。一个未经治疗的涂阳肺结核病人,据估计平均每年可感染 10～15 人。空气是结核病的主要传播途径,而且是通过飞沫核传播,飞沫核弥散的距离远近与传染性呈负向关系,咳嗽是排出飞沫核的主要途径。人群对结核杆菌普遍易感,而人群中易感人群(指未接受结核杆菌感染也未接种卡介苗者,其结核菌素试验呈阴性的人)比例是影响结核病流行的重要影响因素,而其在接触感染源后是否感染与接触时间长短和暴露程度存在正向关系。此外,吸烟大大加剧了罹患结核病和因结核病死亡的风险;20% 以上的全球结核病发病率可归咎于吸烟;生活水平、居住条件、人口流动、卫生政策等也对结核病的流行有着重要影响。

需要注意的是,耐多药结核病(当结核杆菌同时由对异烟肼和利福平这两种最有效的一线抗结核药物都没有反应时,称为耐多药菌株,这类菌株导致的结核病称为耐多药结核病,multidrug-resistant tuberculosis,MDR-TB)的出现对公共卫生安全产生了极大的威胁,不当使用抗结核病药物(如开具的处方不正确、药品质量低劣以及病人过早中断治疗等)是导致其发生的主要原因;通过使用二线药物可以治疗和治愈 MDR-TB,二线治疗方案具有局限性,需要使用价格昂贵且有毒性的药物进行长期化疗(长达两年治疗时间)。某些情况下,也可能出现更严重的耐药性。广泛耐药结核病是一种更为严重的由对最为有效的二线抗结核药物没有反应的细菌导致的耐多药结核病,往往会导致病人无药可治情况的出现。此外,HIV 感染者患活动性结核病的可能性比正常人高 20～30 倍,有其他免疫系统受损疾病的人们患活动性结核病的风险也较高。

1995 年底,WHO 将每年 3 月 24 日作为世界防治结核病日,以引起公众对结核病问题的关注。

2. 结核病的流行现状

2018 年,全球范围内据估约有 1000 万(范围为 900 万～1110 万)结核病新发病例,这一数字在近年来相对稳定。各国的结核病负担差异较大，从每年每 10 万人发病例数低于 5 例到超过 500 例，而全球平均约为 130 例。

据估计，2018 年非艾滋病毒感染者中约有 120 万人死于结核病（范围为 110 万～130 万）（与 2000 年的 170 万相比减少了 27%），另外，有 25.1 万（范围为 22.3 万～28.1 万）艾滋病毒感染者死于结核病（与 2000 年的 62 万相比减少了 60%）。

结核病的影响不分年龄性别，但成年男性（年龄≥15 岁）的结核病负担最重，占 2018 年所有结核病病例的 57%。相较男性，女性和 15 岁以下儿童分别占所有结核病病例的 32% 和 11%。在所有结核病例中，8.6% 为艾滋病毒感染者。

从地理上看，2018 年大多数结核病病例发生在世卫组织东南亚区域（44%）、非洲区域（24%）和西太平洋区域（18%）；东地中海区域（8%）、美洲区域（3%）和欧洲区域（3%）占比较小。8 个国家的结核病病例数占全球总数的 2/3：印度（27%）、中国（9%）、印度尼西亚（8%）、菲律宾（6%）、巴基斯坦（6%）、尼日利亚（4%）、孟加拉国（4%）和南非（3%）。这 8 个国家和其他 22 个国家属于世卫组织列出的 30 个结核高负担国家，他们的结核病病例数占全球总数的 87%。

耐药结核仍然是一项全球公共卫生威胁。2018 年全球新增约 50 万利福平耐药结核病病例（其中 78% 为 MDR-TB）。印度（27%）、中国（14%）和俄罗斯（9%）是全球耐药结核病负担最大的 3 个国家。在全球范围内，3.4% 的新发结核病与 18% 既往治疗过的结核病病例为耐多药或利福平耐药结核病，以上情况在之前的苏联最为多见（超过 50% 既往治疗过的结核病病例为耐多药或利福平耐药结核病）。

我国的结核病防治工作取得显著进展。全国结核病疫情持续下降，报告发病率从 2012 年的 70.6/10 万下降到 2018 年的 59.3/10 万，治疗成功率保持在 90% 以上。但是，当前我国结核病流行形势仍然严峻，是全球 30 个结核病高负担国家之一，位居全球第二位，每年新报告肺结核患者约 80 万例，位居甲乙类传染病第二位，部分地区疫情依然严重，学校聚集性疫情时有发生，耐药问题比较突出，患者医疗负担较重，防治任务十分艰巨。

二、结核病防治指导性文件

（一）《终止结核病策略》

2014 年 5 月 14 日，在世界卫生大会上 WHO 通过了一项决议——《终止结核病策略》（The End TB Strategy：Global strategy and targets for tuberculosis prevention, care and control after 2015），该战略旨在遏制全球结核病流行，其目标是在 2015～2035 年将结核病死亡降低 95%，将新发病例减少 90%，同时确保患者不因结核病造成的巨额费用支出而致贫；要求各国政府调整制定并实施具有高层承诺和资金支持的战略；强调了该战略的一个重点，即为移民等极易受到感染和难以享有卫生保健机会的人口提供服务；强调了包括卫生部门、劳动保障部门等在内的多部门协作；同时，该战略注意到应对广泛耐药性结核问题和促进跨境协作的重要性。2018 年 9 月 26 日，联合国（UN）召开了首次防治结核病问题高级别会议，在国家元首与政府一级层面讨论终止结核病等问题，会上达成一项《政治宣言》，重申了对可持续发展目标（SDG）和世界卫生组织《终止结核病战略》的已有承诺，并新增几项承诺。

1. 愿景

消灭结核病,结核病不再导致死亡、疾病和痛苦。

2. 总目标

遏制全球结核病流行。

3. 三大战略支柱

(1) 以患者为中心的综合治疗和预防。

(2) 大胆的政策和支持性系统。

(3) 强化研究和创新。

4. 六项核心职能

(1) 在涉及结核病的关键问题上提供全球领导。

(2) 制定以证据为基础的结核病预防、治疗和控制政策、战略和标准,并监督其实施。

(3) 向会员国提供技术支持,促进变革并建设可持续的能力。

(4) 监测全球结核病形势,并衡量结核病治疗、控制和筹资进展。

(5) 制定结核病研究议程并鼓励宝贵知识的产生、转化和传播。

(6) 促进并参与结核病行动的伙伴关系。

5. 四项重要原则

(1) 政府负责管理和问责,同时进行监测与评价。

(2) 与民间社会组织和社区建立强大的联盟。

(3) 保护和促进人权、伦理和公平。

(4) 全球协力,在国家层面调整应用战略和目标。

6. 里程碑指标

(1) 到 2035 年使结核病死亡数比 2015 年降低 95%。

(2) 到 2035 年使结核病发病率比 2015 年降低 90%。

(3) 到 2035 年没有结核病患者及其家庭因结核病面临灾难性的支出。

7. 新增四项全球阶段性目标

(1) 在 2018～2022 年的 5 年间,治疗 4000 万名结核病患者。

(2) 在 2018～2022 年的 5 年间,为至少 3000 万潜伏结核感染者提供结核病预防性治疗。

(3) 到 2022 年之前,每年至少筹措 130 亿美元用于普及结核病的诊断、治疗及护理。

(4) 每年至少筹措 20 亿美元用于结核病相关研究。

(二) 遏制结核病行动计划(2019～2022 年)

为贯彻落实《"健康中国 2030"规划纲要》和《"十三五"全国结核病防治规划》,积极响应全球结核病防控倡议,全面加强结核病防治工作,国家卫生健康委、财政部、国家医保局等 8 部门共同印发《遏制结核病行动计划(2019～2022 年)》,提出了全民结核病防治健康促进行动、结核病诊疗服务质量提升行动、重点人群结核病防治强化行动、重点人群结核病防治强化行动、遏制耐药结核病防治行动、结核病科研和防治能力提升行动"六大行动",进一步完善防治服务体系,强化落实各项防治措施,降低全国结核病疫情,切实维护人民群众健康权益。

1. 指导思想

以习近平新时代中国特色社会主义思想为指导,全面贯彻党的十九大和十九届二中、三中全会精神,按照统筹推进"五位一体"总体布局和协调推进"四个全面"战略布局要求,落实全国卫生与健康大会的决策部署,坚持以人民健康为中心,坚持预防为主、防治结合、依法防治、科学防治,坚持部门各负其责、全社会协同发力,坚持突出重点、因地制宜、分类指导。将结核病防控工作与脱贫攻坚及深化医药卫生体制改革紧密结合,继续推进结核病防控策略,强化各项防治措施,落实全流程治疗管理,有效遏制结核病流行,为建设健康中国和全面建成小康社会做出积极贡献。

2. 行动目标

到 2022 年,结核病防治工作取得积极进展。防治服务体系进一步健全,防治服务能力持续提升,重点人群、重点地区防治措施不断加强,规范化诊疗水平稳步提高,公众结核病防治知识水平明显上升,发病和死亡人数进一步减少,全国肺结核发病率降至 55/10 万以下,死亡率维持在较低水平(3/10 万以下)。

三、结核病健康促进实施战略

(1) 动员全社会参与,开展形式多样的宣传活动,广泛开展结核病防治核心知识宣传,提高全民健康素养行动,营造全民参与防治结核病的良好氛围。对不同人群分类指导,将结核病防治知识纳入学校健康教育内容,教育学生要养成健康生活方式,加强营养和体育锻炼,出现疑似症状要及时就诊并规范治疗;教育患者要坚持全程规范治疗;指导密切接触者采取适当的隔离措施;提醒流动人口要注意环境卫生和通风,一旦发病要及时就诊治疗,主动到定点医疗机构治疗,并确保完成全部疗程。

(2) 加强重点人群的主动筛查,有针对性地开展精准预防,降低发病风险。扩大对病原学阳性患者的密切接触者、65 岁以上老年人、糖尿病患者、艾滋病病毒感染者、艾滋病患者等重点人群的主动筛查覆盖面,有条件的地区要将结核病检查列为新生入学体检和教职工入职体检的检查项目,提高入学新生结核病检查比例,积极推广方便、快捷的结核病检测技术,提高患者诊断准确性,最大限度发现患者。

(3) 扩大耐药结核病筛查范围,强化规范诊治和全程管理,提高诊疗服务可及性。对病原学阳性患者进行耐药筛查,深入开展耐药监测工作,掌握辖区耐药结核病流行变化规律,适时发布耐药监测数据,最大限度发现耐药结核病患者。按照临床路径、诊疗规范等有关技术指南的要求,对确诊患者进行规范化治疗,建立结核病临床诊疗质控制度,提高疾病诊断水平和患者治疗依从性。充分利用"互联网+"技术开展远程结核病医疗、健康咨询、健康管理服务,逐步形成"互联网+结核病防治"的医疗服务网络。

(4) 大力推进结核病专项救治,不断完善保障政策。将贫困结核病患者优先纳入家庭医生签约服务,提供规范化的治疗随访管理,督促患者按时服药,定期复查,最大限度地确保贫困患者能够治得起、治得好;将符合条件的贫困耐药结核病纳入贫困人口大病专项救治工作,对发现的患者做到及时治疗、规范管理;做好基本医疗保险与公共卫生的衔接,积极探索按病种付费等支付方式改革,适时将符合条件的抗结核新药纳入国家基本药物目录和基本医保目录,推行规范化诊疗,加强临床路径管理,降低群众疾病负担。

(5) 健全结核病防治服务网络,疾控机构牵头负责管理辖区内结核病防治工作,对开展结核病防控工作的医院、基层医疗卫生机构进行指导、管理和考核,提高疾控机构、医院、基层医疗卫生机构"防、治、管"三位一体的综合服务能力。加快结核病防治信息化建设,逐步实现医疗机构、疾控机构和基层医疗卫生机构间信息的互联互通。加快推动结核病防治机构标准化建设,促进防治服务能力的有效提升。

(6) 重点提升基层防治能力,探索在贫困地区建设区域性结核病诊疗中心,全面推动以县级医院为龙头、乡镇卫生院为枢纽、村卫生室为基础的县乡村一体化建设,夯实基层医疗卫生机构结核病防治基础,加大科学研究和科技创新力度。找准当前结核病预防、诊断、治疗和管理工作中亟须解决的科学问题,集中优势力量,在结核病疫苗、分子生物学和免疫学诊断新技术新方法、新抗结核药品及短程化疗方案、防控新策略和新模式的研创等领域,加强科技攻关,不断提高结核病防治工作水平。

第三节　病毒性肝炎

一、概述

(一)病毒性肝炎相关知识

病毒性肝炎(viral hepatitis,VH)是由多种肝炎病毒引起的,以肝脏损害为主的一组传染病。病情可自行消退,也可发展成肝纤维化、肝硬化或肝癌。病原体分为甲型(hepatitis A virus,HAV)、乙型(hepatitis B virus,HBV)、丙型(hepatitis C virus,HCV)、丁型(hepatitis D virus,HDV)、戊型(hepatitis E virus,HEV),分别对应甲肝、乙肝、丙肝、丁肝、戊肝(表14.1)。由于该病的疾病负担和所导致的死亡情况及其形成暴发和流行性传播的可能性,这五类肝炎最为受人关注,特别是乙型和丙型肝炎,它们导致数亿人罹患慢性疾病,同时二者还是肝硬化和癌症的最常见病因。

表 14.1　不同类型病毒性肝炎基本情况

类型	传染源	传播途径	易感人群	潜伏期	有无疫苗
甲肝	潜伏期末及急性期初的甲肝患者(包括显性和隐性感染)	粪口传播[1]	普遍易感[2]	14~28 天	有
乙肝	乙肝患者和乙型肝炎表面抗原(HBsAg)携带者	血液传播、性传播、母婴传播	普遍易感	6 周~6 个月	有
丙肝	急慢性丙肝患者和丙型肝炎病毒携带者	血液传播[3]	普遍易感	2 周~6 个月	无
丁肝	急慢性丁肝患者和乙型/丙型肝炎病毒携带者	同乙肝[4]	普遍易感[5]	4~20 周	无[6]

续表

类型	传染源	传播途径	易感人群	潜伏期	有无疫苗
戊肝	戊肝患者及隐性感染者、宿主动物	粪口传播[7]	普遍易感	2～10周	无[8]

注：① 甲型肝炎主要是通过粪口途径传播，人与人之间的偶然接触不会传播病毒，但与感染者的身体发生密切接触（如口-肛性行为）则有可能受到感染；感染后可获持久免疫力，再次感染极为罕见；② 凡是以前没有感染过 HAV 或未接种甲肝疫苗者，均可能感染；③ 可通过性传播和母婴传播（概率较低），不会通过母乳、食品或水传播，也不会通过与感染者拥抱、接吻以及共用食品或饮料等偶然性接触传播；④ 母婴垂直传播情况比较罕见；⑤ 感染的前提必须有 HBV 的参与；⑥ 无针对性疫苗，但可通过乙肝免疫接种使丁型肝炎感染得到预防；⑦ 已知戊型肝炎病毒传播途径还包括血液传播、垂直传播和密切接触传播；⑧ 一种预防 HEV 感染的重组亚单位疫苗于 2011 年在我国获得注册，但尚未得到其他国家批准。

自 2011 年以来，世卫组织与各国政府、合作伙伴和民间组织协力合作，组织了一年一度的世界肝炎日宣传活动（每年的 7 月 28 日），以提高对病毒性肝炎的认识和理解。

（二）病毒性肝炎的流行特征

病毒性肝炎是全球和我国主要的卫生挑战，其中乙肝和丙肝影响到全球 3.5 亿～4 亿人，每年导致 140 万人死亡，是严重危害人群身体健康的重大传染病。

甲肝是世界性疾病，各个国家和地区均会发生，年发病人数约 140 万，但由于很多病人症状较轻并未就医，因此实际病例数可能是报道数的 3～10 倍，流行率最高的地区是亚洲和非洲，其次是南美和地中海地区，而澳洲、欧洲和北美流行率最低。

乙肝是其 VH 中最为常见的一类，目前全球约有乙肝患者 3 亿，其中有 2700 万人知晓自己的感染状况，需要进行抗病毒治疗者为 9400 万，得到治疗的患者数为 450 万。在西太平洋区域和非洲区域的患病率最高，分别占成年人口的 6.2% 和 6.1%；在东地中海区域、东南亚区域和欧洲区域，估计分别有 3.3%、2.0% 和 1.6% 的普通人口受到感染；在美洲地区，0.7% 的人口受到感染。需要注意的是，约有 1% 的 HBV 感染者同时感染 HIV。

丙肝是肝癌的一个主要致病因素，全球估计有 7100 万人感染 HCV，其中许多患者会发展成肝硬化或肝癌。受影响最大的区域是东地中海区域和欧洲区域，估计流行率分别为 2.3% 和 1.5%；其他区域丙肝病毒感染率为 0.5%～1.0% 不等。在有些国家和地区丙肝病毒感染具有人群集中性，例如 23% 的丙肝新发感染和 33% 的丙肝死亡可归因于注射吸毒。

丁肝呈全球性分布，可散发和暴发流行，以散发为主。HDV 依靠 HBV 进行自身复制，没有 HBV 就不会出现 HDV 感染，HDV 感染仅与 HBV 感染同时发生或出现重叠感染，全球近 5% 的 HBV 病毒感染者染有 HDV，两者合并感染被认为是慢性病毒性肝炎的最严重形式，因其会加快肝脏相关死亡和肝细胞癌的发展。易出现两者合并感染的人群包括注射吸毒者和血液透析患者等。蒙古、摩尔多瓦共和国以及西非和中非国家属于丁肝呈高度流行的热点地区。

戊肝见于世界各地，但最常发生在东亚和南亚，估计全球每年有 2000 万人感染 HEV，其中估计有 330 万人会出现戊肝症状。

尽管我国对乙肝的防控卓有成效，感染率稳步下降，但是由于诊断率与治疗率低导致全人群感染率居高不下，仍然是肝炎负担最重国家之一。2019 年全国法定传染病报告显示，我国（不含香港、澳门特别行政区和台湾地区）共报告病毒性肝炎发病病例 1286691 例（其中乙肝 1002292 例、丙肝 223660 例),占总报告人数的 12.56%;死亡 575 例(其中乙肝 447 例、丙肝 102 例),占总报告人数的 2.27%。

(三) 重点人群

1. 甲肝、戊肝

食品生产经营从业人员、托幼机构工作人员、集体生活人员等。

2. 乙肝、丙肝、丁肝

医务人员、经常接触或暴露血液制品者、免疫功能低下者、职业易发外伤者、乙型肝炎病毒表面抗原阳性者家庭成员、多性伴者。

二、病毒性肝炎防治指导性文件

(一) 2016～2021 年全球卫生部门病毒性肝炎战略

2016～2021 年全球卫生部门病毒性肝炎战略(Global Health Sector Strategy on Viral Hepatitis 2016～2021)作为有关病毒性肝炎的首个全球卫生部门战略,是以《预防和控制病毒性肝炎感染:全球行动框架》以及 2010 年和 2014 年世界卫生大会有关病毒性肝炎的两个决议为基础,涵盖了 2015 年卫生议程后的第一个六年(2016～2021 年),涉及五种肝炎(甲、乙、丙、丁、戊),尤其以乙肝和丙肝为关注焦点。该战略阐明卫生部门将致力于防治病毒性肝炎,力争消除作为公共卫生威胁的病毒性肝炎,推动(应对)病毒性肝炎和(解决)其他卫生问题之间实现协同效应,并把对肝炎的应对与其他全球性的卫生和发展战略、计划及目标协调起来。

该战略有五个组成部分:① 以消除病毒性肝炎为目标——检讨病毒性肝炎当前的流行和应对状况,找出未来的机遇与挑战,并提供论据说明应该为卫生部门应对病毒性肝炎提供足够的投资。② 搭建战略框架——对本战略的三个组织框架进行描述(全民健康覆盖、肝炎服务的连续过程和公共卫生方针)。③ 愿景、目标、具体目标和指导原则——提出 2020 年和 2030 年应达成的一系列影响和服务覆盖具体目标以推动肝炎防治工作。④ 战略方向和应优先采取的行动——就各国以及世卫组织在五个战略方向的每一个方向上应采取的行动提出建议。⑤ 战略实施:领导力、伙伴关系、问责、监测和评价——概述战略实施的关键要素,包括战略合作伙伴关系、监测和评价以及成本计算。

1. 愿景

世界上已消除病毒性肝炎,传播被遏制,所有肝炎患者都能获得安全、负担得起和有效的护理与治疗。

2. 目标

到 2030 年消除作为一种重大公共卫生威胁的病毒性肝炎。2030 年的具体目标是:到 2030 年,感染病例从 600 万～1000 万例减少到 100 万例以下;到 2030 年,死亡人数从 140 万人减少到 50 万人以下。

(二) 中国病毒性肝炎防治规划(2017～2020 年)

为做好全国性病毒性肝炎防治工作,遏制病毒性肝炎流行,保障人民群众身体健康,推动实现全面建成小康社会的奋斗目标,贯彻全国卫生与健康大会精神和《"健康中国2030"规划纲要部署》,落实习近平总书记相关指示精神,结合《"十三五"卫生与健康规划》和《"十三五"深化医药卫生体制改革规划》要求,原国家卫生计生委、国家发展改革委、教育部、科技部、工业和信息化部、公安部、财政部、人力资源社会保障部、住房城乡建设部、国家食品药品监管总局、国家中医药管理局11个部门联合印发了《中国病毒性肝炎防治规划(2017~2020年)》,分为防治现状、总体要求、防控措施、保障措施、督导与评估五部分,是"十三五"时期做好我国病毒性肝炎防治工作的指导性文件,是贯彻落实全国卫生与健康大会精神和《"健康中国2030"规划纲要》部署、积极参与全球卫生治理的直接体现。

1. 指导思想

全面贯彻党的十八大和十八届三中、四中、五中、六中全会精神,深入学习贯彻习近平总书记系列重要讲话精神,紧紧围绕统筹推进"五位一体"总体布局和协调推进"四个全面"战略布局,认真落实党中央、国务院决策部署,牢固树立和贯彻落实创新、协调、绿色、开放、共享的发展理念,坚持新形势下正确的卫生与健康工作方针,全面落实法定防治职责,巩固当前防治成果,充分利用新技术、新方法,全面开展病毒性肝炎防治工作,巩固当前防治成果,不断降低疫情流行水平,保障人民群众身体健康,奋力推进健康中国建设。

2. 工作原则

坚持政府组织领导、部门协作、社会参与;坚持预防为主、防治结合、依法防治、科学防治;坚持因地制宜、因病施策、突出重点、稳步推进。

3. 工作目标

全面实施病毒性肝炎各项防治措施,遏制病毒性肝炎传播,控制病毒性肝炎及其相关肝癌、肝硬化死亡上升趋势,逐步提升患者的生存质量,减少社会歧视,减轻因病毒性肝炎导致的疾病负担。

三、病毒性肝炎健康促进的实施策略

(1) 加强宣传教育,努力消除社会歧视。针对大众人群,广泛宣传病毒性肝炎可防可治等核心信息,普及防治知识,提高自我保护能力,减少对病毒性肝炎的恐惧和对患者的歧视;针对病毒性肝炎重点人群,要根据人群特点以免疫接种、疾病危险因素、减少危险行为和定期检测为宣传重点,减少新发感染;针对患者,要以早诊早治、科学规范治疗为宣传重点,提高治疗依从性和治疗效果,延缓疾病进展。加强对病毒性肝炎感染者和患者的爱心帮扶和情感支持,形成全社会共同防治病毒性肝炎的良好氛围,努力消除歧视。

(2) 全面推进基本公共卫生服务均等化,优化检测策略,加强传染源发现工作。加强甲型肝炎和乙型肝炎接种管理,确保所有儿童,特别是城市流动儿童和农村偏远地区儿童享有均等机会接种两种疫苗。积极探索成人病毒性肝炎疫苗接种策略。

(3) 综合防控危险因素,减少疾病传播。强化乙型肝炎和丙型肝炎医源性感染管理,加强血站血液乙型肝炎病毒和丙型肝炎病毒筛查;全面落实预防乙型肝炎母婴传播;持续减少经饮水传播甲型肝炎和戊型肝炎;加强传播病毒性肝炎重点人群的防控。

(4) 强化监测报告,建立完善病毒性肝炎暴发或聚集性疫情预警机制,制定预案,及时处置暴发或聚集性疫情,做到早发现、早报告、早处置。有效利用现有传染病疫情网络报告系统、哨点监测系统、死因监测系统、免疫规划信息系统、艾滋病综合防治信息系统和免疫规划效果评价等流行病学专题调查资源,定期分析疫情数据,及时掌握、研判病毒性肝炎疫情现状、危险因素及流行趋势。

（5）规范治疗管理,提高治疗效果。根据医药科学技术发展,适时修订病毒性肝炎诊断标准,按照循证医学原则制定、调整病毒性肝炎临床诊断和治疗路径,及时将疗效明确的抗病毒治疗新药纳入。加强患者管理和依从性教育,为患者及家属规范提供健康咨询和健康教育服务,减少肝硬化和肝癌及相关死亡的发生,提高患者生存质量。

（6）做好药品供应,提高医疗保障水平。通过集中采购、药品价格谈判、医保药品目录准入、短缺药品和仿制药物供应保障等多种方式,切实降低药品价格,保证药品可及。当严重影响病毒性肝炎防治、威胁公共健康时,依法实施药品专利强制许可;对疗效显著、临床亟须的抗病毒药品,相关部门要及时纳入药品优先审评审批通道,加快新药注册审批;逐步将更多符合遴选原则的病毒性肝炎药品纳入基本药物目录;落实社会保障政策,确保病毒性肝炎患者的基本医疗保障权益,切实减轻贫困病毒性肝炎患者的医疗负担。

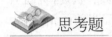 思考题

1. 艾滋病、结核病、病毒性肝炎的传播途径分别是什么?
2. 在《"健康中国 2030"规划纲要》的引领下,如何开展传染病健康促进工作?

（刘海荣）

第十五章　突发公共卫生事件的健康教育

 案例

2019 年末，我国某省市发现新型冠状病毒(2019-nCoV)感染病例。该病毒传播速度快、防控难度大，存在人传人现象。而后，新型冠状病毒感染的肺炎(简称新冠肺炎)确诊病例逐步增多，新冠肺炎疫情暴发并向全国快速蔓延。2020 年 1 月 31 日，世界卫生组织宣布新冠肺炎疫情构成"国际关注的突发公共事件"。面对疫情，我国政府高度重视、迅速行动，用 3 个月左右的时间取得了决定性成果，疫情得到有效控制。与此同时，新冠肺炎疫情在其他国家持续蔓延，死亡人数迅速增加。我国在新冠肺炎突发公共卫生事件应急处置、防控措施等方面形成了许多可推广、可复制的国际经验，其中就包括由政府部门主导的疫情期间的健康教育与健康促进工作。国家高度重视新冠肺炎疫情健康教育，围绕此项工作，有关部门迅速部署，出台了系列纲领性文件，如《新型冠状病毒感染的肺炎健康教育手册》《新型冠状病毒感染的肺炎疫情紧急心理危机干预指导原则》《国务院应对新型冠状病毒感染的肺炎疫情联防联控机制发出通知：设立应对疫情心理援助热线》等，有效推动了疫情健康教育工作有条不紊、持续健康发展。疫情健康教育普及了新冠肺炎防控知识，进一步提高了公众的防控意识和能力，是打赢这场疫情阻击战的重要保障之一。

 问题

1. 何为突发公共卫生事件？
2. 突发公共卫生事件健康教育与健康促进的作用有哪些？
3. 以新冠肺炎此类突发公共卫生事件为例，谈一谈该如何开展新冠疫情健康教育与健康促进工作？

第一节　突发公共卫生事件概述

一、突发公共卫生事件定义及特征

（一）突发公共卫生事件的定义

突发公共卫生事件（emergency public health events）是指突然发生的，造成或者可能造成社会公众健康严重损害的重大传染病疫情、群体不明原因疾病、重大食物和职业中毒以及其他严重影响公众健康的事件。一般界定突发公共卫生事件，应符合下列条件：

（1）范围为一个社区（城市的居委会、农村的自然村）或以上。

（2）伤亡人数较多或可能危及居民生命安全和财产损失。

（3）如不采取有效措施，事态可能进一步扩大。

（4）需要政府协调多个部门参与，统一调配社会整体资源。

（5）必须动员公众群策、群防、群控，需要启动应急措施或预案。

（二）突发公共卫生事件的特征

1. 突发性

突发公共卫生事件多为突然发生，很难事先知道事件发生的时间、地点。虽然突发公共卫生事件存在着发生征兆和预警的可能，但往往很难对其做出准确预测和及时识别，难以做出能完全避免此类事件发生的应对措施。其次是突发公共卫生事件的形成常需要一个过程，开始时其危害范围和程度较小，对其蔓延范围和发展速度、趋势和结局很难预测。

2. 准备和预防的困难性

由于突发公共卫生事件的突然性，人们很难以最适当的方法进行准备。在事件发生之前，准确判断所需的技术手段、设备、物资和经费都是不太可能的。事件产生的原因、进展速度、波及范围、发展趋势和危害程度等各方面都无序可寻，难以准确预测和把握其态势。

3. 表现呈多样性

引起公共卫生事件的因素多种多样，比如生物因素、自然灾害、药品安全事件、各种事故灾难等，因此表现形式呈多样性。仅以理化源为例，现在全球已登记的化学物种超过 4000 万种，对其毒性认识较深刻的仅数千种，同样的毒物不同接触途径、剂量和个体差异都会带来表现形式的差异。

4. 处置和结局的复杂性

突发公共卫生事件无论是事件本身或是其所造成的伤害，在不同情景中的表现形式各具特色，无法照章办事，而同类事件的表现形式也千差万别，处理也难用同样的模式来框定；且事件是随着事态的发展而演变的，人们很难预测其蔓延范围、发展速度、趋势和结局。

5. 群体性

突发公共卫生事件往往关系到个体、社区（系统或部门）和社会等各种主体，其影响和涉及的主体具有群体性和社会性。有的事件虽然所直接涉及范围不一定是公众领域，但是事件却因迅速传播而引起公众的关注，成为公共热点并造成公共损失、公众心理恐慌和社会秩序混乱。随着经济全球化，一些突发公共卫生事件在空间上波及的范围越来越广，不仅跨多个地区和国家，而且影响也是广泛的、全球性的。

6. 后果的严重性

突发公共卫生事件发生后，轻者可在短时间内造成人群中毒、发病或对健康的长期影响，使公共卫生和医疗体系面临巨大的压力；重者可造成大量死亡、公众不安、对经济的严重影响以及扰乱社会稳定和国家安全。不论什么性质和规模的突发公共卫生事件，必然造成不同程度的损失和社会危害。

（三）突发公共卫生事件的分期

1. 间期

突发公共卫生事件发生前的平常期。这是突发公共卫生事件的预防与应急准备的关键时期，此期应积极制定预案，建立健全各种突发公共卫生事件的预防策略和措施，防止可避免的事件发生；建立与维护预警系统和紧急处理系统，训练救援人员，为应对突发公共卫生事件做充分的准备。

2. 前期

事件的酝酿期和前兆期。此期应立刻采取紧急应变措施，将可能受到影响的居民疏散到安全地方，保护即将受波及的设施，动员紧急救援人员待命，并实时发布预警消息，协助群众做好应对准备。

3. 打击期

事件的作用和危害期。不同性质的突发公共卫生事件，其打击期长短不一，如地震和建筑物爆炸可能只有数秒，旋风和球场暴乱最长会持续几个小时，而传染病暴发和洪涝灾害则能连续达数月之久。

4. 处理期

灾害救援或暴发控制期。依据不同性质的突发公共卫生事件采取不同的处理措施，自然灾害的主要处理措施有：救治伤病人员，展开紧急公共卫生监测。预防或处理次生灾害疾病暴发的主要处理工作包括：隔离病人，宰杀病畜，封锁疫源地，取消公共活动，对可能被污染的物品和场所进行消毒，封闭被污染的饮用水源，禁止销售受污染的食物，紧急开展疫苗接种和个人防护。发生人为事故时要：调查事故原因，终止危害的扩大，清除环境中残存的隐患，稳定社会情绪等。

5. 恢复期

这个时期的工作重点是尽快让事发或受灾地区恢复正常秩序，包括搞好受害人群躯体伤害的康复工作，评估受害人群的心理健康状况；针对可能产生的"创伤后应激障碍"进行预防和处理；修建和复原卫生设施，提供正常的卫生医疗服务。

二、突发公共卫生事件的分类与分级

(一)突发公共卫生事件的分类

根据突发公共卫生事件的成因和性质,可将其分为四类:重大传染病疫情、群体不明原因疾病、重大食物和职业中毒以及其他严重影响公众健康的事件。

1. 重大传染病疫情

某种传染病在短时间内发生、波及范围广泛,出现大量的病人或死亡病例,其发病率远远超过常年的发病率水平。如 2002 年 11 月至 2003 年 8 月席卷全球 30 余个国家和地区的 SARS 疫情,2014 年西非埃博拉病毒疫情,2020 年新型冠状病毒肺炎疫情全球暴发流行等。

2. 群体不明原因疾病

在短时间内,某个相对集中的区域内,同时或者相继出现有共同临床表现的病人,且病例不断增加,范围不断扩大,又暂时不能明确诊断的疾病。如传染性非典型肺炎疫情发生之初,虽然了解到是一组同一症状的疾病,但对其病原体、发病机制、诊断标准、流行途径等认识不清,是群体性不明原因疾病的典型案例。

3. 重大食物和职业中毒事件

由于食品污染和职业危害的原因,而造成的人数众多或者伤亡较重的中毒事件。如 2002 年 9 月 14 日,某地发生一起特大投毒案,造成 395 人因食用有毒食品而中毒,其中死亡 42 人。

4. 其他严重影响公众健康事件

具有突发公共卫生事件的特征,针对不特定社会群体,造成或可能造成社会公众健康严重损害,但又不能归到上述三类中的事件。主要包括:① 新发传染性疾病。② 群体性预防接种反应和群体性药物反应。③ 重大环境污染事故。④ 核事故和放射事故。⑤ 生物、化学、核辐射恐怖事件。⑥ 自然灾害。

(二)突发公共卫生事件的分级

根据突发公共卫生事件的性质、危害程度、涉及范围,突发公共卫生事件可划分为四级:特别重大(Ⅰ级)、重大(Ⅱ级)、较大(Ⅲ级)和一般(Ⅳ级)。

1. 特别重大(Ⅰ级)突发公共卫生事件

包括以下情形之一:

(1)肺鼠疫、肺炭疽在大、中城市发生并有扩散趋势,或肺鼠疫、肺炭疽疫情波及 2 个以上省份,并有进一步扩散趋势。

(2)发生传染性非典型肺炎、人感染高致病性禽流感病例,并有扩散趋势。

(3)涉及多个省份的群体性不明原因疾病,并有扩散趋势。

(4)发生新传染病或我国尚未发现的传染病发生或传入,并有扩散趋势,或发现我国已消灭的传染病重新流行。

(5)发生烈性病菌株、毒株、致病因子等丢失事件。

(6)周边以及与我国通航的国家和地区发生特大传染病疫情,并出现输入性病例,严重危及我国公共卫生安全的事件。

（7）国务院卫生行政部门认定的其他特别重大突发公共卫生事件。

2. 重大(Ⅱ级)突发公共卫生事件

包括以下情形之一：

（1）在一个县(市)行政区域内，一个平均潜伏期内(6天)发生5例以上肺鼠疫、肺炭疽病例，或者相关联的疫情波及2个以上的县(市)。

（2）发生传染性非典型肺炎、人感染高致病性禽流感疑似病例。

（3）腺鼠疫发生流行，在一个市(地)行政区域内，一个平均潜伏期内多点连续发病20例以上，或流行范围波及2个以上市(地)。

（4）霍乱在一个市(地)行政区域内流行，1周内发病30例以上，或波及2个以上市(地)，有扩散趋势。

（5）乙类、丙类传染病波及2个以上县(市)，1周内发病水平超过前5年同期平均发病水平2倍以上。

（6）我国尚未发现的传染病发生或传入，尚未造成扩散。

（7）发生群体性不明原因疾病，扩散到县(市)以外的地区。

（8）发生重大医源性感染事件。

（9）预防接种或群体性预防性服药出现人员死亡。

（10）一次食物中毒人数超过100人并出现死亡病例，或出现10例以上死亡病例。

（11）一次发生急性职业中毒50人以上，或死亡5人以上。

（12）境内外隐匿运输、邮寄烈性生物病原体、生物毒素造成我国境内人员感染或死亡的。

（13）省级以上人民政府卫生行政部门认定的其他重大突发公共卫生事件。

3. 较大(Ⅲ级)突发公共卫生事件

包括以下情形之一：

（1）发生肺鼠疫、肺炭疽病例，一个平均潜伏期内病例数未超过5例，流行范围在一个县(市)行政区域以内。

（2）腺鼠疫发生流行，在一个县(市)行政区域内，一个平均潜伏期内连续发病10例以上，或波及2个以上县(市)。

（3）霍乱在一个县(市)行政区域内发生，1周内发病10～29例或波及2个以上县(市)，或市(地)级以上城市的市区首次发生。

（4）一周内在一个县(市)行政区域内，乙、丙类传染病发病水平超过前5年同期平均发病水平1倍以上。

（5）在一个县(市)行政区域内发现群体性不明原因疾病。

（6）一次食物中毒人数超过100人，或出现死亡病例。

（7）预防接种或群体性预防性服药出现群体心因性反应或不良反应。

（8）一次发生急性职业中毒10～49人，或死亡4人以下。

（9）市(地)级以上人民政府卫生行政部门认定的其他较大突发公共卫生事件。

4. 一般(Ⅳ级)突发公共卫生事件

包括以下情形之一：

（1）腺鼠疫在一个县(市)行政区域内发生，一个平均潜伏期内病例数未超过10例。

（2）霍乱在一个县(市)行政区域内发生，1周内发病9例以下。

（3）一次食物中毒人数 30～99 人，未出现死亡病例。

（4）一次发生急性职业中毒 9 人以下，未出现死亡病例。

（5）县级以上人民政府卫生行政部门认定的其他一般突发公共卫生事件。

三、突发公共卫生事件的危害

突发公共卫生事件不仅给人民的健康和生命造成重大损失，对经济和社会发展也具有重要影响，可概括为直接危害和间接影响。

（一）直接危害

从公共卫生与预防医学范畴看，突发公共卫生事件是指突然发生、造成或可能造成重大人员伤亡、财产损失、生态环境破坏和严重社会危害，危及群体健康和社会安全，需要紧急应对的公共卫生事件，包括生物、化学、核辐射和恐怖袭击事件，重大传染病疫情群体不明原因疾病，严重的中毒事件，影响公共安全的毒物泄露事件，放射性危害事件，影响公众健康的自然灾害以及其他严重影响公众健康事件等。因此，突发公共卫生事件最直接的危害就是对公众的身体造成损害，主要表现为人群健康和生命严重受损。2008 年，5·12 汶川地震是近年来我国发生的一次重大自然灾害，属于突发公共卫生事件范畴。截至 2008 年 9 月 18 日 12 时，5·12 汶川地震共造成 69227 人死亡，374643 人受伤，17923 人失踪，是新中国成立以来破坏力最大的地震。

（二）间接影响

突发公共卫生事件涉及范围广，影响范围大，除可造成人群健康和生命严重受损的直接危害以外，一些突发事件涉及社会不同利益群体，敏感性、连带性很强，处理不好可能造成社会混乱，对社会稳定和经济发展产生不良影响，主要表现在事件引发公众恐惧、焦虑情绪等，对社会、政治、经济产生一定影响。如 2020 年初新冠肺炎疫情期间，为避免疫情期间人口大规模流动和聚集引发大面积疫情传播加剧，国家和各省市采取了居家隔离、延长春节假期、弹性工作制等有效措施，使疫情得到有效控制，为全球抗疫工作做出重大贡献。然而疫情对社会心理造成了巨大的冲击，导致诸如焦虑、创伤应激反应等系列心理问题；同时疫情也使我国经济社会发展受到较大冲击，2020 年一季度我国 GDP 同比负增长 6.8%。

第二节　健康教育在应对突发公共卫生事件中的作用

一、在突发公共卫生事件应急中开展健康教育的需求

（一）建设和完善突发公共卫生事件应急反应机制具有重要意义

近年来，随着经济全球化、人口大规模流动以及食品药品工业的迅速发展，突发公共卫

生事件的发生频率和危害程度显著增加,使得政府意识到加快建设和完善突发公共卫生事件应急反应机制的重要意义。为有效预防、及时控制和消除突发公共卫生事件对公众健康造成的危害,保障公众身心健康与生命安全,国家制定了突发公共卫生事件应急预案的四条工作原则:

1. 预防为主,常备不懈

提高全社会对突发公共卫生事件的防范意识,落实各项防范措施,做好人员、技术、物资和设备的应急储备工作。对各类可能引发突发公共卫生事件的情况要及时进行分析、预警,做到早发现、早报告、早处理。

2. 统一领导,分级负责

根据突发公共卫生事件的范围、性质和危害程度,对突发公共卫生事件实行分级管理。各级人民政府负责突发公共卫生事件应急处理的统一领导和指挥,各有关部门按照预案规定,在各自的职责范围内做好突发公共卫生事件应急处理的有关工作。

3. 依法规范,措施果断

地方各级人民政府和卫生行政部门要按照相关法律、法规和规章制度的规定,完善突发公共卫生事件应急体系,建立健全系统、规范的突发公共卫生事件应急处理工作制度,对突发公共卫生事件和可能发生的公共卫生事件做出快速反应,及时、有效开展监测、报告和处理工作。

4. 依靠科学,加强合作

突发公共卫生事件应急工作要充分尊重和依靠科学,要重视开展防范和处理突发公共卫生事件的科研和培训,为突发公共卫生事件应急处理提供科技保障。各有关部门和单位要通力合作、资源共享,有效应对突发公共卫生事件。要广泛组织、动员公众参与突发公共卫生事件的应急处理。

(二) 健康教育与健康促进是突发公共卫生事件应急体系的重要组成部分

健康教育是指以传播、教育、干预为手段,以帮助个体和群体改变不健康行为和建立健康行为为目标,以促进健康为目的所进行的系列活动及其过程;健康促进是指运用行政或组织手段,广泛动员和协调社会各相关部门以及社区、家庭和个人,它规定个人与社会对健康各自所负的责任,共同维护和促进健康,增强人们改进和处理自身健康问题的能力,它是一种社会行为和社会战略。健康教育与健康促进是疾病预防控制体系的重要组成部分,是公共卫生服务的一项基本职能,在传染病和慢性非传染性疾病的预防与控制、应对突发公共卫生事件等工作中发挥着重要作用。突发公共卫生事件应急体系是一门系统科学,需要全社会参与。健康教育与健康促进是这一体系中不可缺少的组成部分。1989 年第 42 届世界卫生大会通过了关于健康促进、公共信息和健康教育的决议,强调并呼吁把健康教育和健康促进作为初级卫生保健的内容,在实现所有健康目标、社会目标和经济目标中具有重要的地位和价值。

(三) 健康教育与健康促进是做好突发公共卫生事件防治工作的内在需要

重大突发公共卫生事件一旦发生,就会迅速成为人们关注的焦点和媒体报道的热点。

有报道显示,2003 年 SRAS 流行期间公众在不同阶段的信息需求不同:在流行初期,人们主要关注三类信息:SRAS 暴发(真实性)是否存在、预防知识和措施、流行病学知识(病原体、传播途径);在暴发期,人们更为关注的信息是最新疫情数据、各级政府采取的应对措施、所在地区的信息;当危机基本控制,人们关注的信息是各行各业抗击 SRAS 的人和事、科研进展(疫苗、药物开发)以及最新疫情数据等。政府部门、健康教育专业机构应该根据公众在不同时期的信息需求和内容,充分利用权威媒体主渠道的作用,有针对性、及时、准确、适度地提供所需要的核心信息给受众,以满足受众的信息需求。当公众受到健康威胁,通过开展广泛深入的健康教育和健康促进活动,可以使公众正确了解有关知识,提高自我防护意识和能力,引导公众树立正确的健康观念,采取积极健康的行为方式,不仅可以避免大范围的社会恐慌,维持正常的社会秩序,而且可以动员全社会力量,极大地促进突发公共卫生事件的防治工作。

二、健康教育在应对突发公共卫生事件中的作用

在突发公共卫生事件应急处理过程中,健康教育能及时有效地预防突发事件的传播和蔓延,提高公众处理突发公共卫生事件的应急能力,并减轻其带来的损失和不利影响,是预防与控制事件发展的重要策略和方法。健康教育作为突发公共卫生事件应急体系必不可少的组成部分,发挥着重要作用。

1. 把握舆论导向,维护社会稳定

突发公共卫生事件具有突发性和新闻性,可以迅速成为新闻媒介和社会舆论关注的焦点。在此过程中,如果信息发布、卫生宣传等不能及时到位,没有确立对社会舆论的主导地位,其后果是极为严重的。因此在处理突发公共卫生事件过程中,开展科学、系统的健康教育,及时、准确、科学、透明地进行信息发布,直接面对公众传播卫生知识和防治技能,占据着主导社会舆论、传递知识和信息、平稳公众心态、稳定社会的重要地位,让社会舆论成为一种无形的、强大的精神力量,从而形成社会共识、消除虚假信息、维护社会稳定、有效预防和缓解公众的紧张和恐惧心理,发挥积极导向和引领作用。

2. 有效缓解社会群众的紧张心理

健康教育的基本功能是通过知识的传播和信息的传递,指导、帮助群众建立正确的认识和正确的行为。及时将信息和相关科学防护知识传达给公众,大量防病教育工作做在可能发生某些疾病之前,同时采取一系列预防措施,可以有效预防和缓解公众的紧张和恐惧心理。例如,2020 年新冠肺炎疫情初期,面对不断攀升的疫情数据,每个人都可能会出现紧张、焦虑或恐慌等情绪,总是担心自己感染新冠肺炎。为此,相关部门迅速制定和发布了《新型冠状病毒感染的肺炎疫情紧急心理危机干预指导原则》,并在全国各地均设立了新冠疫情期间心理援助热线,为疫情防控期间不同人群及时提供心理支持、心理疏导、危机干预等服务,帮助求助者预防和减轻疫情所致的心理困顿,寻找和利用社会支持资源,维护心理健康,防范心理压力引发的极端事件。通过积极的健康教育和心理支持,有效预防、减缓和控制了疫情的心理社会影响。

3. 强化公众防病意识和能力

一方面,通过对群众讲解国家的相关法律法规,教育广大群众提高法制知识,并以实际行动承担社会责任、严格履行法律义务,自觉参与和积极配合政府部门的有关行动,形成全

社会参与、群防群治的良好局面,建立起应对突发公共卫生事件最广泛、最坚强的统一战线。另一方面,健康教育在普及疾病防控知识,提高公众防控意识和能力方面具有重要作用。2020 年新冠肺炎疫情流行初期,为进一步加强疫情防控健康教育,国家卫生健康委宣传司、中国健康教育中心于 2 月 5 日发布了《新型冠状病毒感染的肺炎健康教育手册》,随后又对手册进行了修订完善,补充了部分公众关注的问题,形成了《新型冠状病毒肺炎健康教育手册(第 2 版)》。手册共分为 15 章,涉及相关知识、个人防护、重点人群防护、居家防护和消毒、出行防护、重点场所防护、就医防护、心理防护及健康生活方式等方面的 128 个问题,供广大公众和各级专业机构参考使用。《新型冠状病毒感染的肺炎健康教育手册》的及时颁布以及使用中不断地修订完善,充分体现了党和政府坚持以人为本、执政为民,高度重视和保护公民的生命健康权的发展理念,同时也印证了健康教育在强化公众防病意识和能力方面发挥的巨大作用。

4. 提升全民应对突发公共卫生事件的健康素养水平

有针对性地开展卫生知识宣传教育,倡导健康观念,进而养成健康行为和生活方式是让全民拥有健康身心的有效途径,同时也可以有效地提高全民应对突发公共卫生事件的健康素养水平。具体表现在:① 居民在面对突发公共卫生事件时,具备良好的阅读和书写技能,能够通过各种传播途径,积极寻求获得突发公共卫生事件的相关信息并运用相关知识改善自身状况。② 能采用批判思维理性分析突发公共卫生事件的各种信息,从自身角度出发,将突发公共卫生事件造成的危害降到最低。

应对突发公共卫生事件时,居民具备的健康素养的内涵体现在两个方面,即有健康素养的人和其应该具有的应对能力。有健康素养的人主要表现在:可以通过思考做出正确的决定来解决问题,有责任感并能做出对自身和他人均有利的决策,正确运用已掌握的突发公共卫生事件的知识,可以与他人对现况进行简洁而准确的交流。应该具备的能力主要体现在:个体能够理解突发公共卫生事件的相关概念,通过判断有选择地接受应对事件的防护措施,理性分析文化、媒体、技术等相关因素对突发公共卫生事件的影响,通过人际交流技巧降低突发公共卫生事件的危害,并将影响范围由个人扩大到家庭和社区,能够以实践行动减少危害因素和促进健康。

5. 提高专业人员的防范意识和应对技能

突发公共卫生事件的发生,均存在从出现、了解到有效应对的过程。这个过程越短,造成的损失就会越小。2003 年 SRAS 流行期间不少医护人员被感染,其中一个重要原因就是对新出现的传染病危害认识不足。为了缩短这个过程,医疗卫生人员需要具有防范意识,掌握传染病流行病学知识和基本控制措施,做到早发现、早诊断、早治疗,才能将突发公共卫生事件造成的损失和危害降到最低。相比 SRAS 流行期间我国医护人员感染率,新冠肺炎疫情期间感染率有了大幅下降,这与国家持续有效推进疫情相关健康教育工作不无关系。

第三节　突发公共卫生事件健康教育的内容与方法

一、突发公共卫生事件健康教育的组织体系

(一)西方发达国家突发公共卫生事件的健康教育体系

1. 美国

有一套完善的健康教育系统,包括国家级、地方以及非政府的健康教育机构。国家级的健康教育机构包括:卫生、教育、福利部的健康教育局、纽约国家健康教育中心和总统健康教育委员会。地方健康教育机构设在各州、市和县,负责当地的健康教育任务。为了提高公共卫生人员以及公众对突发事件的处理能力,美国CDC于1993年组建的公共卫生培训网络(PHIN)——一个国际性的远程培训网络,利用各种传播介质开展教育,教育对象包括公共卫生专业人员、卫生保健人员以及其他相关人员。"9·11"事件发生后,许多医学院校也制定了针对生物恐怖的教育课程计划,并将其列为学校的基本课程,力求培养高素质的突发公共卫生事件专业人才。2000年成立了公共卫生应急中心(CPHP),主要负责对州和地方卫生部门、社区组织以及其他参与CDC项目的实体进行有关突发公共卫生事件的培训。同时还建立了较完善的突发事件信息系统,即健康管理系统,一个基于互联网的高速信息交流系统。它是地方卫生部门与国家卫生部门之间、政府与公众之间的沟通平台,负责突发事件的信息交流、远程教育、全国监测、健康预警、电子实验室报告等。美国退伍军人事务部下设机构——退伍军人卫生管理局,其职责之一就是培训应对突发事件卫生专业人员,主要负责在发生突发事件时提供卫生保健服务和其他应对工作。

2. 加拿大

突发事件健康教育工作由重要基础设施保护和突发事件应急办公室(OCIPEP)负责。OCIPEP负责突发公共卫生管理的教育和培训,并通过《安全卫士》和《突发事件应急文摘》等传媒工具,制作大量宣传产品。1951年组建加拿大突发事件应对学院,培训突发事件应急专业人员。此外,由OCIPEP管理的突发事件联合应对项目以提高公众对突发事件应对的理解和参与程度为目的,负责进行突发事件全民应急行动的教育和培训。

3. 日本

公共卫生突发事件管理以预防为中心,主要起作用的是分布于全国各地的"保健所"。日本于1947年公布实施《保健所法》,并于1993年修订改名为《地域保健法》。1978年制订了国民健康行动计划。进入20世纪80年代以后,日本政府将公共医疗卫生体系的重点放在提高国民健康水平、预防公众健康危机、确保食品卫生安全、完善急救医疗体系、提高先进医疗技术水平等领域。1998年,日本厚生省第一次采取措施建立综合的公共卫生突发事件管理计划。日本的公共卫生突发事件管理依据"健康危机管理的基本原则"进行,建立了包括预防发生健康危机、健康危机发生时的人财物准备与落实组织体制、应对危机的各种防疫保健服务与信息搜集管理、健康危机后的生活恢复四方面机制。

（二）我国突发公共卫生事件健康教育体系

2003 年 5 月我国制定了《突发公共卫生事件应急条例》(以下简称《条例》),《条例》的制定和实施,标志着我国应对突发公共卫生事件进一步纳入法制化轨道,也标志着我国处理突发公共卫生事件应急机制进一步完善。《条例》规定,突发公共卫生事件发生后,国务院和省级人民政府要切实担负起统一领导、统一指挥的职责;国务院有关部门、地方各级人民政府及其有关部门要认真履行法定职责,建立严格的突发事件防范和应急处理责任制;形成政令畅通、分级负责、责任明确、反应及时、保障有力的工作机制,尽职尽责地做好工作。

加强公共卫生事件应急机制建设不仅仅是卫生部门的事,更是政府各部门的事。历次突发公共卫生事件都说明了这个问题。2019 年末我国新冠肺炎疫情暴发流行,为打赢疫情阻击战,国务院迅速成立应对新型冠状病毒感染肺炎疫情联防联控机制就是个典型的范例。从中央到地方建立与健全突发公共卫生事件应急领导机构是极为重要的。一旦重大疫情等突发公共卫生事件发生,卫生部门要立即组织力量奔赴现场,进行救治和调查,并及时向当地党委、政府报告提出应对控制措施和启动预案的建议。各级党委和政府要加强组织领导,协调有关部门采取果断、有效的措施,努力减少人民生命、财产和社会经济损失。

2004 年 3 月,原卫生部设立了卫生应急办公室(突发公共卫生事件应急指挥中心),负责突发公共卫生事件应急指挥系统建设、监测预警、应对准备和应急处理组织协调等工作,办公室隶属于国务院领导。全国各省、自治区、直辖市也相应成立了卫生应急办公室。中国疾病预防控制中心和部分省级的疾病预防控制中心也成立了专门的应急处置部门。各级卫生应急机构在遇有重大疫情和突发公共卫生事件时,应组织力量开展调查处理和医疗救治,并及时向地方政府报告,提出应对措施建议。应急管理协调机构的建立,为有效应对突发公共卫生事件和其他突发事件发挥了重要的作用,同时也为在突发公共卫生事件应急管理中开展健康教育与健康促进工作提供了组织保障。

健康教育是国家确定的基本公共卫生服务项目之一,是提高人群健康素质的一项重要工作。2009 年《中共中央国务院关于深化医药卫生体制改革的意见》中对健康教育体系建设提出了明确要求,是历次医改中对健康教育事业发展提出的最全面、最有实践指导意义的要求,为健康教育事业发展指明了方向。然而我国由于正处在深化卫生体制改革的过程中,机构建设还不完善,各部门职能不明确,使健康教育工作出现多头管理,给工作的协调和部门间的配合带来了困难。同时由于各地公共卫生工作发展不平衡,使健康教育机构和体制建设呈现多样化:有些地方参照国家卫健部门的体制,健康教育职能设在宣传处(科)管理;有些设在疾病控制处(科)管理,有些设在爱卫会办公室管理。这种机构设置的多样化也给管理工作带来一定的困难。此外,对健康教育的重要性认识不足、健康教育网络不健全、健康教育能力不强、投入不足、政府健康教育监管缺失等问题同样影响了我国健康教育事业可持续发展。当前,国内健康教育与健康促进的工作重心大多数是慢性非传染性疾病防控,针对突发公共卫生事件常态化、系统的健康教育与健康促进工作起步较晚,发展滞后。因此,需大力推进突发公共卫生事件健康教育工作,坚持以政府主导、部门合作、群众参与的工作模式,充分发挥各部门优势,动员全社会参与,统筹推进,充分发挥健康教育在突发公共卫生事件防治中的重要作用。

二、突发公共卫生事件健康教育与健康促进工作的原则和内容

突发公共卫生事件的健康教育工作应具备及时性、科学性、准确性和实用性的原则。突发公共卫生事件中的健康教育内涵为：配合政府，进行早、快、准的预警信息及疫情动态发布，引导公众保持正确的心态以应对危机，预防疾病和伤害；加强与媒介的沟通，及时而准确地发布最新消息与动态；通过多种方式及途径（如咨询、电话、电视、报纸、海报、宣传画等）向公众宣传可减轻或消除危害的方法及步骤，进而指导公众采取简单可行的防护措施并稳定社会。概括起来，应着重做好以下几方面的工作：

1. 政府要向公众传达重要的信息

在突发公共卫生危机发生时，应当按照《突发公共卫生事件应急条例》的要求，迅速制定宣传教育应急方案。其中政府部门应建立公共信息披露制度，及时发布权威信息，向社会公众传达事件原因、应对处理措施等，起到稳定民心和社会的作用。

2. 做好突发公共卫生事件的信息发布

突发性事件信息发布的关键环节是要及时主动，在第一时间做出反应。事件发生后，有关部门要按照有关规定做好信息发布，信息发布要准确把握，实事求是，正确引导舆论，注重社会效果。信息发布应指定发言人，或由具有公信度的医生和科学家面对媒体发表意见，信息的内容应当清晰，保证信息发布的权威性、连续性、一致性。

3. 充分发挥大众媒体在健康教育中的作用

在当今的信息时代，大众媒体是健康教育的最佳手段。利用大众媒体对社会公众广泛开展宣传教育，不仅可以减少突发公共卫生事件的发生或发展，提醒广大民众严防重大疫情的暴发，而且还可以最大限度地减少突发公共卫生事件对人类和社会造成的影响和危害。

4. 注重心理干预

突发事件对于人们造成的伤害有时是毁灭性的，它不仅给事件当事人带来身体上的伤害，更重要的是心理和精神上更大、更严重的伤害。因此，在处理突发重大灾害的同时，应当建立和完善突发公共事件社会心理干预机制。心理援助和干预可以减轻急性应激反应的程度，对比较严重的受害者进行早期的心理干预能够阻止或减轻远期心理伤害和心理障碍的发生；对已出现远期严重心理障碍的人员进行心理治疗，帮助他们适应社会和工作环境可以减轻他们的痛苦。对于可能产生的突发事件和在突发性事件发生时和发生后，有组织、有计划地为受害人提供心理干预和服务是非常必要的。

第四节 突发公共卫生事件中的心理健康问题及干预策略

一、突发公共卫生事件中的心理健康问题

突发事件不但对人们生活造成极大的影响，而且对人们心理和生理也造成极大的伤害。据报道，SRAS病人入院之初就存在严重的心身反应，出院时仍存在明显的情绪障碍，甚至

在躯体康复之后仍将长期面临疾病和治疗带来的生理、心理和社会方面的问题。另有调查显示,面对 SARS,有 50.43% 的人感到非常害怕,19.6% 的人有睡眠变化,71.9% 的人感到心烦意乱,30.1% 的人认为他们很有可能会感染上 SARS。可见突发事件对个体心理状态影响极大。

机体在受到突发事件各种内外环境刺激时所出现心理问题主要包括:急性应激(acute stress disorder, ASD)、创伤后应激障碍(post traumatic stress disorder, PTSD)、焦虑和抑郁等心理障碍。急性应激是一种主观反映,当人们主观感受到威胁时,就会出现紧张、担忧、恐惧等精神挣扎和内心冲突。在事件发生早期,人们通常处于一种心理或情绪的失衡状态,这时人们失去了对自己的控制,分不清解决问题的方向且不能做出适当的选择。急性应激障碍的发生几乎与灾害同时发生,表现为强烈的恐惧、无助的情绪、情感麻木、不真实感、焦虑、失眠、易激惹、警觉性增高、感到紧张、苦恼,是人们面对恐惧与无助时的反应。危机引起的个体情绪紊乱、认知能力下降、防御机制削弱是正常的心理反应。急性应激反应产生的情绪危机具有自限性,急性期一般为 6 个月,通常持续几小时到几天迅速恢复。如未能及时解决,有很小比例的人会发生创伤后应激障碍(post traumatic stress disorder, PTSD),即严重的心理问题或精神疾病。其主要特征有:① 对创伤事件的重复体验(闪回和梦魇),伴有警觉性过高。② 社会生活退缩(如回避社交或情感麻木)。③ 强烈的羞愧、内疚和耻辱感。绝大多数病人于创伤后发生睡眠障碍,缺乏兴趣,情感不协调,并有对创伤境遇的回避行为和反复体验创伤性事件。有研究显示在汶川地震的幸存者中,震后 3 个月内 PTSD 的流行率为 37.8%~62.8%,大多数幸存者会在较短的时间内缓解症状,少数在创伤多年后仍受到 PTSD 困扰。如在汶川地震后 3 年,在震区的随机样本中,PTSD 的流行率仍高达 10.3%,一般精神疾患流行率为 20.6%,而在重灾区北川县,在地震发生 5 年后,居民中 PTSD 的流行率仍高达 9.2%。在突发公共卫生事件发生后焦虑、抑郁患者也很常见,为了应对危机,有人会酗酒或滥用药物,如果创伤严重甚至会选择自杀。有报道显示,在汶川地震 2 个月后,408 名震区中学生中,249 名(61.03%)有心理问题,74 名(18.14%)有中、重度心理障碍,心理问题主要表现为强迫症状、人际敏感、敌对、抑郁和焦虑。震区中学生在强迫症状、抑郁、焦虑和恐怖 4 个因子上得分显著高于常模水平,说明地震灾区中学生心理健康问题较为突出。

二、突发公共卫生事件的心理干预

(一) 突发公共卫生事件心理干预的主要概念

心理干预是用心理科学理论和健康教育的手段帮助个体和群体掌握心理保健知识,树立心理健康观念,自觉采纳有益于心理健康的行为和生活方式,其目的是减轻或消除影响心理健康的危险因素,增进健康,提高生活质量。在处理突发重大灾害的同时,应当建立和完善突发公共事件社会心理干预机制,这是应对危机、尽快控制局势的重要手段。心理援助和干预可以减轻急性应激反应的程度,对那些比较严重的受害者进行早期的心理干预能够阻止或减轻远期心理伤害和心理障碍的发生率,对已经出现远期严重心理障碍的人员进行心理治疗可以减轻他们的痛苦水平,帮助他们适应社会和工作环境。对于可能产生的突发事件和在突发性事件发生时和发生后,有组织、有计划地为受害人提供心理援助和干预是非常必要的。

（二）突发公共卫生事件心理干预相关的策略

在突发事件中，人们通常给予自己否定和扭曲的信息，自以为对境遇是无能为力的，使人们处于持续的、折磨人的两难处境。鉴于此，突发公共卫生事件心理干预工作的任务就是要通过练习和实践新的自我说服，使个体的思想变得更为积极、更为肯定，直到否定性的、懦弱的自言自语消失为止。认知模式最适合于突发事件稳定下来并回到了接近突发事件前平衡状态的求助者，该模式的基本原则是改变思维方式。这时，危机干预旨在阻止极端应激事件所致后果的恶化，通过即刻处理危机，使人们失衡的认知和情感反应趋于稳定。危机干预持续的时间可长可短，短期干预的目的是使幸存者重获个人尊严和价值感。危机干预的核心是"谈话"，有证据证实，针对整个受灾群体和高危人群的心理社会干预能够防止或减轻灾害后的不良心理反应，避免心理痛苦的长期化和复杂化，促进灾害性事件后的适应和心理康复。

通过有效的社会动员，法律、制度能规范集体、个人的行为；社会资源的调动可以提供学习和生活所需的资料，保证各种社会组织的正常运转；道德、文明的力量可以约束人们的言行，减少社会丑恶现象的发生；专业人员的参与可以发挥科学技术的力量。全社会、多方位的共同努力，使突发公共卫生事件的处理得到良好的社会环境支持，将损失降到最低程度。

心理干预的方式可通过媒体广泛宣传，及时、准确、科学的健康信息传播对稳定公众情绪、维护社会稳定、减少突发公共卫生事件对社会的不良影响方面发挥着重要作用。信息传播的渠道有：人际传播、组织传播、传媒。传播的内容包括对突发公共卫生事件的科学认知、应急机制和政府的政策，以及心理应对的方法（核心内容）。

对高危人群的集体晤谈，又称严重事件晤谈，是一种系统的、通过交谈来减轻压力的方法。集体晤谈的目标有：① 公开讨论内心感受。② 支持和安慰。③ 资源动员，帮助当事人在心理上（认知和感情上）消化创伤体验，以及治疗性干预（心理咨询、药物治疗）。如美国"9·11事件"后，纽约几万名健康教育人员立即行动，为市民做心理指导，安抚那些陷入悲痛，急躁和失望的人们。

同样的应激性环境刺激对不同的个体所产生的应激反应是不同的，主要取决于个体对事件的认识（即对事件的性质进行判断和评估）、应对能力和既往经历（积极应对还是消极回避，甚至极端的方式，结果肯定是不同的）以及社会支持（指来自社会各方面包括家庭亲属、朋友、同事、伙伴、组织所给予的精神上和物质上的帮助和支援）情况。

心理干预的目的在于帮助人们解决内部和外部困难，帮助他们选择替代他们现有行为、态度和使用环境资源的方法。结合适当的内部应对方式，通过社会支持和环境资源以帮助他们获得对自己生活（非危机的）的自主控制。这个模式要求涉及个人以外的环境，如同伴、家庭、职业、宗教和社区，这些是影响心理适应的几个外部维度，但影响心理适应的外部因素远不止于此。

（三）突发公共卫生事件心理干预的主要步骤

实施心理干预有以下几个步骤：

1. 确定危机问题

为了帮助确定危机问题，我们通常使用核心倾听技术（core listening skill），即同情、理解、真诚、接纳以及尊重，以取得求助者的信任。

2. 保证求助者安全

简单地说，就是把求助者的生理和心理危险性降低到最小可能性。

3. 强调与求助者沟通与交流

心理干预不要去评价求助者的经历与感受是否值得称赞，或是否是心甘情愿的，而是应该让求助者相信"这里有一个人确实很关心他（她）"。也就是说，心理干预必须无条件地以积极的方式接纳所有的求助者，不在乎报答。

4. 提供适当的方法或途径可供求助者选择

多数情况下，求助者处于思维不灵活状态，不能恰当地判断什么是最佳的选择。有些处于危机的求助者甚至认为无路可走了。在这一步中，应该帮助求助者认识到，有许多可变通的应对方式可供选择，并思考变通的方式：① 环境支持，这是提供帮助的最佳资源，求助者知道有哪些人现在或过去能关心自己。② 应对机制，即求助者可以用来战胜目前危机的行为或环境资源。③ 积极的、建设性的思维方式，可用来改变自己对问题的看法并减轻应激与焦虑水平。如果能从这三个方面客观地评价各种可变通的应对方式，心理干预工作者就能够给感到绝望和走投无路的求助者以极大的支持。

5. 制订计划

计划应该使求助者明确：① 他（她）们能够得到相关组织团体、有关机构和个人所提供的及时支持。② 相信求助者自己能够理解和把握行动步骤。计划应着重于切实可行和系统地帮助求助者解决问题。制订计划的关键在于让求助者感到自尊和独立性，并没有剥夺他们的权利。计划的主要目的是使求助者实现控制性和自主性（control and autonomy），是恢复他们的自制能力和保证他们不依赖于提供者。

6. 得到承诺

工作者应该从求助者那里得到诚实、直接和适当的承诺。然后在检查、核实求助者的过程中用理解、同情和支持的方式来进行询问。值得重视的是：核心的倾听技术在这一步骤中同样很重要。

在评估求助者情绪稳定性中有两个主要因素：危机的持续时间和求助者的情绪承受程度或应对能力。时间因素是指危机发生的规律，即是一次性的还是持续性的危机，对求助者来说已经持续了多长时间。一次性或相对短暂的危机，我们称为急性或境遇性危机；而将复发性、持续时间较长的危机称为慢性、长期或转换性危机。

一次性危机求助者往往需要直接的干预来帮助克服某一事件或境遇所导致的危机，使求助者逐步恢复到危机前的平衡状态，而慢性危机的求助者往往需要较长一段时间的咨询，特别需要心理干预工作者帮助找出适当的应对机制、发现其他能够帮助他们的人，重新确立以前危机阶段时有用的应对策略，并建立新的应对策略。

应对突发公共卫生事件是一项社会系统工程，需多个相关部门、多地域间密切合作，才能及时、有力地控制其发生和发展，把危害降至最低程度。因此，必须在政府的领导下，卫生、农业、质检、民航、铁路、交通、教育、旅游、林业、发展改革委员会、财政、公安等各个部门同心协力，密切合作，互通信息，共同落实各项防控措施；相关地区之间也要强化交流和协作，完善政府领导、部门负责和社会参与的工作机制，形成上下互动，横向联动的网络防控机制，及时有效地应对突发公共卫生事件。

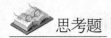思考题

1. 简述突发公共卫生事件的概念、分型及特点。
2. 简述健康教育在突发公共卫生事件中的作用。
3. 突发公共卫生事件健康教育的内容主要包括哪些？
4. 突发公共卫生事件引起的心理问题有哪些？如何开展心理干预？

（彭　辉）

第十六章 成瘾行为的健康教育

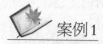 案例1

1984年美国烟草总销售额为287亿美元,烟草税收35亿美元,但与烟草有关疾病和死亡造成的损失却高达537亿美元,这个数字是烟草总销售额的1.8倍。北京大学中国经济中心所做的《中国吸烟成本估算》研究成果显示,以2005年数据为例进行的测算,吸烟导致疾病的直接与间接成本总和为2275.48亿～2870.71亿元,占2005年GDP的1.15%～1.57%。而同期国家烟草专卖局举行新闻发布会公布的数据显示,2005年烟草行业实现工商税利超过了2400亿元,其中实现工商税金1590亿元。简而言之,吸烟成本已超过了烟草行业的税收贡献,烟草行业创造的工商税利已经远远不能抵消其所造成的社会成本。

同时发现,随着网络的高速发展,青少年网络成瘾问题越发严重。亚洲青少年风险行为调查(AARBS)研究中的五个亚洲国家(中国、日本、韩国、马来西亚和菲律宾)互联网行为和成瘾的变化,结果显示,青少年网络成瘾率从韩国的1%至菲律宾的5%不等,而问题性网络使用率在韩国13%至菲律宾46%之间;网络成瘾量表结果显示,青少年网络成瘾率在菲律宾为21%,中国和韩国为10%。

 问题

1. 烟草对社会的影响有哪些?
2. 如何权衡烟草使用对社会的影响?
3. 网络成瘾的行为对社会的危害有哪些?
4. 吸烟和网络成瘾两者对社会影响有何异同之处?

第一节 成 瘾 行 为

成瘾行为是一种额外的超乎寻常的嗜好和习惯性,这种嗜好或习惯是通过刺激中枢神经产生兴奋或愉快感而形成的。成瘾行为包括对物质成瘾(吸烟、酗酒、毒品成瘾)和非物质成瘾(网络、赌博、购物)。成瘾者随着反复使用某种药物或重复某些行为,机体逐渐变得有耐受性,为了追求快感不得不增加使用量或改变使用途径。

目前成瘾行为在我国流行广泛,对个人、家庭和社会危害严重。物质成瘾方面,每年烟草成瘾不仅造成数百万人的死亡,而且还直接或间接地造成数千亿元的损失。非物质成瘾方面,青少年网络成瘾严重阻碍了个人身心与事业发展,影响家庭和社会和谐与稳定。因此,这些成瘾行为应引起高度关注。

一、成瘾行为概述

人类成瘾问题由来已久,它的发生至少有 5000 年的历史,是与人类文明共生的一种现象,随着成瘾人群高速增长,现已发展成为影响人类身心健康的全球共同面对的问题。

WHO 将“成瘾”定义为:“由于对自然或人工合成的药物的重复使用所导致的一种周期性慢性的着迷状态,并引起无法控制想再度使用的欲望。同时会产生想要增加该药物用量的耐受性(tolerance)、戒断症状(withdrawal)等现象,因而对于药物所带来的效果产生心理与生理上的依赖”。

各类成瘾性药物通过多次作用于机体中枢神经系统,使机体对相应药物产生依赖。成瘾后,进行药物戒断,初期主要表现为以身体不适为主的戒断症状,又称生理性成瘾。长期阶段则主要激发对使用药物的心理渴望或压力诱导下的复发,又称心理性成瘾。

除了药物成瘾的现象外,人们发现在一部分人身上存在着过度沉湎于某种事物或活动的行为,而在这些行为中并不包含有药物的摄入。对应于药物成瘾,行为科学提出了行为成瘾(behavioral addiction)概念,如赌博成瘾、网络成瘾、过量饮食、性乱成瘾、过量运动等。这些成瘾行为,是以某些具有强烈心理和行为效应的现象为基础。

致瘾源包括特定物质和精神致瘾源。这类行为对人类的健康危害极大,可发生急性中毒、有害性使用、依赖综合征、戒断状态、伴有谵妄的戒断状态、精神病性障碍、迟发性精神病性障碍和遗忘综合征等。由于致瘾源使得有此行为的人产生欣快和满足,因此极易产生依赖性,并把致瘾源看作生命活动不可缺少的部分。改变成瘾行为、提高人类的健康水平是健康教育的一项重要工作。

吸烟(smoking)、酗酒(alcohol abuse)、网络成瘾(internet addiction)和药物滥用(drug abuse)都会使人成瘾,因此,被称为成瘾(addiction)行为,又称依赖性(dependence)行为,是依赖综合征(dependence syndrome)中的一种行为表现,是由物质使用障碍(substance use disorder)所导致的。

二、成瘾行为特征

成瘾行为形成后,会出现一系列心理和行为的的表现。

1. 生理性依赖

已在体内形成包括循环、呼吸、代谢、内分泌系统的生理基础,以适应烟、酒、药品等本来是额外的需要。

2. 心理性依赖

成瘾行为已完全整合到心理活动中,成为完成智力、思维、想象等心理过程的关键因素。

3. 社会性依赖

当进入到某种特定的社会环境或某种状态,就出现该行为。例如,吸烟成瘾者假如不抽烟就无法进行正常的社会活动。

4. 戒断症状

这种症状如焦虑、无聊、无助、不安、嗜睡、流涎等,是一组生理和心理综合改变。一旦恢复成瘾行为,戒断症状将完全消失,同时产生超欣快感。

三、成瘾行为影响因素

1. 社会环境因素

不良的社会环境,如社会动荡、暴力、种族歧视、失业、经济压力等,引起人们对现实社会的惶惑和厌倦,精神极度空虚,借助成瘾性行为缓解压力、获得暂时的逃避和内心安宁。

2. 社会心理因素

由于现代社会节奏加快、竞争激烈,生活紧张性刺激增多,使人们应激增加。为此,有的易成瘾者借吸烟、酗酒来调整情绪,消除烦恼,甚至通过吸毒产生的梦幻感逃避现实。

3. 文化因素

不同的文化现象、风俗礼仪对于成瘾性行为的产生有一定的影响作用,比如借助饮酒、吸烟等作为社交的手段。

4. 传播媒介因素

媒介在成瘾性行为的形成中有不可小视的作用,各种形式的广告、影视作品中的英雄人物的吸烟镜头等对好奇心强、仰慕英雄人物、有狂热追星倾向的青少年产生强大的诱导作用和负面影响。

5. 团体效应

即从众心理,各种社区团体内广泛存在的吸烟、酗酒现象,其致成瘾作用对具有强烈认同感的成员来说,影响比外界更大。许多青少年的吸烟行为源于同伴的影响。从事贩毒的犯罪团伙往往先诱使成员吸毒,使其受制于此,很难脱离毒潭。

6. 家庭影响

成瘾行为有"家庭聚集现象",如吸烟的父母,其子女吸烟的概率大大增加,这是家庭成员的行为"榜样"作用和模仿的效应。

第二节　吸烟行为的健康教育

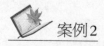
案例2

1948 年英国"流行病学之父"Richard Doll 与 Austin Bradford Hill 爵士对伦敦多家医院的 650 名男性患者进行问卷调查,发现吸烟与肺癌之间存在密切联系。当时 80% 的英国男子吸烟,吸烟被当作一种正常的、对健康无害的嗜好。之后 Richard Doll 建立起长达 50年的英国男医生吸烟队列研究。2004 年公布的研究结果显示:每 3 位男性吸烟者中约有 2位将因吸烟而过早死亡,与从不吸烟者相比,吸烟者平均寿命至少缩减了 10 年。吸烟医生的肺癌年死亡专率是不吸烟医生肺癌年死亡率的 40 倍。1965~1995 年,英国香烟销量由

1500 亿支跌至 800 亿支,1990 年中年男性吸烟率比 1950 年减少了一半。英国男医生吸烟率首先下降,带动了公众吸烟率的下降。35～69 岁的人群中因吸烟死亡的人数也减少了大约 50%,从每年 8 万人下降到 4 万人。在 60 岁、50 岁、40 岁和 30 岁成年吸烟的人中,期望寿命分别增加了 3 岁、6 岁、9 岁和 10 岁,戒烟的效果非常明显。

20 世纪 90 年代中期,Richard Doll 研究团队又发起英国女性吸烟人群队列研究,纳入 130 多万名 20 世纪 40 年代出生的女性,持续随访 12 年。2012 年公布的研究结果显示,研究对象中共有 66489 人在 50～80 岁死亡,其持续吸烟者总死亡率为从不吸烟者的 3 倍 (95% CI:2.88～3.07)。女性每日吸烟量<10 支,其总死亡率为从不吸烟者的 2 倍(95% CI:1.91～2.04);每日吸烟量>20 支,因慢性阻塞性肺病(COPD)死亡的风险为从不吸烟者的 60 倍,因肺癌死亡风险为从不吸烟者的 36 倍,因冠心病死亡风险为 6 倍,因脑卒中死亡风险为 4 倍。与从不吸烟者相比,长期吸烟女性平均寿命缩短 11 年。与男性相比,女性吸烟对部分疾病的死亡风险更高。令人欣慰的是,如果女性吸烟者在 30 岁以前戒烟,则其几乎可完全避免因吸烟所致的超额死亡风险。

 问题

1. 吸烟可增加哪些疾病风险?
2. 戒烟有什么好处? 个体和群体的戒烟行为干预策略有哪些?

目前,全世界每 6 s 就会有 1 人死于吸烟相关的疾病。大量研究表明,因吸烟而死亡人群的人均寿命要比自然死亡人群的人均寿命缩短 15 年。WHO 的报告指出,20 世纪烟草流行导致全球 1 亿人死亡,如果各国政府不采取有效措施,这个数字将在 21 世纪变成 10 亿人。

我国是全球最大的烟草生产和消费国,烟草危害十分严重。《2007 年中国控制吸烟报告》显示,我国现有 63% 的成年男性和 4% 的女性吸烟,总数超过 3.2 亿人,青少年吸烟高达 1500 万人,并逐年上升,吸烟开始呈低龄化趋势。每日被动吸烟 15 min 以上者占我国人口的 39.75%。我国有 6 亿人受被动吸烟毒害,因吸"二手烟"导致死亡的人数已超过 10 万人。全国吸烟抽样调查显示,58% 的吸烟者认为吸烟可缓解疲劳,42% 的吸烟者认为吸烟有助于脑力劳动,59% 的吸烟者认为吸烟是空闲时的消遣品。从 1990 年起,我国人群肺癌的死亡率每年以 4.5% 的速度上升,在 100 万人口以上的大城市,肺癌的死亡率居各种癌症死亡之首,估计在未来还会上升得更快,吸烟已成为影响人类自身健康的不良行为。

一、吸烟行为

烟草流行是人类历史上最大的公共卫生挑战之一,烟草使用是世界上第二大死因。在世界范围内占成人死亡率的 1/10。今天吸烟的半数人,即大约 6.5 亿人,最终将因烟草而死亡。《2009 年世界卫生组织全球烟草流行报告》发布,烟草的使用每年导致 500 多万人死亡,超过艾滋病毒/艾滋病、结核病和疟疾导致的死亡人数总和。如果以目前的趋势继续下去,到 2030 年,烟草使用每年可能会导致 800 多万人死亡,在 21 世纪将有多达 10 亿人死亡。中国已经成为全球烟草生产和消费的第一大国,目前有烟民 3.5 亿,占世界烟民总量的

1/4 以上,且每年以 2% 的速度递增。我国每年都有 100 万人死于肺癌、冠心病等与吸烟相关的疾病,是空气污染引起死亡的 3 倍,是艾滋病引起死亡的 30 倍,超过了结核病、艾滋病、围产期疾病、车祸和自杀死亡的总和。每年 180 万新发癌症病人中,也有 1/3 与使用烟草制品有关。目前我国约有 1500 万名青少年吸烟,尝试吸烟的青少年不少于 4000 万。中国控制吸烟协会青少年控烟专业委员会发布的 2011 年中学生烟草使用情况抽样调查结果显示,中学生尝试吸烟率为 22.5%,其中男生为 33.2%,女生为 11.2%。中学生现在吸烟率为 15.8%,其中男生为 22.9%,女生为 5.4%。令人担忧的是,我国未成年人的吸烟比率正在呈逐年上升趋势。如不能积极、有效地控制烟草"瘟疫"的蔓延,因烟草带来的各种危害将会严重影响中华民族的素质。

吸烟被认为是目前最主要的可预防危险因素,消除吸烟危害是世界性趋势和历史性潮流。自 1970 年以来,世界卫生大会已通过若干"烟草或健康"决议,鼓励成员国实施综合性的国家控烟策略。

二、烟草成分

吸烟时产生的烟雾是由气体和微粒组成的,包括 4000 多种已知的化学物质。气相成分占总量的 92%,主要是一氧化碳、二氧化碳、氮氧化物、挥发性低分子烷烃和烯烃等;固相成分占总量的 8%,为粒径 $0.1\sim2~\mu m$ 的烟尘,冷凝即为焦油,每支纸烟产生 $20\sim35~mg$ 焦油。烟焦油是一种棕黄色具黏性的树脂,俗称"烟油子"。烟焦油含多种致癌物,而且可附着于吸烟者的气管、支气管和肺泡表面产生物理、化学性的刺激,损害人体的呼吸功能。

香烟点燃后产生对人体有害的物质大致分为六大类:① 醛类、氮化物、烯烃类,这些物质对呼吸道有刺激作用。② 尼古丁类,可刺激交感神经,引起血管内膜损害。尼古丁又称烟碱,是一种难闻、味苦、无色透明的油质液体,挥发性强,具有刺激的烟臭味。尼古丁是主要的成瘾源。吸入纸烟烟雾中的尼古丁只需 7.5 s 就可以到达大脑,使吸烟者感到一种轻柔愉快的感觉,它可使中枢神经系统先兴奋后抑制。尼古丁在血浆中的半衰期为 30 min,当尼古丁低于稳定水平时,吸烟者会感到烦躁、不适、恶心、头痛并成瘾。③ 胺类、氰化物和重金属,这些均属毒性物质。④ 苯丙芘、砷、镉、甲基肼、氨基酚、其他放射性物质,这些物质均有致癌作用。苯并芘是强致癌物,它还存在于煤、石油天然气中,但可被大气稀释,而香烟中的苯并芘被吸烟者直接吸入或弥漫于室内,浓度很高。在燃烧一包香烟中,可产生 $0.24\sim0.28~\mu g$ 的苯并芘。有调查结果表明,空气中的苯并芘含量每增加 $1~\mu g/1000~m^3$,就会使肺癌发病率增加 5%~15%。⑤ 酚类化合物和甲醛等,这些物质具有加速癌变的作用。⑥ 一氧化碳能降低红细胞将氧输送到全身的能力。一氧化碳是一种无色无味的气体,一氧化碳与血红蛋白的亲和力比氧气高 250 倍,当人们吸入较多的一氧化碳时,一氧化碳与血红蛋白结合形成大量的碳合血红蛋白,而氧合血红蛋白大大减少,造成组织和器官缺氧,进而使大脑、心脏等多种器官产生损伤。

三、烟草对健康的影响

(一)香烟中的有害物质对健康的损害

1. 致癌作用

吸烟致癌已经得到公认。流行病学调查表明,吸烟是肺癌的重要致病因素之一,特别是鳞状上皮细胞癌和小细胞未分化癌。吸烟者患肺癌的危险性是不吸烟者的 13 倍,如果每日吸烟在 35 支以上,则其危险性比不吸烟者高 45 倍。吸烟者肺癌死亡率比不吸烟者高 10～13 倍。肺癌死亡人数中约 85% 由吸烟造成。吸烟者如同时接触化学性致癌物质(如石棉、镍、铀和砷等)则发生肺癌的危险性将更高。烟叶、烟雾中的多环芳香碳氢化合物,需经多环芳香碳氢化合物羟化酶代谢作用后才具有细胞毒和诱发突变作用,在吸烟者体内该羟化酶浓度较不吸烟者高。吸烟可降低自然杀伤细胞的活性,从而削弱机体对肿瘤细胞生长的监视、杀伤和清除功能,这就进一步解释了吸烟是多种癌症发生的高危因素。吸烟者喉癌发病率较不吸烟者高十几倍,膀胱癌发病率增加 3 倍,这可能与烟雾中的 β-萘胺有关。此外,吸烟与唇癌、舌癌、口腔癌、食道癌、胃癌、结肠癌、胰腺癌、肾癌和子宫颈癌的发生都有一定关系。临床研究和动物实验表明,烟雾中的致癌物质还能通过胎盘影响胎儿,致使子代的癌症发病率显著增高。

2. 对心脑血管的影响

研究表明吸烟是心脑血管疾病的主要危险因素,吸烟者的冠心病、高血压病、脑血管病及周围血管病的发病率均明显升高。统计资料表明,冠心病和高血压病患者中 75% 有吸烟史。冠心病发病率吸烟者较不吸烟者高 3.5 倍,冠心病病死率前者较后者高 6 倍,心肌梗塞发病率前者较后者高 2～6 倍,病理解剖也发现,冠状动脉粥样硬化病变前者较后者广泛而严重。高血压、高胆固醇及吸烟三项具备者冠心病发病率增加 9～12 倍。心血管疾病死亡人数中的 30%～40% 由吸烟引起,死亡率的增长与吸烟量成正比。烟雾中的尼古丁和一氧化碳是公认的引起冠状动脉粥样硬化的主要有害因素,但其确切机理尚未完全明了。多数学者认为,血脂变化、血小板功能及血液流变异常起着重要作用。高密度脂蛋白胆固醇(HDL-C)可刺激血管内皮细胞前列环素(PGI2)的生成,PGI2 是最有效的血管扩张和抑制血小板聚集的物质。吸烟可损伤血管内皮细胞,并引起血清 HDL-C 降低,胆固醇升高,PGI2 水平降低,从而引起周围血管及冠状动脉收缩、管壁变厚、管腔狭窄和血流减慢,造成心肌缺氧。尼古丁又可促使血小板聚集。烟雾中的一氧化碳与血红蛋白结合形成碳氧血红蛋白,影响红细胞的携氧能力,造成组织缺氧,从而诱发冠状动脉痉挛。由于组织缺氧,造成代偿性红细胞增多症,使血黏滞度增高。此外,吸烟可使血浆纤维蛋白原水平增加,导致凝血系统功能紊乱;吸烟还可影响花生四烯酸的代谢,使 PGI2 生成减少,血栓素 A2 相对增加,从而使血管收缩,血小板聚集性增加。以上这些都可能促进冠心病的发生和发展。由于心肌缺氧,使心肌应激性增强,心室颤动阈值下降,所以有冠心病的吸烟者更易发生心律不齐,猝死的危险性增高。据报告,吸烟者发生中风的危险是不吸烟者的 2～3.5 倍;如果吸烟和高血压同时存在,中风的危险性就会升高近 20 倍。此外,吸烟者易患闭塞性动脉硬化症和闭塞性血栓性动脉炎。吸烟可引起慢性阻塞性肺病(简称 COPD),最终导致肺源性心脏病。

3. 对呼吸道的影响

吸烟是慢性支气管炎、肺气肿和慢性气道阻塞的主要诱因之一。实验研究发现，长期吸烟可使支气管黏膜的纤毛受损、变短，影响纤毛的清除功能。此外，黏膜下腺体增生、肥大，黏液分泌增多，容易阻塞细支气管。在狗实验中，证明接触大量的烟尘可引起肺气肿性改变。研究发现，吸烟者下呼吸道巨噬细胞（AM）、嗜中性粒细胞（PMN）和弹性蛋白酶较非吸烟者明显增多，其机制可能是由于烟粒及有害气体的刺激，下呼吸道单核巨噬细胞系统被激活，活化的 AM 除能释放弹性蛋白酶外，同时又释放 PMN 趋化因子，使 PMN 从毛细血管移动到肺。激活的 AM 还释放巨噬细胞生长因子，吸引成纤维细胞；以及 PMN 释放大量的毒性氧自由基和包括弹性蛋白酶、胶原酶在内的蛋白水解酶，作用于肺的弹性蛋白、多黏蛋白、基底膜和胶原纤维，从而导致肺泡壁间隔的破坏和间质纤维化。据报道，1986 年美国患 COPD 者近 1300 万人，1991 年死亡 9 万多人，吸烟是其主要病因。吸烟者患慢性气管炎较不吸烟者高 2～4 倍，且与吸烟量和吸烟年限成正比，患者往往有慢性咳嗽、咳痰和活动时呼吸困难。肺功能检查显示呼吸道阻塞，肺顺应性、通气功能和弥散功能降低及动脉血氧分压下降。即使年轻的无症状的吸烟者也有轻度肺功能减退。COPD 易致自发性气胸。吸烟者常患有慢性咽炎和声带炎。

4. 对消化道的影响

吸烟可引起胃酸分泌增加，并能抑制胰腺分泌碳酸氢钠，致使十二指肠酸负荷增加，诱发溃疡。烟草中烟碱可使幽门括约肌张力降低，使胆汁易于反流，从而削弱胃、十二指肠黏膜的防御因子，促使慢性炎症及溃疡发生，并使原有溃疡延迟愈合。此外，吸烟可降低食管下括约肌的张力，易造成反流性食管炎。

5. 其他

吸烟对妇女的危害更甚于男性，吸烟妇女可引起月经紊乱、受孕困难、宫外孕、雌激素低下、骨质疏松以及更年期提前。孕妇吸烟易引起自发性流产、胎儿发育迟缓和新生儿低体重。其他如早产、死产、胎盘早期剥离、前置胎盘等均可能与吸烟有关。妊娠期吸烟可增加胎儿出生前后的死亡率和先天性心脏病的发生率。以上这些危害是由于烟雾中的一氧化碳等有害物质进入胎儿血液，形成碳氧血红蛋白，造成缺氧；同时尼古丁又使血管收缩，减少了胎儿的血供及营养供应，从而影响胎儿的正常生长发育。女性 90% 的肺癌、75% 的 COPD 和 25% 的冠心病都与吸烟有关。吸烟妇女死于乳腺癌的比率比不吸烟妇女高 25%。已经证明，尼古丁有降低性激素分泌和杀伤精子的作用，使精子数量减少，形态异常和活力下降，以致受孕机会减少。吸烟还可造成睾丸功能的损伤、男子性功能减退和性功能障碍，导致男性不育症。吸烟可引起烟草性弱视，老年人吸烟可引起黄斑变性，这可能是由于动脉硬化和血小板聚集率增加促使局部缺氧所致。最近，美国一项研究发现，在强烈噪声中吸烟，可能造成永久性听力衰退，甚至耳聋。

6. 被动吸烟

被动吸烟是指生活和工作在吸烟者周围的人们，不自觉地吸进烟雾尘粒和各种有毒物质。被动吸烟者所吸入的有害物质浓度并不比吸烟者低，吸烟者吐出的冷烟雾中，烟焦油含量比吸烟者吸入的热烟雾中的多 1 倍，苯并芘多 2 倍，一氧化碳多 4 倍。

（1）母亲吸烟对胎儿的影响：吸烟造成母亲和胎儿血中的碳氧血红蛋白的增加，导致了胎儿的缺氧，流产增加了 10 倍，增加早产及胎儿、新生儿的死亡，胎盘早期剥离、低体重儿出生等。所以，母亲妊娠期吸烟造成的危害将延续到妊娠期以后，直接影响儿童的生长发育。

（2）被动吸烟对儿童的影响：父母吸烟与其 2 岁以下婴幼儿的呼吸道疾病（支气管和肺炎）有密切关系，且呈剂量效应。父母吸烟影响婴儿生长发育，增加婴儿猝死率，而且是中耳炎的危险因素。

（3）被动吸烟对成年人的影响：研究表明，被动吸烟也会增加心脏病、脑卒中等其他可能致死的疾病发病率。有关二手烟危害的新科学证据还在不断积累中。

（二）人体对烟做出的药物反应

烟和吗啡、可卡因一样是成瘾物质。吸烟可以成瘾，称为烟草依赖。许多吸烟者存在不同程度的烟草依赖。烟成为瘾癖是生理依赖性、心理依赖性、耐受性提高三者共同影响所致的。烟瘾者对烟的心理依赖性是指对瘾物的渴求。生理躯体依赖性是指瘾物对吸烟者的脑、神经系统作用后产生的生理变化，以致必须此瘾物持续的在体内存在，才能避免发生特殊的被称为戒断综合征的反应，从而产生对烟的依赖性。烟草中导致烟草依赖的主要物质是尼古丁，其药理学及行为学过程与其他成瘾性物质类似，如海洛因和可卡因等。

尼古丁可兴奋神经肌肉系统的烟碱样受体（N1 和 N2 受体），吸烟 7 s 即可到达脑部，兴奋 N1 受体，引起心率增快，血管收缩，血压升高，肾上腺髓质释放儿茶酚胺，胃肠蠕动加强，胃酸及消化腺分泌增加；兴奋 N2 受体，引起四肢、躯干骨骼肌肌力增强，紧张性升高，引起呼吸肌收缩加强，肺通气量增多。儿茶酚胺作用于中枢神经系统，可提高其兴奋性，引起精神活动增加，同时可起到镇静作用。所以，吸烟者吸烟可以提神、镇静、缓解疲劳，自觉情绪振奋，肌力增强，久而成为生理依赖性。生理依赖性是心理依赖性的基础。每日吸一包烟者，若每支吸 10 口，则相当于吸入 200 个小的麻醉炮弹，依赖之深可想而知。如 90 min 不吸烟，便会产生戒断综合征，出现全身无力、难受、烦躁、易激动，重者甚至有出汗、肌肉抽搐、呼吸困难、迟钝、失眠、胃肠功能障碍、注意力分散、判断力障碍等症状。从而导致再度吸烟，戒烟困难。烟草依赖是一种慢性疾病，有其相应的临床诊断标准。同时，烟草依赖具有高复发性，其治疗往往需要专业人士及科学方法的辅助。

四、烟草对社会的影响

吸烟造成的社会和环境负担，主要包括以下五个方面：

1. 加重社会、福利和医疗保健负担

政府需要负担吸烟引起的慢性病和疾病晚期病人，并且在其失去劳动能力或夭折时为其配偶和孩子提供救济和补助。从经济效益来看，与吸烟相关疾病死亡造成的损失远远高于烟草销售收入额。如 1984 年美国烟草销售总额为 287 亿美元，但与吸烟相关疾病死亡造成的损失却达 537 亿元。

2. 加重雇主负担

如每天离开工作场所吸烟 2 包者，平均 15 min 吸一支，将丧失工作时间的 57%。吸烟引起的慢性病和疾病晚期病人带来劳动力的丧失，增加了社会、福利和医疗保健负担。

3. 失去生产粮食的耕地

全球有超过 120 个国家在种植烟草，耗用大量的土地。

4. 吸烟导致火灾而带来额外的经济负担

据统计，失火原因中近 1/3 是烟头引起的，森林火灾会造成不可估量的损失。

5. 烟草生产破坏环境

每年烟草加工所消耗森林数量的最新研究表明:各烟草种植国家接近5%的森林砍伐源于烟草种植。

五、世界控烟趋势

面对全球吸烟率的不断上升,特别是发展中国家,其所带来的威胁不仅是过去吸烟造成对当今健康的危害,更重要的是当今的吸烟上升对未来健康造成更大的危害。而戒烟能有效地减少发生与吸烟相关疾病的危险性,减少相关病的发生,促进健康,并且可减少经济的压力。WHO、联合国组织和非政府组织积极倡导开展综合性控烟策略,掀起了声势浩大的控烟工作。目前,全球控烟运动已经蓬勃发展,许多国家已采取了各种控烟措施。

自1970年以来,世界卫生大会已通过有关吸烟或健康问题的"综合性控烟规划和政策"的若干决议。1988年4月7日是WHO成立40周年纪念日,这一天成为第一个"世界无烟日"。从1989年起改为5月31日。1990年世界卫生大会通过的WHA43.16决议,进一步强调要多部门参与共同开展综合型控烟策略,并要求政府通过立法和其他有效措施保护不吸烟者免受烟害,包括室内工作场所、公共场所、客运交通的无烟环境,特别注意对妊娠妇女和儿童的保护。进一步严格限制并最终消除所有室内外烟草广告、促销,以及烟草公司对体育、文艺的一切赞助,表明了全球对控烟的决心。

在综合性国家控烟规划和政策中,首先要求政府把制定法规置于优先位置。制定控烟健康教育和公共信息规划,包括戒烟规划也是十分重要的。实践证明,控烟工作是极其复杂和艰巨的工作,仅有健康教育而没有政策支持是难以奏效的;反之,只有政策而没有健康教育,政策也难以贯彻。

控烟的干预措施必须从群体出发而不是从单个吸烟者的角度考虑。在执行控烟措施中应特别强调加强组织领导、多部门的合作。控烟的目标不仅在于创建"无烟单位",更重要的是要使吸烟者实现终生不吸烟。在我国吸烟十分普遍的情况下,干预必须有重点,重点应是机关、学校和医疗卫生单位,他们的不吸烟行为将为社会树立良好的榜样。

控烟措施必须强调综合性,分述如下:

1. 制定并实施控烟法规

世界各国,特别是发达国家与烟害做斗争的经验证明,制定和实施控制吸烟政策是控烟的有力措施。1998年WHO新任总干事布伦特兰博士提出"无烟倡议行动",并将制定《烟草控制框架公约》作为任期目标。第56届世界卫生大会一致通过《烟草控制框架公约》(Framework Convention on Tobacco Control,FCTC),这一具有法律约束力的世界第一部公共卫生多边条约于2004年生效,将在烟草种植、生产、销售和使用等方面产生巨大影响。我国于2003年11月10日正式签署《烟草控制框架公约》(以下简称《公约》),第十届全国人大常委会于2005年8月表决通过了关于批准WHO《烟草控制框架公约》的规定。作为缔约国,中国必须履行《公约》义务。《公约》迄今由WHO的168个缔约方签署,以此促进控烟的世界大行动。

目前,有不少国家出台了禁烟的有关规定,我国政府也制定了一系列控制吸烟的法律法规,如《中学生守则》《中学生日常行为规范》《小学生日常行为规范》等,均有控烟的条款。此外,我国还下发了《关于宣传吸烟有害与控制吸烟的通知》《关于坚决制止利用广播、电视、报纸、期刊刊登烟草广告的通知》《关于在公共交通工具及其等候室禁止吸烟的规定》等。全国人大常委会批准《烟草控制框架公约》后,中国相继颁布了《烟草专卖法》《广告法》《中华人民共和国未成年人保护法》《预防未成年人犯罪》以及《公共场所卫生管理条例》,开展了无烟场所、无烟单位、无烟学校、无烟草广告城市创建和认定工作,控烟工作取得了一定的进展。但在我国,社会集体的控烟意识还没有形成气候,而医生、教师、公务员等具有示范作用的人群吸烟产生的负面影响也不容忽视。因此加强控烟健康教育是目前控烟的重要任务之一。世卫组织在其全球烟草流行报告中指出,2008 年世界人口只有 5.4% 受到全面无烟法律的保护,比 2007 年的 3.1% 略有增加,但形势依然严峻。

2. 烟税和价格政策

《公约》中第六条规定,缔约方应考虑实施价格和税收措施减少烟草消费。在经济活动中,存在着随着一种商品价格的上升,对该商品的需求数量将下降的运行规律。国际经验已验证了提高烟草税和价格是减少各阶层人群、尤其是青少年烟草消费的有效和重要措施,连续的提高烟税进而提高烟价是控制烟草消费最有效的单一措施。提高烟税减少烟草消费量并不会减少国家的烟草税收,对于缺少资金用于控烟的发展中国家,这一措施确是一项利国利民的大事。目前芬兰、冰岛、葡萄牙、罗马尼亚、新加坡、美国加州、澳大利亚、法国等都把增收的烟草利税用于健康的目的,如澳大利亚通过抽取 5% 的烟税用作建立健康促进基金会,基金会支持健康的研究、开展健康促进和健康教育工作、取代烟草公司支持体育与资助艺术。这一趋势已得到国际认可并得以进一步发展。据调查,目前中国的卷烟总税率仅约为零售价格的 40%,这一税率远低于国际上平均的卷烟税率。中国烟草制品价格低廉是吸烟率非常高的原因之一。而通过增加烟税来提高烟价是一项双赢的控烟政策,既保护了公民的健康,挽救生命,又可增加政府收入。

3. 全面禁止烟草广告和促销活动

在合法消费品中,烟草制品是唯一一种制造厂商明知其有巨大的危害性却还在生产销售的产品。《公约》要求缔约国通过防止接触烟草烟雾,全面禁止烟草广告、促销和赞助,应用有效的烟盒警示语、公众教育、禁止非法贸易等措施降低烟草需求和供应。这是面对烟草商严重挑战所不可少的措施。挪威自 1973 年开始全面禁止烟草广告,到 1995 年,至少已有 10 个国家完全禁止烟草广告,大部分国家为部分禁止。全面禁止烟草广告能使青少年在无任何烟草商业影响的无烟环境中健康成长。

4. 健康警语和限制焦油、尼古丁含量

《公约》第十一条,要求其缔约国应按照规定在所有烟草制品上都须有注明吸烟危害性的健康警示。此外,在 2008 年举行的缔约方大会上通过的《公约》第十一条的实施准则,规定如下:烟草制品包装的正面和背面,都须印有健康警示,健康警示必须清晰、醒目,并标明烟草所引起的各种疾病。截止到 2009 年 5 月 31 日已实施图形警示标识制度的国家或地区为 22 个,占世界总人口比例的 10.18%。如泰国规定,烟盒必须用一半的面积印上统一的警示性画面:一个被熏黑了的肺,一副黄黄的参差不齐的板牙,一个插满管子的病体,还有一个吞云吐雾的骷髅,包装上也不准印有淡味、柔和或焦油含量低等误导性词语。这种看上去令人生畏,甚至使人有恶心想吐感觉的烟盒对抑制吸烟效果良好。限制烟草有害物质含量也是综合性控烟措施之一,但效果不尽如人意。虽然有报告吸低焦油烟者肺癌与心脏病的发病率下降,但也有不同的报道。这可能由于吸低尼古丁烟者为补偿所缺,常常吸得更多。

5. 禁止向未成年人销售烟草及制品

挪威 1899 年通过立法限制把烟草及其制品卖给青少年,澳大利亚于 1915 年开始实施这一法规,美国把向 18 岁以下的青少年出售或提供烟草制品的行为视为违法,违者将会受到法律的严厉制裁。目前,美国的禁烟运动已经取得明显成效,越来越多的美国人开始把不吸烟当成一种时尚。目前已有许多国家都有这一法规,我国也不例外,但在中国,许多烟草零售商并没有严格执行。

6. 建立无烟区

建立无烟区的目的是有效保护不吸烟者免受烟害的影响。目前绝大多数国家都采取这一措施,尤其是 20 世纪 80 年代后期以来逐渐得以加强,如加拿大于 1988 年制定了《不吸烟者权利法》,新西兰 1991 年的《无烟环境法》,泰国 1992 年的《不吸烟者健康保护法》,严格规定室内公共场所、工作场所、交通、学校、医疗卫生机构实现无烟区。美国于 1989 年实施国内无烟航班,1990 年公共场所禁烟,到 1992 年美国 59% 的工作场所实施了无烟政策,1993 年环保机构把烟雾确定为致癌物,更促进了无烟环境法的力度。1978 年加拿大、澳大利亚实现国内、国际无烟航班,1996 年国际民用航班组织实施全球无烟航班法,建立无烟区得到全球的关注。我国《公共场所卫生管理条例实施细则》规定,自 2011 年 5 月 1 日起在室内公共场所全面禁烟。

六、我国公众对烟草危害健康的认识和态度

公众对吸烟和二手烟暴露危害的认识严重不足,3/4 以上的中国人不能全面了解吸烟对健康的危害,2/3 以上的中国人不了解二手烟暴露的危害。公众对吸烟危害健康的认识不足及误区的普遍存在是阻碍我国控制吸烟工作的重要因素之一。吸烟者减少吸烟量并不能降低其发病和死亡风险。吸烟者在戒烟后可以获得巨大的健康益处。任何年龄戒烟均可获益。早戒比晚戒好,戒比不戒好。与持续吸烟者相比,戒烟者的生存时间更长。

吸烟会对人体健康造成严重危害,而戒烟是已被证实的减轻吸烟危害的唯一方法。吸烟者戒烟后可获得巨大的健康益处,包括延长寿命、降低吸烟相关疾病的发病及死亡风险、改善多种吸烟相关疾病的预后等。戒烟可显著降低吸烟人群的死亡风险。吸烟者戒烟时间越长,死亡风险越低。戒烟可以降低肺癌、冠心病、慢阻肺等多种疾病的发病和死亡风险,并改善这些疾病的预后。吸烟的女性在妊娠前或妊娠早期戒烟,可以降低早产、胎儿生长受限、新生儿低出生体重等多种妊娠问题的发生风险。戒烟可以获得明显的社会及经济效益。我国卫生部门控烟履约工作目前的主要进展有以下几个方面:

(1) 建立健全卫生系统控烟履约领导机制。

(2) 制定和修订相关法规政策。

(3) 广泛开展控烟履约干预和宣传工作。

(4) 协助北京市成功实现无烟奥运目标。

(5) 广泛开展国际工作。

(6) 地方公共场所和工作场所禁烟法规建设不断取得进展。

七、帮助控烟技巧

帮助吸烟者戒烟是综合性控烟措施中的一个重要内容。要使吸烟者自觉改变吸烟行为是十分艰巨、细致和复杂的工作，必须有针对性。为了提高戒烟效果，以"行为改变阶段模式"为例，介绍如何根据吸烟者戒烟意愿，采取不同的干预方法。

（一）没有戒烟愿望

有些吸烟者从未考虑到戒烟问题，甚至对提出戒烟问题有反感，一般来说他们偏爱吸烟，而不愿知道吸烟的害处，这时给予过多的吸烟危害劝告可造成逆反心理而达不到预期的效果。因此，在这一阶段，不必在干预上花费太多的精力，仅是简要地让吸烟者去思考吸烟的利弊，并欢迎他们在有需要的时候再给予进一步帮助。

（二）犹豫不决阶段

吸烟者知道吸烟的危害想戒烟，但又担心戒烟会带来许多不良后果，因此处于犹豫不决阶段。这时需要帮助吸烟者澄清并解决一些困惑问题。帮助的技巧在于开诚布公地和吸烟者讨论吸烟的利弊，启发"自我意识"和"自我评价"，认真听取吸烟者的意见，允许吸烟者在戒烟前有充分时间考虑是否戒烟，让吸烟者自己做出抉择，用这种方法让吸烟者产生戒烟的动机主动戒烟，称为"引发动机式交谈"（motivational interviewing），而不是用传统的教育手段告诉吸烟者应该做什么，不应该做什么。这种以"吸烟者为中心"的方法比传统的方法更容易、更有效。

（三）准备戒烟阶段

此阶段需要为吸烟者提供更积极地干预方法，帮助克服戒断症状和给予支持，目的是为吸烟者提供戒烟方法及告知如何巩固戒烟的成果。以下方法可供参考：

1. 行为技巧

用 DEADS 英文字母表示。

① 推迟（delay）：如想吸烟，将吸烟的时间推迟。推迟是一种策略，是用以降低由戒烟引起的焦虑和恐慌的最有效的办法。

② 躲避（escape）：别人吸烟时避开。当吸烟的朋友聚会或其他特定环境可诱发烟瘾时，可暂时离开引起你烟瘾的场所。

③ 避免（avoid）：戒烟的最初两周往往是最易复发的危险期，应避免接触主要的刺激物或场所，如会见吸烟朋友、参加宴会、俱乐部、避免生气等。

④ 分心（distract）：分散注意力，烟瘾通常仅持续数分钟，这时可以通过与朋友打电话、饮水、散步、淋浴等活动分散对烟瘾的注意力。

⑤ 支持（support）：来自于周围人、家庭、社会的支持。其他帮助戒烟者的新策略还有不饮咖啡、多饮果汁或茶、不饮或少饮酒、增加体育锻炼等。

2. 认知策略

烟瘾大的吸烟者戒烟会产生程度不等的痛苦和焦虑，戒烟者应提醒自己吸烟可能导致的严重后果,回忆周边的人由于吸烟过早地离开这个世界以增强自己戒烟的信心。对一些曾经有一次或一次以上复吸经历的戒烟者,重要的是使戒烟者认识到复吸仅仅作为学习的经验,要以此为教训重新再建立新的信心,相信自己完全有能力控制自己的行为。

3. 替代疗法

尼古丁替代疗法(nicotine replacement therapy,NRT)有助于减轻烟瘾,并有助于预防戒断症状。对烟瘾较大或戒断症状较严重者可采用替代治疗,常用的有尼古丁口香糖和戒烟皮肤粘贴剂、喷鼻剂、糖锭和吸入剂等。

4. 药物戒烟(非尼古药物疗法)

近年来,药物丁普酮(一种具有一些去甲肾上腺素和多巴胺作用的非典型抗抑郁药)在美国、加拿大、墨西哥成为第一种被批准用于戒烟的非尼古丁药物,其作用机制与其抗抑郁作用无关,而更接近一般的成瘾剂的途径。在无抑郁症的吸烟者中进行的临床试验明确地显示出它的有效性:丁普酮与尼古丁戒烟皮肤贴片有协同作用,丁普酮对体重有积极作用,用丁普酮者比用安慰剂者体重增加的少。此项研究引起人们的极大关注。

(四)预防复发阶段

戒烟后再度吸烟是十分常见的,据调查在戒烟6个月内有75%～80%的人再度吸烟,戒烟一年后仍有高达40%的复发率。尽管复发率很高,但是暂时性的反复是行为改变模式过程的一个阶段,吸烟者戒烟时应该总结这种反复再吸烟的经验教训,认识造成复发的危险因素及解决复发的因素,对避免今后的复发是十分重要的。复发的危险因素有:消极的情绪如生气、挫折、压抑、无聊;人际关系紧张;社会压力;饮酒或赴宴;饭后休闲时间。确认造成吸烟的高危状况,制订短期和长期的行为改变计划;制订长期预防复发计划;探索是否有某种生活方式的改变有助于降低吸烟的高危情况,如减少饮酒、加强锻炼、控制体重、心理调适、减少精神压力等。

第三节　网络成瘾行为的健康教育

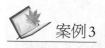
案例3

小郭,男,高中二年级学生。他在上初中时还是一个阳光、健康、上进的好学生,学习成绩好,还担任过班长。但上了高中后,他学会了上网,而且逐渐成瘾,再没有心思安心学习,成绩一落千丈。文化程度不高的父亲气极而怒,屡次打骂也没能把孩子从"网瘾"中拉出来,相反,严管之下的小郭产生了严重的逆反心理,在一次和父亲发生激烈的冲突后,他用匕首刺伤了自己的父亲,情况非常严重。当民警抓捕、询问小郭时,他依旧安然地坐在网吧里上网。

问题

1. 网络成瘾有哪些危害？
2. 造成网络成瘾的原因有哪些？避免网络成瘾的措施有哪些？

随着互联网技术的迅猛发展，在为人们的日常生活带来便利的同时，也可能导致一系列负面问题，如网络成瘾等。根据中国互联网络信息中心（CNNIC）发布的第 45 次《中国互联网络发展状况统计报告》显示，截至 2020 年 3 月，我国网民规模达 9.04 亿，互联网普及率达 64.5%，20～29 岁、30～39 岁网民占比分别为 21.5%、20.8%，高于其他年龄群体。据调查，在全球超 35 亿网络用户中，有 6% 的青少年过度依赖网络，而我国高达 10%。网络成瘾问题正日益凸显，其不仅对青少年的身心健康、职业规划以及人生发展带来极其不利的影响，同时也增加了家庭负担，易引起一系列社会问题。

一、网络成瘾概述

1994 年美国纽约精神科医生 Lvan Goldberg 根据《美国精神疾病分类与诊断手册 (DSM-IV)》关于药物依赖的标准，最早提出关于"网络成瘾症"（internet addition disorder, IAD）的概念，是描述那些整天只盯住电脑屏幕上网，而不顾家庭责任的网民。之后美国匹斯堡大学心理学家 Kimberly Young 进行了大量研究，于 1996 年以心理学家的身份发表了题为《网络成瘾：一种新的临床疾病》的文章，首次以实证研究的方式证实了网络成瘾症的存在，引起学界的高度重视和讨论。Young 对比了 DSM-IV 中所有对成瘾的诊断，认为网络成瘾症类似于病理性赌博（pathological gambling），因此将网络成瘾定义为没有涉及物资的冲动控制障碍。1997 年，Goldberg 建议将网络成瘾一词改为病理性网络使用（pathological internet use，PIU），并将其定义为：因网络过度使用而造成沮丧，或使身体、心理、人际、婚姻、经济和社会功能的损害。这两种定义均是从过度使用和使用危害两个方面来界定，本质和内涵基本没变。我国学者也对网络成瘾进行了阐述。1997 年，周倩将网络成瘾定义为"由于重复地使用网络所导致的一种慢性或周期性的着迷状态，并产生难以抗拒的再度使用的欲望；同时会产生想要增加使用时间的张力与耐受性、克制、退瘾等现象，对于上网所带来的快感会一直有心理和生理上的依赖"。1998 年，萧铭钧在周倩定义的基础上将"快感"改为"满足感"。

然而，采用"成瘾"这一术语来命名这种现象，不少学者持反对意见，认为夸大了网络行为所产生的危害。Davis 主张以 PIU 代替网络成瘾，并提出"认知-行为"模型用以解释 PIU 的形成原因。Hall 和 Parsons 则提出网络行为依赖（internet behavior dependence，HBD）理论，认为可以通过基本的认知行为予以干预和矫正。

随着网络成瘾发病率的逐年增高，同时国内外对该现象存在名字混乱、定义不清晰以及治疗不规范等现象。我国网瘾专家陶然将网络成瘾定义为："个体反复过度使用网络导致的一种精神行为障碍，其后果可导致性格内向、自卑、与家人对抗及其他精神心理问题，出现心理障碍，部分患者还会导致社交恐惧症等。"2008 年，北京军区总医院制定的《网络成瘾临床诊断标准》出台，该标准通过对 1300 余例网络成瘾患者的临床观察和研究，制定了网络成瘾的诊断标准。

二、网络成瘾诊断

1. Young 网络成瘾诊断标准

该诊断标准分为 8 个题项,如果被试者对其中的 5 个以上的题项给予肯定回答,就被诊断为网络成瘾。这 8 个题项见表 16.1。

表 16.1 Young 网络成瘾诊断标准

1	我会全神贯注于网络或在线服务活动,并且在下网后总念念不忘网事
2	我觉得需要花更多的时间在线上才能得到满足
3	我曾努力过多次想控制或停止使用网络,但并没有成功
4	当我企图减少或停止使用网络,我会觉得沮丧、心情低落或是脾气容易暴躁
5	我花费在网络上的时间比原先意图的还要长
6	我会为了上网而甘愿冒重要的人际关系、工作、教育或工作机会损失的危险
7	我曾向家人、朋友或他人说谎以隐瞒我涉入网络的状态
8	我上网是为刻意逃避问题或试着释放一些感觉,诸如无助、罪恶感、焦虑或沮丧

2. Bread 诊断标准

Bread 等人在对 Young 的诊断标准进行改良后,提出了 8 条诊断标准。以下 5 条必须具备,见表 16.2。

表 16.2 Bread 网络成瘾诊断标准(其一)

1	一心想着上网
2	需增加更多的上网时间以获得满足感
3	多次努力控制,减少或停止上网,但不能成功
4	在努力减少或停止上网时,感到烦躁不安,闷闷不乐,抑郁或易激惹
5	上网的时间比计划的要长

以下 3 条至少要出现 1 条,即诊断为网络成瘾(见表 16.3)。

表 16.3 Bread 网络成瘾诊断标准(其二)

1	因为上网,妨碍或丧失了重要的人际关系或工作,或失去教育与就业的机会
2	对家人、好友、治疗者或其他人说谎,隐瞒陷入网络的程度
3	把上网作为逃避问题或缓解不良情绪的方法

3. 北京军区总医院制定的《网络成瘾临床诊断标准》

具体标准见表 16.4。

表 16.4　北京军区总医院网络成瘾诊断标准

1	对网络的使用有强烈的渴求或冲动感
2	减少或停止上网时会出现周身不适、烦躁、易激惹、注意力不集中、睡眠障碍等戒断反应；上述戒断反应可通过使用其他类似的电子媒介（如电视、掌上游戏机等）来缓解
3	下述至少 1 条： （1）为达到满足感而不断增加使用网络的时间和投入的程度 （2）使用网络的开始结束及持续时间难以控制，经多次努力后均未成功 （3）固执地使用网络而不顾其明显的危害性后果，即使知道网络使用的危害仍难以停止 （4）因使用网络而减少或放弃了其他兴趣、娱乐或社交活动 （5）将使用网络作为一种逃避问题或缓解不良情绪的途径

采用"2+1"模式进行临床诊断。

严重程度标准：日常生活和社会功能受损（如社交、学习或工作能力方面）。

病程诊断：确定平均每天非工作学习目的连续上网≥6 h，同时符合症状标准≥3 个月为病程标准。

三、网络成瘾分类及特点

网络成瘾主要分为网络关系成瘾、网络娱乐成瘾、信息搜集成瘾和网络性成瘾。网络成瘾作为行为成瘾的一种，与传统的病理性赌博成瘾具有类似的构成和表现，具有一定的相似性特点：

1. 突显性（salience）

网络成瘾者的思维、情感和行为都被上网这一活动所控制，上网成为其主要活动，在无法上网时会体验到强烈的渴望。

2. 情绪改变（mood modification）

上网成为成瘾者应付环境和追求某种主观体验的一种策略，通过网络活动可以产生激惹、兴奋和紧张等情绪体验，也可以获得一些安宁，逃避甚至是麻木的效果。

3. 耐受性（tolerance）

成瘾者必须逐渐增加上网时间和投入程度，才能获得以前曾有的满足感，就像吸毒者必须逐次增加毒品摄入量一样。

4. 戒断反应（withdrawal symptoms）

在意外或被迫不能上网的情况下，成瘾者会产生烦躁不安等情绪体验和全身颤抖等生理反应。

5. 冲突（conflict）

网络成瘾者的行为会导致其与周围环境的冲突（家庭关系、朋友关系和工作关系的消退和恶化）；与成瘾者其他活动的冲突（学习、工作、社会活动和其他爱好等）；成瘾者内心对成瘾行为的矛盾心态：意识到过度上网的危害又不愿舍弃上网带来的各种精神满足。

6. 反复(repeatedly)

经过一段时间的控制或戒除之后,成瘾行为会反复发作,并且表现出更为强烈的倾向。

四、网络成瘾的理论模型

1. Young 的 ACE 模型

Young 认为网络中的匿名性(anonymity)、便利性(convenience)和逃避性(escape)是导致网络成瘾的主要原因。匿名性是指用户可以隐藏自己的真实身份,在网络的世界中做自己想做的话,说自己想说的事情,而不必担心自己因此受到伤害。便利性是指用户足不出户就可以在电脑键盘上做自己想做的事情(网络交友、网络游戏、网络购物等),十分便捷。逃避性是指用户可以在网络提供的虚拟世界里不受世俗、规范或准则的约束,随心所欲地做任何事,也可以让自己成为任何人,以此达到无拘无束的生活状态而逃避现实生活,从而导致越来越严重的沉迷网络世界。

2. Davis 的认知-行为模型

Davis 认为,网络成瘾源于个人对网络活动的误解以及网络行为的反复强化。该理论将个人的首次在线体验、新的网络技术和新内容的发现作为应激源,并将个人暴露于网络内容中作为网络成瘾的必要条件。一个人多次接触互联网后,若他对互联网的体验和评价是积极的,例如感到高兴和放松,那么这种愉悦的情感体验将不断增强个人的在线行为并增加其对互联网的依赖性。

该理论还认为,个人的认知适应不良是异常行为的主要来源。认知适应不良表现在两个方面,即对自身的非适应性认知和对外部世界的非适应性认知。研究表明,网络成瘾者的自身认知将受到不同程度的扭曲。例如,在真实环境中经常会出现自我怀疑、自我效能低下和负面的自我评价。网络成瘾者对外部世界的认知扭曲主要表现为概括特定事件和孤立事件,他们认为唯一可以被他人喜欢和尊重的地方就是互联网,而在现实生活中没有人喜欢他、尊重他,这种"全有或全无"的极端思维加剧了个人对互联网的依赖。正是在以上两种非自适应认知的共同作用下,网络成瘾者越来越严重地陷入互联网的虚拟世界中,无法自拔。

3. Grohol 的阶段模型

Grohol 认为网络成瘾是网络动态发展过程中的一个阶段,该模型将网络使用分为三个阶段。第一阶段:网络初次使用者被互联网迷住,或者互联网新功能吸引有经验的网络使用者;第二阶段:用户开始有意克制引起自己成瘾的网络行为;第三阶段:用户可以在网络行为和其他行为中达成平衡。而目前的网络成瘾大多停留在第一阶段,需要得到外界的帮助才能进入第二、第三阶段。

五、网络成瘾的影响因素

1. 生物学因素

网络成瘾具有遗传性。在土耳其的一项研究中,研究人员招募了 237 对土耳其双胞胎,其中包括 80 对同卵双胞胎(49 对女性,31 对男性),157 对异卵双胞胎(98 对同性,59 对异性)。研究表明,在男性双胞胎中,遗传因素可以解释病理性网络成瘾总得分中 41.7%的变异。在对中国青少年的一项研究中,研究发现不同的基因可能会影响男女的同一性状,也就是说,网络成瘾的病因存在明显的性别差异。网络成瘾的生物学或遗传易感性更易发生在男性中。

在神经递质方面,Doug Hyun Han 研究成瘾组(79 名男性网络成瘾青少年)和对照组(75 名年龄和性别匹配的健康对照青少年)的依赖性行为,发现多巴胺 D2 受体的 Taq1A1 等位基因(DRD2 Taq1A1)和 COMT 基因的 Val158Met 与网络成瘾有关。随后 Lee YS 和 Montag C 等相继发现 5-HTT 基因的 5HTTLPR 和 CHRNA4 基因的 rs1044396 位点与网络成瘾有关。Mitchell 研究发现,长时间的上网会使多巴胺的水平升高,从而使个体达到短时间的高度兴奋状态。长时间的此类刺激可以造成网络成瘾。这在一定程度上形成了网络成瘾的机制学说。从物质成瘾的研究来看,多巴胺、5-羟色胺、乙酰胆碱和 γ-氨基丁酸对成瘾的发生都有不同的作用机制,并且存在相互作用。如果仅考虑多巴胺,显然不可能真正揭示网络成瘾的大脑机制。

在脑部构造方面,网络成瘾组的脑部结构可能会发生改变。Park 等人使用正电子发射断层扫描(PET)技术来测试互联网成瘾者静息时的葡萄糖代谢及其与冲动的关系。结果显示,成瘾组与对照组相比,右中眶额回、左尾状核和右岛状岛的葡萄糖代谢率更高,并且这种增加与冲动得分呈正相关。此外,与对照组相比,成瘾组受试者的代谢在双侧中央后回、左中央前回、右枕上回、左枕下回和右上小叶显著降低。由中美两国研究人员组成的研究小组也得出了类似的结论:网络成瘾可能会影响大脑结构的重组。但是也有学者对网络成瘾导致脑部结构变化持怀疑态度,其解释可能是由于临床诊断标准差异、对照组入选标准等因素的影响,同时还可以是青少年发育过程的正常改变,不可直接归类于功能性(病理性)改变,需要进一步探讨和研究。

2. 心理因素

很多文献均表明,心理因素在青少年网络成瘾方面有高度相关性。抑郁、孤独感、缺乏幸福感以及其他负面心理往往导致特殊的人格倾向。人格和心理又相互制约和相互作用,共同在人体中发挥重要作用。第二十二届全国心理学学术会议上,翟博宇等人发现抑郁症状在校园氛围感知和网络成瘾间起到部分中介作用,抑郁是与网络成瘾关系密切的一个重要因素。Young 的研究表明,中度至重度的抑郁水平与网络成瘾存在相关性。李雨恬等人发现网络成瘾与孤独感显著相关,在网络成瘾中起调节作用。马红霞等人研究发现负性情绪不仅直接影响大学生的网络成瘾程度,还可以通过疲劳的部分中介作用影响大学生网络成瘾程度。崔丽娟和梁宁健等人研究了网络成瘾与大学生幸福感和社会发展之间的关系。结果表明,生活事件和负面应对方式降低了互联网成瘾者的幸福感。但目前均未有研究表明心理因素是导致网络成瘾的因素,需要进一步研究。

3. 学校-家庭-社会因素

大学生网络成瘾与学校环境、个人学业水平、对专业的满意度等因素密切相关。翟博宇等人研究发现学校联结和抑郁症状在校园氛围感知和网络成瘾间既具有并行的中介作用,又具有序列中介作用。大学生网络成瘾与年级的关系研究中,研究者得出结论不尽相同,可能是取样、专业类型、学业压力、对网络的态度等原因造成的,但是研究结果都表明学校因素对于网络成瘾的形成具有影响。

青少年在家庭中所感受到的亲密度越差,适应性就越差,越容易表现出抑郁和焦虑,进而引发行为。王宏伟等人调查发现,家庭不稳定在初中阶段对女生网络成瘾的影响较明显。王小丹等研究人员发现,良好的家庭环境可以减少网络成瘾的发生。李海波等人发现,大学生网络成瘾率随着父母焦虑程度的降低而逐渐下降。周铭等人研究表明儿童上网成瘾的发生率明显高于非儿童,家庭收入较高的大学生网络成瘾发生率明显更高,可能是因为家庭收入高的大学生有机会更早接触网络,更容易产生网络成瘾。郝琪等人研究发现健康适应、人际冲突、学习压力、受处罚等生活事件可直接或间接导致网络成瘾,社会支持是网络成瘾的保护性因素。崔丽娟和梁宁健等人发现社会支持改善了他们的幸福感,对互联网的依赖性极大地影响了大学生的主观幸福感和社会疏远感。张龙龙等人也得出类似的结论,良好的人际关系是大学生网络成瘾至关重要的保护因素。

六、青少年网络成瘾的干预

(一)心理治疗

1. 认知行为疗法

认知行为疗法是通过改变思维和行为的方法来改变不良认知,达到消除不良情绪和行为的短程心理治疗方法,被广泛应用于心理辅导和心理治疗,是目前最有影响的心理辅导和心理治疗方法之一。该疗法具有可操作性强、节约时间等特点。认知行为疗法主要分为以下几个步骤:① 信息收集:主要是了解网络成瘾者的基本情况,例如性别、年龄等。② 分析问题:对发生网络成瘾的原因做出诊断,如抑郁、孤独感、学习压力大等。③ 预案制定:根据网络成瘾的发生的原因,制订矫正计划,包括针对性方法、计划、过程、疗效效果评价标准等。④ 预案实施:根据矫正计划实施,并根究实际情况进行相应的调整。⑤ 效果评价:计划实施行为校正后,对矫正效果进行评价,安排进一步巩固效果的措施。在第八次全国心理卫生学术大会上,夏翠翠等人对 18 名网络成瘾大学生进行认知行为疗法干预,发现该治疗方法对大学生网络成瘾有很好的干预效果。刘军等人在搜集 58 项随机对照试验数据后,Meta 分析结果显示,认知行为疗法对网络成瘾有重大改善作用影响。

2. 动机访谈

动机访谈是一种以来访者为中心的指导性辅导疗法,可通过帮助来访者探索和解决矛盾情绪来引起行为改变,该治疗法更具针对性和目标性,主要包含了指导性和非指导性疗法的成分。动机访谈是一种具有广阔的应用前景的治疗方案,可以避免直接说服、强迫和其他明显的外部控制。它的重点是探索和解决矛盾,这是改变的主要障碍。它既以来访者为中心,又具指导性。以来访者为中心对于其做出实际改变至关重要。改变的动力来自来访者自己的内在动机和目标,而来访者则是对变化的原因发表意见的人。治疗关系具有合伙性质,并且强调了来访者的选择自由。动机访谈的指导性方面重点在于探索和解决客户的矛盾情绪。通过反思性的倾听和选择性的强化来激发和增强客户的自我激励性陈述。该疗程分为五个阶段:动机前期、动机期、决定期、行动期、保持期和复发期。目前研究表明动机访谈的干预措施为有效性提供了支持,但改变的根本机制有待澄清。

3. 内观认知心理治疗

内观认知心理治疗是 1995 年由李振涛提出的、2007 年由毛富强加以完善,整合源于东方文化的日本内观疗法与源于西方文化的贝克认知疗法。该疗法通过回忆并重新整理自己的人生经历,从而获得康复和自我观念的改变。内观的基本形式主要为一周的住院式“向内观察”身心实用。内观主要集中于以下三个方面:① 自己从其他人(尤其是母亲)那里得到了什么。②自己回报了别人什么。③自己给别人带来了多少麻烦和焦虑。通过对个人成长历程中重要人际关系的回忆,多角度观察和感受已发生过的生活事件,重温满足、感动和愧疚等情感体验,动摇和改变执著的自我中心主义意识,对自我的非理性认知进行觉察和矫正,使主观与客观趋于和谐的一种心理疗法。詹来英等人研究表明内观认知疗法有助于改善患者的心理健康状况、领悟社会支持以及有助于网瘾患者包容他人。需要注意的是,该疗法不直接处理患者的症状或问题行为,而是处理患者的生活史和过去的人际关系。

4. 团体咨询

团体咨询也叫团体心理辅导,是目前治疗成瘾行为的主流模式之一,团体中的成员彼此经历过相似的认知和情感,因此团体成员间相互支持、相互交流对他们的成瘾康复起一定的作用。在团体咨询中,通过团体动力的作用,可以使团体成员获得情感和社会支持,促进大学生心理社会发展。团体咨询是近年来在高校兴起的一种解决学生个人发展问题的教育形式,在网络成瘾纠正过程中,通过团体动力的作用,可以使团体成员获得情感和社会支持,促进大学生心理社会发展。由于团体咨询效率较高,且能够达到令人较为满意的咨询效果,日益受到重视和青睐,这是其他心理健康辅导形式所不具备的优势。Young 和 Kim 的研究证实,在对学生网络成瘾的干预方法中,团体心理治疗是一种行之有效的干预方法。白羽等人研究表明团体辅导对网络依赖的大学生有良好的干预效果。

5. 家庭治疗

家庭治疗是针对青少年网络成瘾的家庭环境、家庭结构和家庭功能等方面进行改善的一种治疗方式,在对青少年网络成瘾的治疗过程中,起着至关重要的作用。目前家庭治疗模型主要包括:结构治疗模型、萨提亚治疗模型和家庭团体治疗。结构治疗模型是将个体问题置于家庭关系之中去理解,假设个人问题与家庭的动力和组织有着密切的关系,通过改变家庭动力和家庭结构的过程,可以导致个人及家庭的改变。该模型重点在于重建家庭结构,改变家庭成员应对彼此的规则,达到解决问题的目的。萨提亚治疗模型主要以人本主义理论为基础,对家庭成员给予鼓励和称赞,将治疗重点放在新的互动模式的建立上,注重提高人的自尊,最终达到心身整合、内外一致。萨提亚治疗模型不像结构模型那样一味去破坏原有的互动模式,更容易让一些家庭接受。家庭团体治疗是指多个家庭共同参与治疗,是家庭治疗和团体治疗的结合。团体治疗有别于个体治疗的独特之处在于能发展并体验良好的人际关系、增强归属感、改变不良行为和增强适应性等。目前研究表明家庭治疗能够较好地解决青少年网络成瘾问题。

6. 多模式心理治疗

多模式心理治疗是指利用以上所谈及的各种心理治疗以及其他不同形式的治疗,包括团体治疗、个体治疗、家庭治疗以及其他干预措施。无论是对网络成瘾还是对其他精神障碍的治疗,都不鼓励单一的治疗方法,而是多种治疗方法相结合。该方法能够取长补短,因此,在每次治疗访谈中,多数治疗方法又是相互交叉、互相重叠的。高文斌等人采用"系统补偿综合心理治疗方案",对 38 名网络成瘾者进行心理干预,89.5%的网络成瘾者在上网时间、亲子关系等行为方式上均有改善。

(二) 药物治疗

目前研究人员试图用治疗药物依赖和病理性赌博的药物来治疗网络成瘾。药物治疗网络成瘾主要分为两类:①针对网络成瘾症状。②针对网络成瘾共患疾病。Han D H 等人发现安非他酮缓释治疗可减少网络游戏成瘾患者对电子游戏的渴望。同时,功能磁共振扫描也显示,网络游戏诱发的相应脑区激活程度也下降。Jinuk Songd 等人研究中发现,依他普仑能够有效缓解网络游戏障碍的相关症状。文献报道的其他药物,如那曲酮、艾斯西酞普兰以及抗焦虑、抑郁等情绪类药物,能够部分控制网络成瘾及其共患疾病。

(三) 中医治疗

网络成瘾在我国传统医学中无专门记载,近年来有人将其归为中医情志病范畴,是一种复杂的心身疾病,同时表现出躁动、健忘、失聪、郁病、烟频的特点,但并不能单纯归于一种病证。目前中医治疗网络成瘾的方法主要包括中药辨证论和针刺疗法。目前研究发现越鞠丸、归脾丸、温胆汤、百合地黄汤等在治疗网络成瘾中具有明显疗效,可根据临床辨证随症选用。庞隐根据临床表现把本病分为肝阳上扰证、心脾亏虚证和痰火内扰证三型,并根据辨证结果,在进行心理行为治疗的同时分别给予不同的中药汤剂进行治疗,治疗过程中根据具体病情变化对方剂进行调整,结果取得显著疗效。中医治疗重在辨证,但是目前还没有关于网络成瘾辨证论的规范方案。临床研究证明,百会、神庭、内关、合谷、足三里、三阴交、太冲穴等对于成瘾性疾病治疗效果较好。网络成瘾还可配合手少阴心经、手厥阴心包经以及脾经、胃经等穴位随症状加减使用。

(四) 综合治疗

网络成瘾是由多种原因交互作用形成的,因此单一干预措施不能有效发挥作用,综合治疗对网络成瘾具有明显的效果。

陶然建立网络成瘾的医学、心理、教育、军事化管理以及社会体验“五位一体”的综合干预模式,并提出“八阶段三分之三”疗法。治疗八阶段基本结构包括:面对戒断应激,激发动机;客观描述症状,探索发现;寻找分析归因,评估界定;叩问生命意义,制订方案;唤醒潜在力量,告别过去;调整思维模式,重建认知;强化正性习惯,控制沉迷;维护心理循环,共同成长;“三分之三”是指个体、家庭和团体治疗在治疗过程中的相对比例和有机结合。国内学者廖小春等人通过将 284 例网络成瘾症患者随机分为治疗组采用综合干预治疗(药物干预＋心理干预＋环境干预)和对照组采用传统心理疗法(心理干预)治疗网络成瘾各 142 例,结果显示两种疗法均能有效地治疗中学生网络成瘾,但组合干预疗法的治疗效果明显优于传统心理疗法。

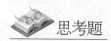 思考题

1. 成瘾性行为的影响因素有哪些?
2. 简述《烟草控制框架公约》的内涵,并说明其意义何在。
3. 如何进行戒烟的行为干预?
4. 网络成瘾的特征有哪些?
5. 网络成瘾的危险因素和干预措施有哪些?

(陶梦君)

参 考 文 献

[1] 李英华. 健康素养促进优秀实践[M]. 北京:北京科学技术出版社,2016.

[2] 胡平,孙福滨,刘海城. 不同受教育程度人口的死亡水平差异[J]. 人口与经济,1997(5):39-45.

[3] 胡国鹏,王振. 高校师生健康的生态学模型分析与"大健康"促进[J]. 体育科学研究,2012,16(3):
18-22.

[4] 傅华. 健康教育学[M]. 3 版. 北京:人民卫生出版社,2019.

[5] 马骁. 健康教育学[M]. 2 版. 北京:人民卫生出版社,2012.

[6] 黄敬亨. 健康教育学[M]. 4 版. 上海:复旦大学出版社,2003.

[7] 李君荣. 健康教育与健康促进[M]. 南京:东南大学出版社,2004.

[8] 郑振佺,王宏. 健康教育学[M]. 2 版. 北京:科学出版社,2016.

[9] 傅华,李枫. 现代健康促进理论与实践[M]. 上海:复旦大学出版社,2003.

[10] 周欢. 健康行为与健康教育学[M]. 成都:四川大学出版社,2020.

[11] 林晓贞,李丹,廖苏媚. 知信行健康教育模式在轮状病毒性胃肠炎患儿中的应用分析[J]. 河南大学
学报(医学版),2020,39(3):207-210.

[12] 刘纯艳,于美渝,赵燕利,等. 运用健康信念模式评价 1215 名妇女乳腺癌健康教育的效果[J]. 中华
护理杂志,2006(8):683-686.

[13] 吕姿之. 健康教育学[M]. 北京:北京医科大学出版社,2003.

[14] 陈娟. 健康教育与初级卫生保健[M]. 上海:上海医科大学出版社,2000.

[15] 文育锋. 健康教育学[M]. 7 版. 上海:上海交通大学出版社,2015.

[16] 吴玉娟,魏继棠. 健康教育对心肌梗塞的护理干预[J]. 青海医药杂志,2009,39(8):56-57.

[17] 欧阳俊婷,朱先,匡莉,等. 基本公共卫生服务项目实施障碍因素的分析:基于 RE-AIM 模型[J]. 中国
卫生资源,2015,18(1):57-61.

[18] 司琦,金秋艳. 青少年体育健康促进干预项目评价指标体系构建[J]. 武汉体育学院学报,2018,52
(3):67-74.

[19] 石建伟,肖月,耿劲松,等. 循证慢性病防控实践理论模型解析及中国研究框架构建[J]. 中国公共卫
生, 2017,33(11):12-15.

[20] Glasgow R E, Nelson C C, Strycker L A. 应用 RE-AIM 矩阵评价糖尿病自我管理支持干预措施
[J]. 健康教育与健康促进, 2018, 13(5):393-397.

[21] 李航. 应用 RE-AIM 框架进行健康干预项目的评价[J]. 中国健康教育,2013,29(5):466-468.

[22] 刘庆敏,刘冰,任艳军,等. 杭州市社区医务人员慢性病防治技能干预效果评价[J]. 中华流行病学杂
志,2015,36(11):1226-1230.

[23] 马骁. 健康教育学[M]. 2 版. 北京:人民卫生出版社,2012.

[24] 郁晞,邵杏芳,谢玲丽,等. 基层社区新型冠状病毒肺炎健康教育工作实践[J]. 健康教育与健康促进,
2020,15(2):207-209.

[25] 何敏聪,赖晓凤,张东胜,等. 广州市越秀区社区健康教育的实践与探索[J]. 广州城市职业学院学
报, 2020, 14(1): 95-99.

[26] 陆一鸣,朱泽善. 基层健康教育与健康促进实用手册[M]. 兰州:甘肃科学技术出版社,2015.

［27］ 刘颖. 护理学(护师)应试指导［M］. 北京：中国协和医科大学出版社，2009.

［28］ 李海潮. 标准化病人案例编写手册［M］. 北京：人民卫生出版社，2019.

［29］ 史定妹，俞维飞，姚瑶. 患者健康教育指导手册［M］. 北京：人民卫生出版社，2017.

［30］ 黄敬亨，刑育健. 健康教育学［M］. 5 版. 上海：复旦大学出版社，2011.

［31］ 王鹏，侯永梅. 健康教育与健康促进［M］. 北京：中国医药科技出版社，2006.

［32］ 王柳行，曹志友. 健康教育与健康促进教程［M］. 北京：中国中医药出版社，2009.

［33］ 李嗣生，朱新义. 预防医学［M］. 郑州：河南科学技术出版社，2013.

［34］ 杨丽华，魏丽丽. 内科住院患者健康教育手册［M］. 北京：人民卫生出版社，2017.

［35］ 杨丽华，高玉芳. 外科住院患者健康教育手册［M］. 北京：人民卫生出版社，2014.

［36］ 米光明，林琳. 医院健康教育［M］. 北京：中国医药科技出版社，1999.

［37］ 王文良. 医院健康教育处方［M］. 上海：上海中医药大学出版社，2005.

［38］ 赵蓉. 大型医院主办的社区卫生服务中心开展健康教育的实施与意义［J］. 中国医学创新，2010，7
(28)：111-112.

［39］ 张力. 浅谈医院的健康教育工作［J］. 中华医院管理杂志，1994(10)：50.

［40］ 裴彩萍. 医院健康教育的有利条件及特殊意义［J］. 现代保健医学创新研究，2006，3(12)：120.

［41］ 张艳萍，韩雪. 现代医学模式下医院健康教育问题的思考［J］. 中国卫生事业管理，2010，27(1)：
44-46.

［42］ 王国萍. 浅谈医院健康教育与医患关系［J］. 医学信息，2011，24(9)：5896-5897.

［43］ 杜英. 美国学校健康教育［D］. 北京：首都师范大学，2006.

［44］ Lohrmann D K . A complementary ecological model of the coordinated school health program［J］.
J Sch Health. 2010，80(1)：1-9.

［45］ Lewallen T C，Hunt H，Potts-Datema W，et al. The whole school，whole community，whole child
model：a new approach for improving educational attainment and healthy development for students
［J］. J Sch Health. 2015，85(11)：729-739.

［46］ 王晓宇，刘丹琦. 美国学校健康教育的体系建构及经验启示：基于 WSCC 模式的解析透视［J］. 上海教
育科研，2020(7)：66-70.

［47］ 周真群，汪巧琴. 新冠肺炎疫情下学校健康教育研究［J］. 青少年体育，2020(5)：42-43.

［48］ 梁树志. 常态化疫情防控下的学校健康教育［J］. 健康中国观察，2020(8)：60-61.

［49］ 王省. 大健康视域下学校健康教育体系的构建探讨［J］. 人人健康，2019(17)：277-278.

［50］ 郑振佺，王宏. 健康教育学［M］. 2 版. 北京：科学出版社，2016.

［51］ 上海市抗癌协会. 居民常见恶性肿瘤筛查和预防推荐(2021 年版)［J］. 肿瘤. 2021，4(4)：296-308.

［52］ Murray C J，Barber R M，Foreman K J，et al. Global，regional，and national disability-adjusted life
years (DALYs) for 306 diseases and injuries and healthy life expectancy (HALE) for 188 countries，
1990-2013：quantifying the epidemiological transition［J］. Lancet，2015，386(10009)：2145-2191.

［53］ 中国高血压防治指南修订委员会. 中国高血压防治指南(2018 年修订版)［J］. 中国心血管杂志，
2019，24(1)：24-56.

［54］ 高血压联盟(中国)，国家心血管病中心，中华医学会心血管病学分会. 中国高血压患者教育指南［J］.
中华高血压杂志，2013，21(12)：1123-1149.

［55］ 国家卫生健康委员会疾病预防控制局. 中国高血压健康管理规范(2019)［J］. 中华心血管病杂志，
2020，48(1)：10-46.

［56］ 李枫. 高血压健康促进策略［J］. 江苏卫生保健，2002，4(5)：221-222.

［57］ 中华医学会糖尿病学分会. 中国 2 型糖尿病防治指南(2017 年版)［J］. 中华糖尿病杂志，2018，10(1)：
4-67.

［58］ 中华医学会糖尿病学分会，中国医师协会营养医师专业委员会. 中国糖尿病医学营养治疗指南

(2013)[J].中华糖尿病杂志,2015,7(2):73-88.

[59] Mak K K, Lai C M, Watanabe H, et al. Epidemiology of internet behaviors and addiction among adolescents in six Asian countries[J]. Cyberpsychol Behav Soc Netw, 2014, 17(11): 720-728.

[60] Young K S, Pistner M, O'Mara J, et al. Cyber-Disorders: the mental health concern for the new millennium[J]. Cyberpsychol Behav, 2000(3): 475-479.

[61] Bread K V, Wdf E M. Notification in the proposed diagnostic criteria for Internet addiction[J]. Cyber Psycho Behave, 2001, 4(3): 377-383.

[62] 陶然,黄秀琴,王吉囡,等.网络成瘾临床诊断标准的制定[J].解放军医学杂志,2008(10):33-36.

[63] 张兰,戴晓阳.大学生网络成瘾量表的初步编制[J].预防医学情报杂志,2005(5):535-537.

[64] 李群.网络成瘾的剖析及其防治[J].岱宗学刊:泰安教育学院学报,2007(2):54-56.

[65] Davis R A. A cognitive-behavioral model of pathological Internet use[J]. Computers in Human Behavior, 2001, 17(2): 187-195.

[66] Grohol J. Internet addition guide [EB/OL]. http://psychcentral.com/netaddiction /, 1999.

[67] 徐广荣.大学生网络成瘾的团体辅导现实疗法[J].中国健康心理学杂志,2008,16(6):709-711.

[68] Young K S. Innovations in Clinical Practice: A Source Book[M]. Sarasota, Fl: Pergaman Press, 1999, 17: 19-31.

[69] Kim J U. The effect of a R/T group counseling program on the internet addiction level and self-esteem of internet addiction university students[J]. International Journalof Reality Therapy, 2008, 27(2): 4-12.

[70] 白羽,樊富珉.团体辅导对网络依赖大学生的干预效果[J].中国心理卫生杂志,2007,21(4):247-250.

[71] 刘学兰,李丽珍,黄雪梅.家庭治疗在青少年网络成瘾干预中的应用[J].华南师范大学学报(社会科学版),2011(03):71-76,160.

[72] 宫本宏.青少年网络成瘾家庭治疗的研究:附30例临床报告[C]//浙江省医师协会精神科医师分会成立大会暨二〇〇八年浙江省精神病学学术年会. 2008.

[73] 高文斌,祝卓宏,陈祉妍,等.网络成瘾心理机制的"失补偿假说"及综合心理干预[C]//中国心理卫生协会青少年心理卫生专业委员会第九届全国学术年会论文集. 2005.

[74] Han D H, Hwang J W, Renshaw P F. Bupropion sustained release treatment decreases craving for video games and cue-induced brain activity in patients with internet video game addiction[J]. Psychology of Popular Media Culture, 2011, 1(S):108-117.

[75] Han D H, Hwang J W, Renshaw P F. Bupropion sustained release treatment decreases craving for video games and cue-induced brain activity in patients with Internet video game addiction [J]. Exp Clin Psychopharmacol, 2010, 18(4):297-304.

[76] Song J, Park J H, Han D H, et al. Comparative study of the effects of bupropion and escitalopram on Internet gaming disorder[J]. Psychiatry and Clinical Neurosciences, 2016.

[77] 刘洋洋,苏沛珠,张贵锋,等.中医药治疗网络成瘾的临床思路探讨[J].中国现代医药杂志,2010,12(5):119-121.

[78] 崔畅.探讨中医药治疗青少年网络成瘾[J].中医临床研究,2012,4(2):121-122.

[79] 庞隐.中西医结合治疗少年网络成瘾综合征[J].现代中西医结合杂志,2009,18(4):362-363.

[80] 张贵锋,苏佩珠,刘洋洋,等.针刺干预青少年网络成瘾的临床研究[J].中国民族民间医药,2010,19(15):29-30.

[81] 廖小春.综合干预治疗中学生网络成瘾142例疗效分析[J].实用预防医学,2010,17(6):1122-1124.

[82] Han D H, Lee Y S, Yang K C, et al. Dopamine genes and reward dependence in adolescents with excessive internet video game play[J]. J Addict Med, 2007, 1(3): 133-138.

[83] Lee Y S, Han D H, Yang K C, et al. Depression like characteristics of 5HTTLPR polymorphism and temperament in excessive internet users[J]. J Affect Disord, 2008, 109(1-2): 165-169.

[84] Montag C, Kirsch P, Sauer C, et al. The role of the CHRNA4 gene in Internet addiction: a case-control study[J]. J Addict Med, 2012, 6(3): 191-195.

[85] 李雨恬. 网络虚拟自我与现实自我差异对网络成瘾的关系:孤独感和心理弹性的混合模型[D]. 哈尔滨:哈尔滨师范大学,2019.

[86] 毛富强. 内观认知疗法应用研究进展[C]//国际中华应用心理学研究会第十届学术年会论文集. 2013.

[87] 高立,刘春红,孙海娅,等. 青少年网络成瘾的研究进展[J]. 中国行为医学科学,2007,16(10): 957-958.